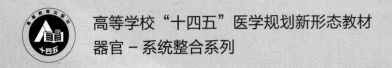

高等学校"十四五"医学规划新形态教材
器官－系统整合系列

呼吸系统

U0391021

主　审　钟南山

主　编　周　新　陈荣昌

副主编　张　旻　时国朝　蒋捍东　刘　玮　黄　莺

编　　委（以姓氏拼音为序）

包爱华	上海交通大学医学院附属第一人民医院	包婺平	上海交通大学医学院附属第一人民医院
包志瑶	上海交通大学医学院附属瑞金医院	贲素琴	上海交通大学医学院附属第一人民医院
蔡毅然	上海交通大学医学院附属第一人民医院	常　春	北京大学第三医院
陈荣昌	广州医科大学附属第一医院	陈　燕	中南大学湘雅二医院
陈宇清	上海交通大学医学院附属胸科医院	程齐俭	上海交通大学医学院附属瑞金医院
戴然然	上海交通大学医学院附属瑞金医院	郭海英	上海交通大学医学院附属第一人民医院
韩锋锋	上海交通大学医学院附属新华医院	黄　怡	海军军医大学第一附属医院
黄　莺	上海交通大学医学院	蒋捍东	上海交通大学医学院附属仁济医院
金宇飚	上海交通大学医学院附属第一人民医院	李庆云	上海交通大学医学院附属瑞金医院
李圣青	复旦大学附属华山医院	李征宇	上海交通大学医学院附属第一人民医院
林　强	上海交通大学医学院附属第一人民医院	林之枫	上海交通大学医学院附属第一人民医院
刘锦铭	同济大学附属上海市肺科医院	刘　玮	上海交通大学医学院附属第一人民医院
刘　燕	上海交通大学医学院	刘振威	上海交通大学医学院附属第一人民医院
陆　勇	上海交通大学医学院	任　涛	上海交通大学医学院附属第六人民医院
邵　莉	上海交通大学医学院	沈华浩	浙江大学医学院附属第二医院
沈节艳	上海交通大学医学院附属仁济医院	施　毅	中国人民解放军东部战区总医院
时国朝	上海交通大学医学院附属瑞金医院	孙　禾	同济大学附属东方医院
汤　葳	上海交通大学医学院附属瑞金医院	王　莉	上海交通大学医学院
解学乾	上海交通大学医学院附属第一人民医院	徐金富	同济大学附属上海市肺科医院
杨　富	上海交通大学医学院附属第一人民医院	张国清	上海交通大学医学院附属第一人民医院
张君慧	上海交通大学医学院	张　旻	上海交通大学医学院附属第一人民医院
张鹏宇	上海交通大学医学院附属第一人民医院	张杏怡	上海交通大学医学院附属第一人民医院
张颖颖	上海交通大学医学院附属第一人民医院	张仲伟	上海交通大学医学院
周　敏	上海交通大学医学院附属瑞金医院	周　新	上海交通大学医学院附属第一人民医院
朱惠莉	复旦大学附属华东医院		

编写秘书　张颖颖

高等教育出版社·北京　　上海交通大学出版社·上海

内容简介

　　全书分为基础篇和临床篇两部分。基础篇的内容包括呼吸系统的解剖学、生理学、病理学、病理生理学，以及呼吸系统疾病的症状学、体格检查、常用药物、肺功能检查和影像学等。临床篇的内容包括常见呼吸系统疾病及呼吸危重症等。将呼吸系统基础与临床内容整合在本教材中，安排以器官和呼吸系统疾病为主线的教学内容，使医学生能够更早地掌握呼吸系统疾病临床医学知识。本教材配有数字课程，包括拓展阅读、典型案例、数字PPT、自测题等数字资源。

　　本教材适用于临床、基础、预防、护理、口腔、检验、药学等专业本科学生，也是参加国家执业医师资格考试和住院医师规范化培训的重要用书，还可作为研究生、临床医务人员和科研人员的参考书。

图书在版编目（CIP）数据

呼吸系统 / 周新，陈荣昌主编 . -- 北京：高等教育出版社；上海：上海交通大学出版社，2024.1
ISBN 978-7-04-059922-0

Ⅰ. ①呼… Ⅱ. ①周… ②陈… Ⅲ. ①呼吸系统
Ⅳ. ① R322.3

中国国家版本馆 CIP 数据核字（2023）第 024774 号

Huxi Xitong

项目策划　林金安　吴雪梅　杨　兵

策划编辑　杨　兵　王华祖　　责任编辑　瞿德竑　王华祖　　封面设计　张　楠　　责任印制　高　峰

出版发行	高等教育出版社　上海交通大学出版社	网　　址	http://www.hep.edu.cn	
社　址	北京市西城区德外大街4号		http://www.hep.com.cn	
邮政编码	100120	网上订购	http://www.hepmall.com.cn	
印　刷	固安县铭成印刷有限公司		http://www.hepmall.com	
开　本	889mm×1194mm　1/16		http://www.hepmall.cn	
印　张	28.5			
字　数	720千字	版　次	2024年1月第1版	
购书热线	010-58581118	印　次	2024年1月第1次印刷	
咨询电话	400-810-0598	定　价	76.00元	

本书如有缺页、倒页、脱页等质量问题，请到所购图书销售部门联系调换
版权所有　侵权必究
物 料 号　59922-00

数字课程（基础版）

呼吸系统

主编 周 新 陈荣昌

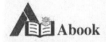

呼 吸 系 统
Respiratory System

主审 钟南山

主编 周 新 陈荣昌

呼吸系统

呼吸系统数字课程与纸质教材一体化设计，紧密配合。数字课程内容主要为拓展阅读、典型病例、教学 PPT、自测题等，在提升课程教学效果的同时，为学生学习提供思维与探索的空间。

| 用户名： | 密码： | 验证码： | 5360 | 忘记密码？ | 登录 | 注册 |

http://abook.hep.com.cn/59922

扫描二维码，下载Abook应用

《呼吸系统》数字课程编委会

（以姓氏拼音为序）

器官－系统整合系列教材专家指导委员会

出版说明

　　教育教学改革的核心是课程建设，课程建设水平对于教学质量和人才培养质量具有重要影响。现代信息技术与高校教育教学的融合不断加深，教学模式的改革与变化正在促进高校教学从以"教"为中心向以"学"为中心持续转变。教材是课程内容的重要载体，是课程实施的重要支撑，是课程改革的成果体现。

　　为落实国务院办公厅《关于加快医学教育创新发展的指导意见》（国办发〔2020〕34号）"加快基于器官系统的基础与临床整合式教学改革，研究建立医学生临床实践保障政策机制，强化临床实习过程管理，加快以能力为导向的学生考试评价改革"的文件精神，积极推进"新医科"建设，推进信息技术与医学教育教学深度融合，推进课程与教材建设及应用，提升高校医学教学质量，由高等教育出版社、上海交通大学出版社联合启动"高等学校'十四五'医学规划新形态教材：器官－系统整合系列"建设项目，本系列教材以上海交通大学医学院为牵头单位，成立了系列教材专家指导委员会，主任委员由中国科学院院士、教育部高等学校基础医学类教学指导委员会主任委员、上海交通大学原副校长陈国强教授担任。项目自2017年底启动以来，陆续召开了编写会议和定稿会议，2022年底，项目成果"器官－系统整合系列教材"陆续出版。

　　本系列教材包括《神经系统》《呼吸系统》《循环系统》《消化系统》《泌尿系统》《生殖系统》《血液系统》《免疫系统》《内分泌系统》《运动系统》。系列教材特点如下：

　　1. 创新内容编排：以器官、疾病为主线，通过神经系统、呼吸系统、循环系统、消化系统、泌尿系统、生殖系统、内分泌系统、免疫系统、血液系统、运动系统，将基础医学与临床课程完全整合。从人的整体出发，将医学领域最先进的知识理论和各临床专科实践经验有机整合，形成更加适合人体健康管理和疾病诊疗的新医学体系。

　　2. 创新教学方法：创新教学理念，引导学生个性化自主学习。纸质内容精当，突出"三基""五性"，并以新颖的版式设计，方便学生学习和使用。通过适当的教学设计，鼓励学生拓展知识面及针对某些重要问题进行深入探讨，增强其独立获取知识的意识和能力，为满足学生自主学习和教师创新教学方法提供支持。

　　3. 创新出版形式：采用"纸质教材＋数字课程"的出版形式，将纸质教材与数字资源一体化设计。数字资源包括："典型病例（附分析）"选取了有代表性的病例加以解析，"微视频"呈现了重难点知识讲解或技能操作，以强化临床实践教学，培养学生临床思维能力；在介绍临床实践的同时，注重引入基础医学知识和医学史上重要事件及人物等作为延伸，并通过"基础链接""人文视角"等栏目有机衔接，以促进医学基础理论与临床实践的真正整合，并注重医学生的人文精神培养。本系列教材是上海交通大学医学院整合教学改革研究成果的集成和升华，通过参与院校共建共享课程资源，更可支持各校在线课程的建设。

本系列教材还邀请了各学科院士、知名专家担任主审，分别由陈赛娟院士、陈香美院士、戴尅戎院士、樊代明院士、葛均波院士、郎景和院士、宁光院士、杨雄里院士、钟南山院士、顾越英教授担任各教材主审。他们对教材认真审阅及严格把关，进一步保障了教材的科学性和严谨性。

尽管我们在出版本系列教材的工作中力求尽善尽美，但难免存在不足和遗憾，恳请广大专家、教师和学生提出宝贵意见与建议。

高等教育出版社

上海交通大学出版社

2022 年 11 月

序

呼吸系统疾病包含急性和慢性疾病，严重影响人民群众的身体健康。急性呼吸系统疾病既有呼吸系统的感染性疾病，包括细菌性感染和病毒性感染等，也有非感染性疾病如肺栓塞。慢性呼吸系统疾病包括气道炎症性疾病，如慢性阻塞性肺疾病、哮喘、间质性肺病等，还有危害更大的疾病如肺癌等。在我国仅慢性阻塞性肺疾病的患病人数已将近 1 亿人。有很多呼吸系统疾病的发病机制尚不清楚，缺少有效的防治措施，需要我们今后进一步地深入研究。

同时，令大家印象非常深刻的新型冠状病毒感染，就是一种以呼吸系统症状为主要临床表现的呼吸道传染性疾病，已经造成了数百万人死亡。新型冠状病毒感染在全球流行，严重威胁人民的身心健康，对国家的社会经济也带来了很大的影响。因此，医学生学习并掌握呼吸系统疾病的基本理论、基础知识、基本技能是非常重要的，无论将来毕业后成为哪一科的医生，或者从事哪一个医学专业的工作，都会和呼吸系统疾病休戚相关。

由上海交通大学医学院牵头编写的《呼吸系统》这部器官－系统整合教材，与既往高校的其他整合教材有很大的不同。这部教材整合了呼吸系统有关基础和临床方面的内容，这是整合医学教学改革中一次新的尝试。在教学中，既有医学基础课的老师授课，如教授生理学、病理学的教师，也有来自高校附属医院的呼吸科、胸外科、放射科等临床医生授课，使医学生们对呼吸系统的疾病有一个比较完整的认识。

希望医学生们认真学习呼吸系统疾病的课程，将来有兴趣深入研究呼吸系统疾病的发病机制和防治措施，为实现"健康中国 2030"的目标，做出积极的贡献。

中国工程院院士

2023 年 5 月

前　言

　　为落实国务院办公厅《关于加快医学教育创新发展的指导意见》（国办发〔2020〕34号）"加快基于器官系统的基础与临床整合式教学改革，研究建立医学生临床实践保障政策机制，强化临床实习过程管理，加快以能力为导向的学生考试评价改革"的文件精神，由上海交通大学医学院牵头，高等教育出版社与上海交通大学出版社联合出版高等学校"十四五"医学规划新形态教材：器官 – 系统整合系列，包括《神经系统》《呼吸系统》《循环系统》《消化系统》《泌尿系统》《生殖系统》《血液系统》《内分泌系统》《免疫系统》《运动系统》共10种教材。

　　呼吸系统整合教材以呼吸系统器官与呼吸系统疾病为主线，将有关呼吸系统最先进的医学基础理论与呼吸系统疾病临床最有效的实践经验有机地整合，更加适合人体健康和呼吸系统疾病诊疗新的医学体系，突破了传统医学教学按科室和病种划分所致内容割裂、重复的局限性，使医学生通过学习呼吸系统整合课程，能够更早地掌握呼吸系统疾病临床医学知识。

　　本教材分为基础篇和临床篇两部分，基础篇内容主要由上海交通大学医学院基础部的教授编写，临床篇由上海交通大学医学院各附属医院和国内其他医学院校附属医院的呼吸与危重症医学科、胸外科、放射科、病理科等多学科的教授编写和审阅。本教材邀请中国工程院院士、广州医科大学附属第一医院国家呼吸系统疾病临床医学研究中心主任钟南山院士担任主审，他对全书进行了精心审阅和指导把关。

　　在此我们向所有参与本教材编写和审阅的专家表示衷心的感谢，向为本教材编写做了大量具体工作的学术秘书张颖颖老师表示衷心的感谢。

周　新　陈荣昌

2023年6月

目 录

绪　论

关键词

呼吸　　　　呼吸系统　　　　肺通气　　　　肺换气

非呼吸功能　呼吸系统疾病　健康促进

第一节　呼吸与呼吸系统的基本概念

1. 呼吸的概念　呼吸（respiration）是指机体摄取大气氧（O_2）并输送给组织细胞，又把组织细胞利用 O_2 经代谢产生的二氧化碳（CO_2）输送和释放到大气的全过程。

2. 外呼吸和内呼吸的概念　呼吸全过程可分成外呼吸（external respiration，即肺呼吸）和内呼吸（internal respiration，即组织呼吸）两部分。

外呼吸是指机体通过呼吸道和肺，从外环境获得 O_2 和释出 CO_2，并经心血管系统由血液在肺与各器官组织之间输送 O_2 和 CO_2 的过程。内呼吸是指组织细胞与组织毛细血管之间的气体交换，以及组织细胞利用 O_2 进行生物氧化代谢，产生能量、水和 CO_2 的过程。

3. 呼吸系统的概念　在循环系统配合下，外呼吸功能主要由呼吸系统（respiratory system）完成。人类呼吸系统由两部分组成：①气体交换系统。气体交换由呼吸系统的核心器官肺来完成。肺提供了血液与吸入气之间气体弥散的巨大表面积。在肺部，弥散入血的 O_2 与红细胞内的血红蛋白（Hb）发生氧合反应，生成氧合血红蛋白（HbO_2），完成对 O_2 的摄取过程；血液中的 CO_2 弥散进入肺泡气，经呼气排出体外。②运输系统。这一功能经血液循环完成：由红细胞把 O_2 输送到全身各部位器官组织，并把 CO_2 从组织输送到肺部。

本部分主要讨论呼吸系统的正常结构与功能，以及在一定病因作用下呼吸系统结构和（或）功能的异常变化，后者涉及各种常见的呼吸系统疾病或病理过程，此外还将介绍与呼吸系统常见疾病诊治相关的基本知识。

（黄　莺）

第二节　呼吸系统的基本结构和功能

一、呼吸系统的基本结构

呼吸系统分为上呼吸道和下呼吸道两部分。上呼吸道包括鼻腔、口腔、咽、喉；下呼吸道包括气管、主支气管、各级支气管和肺泡。

（一）上呼吸道

上呼吸道是气体进入肺部的第一道门户。上呼吸道参与组成呼吸道的解剖无效腔，并与气道阻力的产生有关。上呼吸道表面积大，血供丰富，具有通气和温暖、湿润、洁净空气的作用，使吸入气适于在肺部进行气体交换。

（二）下呼吸道

构成下呼吸道的各种结构主要位于胸腔内。

1. 肺　由气道、血管、神经和淋巴管构成，由实质组织支撑。在肺内，两侧主支气管分出越来越小的气道，直到末端呼吸单位，即肺泡。肺有两种作用，其一，作为气流进出的通道；其二，提供 O_2 进入血液及 CO_2 离开血液的界面，该界面也称为肺泡 – 毛细血管膜（简称肺泡膜）。

2. 肺泡　是具有气体交换功能的气道部分，构成 O_2 从肺进入血液和 CO_2 由血液进入肺的通道。

3. 胸膜　肺位于胸腔内。胸腔内的肺、胸壁和纵隔被两层相连的上皮所覆盖，覆盖的上皮组织称为胸膜。内层胸膜覆盖肺，称为脏层胸膜；覆盖胸腔壁和纵隔的外层胸膜称为壁层胸膜。两层胸膜紧贴，仅有薄层的液体将两层分隔开，形成一种潜在的腔隙，称为胸膜腔（简称胸腔）。液体起润滑剂的作用，在呼吸时，能使两表面间相互滑动。

二、肺的呼吸功能

机体仅短时间缺氧，就能引起细胞不可逆性的改变，甚至导致死亡。呼吸系统的基本功能是气体的运输和交换（gas exchange）。肺内气体交换过程包含通气（ventilation）、血液灌注（perfusion）和弥散（diffusion）三个关键步骤，它们共同保证机体能获得足够的 O_2，也使组织产生的 CO_2 能被迅速排出。

肺的呼吸功能包括肺通气和肺换气两种相互联系的过程。肺通气是指通过呼吸运动使肺泡气不断更新的过程；肺换气是指肺泡气与流经肺泡毛细血管网的血液之间进行气体交换的过程。

（一）肺通气

1. 肺通气过程和决定肺通气量的基本因素 机体外环境的大气压是相对固定的。因此，当气道打开时，空气在气道内的运动方向和动力，取决于气道内压力的变化，后者又源于胸腔的扩大或缩小所造成的肺泡、支气管与大气压之间的压力差。胸腔扩大使肺泡内压（肺内压）降低就引起吸气；胸腔缩小使肺内压增高则引起呼气。

吸气是呼吸时最主要的做功过程。膈肌和肋间外肌是最主要的吸气肌。膈肌收缩时穹隆顶向下移动，使得胸廓容积增大；肋间外肌的纤维走向是后上到前下，其收缩时使肋骨上举，也有助于胸廓容积增加；两者均使胸腔内压和肺内压降低，提供了使空气流入肺内的动力。平静呼气是吸气肌松弛和胸廓容积恢复原状使肺组织弹性回缩的结果；在用力呼气时，肋间内肌由于其前上至后下的纤维走行，收缩时使得肋骨下降，胸腔容积减小；腹部肌肉收缩增加腹内压也会引起膈肌上抬，胸廓容积减小；两者均会引起胸腔内压增高，结果使呼气作用明显增强。

呼吸时肺通气量的大小决定于两个因素：①呼吸频率。正常呼吸频率为 $12 \sim 20$ 次/min。②每次呼吸的容积，也称潮气量，正常成人 $450 \sim 500$ mL。根据代谢需要，机体可调节呼吸频率和潮气量，使肺通气量发生变化。

肺或胸壁的疾病可以增高呼吸时做功的负荷，以至于需要辅助呼吸肌如胸锁乳突肌和斜角肌的参与，才能维持足够的通气。

2. 肺通气障碍对机体的影响 肺通气障碍时，肺泡通气量降低，影响肺泡气的更新，进而影响 O_2 的弥散，严重时影响 CO_2 的排出。机体对缺氧的调节反应之一便是通过增加呼吸频率来增加肺泡通气量，因此出现浅、快呼吸。肺泡通气量的增加使得 CO_2 排出增多，后者可引起低碳酸血症（hypocapnia）；但严重肺通气障碍所致的缺氧时，代偿性的呼吸频率过快也使得功能无效腔增大，潮气量降低，导致有效的肺泡通气量进一步降低，此时不但低氧血症得不到纠正，还可增加机体氧耗量，并出现高碳酸血症（hypercapnia）。这种状态往往需要机械通气来进行缓解。

（二）肺换气

肺换气是气体分子在肺泡内和毛细血管内的压力差作用下通过肺泡–毛细血管膜（肺泡膜）进行气体扩散（弥散）的过程。肺泡膜由肺泡上皮细胞、基底膜和毛细血管网的血管内皮细胞构成。肺泡毛细血管流入来自右心的混合静脉血。肺泡气的氧分压远大于流经肺泡的血液（血浆）氧分压（PO_2），O_2 就顺着这个压力差弥散进入血浆，部分氧分子溶解于血液维持血氧分压，部分氧分子弥散进入红细胞，与 Hb 结合生成 HbO_2。同理，混合静脉血中的 CO_2 循压力差经弥散膜进入压力较低的肺泡并通过呼气排出。

保证肺换气功能正常的基本因素是正常的弥散功能、足够的肺泡通气与流经肺泡的血流量，以及肺泡膜两侧恰当的通气与血流的比例。

就肺部气体交换而言，弥散除明显受肺泡膜两侧 O_2 和 CO_2 分压差大小的影响之外，也与能进行气体交换的肺泡膜总面积大小和肺泡膜厚度有关。在大部分肺切除、严重肺实变或肺不张时，弥散膜面积明显缩小；若存在严重肺水肿或间质性肺炎时，由于间质水肿或者纤维增生，使得弥散膜厚度明显增加，弥散距离增加，后者主要影响 O_2 的弥散速率，但一般不影响 CO_2 的弥散。

正常肺换气功能还有赖于肺泡总通气量和流经肺泡血流总量的正常。正常肺泡总通气量约为 4 L/min，如果过度增高（如呼吸急促时）虽不会影响氧的摄取，但可引起 CO_2 的大量排出使发生低碳酸血症和呼吸性碱中毒（respiratory alkalosis）；过度降低（如存在严重通气障碍时）不仅能引起机体缺氧，也能引起高碳酸血症和呼吸性酸中毒（respiratory acidosis）。右心室泵出的血量约为 5 L/min，其中 97%～98% 进入肺泡血管参与气体交换。如果由于右心衰竭、肺内大量动 - 静脉吻合支开放、肺血管内广泛血栓形成或栓塞，参与气体交换的血液明显减少，可出现低氧血症（hypoxemia）。

然而，单纯良好的肺血液灌注尚不足以保证血液能充分氧合。肺内各部位肺泡的通气与血流具有良好的比例关系也是至关重要的。这一比例在全肺一般平均为 0.8～1.0，而实际上，正常人肺的不同部位其肺泡通气与血流的比例存在一定程度的生理性差异，例如在肺尖部较高，约为 3.0；肺底部较低，约为 0.6。肺泡通气和血流比例失调是指肺各部存在肺泡通气或血液灌注降低引起两者比例的异常；当这一比例过度增高时则出现无效腔样通气（指无效肺泡通气增多），比例过度降低时则出现功能性分流（指肺泡无效灌注血量增多）或静脉血掺杂。前者见于肺泡的通气正常但无血液灌注时（如凝血块阻断血流时），后者见于肺泡的血液灌流正常但无空气进入肺单位（如黏液栓子堵塞气道时）。两种失调类型都是引起低氧血症最常见的原因，并成为许多呼吸系统疾病的基础。另外，当发生支气管血管扩张和肺内动 - 静脉短路开放，或肺实变和肺不张使肺泡失去通气功能，但仍有血流，都可影响肺换气，前者称为解剖分流增加，后者称为真性分流。许多肺疾患由于肺内各部肺泡出现通气和血流比例的严重不匹配，可引起换气障碍而导致机体缺氧。

三、呼吸系统的非呼吸功能

除呼吸功能之外，肺尚有其他一些功能，称为肺的非呼吸功能（nonrespiratory function），其中有防御（包括滤过）、内分泌、代谢与排除、酸碱平衡调节及体温调节等功能。

（一）防御功能

肺对吸入的有害成分有非特异性和特异性两种防御机制；对于血源性的微聚物尚有滤过功能。

1. 非特异性防御机制　包括物理和化学性屏障作用，以及喷嚏和咳嗽反射。物理性屏障涉及呼吸道的黏液、纤毛运动和巨噬细胞的吞噬作用；化学性屏障涉及分泌液中的溶菌酶及补体成分等。

2. 特异性防御机制　呼吸道的特异防御功能也是机体免疫系统的一个组成部分。除分布在纵隔、气管、支气管周围的众多淋巴结外，各级气道周围也有散在的支气管附属淋巴组织，其中有 B 淋巴细胞和 T 淋巴细胞。在上呼吸道可分泌较多分泌型 IgA，在接近肺泡部位主要为 IgG。这些特异防御机制可以中和病毒、毒素和凝集微生物，起清除外来抗原的作用；同时，被保留的抗原也可以引起免疫反应。

3. 滤过作用　肺是血液循环的一个滤器。一个肺泡有近千段毛细血管。由各系统器官回流血液中的微血栓、大分子蛋白或细菌形成的微小聚合物，都能被阻留于肺内，防止进入体循环发生播散并影响其他重要器官。同时，肺毛细血管相互交通构成多边形网格状；肺微血管内皮细胞具有很强的抗凝和纤溶功能，因而，除非口径较大血管的堵塞，或者短时间内有大量微聚物进入肺循环，一般的微血管阻塞不致引起肺微循环障碍。

（二）内分泌、代谢与排除功能

1. 肺的内分泌和代谢功能　已证明肺内存在具有内分泌作用的细胞。现知肺内分泌细胞能产生与蛙皮素（bombesin，Bom）、降钙素（calcitonin）和亮 - 脑啡肽（L-enkephalin，L-Enk）有相同免疫反应性的物质。Bom 对支气管有很强的收缩作用；降钙素对机体的钙代谢起作用。在一些因素引起肺疾病，例如某些恶性肿瘤时，可出现多种内分泌紊乱的综合征（异位激素综合征），引起水、电解质平衡紊乱或其他异常变化。

肺组织还存在某些特殊的代谢功能，如肺泡表面活性物质分泌与清除的平衡调节，对多种血管活性物质有生成、贮存、释放、激活或灭活作用，因而，肺是血管活性物质代谢的一个重要器官。

2. 肺的排除功能　CO_2 和某些药物（特别是那些经肺给药的药物）可经肺排除。

（三）酸碱平衡调节

血液酸碱度（以 pH 的大小表示）反映了血浆中的氢离子浓度 $[H^+]$ 改变。而血浆中碳酸氢钠与碳酸浓度的比值（$[NaHCO_3]/[H_2CO_3]$）是影响 $[H^+]$ 浓度变化的重要因素。这一比值正常时为 20/1，此时血液的 pH 平均为 7.40，上下浮动约 0.05。血浆 H_2CO_3 浓度高低决定于溶于血液的 CO_2 量（以 mL% 表示）的多少。通常，在固定血氧分压和饱和度的条件下，溶于血液一定量的 CO_2 就产生一定数值的 CO_2 分压（PCO_2，以 mmHg 表示）。同时，溶于血液的 CO_2 还可以形成 H_2CO_3。正常情况下，PCO_2 和 H_2CO_3 具有一定的比例关系：H_2CO_3 的浓度可以用 PCO_2 的 mmHg 数乘以 0.03 进行折算（单位为 mmol/L）。因此，肺呼吸的频率和幅度的改变可以通过改变肺泡通气量，进而影响流经肺部血液排出 CO_2 的多少，从而改变血液的 PCO_2，进一步改变血液 H_2CO_3 的浓度，最后影响到血液的 pH。

从上述分析可知，在生理条件下，肺呼吸本身就具有维持机体正常酸碱平衡的功能；在一定的病理条件下，改变肺呼吸的频率和幅度以调节肺泡总通气量也可以对代谢性酸碱失衡起重要的代偿调节作用；由肺外或肺部疾患导致肺泡总通气量过低或过高时，同样能引起机体酸碱平衡的失调，分别被称为呼吸性酸中毒和呼吸性碱中毒。因此，在发生急性疾病时，检测血液 pH、动脉血 CO_2 分压（$PaCO_2$）和 HCO_3^- 水平，对于观察机体的酸碱平衡与肺呼吸状况是十分重要的。

（四）体温调节

整个呼吸道具有巨大的表面积，肺泡壁密布毛细血管。作为机体体温调节效应器的一个组成部分，可通过改变肺通气和不感蒸发所致的热量丧失，对体温调节起作用。

（包爱华　周　新）

第三节　呼吸系统与其他器官系统功能间的关系

肺与其他器官系统的功能之间，有着十分密切而广泛的联系。这种联系，既表现在肺的呼吸功能方面，也表现在肺的非呼吸功能方面；既具有生理学意义，也具有重要的病理意义。

1. 中枢神经系统与呼吸功能的关系　呼吸运动是由脑干（脑桥和延髓）中与呼吸调节相关的神经核团根据机体代谢需要进行持续性调控实现的。这种调控基于来自中枢和外周各种感受器的理化信息，其中主要的可变性控制是动脉血 CO_2 分压（$PaCO_2$），由呼吸中枢指令各种呼吸肌适度地协调运动以调节呼吸频率与潮气量，保证 O_2 的供应和清除体内产生的 CO_2（使 $PaCO_2$ 接近 40 mmHg），使与代谢需求相适应。但呼吸运动也能由较高级中枢通过有意识和无意识的方式进行调节。例如，在说话、焦急不安和情感激动时，即使在无意识间，呼吸频率和幅度也可有明显的改变。在病理条件下，呼吸或其他器官功能障碍可以影响呼吸中枢，神经中枢疾病或呼吸中枢功能障碍也可直接影响肺呼吸功能。例如，严重缺氧或酸中毒时，呼吸中枢在接受化学信号后做出代偿性调节反应，常出现呼吸加深、加快；癔症患者可能出现呼吸过度急促；呼吸中枢衰竭时出现各种病理性呼吸类型；睡眠呼吸暂停综合征也可因呼吸中枢问题引起。在严重肺功能障碍时可以引起明显的中枢神经系统功能紊乱，典型病理性改变是发生肺性脑病。

2. 血液系统与呼吸功能的关系　红细胞数量和功能的正常直接与呼吸功能相联系。因为外呼吸功能的终极目标是为机体各器官组织提供 O_2，并把产生的 CO_2 排出体外。血液红细胞是肺和各器官组织间输送 O_2 和 CO_2 的载体。应当特别指出，红细胞中的血红蛋白（Hb）在肺部对 O_2 的摄取、在循环血液中对 O_2 的运输和在组织中对 O_2 的释放与提供细胞所需，都起着十分重要的作用。纵然肺的外呼吸功能正常，倘若血液 Hb 含量过低（严重贫血）、Hb 结合 O_2 的功能障碍（血红素中的 Fe^{2+} 被大量氧化生成 Fe^{3+} 或发生 CO 中毒）或严重酸中毒，则流经肺部的血液依然不能摄取足以维持机体正常生命活动所需的 O_2；如果 Hb 与 O_2 结合的亲和性异常增高，如严重碱中毒、CO 中毒或存在某种 Hb 遗传性结构异常时，结合 O_2 的 Hb 在组织中也不能正常地释放出 O_2。这些都是除呼吸功能障碍之外能引起对组织细胞供氧不足的另外一类重要原因。

血液容量和血液凝固性的改变也可明显影响呼吸功能。当血容量过度增高时可以引起肺水肿而影响肺呼吸；在血液凝固性增高时，例如某些遗传性抗凝因子异常或发生弥散性血管内凝血时，常可导致肺血栓栓塞或出血性病变，出现严重程度不等的呼吸功能障碍。

3. 循环系统与呼吸功能的关系　前述肺泡血液灌注在肺换气功能中的重要作用已经从一个方面体现了循环与呼吸系统间的密切关系，此外，在解剖学上大、小循环之间的关联以及胸腔内肺与心脏的位置关系也可影响两大系统彼此的功能。因此，左心衰竭可以引起肺淤血、肺水肿和呼吸困难；慢性阻塞性肺疾病可以引起肺动脉高压和肺源性心脏病（右心衰竭），进而影响体静脉系统的血液回流并出现全身性水肿；张力性气胸不仅明显影响肺呼吸，而且可能引起纵隔移位、摆动，以及影响心脏功能。

4. 其他器官功能与肺功能间的关系　肺泡表面构成与外环境接触的巨大表面，又可通过循环系统与全身各器官组织相联系，因此，肺的呼吸功能与非呼吸功能与其他器官功能间可存在交互性影响，甚至引起疾病。例如，呼吸功能障碍引起缺氧、呼吸性酸或碱中毒可累及全身；发热和呼吸急促可因呼吸道水分的过度蒸发构成体液丧失的一种原因；某些肺疾患可能引起异位抗利尿激素（ADH）分泌而产生水潴留的倾向；结核菌通过肺部感染和血行播散引起肺外结核的发生；反复发生

呼吸道感染可明显降低机体的免疫功能，相反，机体免疫功能明显降低的患者常易先发生呼吸系统疾病甚至严重的病变。

（黄　莺）

第四节　呼吸系统疾病及其临床地位

一、呼吸系统疾病及其分类

1. 呼吸系统疾病的基本概念　呼吸系统疾病泛指发生于呼吸系统不同部位的、性质不同的各种疾病。但某些上呼吸道疾病，特别如鼻窦炎、鼻炎、喉炎、鼻咽部肿瘤等发生于鼻、咽和喉部的疾病，由于解剖部位的特殊性，常被归类于五官科学范畴之内。在内科学范畴内，呼吸系统疾病是指除外上述病种的呼吸道、肺和胸膜的疾病，也包括主要累及呼吸功能的其他重要的病理过程和临床综合征，如呼吸衰竭、睡眠呼吸暂停综合征和多器官功能障碍综合征（MODS）等。

2. 呼吸系统疾病的分类　可从不同角度对呼吸系统疾病分类，如根据病因、病变部位和病变性质等进行分类。呼吸系统疾病包含许多病种和若干重要的病理过程。所谓疾病，是指由特异病因引起的、具有特征性表现（症状、体征）的病理变化，包括组织结构和（或）功能、代谢的异常变化。如肺结核、哮喘、肺炎等。所谓病理过程，是指在许多疾病中可能出现的具有共同性的、成套的病理生理学变化。在广义的呼吸系统疾病中，典型的病理过程是急性和慢性呼吸衰竭。缺氧是一种全身性的而非局限于呼吸系统的病理过程，但是，呼吸系统疾病是引起缺氧的最常见的一类疾病。

通常，呼吸系统疾病可分为：①肺感染性疾病，如肺炎、肺脓肿和肺结核；②气道疾患，如急性上呼吸道感染、急性气管 – 支气管炎、支气管扩张、哮喘、慢性阻塞性肺病和肺囊状纤维化；③肺血管疾患，如肺血栓栓塞症和肺动脉高压症；

④肺间质疾病，如肺纤维化、结节病（类肉瘤状病）、特发性肺纤维化和脱屑性间质性肺炎；⑤肺肿瘤，如支气管肺癌、原发性肺淋巴瘤和良性的腺瘤；⑥肺先天性异常，如先天性囊肿和先天性气管或支气管异常；⑦医源性疾病，如药物所致肺疾病和放射治疗的呼吸系统并发症；⑧胸膜疾病，如气胸、胸腔积液、乳糜胸和脓胸；⑨胸膜肿瘤，如恶性间皮瘤和胸膜纤维瘤。其他呼吸系统疾病还包括呼吸衰竭、睡眠呼吸暂停综合征、急性呼吸窘迫综合征（ARDS）和 MODS 等。除结核和恶性肿瘤外，慢性阻塞性肺病、支气管哮喘和不同病因引起的各种肺炎，是呼吸系统疾病中最常见的疾病。

二、呼吸系统疾病的临床地位

在临床医学范畴内，呼吸系统疾病具有十分重要的地位。

1. 呼吸系统发生疾病的特点　如第三节所述，呼吸系统与其他器官系统间存在的各种密切关系可以理解，除了先天性和医源性疾病之外，外环境的各种致病因素可以侵入呼吸道和肺引起各种疾病；其他器官系统的疾病，如炎症、肿瘤、血栓形成等，可通过血液循环和淋巴系统侵入肺部；全身免疫性疾病、尿毒症、白血病和其他内环境异常变化，也可累及肺组织或引起呼吸功能异常。相反，肺部疾病也可以在肺内或向全身播散。因此，呼吸系统发生疾病有以下特点：①呼吸系统易罹患疾病；②人类的常见病、多发病在呼吸系统疾病中所占比例高；③多数呼吸系统疾病症状明显，即使病情较轻也能明显影响患者的生活质量和正常工作；④呼吸系统感染性疾病种类繁多，急性和严重病例病死率较高；⑤呼吸系统疾病发展的共同结果，第一可以出现程度不同的缺氧，能影响全身各器官系统的代谢和功能；第二是发展为呼吸衰竭，成为疾病难治或死亡的原因。呼吸衰竭也是各种疾病致死时的临终表现；无论是临床死亡或脑死亡的诊断，不可逆性的自主呼吸停止，是不可或缺的重要标准之一。

2. 我国慢性呼吸系统疾病的流行病学　慢性呼吸疾病作为全球四大慢性病（心血管疾病、癌症、糖尿病、慢性呼吸疾病）之一，给我国人民健康造成重大危害，全面了解认识慢性呼吸疾病的流行状况与影响因素，是制定慢性呼吸疾病防治策略的重要基础。

（1）中国慢性呼吸疾病的总体流行状况

1）患病情况（prevalence）：据全球疾病负担最新研究数据显示，2016 年中国慢性呼吸疾病患病人数为 9 365.50 万人，肺癌 100.55 万人，肺结核 41 440.51 万人。1990—2016 年，中国慢性呼吸疾病（不含肺癌和结核）的患病人数和患病率均呈现上升趋势，患病人数从 6 956.33 万人增至 9 365.50 万人，增加了 34.63%，患病率从 6.12% 上升至 6.85%。慢性呼吸疾病的患病人群以中老年为主，男性患病率高于女性。

2）死亡情况：慢性呼吸疾病是中国主要的死亡原因之一，2004—2005 年全国第三次死因调查结果显示，慢性呼吸疾病（不含肺癌和结核）导致的死亡占总死亡的 15.81%，为第三位死因。根据 2016 年全球疾病负担数据，中国慢性呼吸疾病死亡率（mortality）为 67.02/10 万，肺癌 43.20/10 万，结核 2.93/10 万，慢性呼吸疾病加上肺癌、结核病的死亡人数总计为 154.68 万。

（2）中国慢性呼吸疾病的影响因素及其对发病的影响：影响慢性呼吸系统疾病的因素主要有烟草暴露、空气污染、职业暴露、老龄化和经济状况等。2010 年全球成人烟草调查显示，中国 15 岁以上人群总吸烟率为 33.5%，男性为 62.8%，女性为 3.1%，中国总吸烟人数达 3.58 亿，是世界上吸烟人数最多的国家。

1）吸烟：是肺癌的首要危险因素。吸烟者患肺癌的风险是非吸烟者的 2～3 倍。吸烟年龄小于 20 岁者发生慢性阻塞性肺疾病的死亡风险为不吸烟的 9.09 倍，吸烟年龄在 20～24 岁者发生慢性阻塞性肺疾病的死亡风险为不吸烟的 3.89 倍，吸烟年龄在 25 岁以上者发生慢性阻塞性肺疾病的死亡风险为不吸烟的 2.89 倍。

2）空气污染：据世界卫生组织报道，全球每年因室内空气污染死亡的人数达到 160 万。室内空气污染物分为物理性、化学性、生物性和反射性四大类。燃煤产生的空气污染是慢性阻塞性肺疾病重要的危险因素。室外空气污染物主要由工业生产、机械加工、热电力、化工、生物燃料与化学染料燃烧释放到空气中的有害气体与细小颗粒（particulate matter，PM）的混合体。中国的肺癌、慢性阻塞性肺疾病、肺结核、肺纤维化发病率与空气污染有关。

3）职业暴露：呼吸系统是职业及环境有害物质进入机体的主要途径，最容易遭受气态毒物的损害。尘肺、肺癌与职业暴露有关，也可以引起职业性哮喘。

4）老龄化：2021 年国家统计局发布第七次全国人口普查数据，60 岁及以上人口为 26 401.9 万人，占 18.7%，其中 65 岁及以上人口为 19 063.5 万人，占 13.5%。慢性阻塞性肺疾病、肺癌与老龄化有关。

三、呼吸系统疾病的防治进展与健康促进

（一）呼吸系统疾病诊治的新进展

近 20 年来，随着经济发展和许多医学新理论的汲取与新技术的应用，我国各医学学科临床工作的面貌发生了较大改观，呼吸系统疾病的诊治工作也不例外，其主要的发展表现在以下三方面。

1. 诊断新技术的应用　呼吸系统疾病的诊断有赖于病史、症状和体征的了解以及通过必要的实验室和其他检查所得结果的分析。近年来，影像学和内镜新技术的发展与应用，大大地推动了呼吸系统疾病的诊断与治疗。例如，在普通体层电子计算机分层扫描（CT）基础上应用高分辨率 CT（HRCT）、螺旋 CT、超高速 CT 和磁共振（MRI），提高了胸部疾病影像诊断的广度和深度，对肺内孤立性结节病灶、肺癌和弥漫性肺疾病的检查诊断与疗效评估，有特殊的应用价值。CT 也已成为胸部介入技术如肺活检、支气管支架置入、肺动脉溶栓与血栓摘除术等的监视与导向系统的主要设备。放射性核素显像的应用对肺栓塞、肺部感染、肺部肿瘤和急性肺损伤的诊断有重要作用。分子诊断、基因诊断等技术的开展有助于肺部感染性疾病和肿瘤的诊断。

2. 机械通气和呼吸监护技术的应用　这些方面技术的发展和设施的完善大大提高了对重症患者的救治率。机械通气是利用呼吸机产生气流和提供适当氧浓度，增加通气量、改善换气功能和减少患者能量消耗的治疗措施，对于呼吸衰竭的呼吸系统起支持作用，可维持患者的生命，并为基础疾病的治疗及呼吸功能的改善与康复创造条件。呼吸监护是指对重症患者呼吸功能的监护，包括呼吸动力机制和气体交换监测，近来也包括对呼吸中枢和呼吸肌的功能监测。

3. 呼吸系统常见多发病病理机制认识的深化和防治方法的进步　慢性阻塞性肺疾病、支气管哮喘、肺炎、间质性肺炎、肺结核、肺癌、睡眠呼吸暂停综合征、ARDS 和呼吸衰竭等，都是呼吸系统疾病中较常见、多发的，对人类健康和生命具有较大危害的疾病。随着分子生物学、蛋白质和酶生物化学研究的深入以及其他各种研究与应用技术的开发、创新和应用，对这些疾病在发病机制、流行病学特征和病理与临床特点等方面的认识在不断深化，并由此推动了对它们进行预防、诊断和（或）治疗新方法的研究与应用，从而使各种呼吸系统常见多发病的防治效果得到不同程度的提高。例如，基于对慢性阻塞性肺疾病发病机制的新认识，推动了具有针对性的抗炎和减轻组织损伤新治疗方法的研究，开发和应用各种新的抗炎药物、支气管扩张剂、炎症介质拮抗剂 / 蛋白酶抑制剂和（或）基因治疗药物，可能对有效治疗慢性阻塞性肺疾病带来新的希望。

（二）呼吸系统疾病的预防与健康促进

近年来，呼吸系统疾病流行病学与临床特点发生明显变化的原因是多方面的，其中主要包括经济

发展与环境污染（如日益严重的大气污染等原因使吸入的有害粉尘、致癌物和变应原增加）间的矛盾日益突出，生存环境恶化；吸烟等不良生活习惯的滋长、蔓延；社会人群结构老龄化加速；广大农村和贫困地区的医疗卫生保障仍十分缺乏，大量进城农民在城市的工作、生活与医疗状况堪忧者不在少数。所以，呼吸系统疾病防治面临的问题不仅涉及临床工作的进步，还与社会进步与健康发展及个人良好生活习惯的养成等密切有关。

目前社会生活和人们观念的改变与医学的发展，也促进了医学的目标和任务出现转变，由原来只着重于疾病的预防、治疗拓展为对患者传授必要的疾病防治、护理知识和指导日常生活、关注有难以治愈疾病的患者使其减轻病痛、实施临终关怀等。医生的责任不只在于如何治好病，而且要以患者为本，着眼于如何使患者在病中也能有较高的生活质量和较良好的心理状态。鉴于前述呼吸系统疾病的各种特点，对患有此类疾病的患者，注意给予人性化的医疗服务，既十分必要，任务也十分艰巨。

近年来，中国积极借鉴国际上关于慢性呼吸疾病的监测、防控、筛查和诊治等方面的经验，开展防治和管理工作，取得了较好的成绩。由于中国地域辽阔，各地发展不均衡，慢性呼吸疾病的防治工作与国外先进国家相比还存在较大的差距。今后需要在以下几方面加强工作：①加强对慢性呼吸疾病及其危险因素的监测和防控；②加强慢性呼吸疾病的规范化管理；③制定慢性呼吸疾病防治的相关政策；④加强慢性呼吸疾病防治的人才队伍建设；⑤加强基层医疗机构慢性呼吸疾病的健康教育和管理。只有通过全社会共同努力，我国的慢性呼吸疾病防治工作才能取得更好的成绩。

（周　新）

数字课程学习

⬇ 教学PPT　　　　📝 自测题

第一篇

基础篇

第一章

呼吸系统的组织结构及其发生

关键词

上呼吸道	鼻	鼻前庭	固有鼻腔	嗅部
嗅上皮	喉	下呼吸道	气管	支气管
肺	肺导气部	肺小叶	肺呼吸部	肺泡
呼吸膜	肺循环	支气管循环	肺泡表面活性物质	
呼吸系统的发生				

呼吸系统各器官的组织结构均与其功能密切相关。呼吸系统的主要功能是气体交换，即摄入空气中的 O_2，并将细胞代谢过程中产生的 CO_2 排出体外，以维持人体的基本生命活动。在此过程中，鼻、咽、喉、气管、支气管及肺内的支气管树起传导气体的作用，肺泡则是气体交换的场所。此外，鼻的嗅黏膜是嗅感受器；鼻旁窦和喉则与发音有关；肺也是一个重要的代谢器官，并有神经内分泌功能。

第一节　上呼吸道

一、鼻

鼻是呼吸道的起始部，也是嗅器官。鼻由骨和软骨构成支架，外表被覆皮肤。鼻腔内面、鼻中隔及外侧壁三个鼻甲的表面均覆以黏膜。鼻腔的前部称前庭，后部为固有鼻腔。

（一）鼻前庭

鼻前庭由鼻翼围成，前部为有毛区，后部为无毛区。前部表面被覆角化的复层扁平上皮，为表皮的延伸，含粗大的鼻毛、皮脂腺及汗腺，无立毛肌。鼻毛是过滤吸入空气的第一道屏障，能阻挡吸入空气中的尘粒。鼻前庭无皮下组织，皮肤的真皮与软骨膜直接相贴。鼻前庭后部衬有未角化的复层扁平上皮。

（二）固有鼻腔

固有鼻腔较狭窄。根据其黏膜的结构和功能特点，将固有鼻腔分为呼吸部和嗅部。

1. 呼吸部　为上鼻甲以下的部分，活体时表面呈粉红色。黏膜主要衬以由柱状细胞、杯状细胞和基细胞组成的假复层纤毛柱状上皮，基膜较厚。柱状细胞分纤毛细胞和无纤毛细胞两类。纤毛细胞的纤毛定向呈波浪式摆动，推送黏附在上皮表面的分泌物。杯状细胞散在分布于柱状细胞之间，细胞内的黏原颗粒释放酸性糖蛋白，覆盖于上皮表面，参与构成黏液毯（mucous blanket）。基细胞较小，位于上皮基部，有较强的增殖、分化能力，可分化为纤毛细胞和杯状细胞等细胞。

固有层为疏松结缔组织，富含血管丛、神经和腺体。呼吸部黏膜有丰富的血供和腺体分泌，能温暖和湿润吸入的空气。腺体分泌物参与黏膜表面黏液毯的形成。黏液毯能黏附吸入气中的颗粒物质，通过纤毛摆动和吞咽活动等，使颗粒物质不断地朝鼻咽部移动，最后通过吞咽或咳嗽排出。鼻黏膜内的交感神经兴奋使血管收缩；副交感神经兴奋则引起血管扩张和鼻黏膜的分泌物增多。固有层内含多种细胞，如肥大细胞、各种白细胞、浆细胞等。过敏性鼻炎患者的鼻分泌物中可检测到与变态反应有关的肥大细胞和嗜碱性粒细胞。

2. 嗅部　嗅黏膜位于鼻腔顶部，活体时呈棕黄色。人嗅部黏膜面积约 2 cm^2。嗅黏膜由嗅上皮和固有层组成。

（1）嗅上皮（olfactory epithelium）：为假复层柱状上皮，由嗅细胞、支持细胞和基细胞组成，基膜较薄。嗅细胞（olfactory cell）呈长梭形，镶嵌在支持细胞之间，为双极神经元，司嗅觉，具再生能力，是机体内唯一暴露于外界的神经元。人嗅上皮嗅细胞的密度约为 300 万个 /cm^2。嗅细胞的树突细长，末端伸入嗅上皮表面的黏液层，膨大呈球形，称嗅泡（olfactory vesicle）。嗅泡表面伸出 10～30 根长 5～30 μm 的纤毛，称嗅毛（olfactory cilium）。嗅毛内纵行排列的"9+2"构型的微管缺乏动力臂，故嗅毛无摆动性。嗅毛倒伏，浸埋于嗅黏膜表面的黏液层内，使嗅毛与气味物质的接触面积显著增大（图 1-1-1）。

嗅细胞的轴突穿过基膜进入固有层内，集合成束，并由神经膜细胞包裹形成嗅丝，即嗅神经。嗅神经穿过颅骨筛板，与嗅球内的神经元形成突触。

支持细胞呈高柱状，基部较细。支持细胞可支持和营养嗅细胞，并将相邻的嗅细胞分隔开，使每个嗅细胞成为一个功能单位，也可引导新生嗅细胞的生长，并参与处理嗅细胞在更新过程中产生的残余体，此外，支持细胞对嗅细胞的活动起一定调节

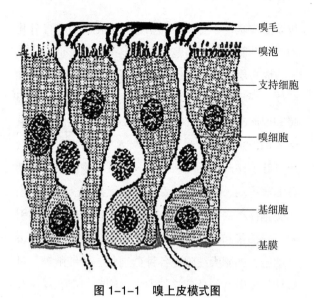

图 1-1-1　嗅上皮模式图

作用。

基细胞较小，呈锥体形，位于嗅上皮的基部。基细胞具有分裂和分化能力，能分化为嗅细胞和支持细胞。

（2）固有层：较薄，富含嗅腺，为浆液性腺，其分泌物可溶解吸入气中的化学物质，清洗黏膜表面，维持嗅细胞嗅觉的敏锐性。慢性鼻炎患者的嗅腺呈黏液性化生，分泌浆液的功能减退，致使嗅觉障碍。

二、喉

喉是气体通道，也是发音器官。喉以软骨为支架，软骨之间借韧带、肌肉或关节相连。喉腔黏膜与咽和气管的黏膜相延续。喉腔侧壁黏膜形成上下两对皱襞，分别为室襞和声襞（即声带），上下皱襞之间为喉室（图 1-1-2）。

会厌舌面及喉面上半部的黏膜覆以复层扁平上皮，内有味蕾，喉面下半部的黏膜上皮为假复层纤毛柱状上皮。会厌各部黏膜的固有层均为疏松结缔组织，内有较多的弹性纤维、混合腺和淋巴组织，深部与会厌软骨的软骨膜相连。

室襞和喉室的黏膜上皮为假复层纤毛柱状上皮，夹有杯状细胞，其固有层为致密结缔组织，黏膜下层为疏松结缔组织，有较多混合腺和淋巴组

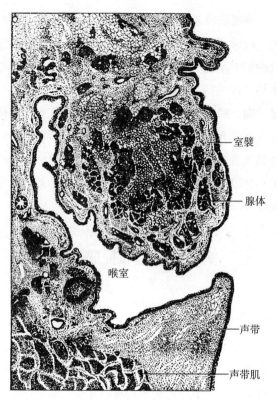

图 1-1-2　喉的组织结构

织。声襞又称声带，其游离缘为膜部，较薄，基部为软骨部。膜部表面覆以复层扁平上皮。固有层较厚，浅层疏松，炎症时易发生水肿；深层为含大量弹性纤维的致密结缔组织，无腺体，血管也较少，声带肌位于固有层下方，为特殊的骨骼肌。软骨部的黏膜表面衬有假复层纤毛柱状上皮，黏膜下层含有混合腺，外膜中有软骨和骨骼肌。

三、上呼吸道的常见病

（一）鼻部疾病

1. 鼻腔炎症性疾病

（1）急性鼻炎：俗称"感冒""伤风"，是由病毒感染引起的急性鼻黏膜炎症，传染性强。若无并发症，病程一般为 7～10 天。引起本病的 100 余种病毒中最常见的为鼻病毒，其次有腺病毒、冠状病毒、流感病毒、副流感病毒等。当人体抵抗力下降、鼻黏膜防御功能较差时，病毒经飞沫传播进入人体，在体内复制、繁殖而致病，并可在此基础上

继发细菌感染。临床症状为初起时全身不适，食欲不振，畏寒，发热，头痛。随后出现鼻塞、喷嚏、鼻涕增多，初为水样，后变为黏脓性。全身症状轻重不一。

（2）慢性鼻炎：为持续4周以上或炎症反复发作的鼻黏膜及黏膜下的慢性炎症，常无明确的致病微生物感染。可分为慢性单纯性鼻炎和慢性肥厚性鼻炎，二者病因相同，且后者多由前者发展而来。

2. 鼻窦炎　是指鼻窦黏膜的化脓性炎症，慢性者居多。其中上颌窦炎最为常见。大部分起源于鼻腔感染，窦口鼻道复合体引流和通气障碍是引起鼻窦炎发生的最重要机制。鼻窦炎分为急性和慢性两种。

（1）急性鼻窦炎：其病因为：①由肺炎双球菌和流感嗜血杆菌等引起的继发性细菌感染，常发生于上呼吸道病毒感染之后；②邻近器官的感染病灶；③游泳和潜水；④鼻窦骨折；⑤鼻窦气压骤变等。

临床症状表现为：鼻塞、多浓涕，头痛或局部疼痛，倦怠，嗅觉减退。

（2）慢性鼻窦炎：多因急性鼻窦反复发作未彻底治愈而迁延所致，亦可慢性起病（如牙源性上颌窦炎）。临床特征与急性鼻窦炎相似，但较不严重。

（二）咽部疾病

1. 阻塞性睡眠呼吸暂停综合征　一般是指成人于7 h的夜间睡眠时间内，至少有30次呼吸暂停，每次口、鼻气流停止持续10 s以上。发病原因往往是：①上呼吸道狭窄或堵塞；②肥胖；③内分泌紊乱；④老年期肌张力减退，咽壁松弛。

常见症状为：晨起头痛，倦怠，过度嗜睡，记忆力减退，注意力不集中，工作效率低，性格乖戾，行为异常等。夜间不能安静入睡、躁动、多梦、张口呼吸、呼吸暂停、梦游、梦魇、遗尿、阳痿等。不论白天夜间，患者睡眠时都有高调鼾声。长期持续发作者可并发高血压、心律失常、心肺功能衰竭等。

2. 鼻咽癌　为我国高发肿瘤之一，多见于40～50岁。男女发病率的比例为（2～3）∶1。其病因常与遗传因素、EB病毒和环境因素相关。鼻咽癌通常是一种低分化鳞癌。由于鼻咽部解剖位置隐蔽，早期症状不明显。常见症状为：①鼻涕中带血，鼻塞；②患侧耳鸣、耳闭、听力下降，鼓室积液；③颈淋巴结肿大；④瘤体侵入颅内，先后侵犯V、VI、II、III、IV、IX、X、XI、XII脑神经，而发生头痛、面部麻木、眼球外展受限、上睑下垂等症状。晚期肿瘤可转移至骨、肺、肝等器官。

（三）喉部疾病

1. 乳头状瘤　是喉部最常见的良性肿瘤，属上皮瘤，由复层鳞状上皮聚集而成。多见于10岁以下儿童。一般认为由乳头状瘤病毒引起。最常见症状为渐进性声音嘶哑，重者出现喘鸣和呼吸困难。瘤体生长迅速，易复发。

2. 喉炎

（1）喉的急性炎症性疾病：主要局限于喉黏膜和黏膜下组织的急性炎症，包括急性会厌炎、急性单纯性喉炎、急性喉气管支气管炎等。

（2）喉慢性非特异性炎症：为喉的常见病，包括慢性喉炎、喉息肉、声带小结、喉关节病等。

第二节　下 呼 吸 道

一、气管与支气管

气管与支气管均为气体的通道，其管壁结构保证了在流动过程中气体的净化和通畅。

（一）气管

气管的管壁由黏膜、黏膜下层和外膜组成（图1-1-3）。

1. 黏膜　包括上皮和固有层。气管腔面的假复层纤毛柱状上皮以纤毛细胞为主，并含杯状细胞、基细胞、刷细胞和神经内分泌细胞等（图1-1-4），偶见粒细胞和淋巴细胞。每个纤毛细胞的游离面约有300根长6 μm的纤毛，纤毛的长度随管径变小而变短。纤毛运动呈摆动。纤毛有

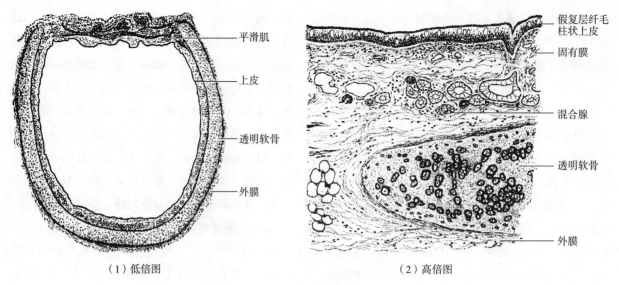

（1）低倍图 　　　　　　　　　（2）高倍图

图 1-1-3　气管壁

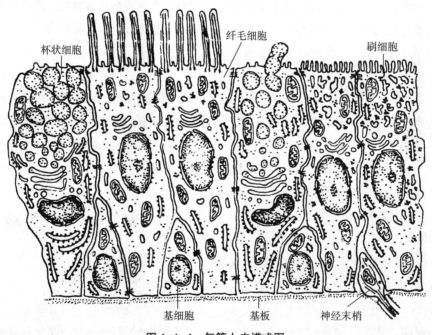

图 1-1-4　气管上皮模式图

规律地连续地向咽侧作波浪状摆动，将表面的黏液及所黏附的尘埃与细菌等异物推向咽部排出。杯状细胞的数量约为纤毛细胞的 1/5，细胞顶部胞质含有大量黏原颗粒，杯状细胞分泌的黏液与管壁内腺体的分泌物共同组成管腔表面的黏液层。基细胞较小，呈锥形，位于上皮基部，是一种具有分化能力的干细胞。可增殖分化成上皮的其他细胞。人气管上皮中刷细胞（brush cell）数量较少，散在分布；

细胞呈柱状，游离面的微绒毛密集而整齐，形如刷状；核呈圆锥形，位于基部。刷细胞可吞饮黏液以保持管腔内黏液量的恒定。刷细胞基底部与传入神经纤维可形成突触，故被认为是一种感受细胞。整个呼吸道的黏膜上皮内均可见数量较少呈单个或成团散在分布的神经内分泌细胞，又称为小颗粒细胞（small granule cell），属弥散神经内分泌系统；细胞锥体形或卵圆形，相邻细胞之间有连接复合体。银染色法显示细胞基部胞质内有细小的嗜银颗粒，为5-羟色胺、雨蛙肽、脑啡肽等胺类和（或）肽类物质。小颗粒细胞的分泌物经旁分泌作用，参与调节呼吸道血管平滑肌的收缩和分泌腺的分泌。

固有层为疏松结缔组织，纤维细密，弹性纤维较多，有浆细胞、淋巴细胞和粒细胞等，还有血管、淋巴管、神经以及淋巴组织。与消化道淋巴组织相同，浆细胞在抗原刺激下可合成 IgA 和 J 链（糖蛋白），与黏膜上皮细胞产生的分泌片（secretory piece）结合，形成分泌型免疫球蛋白 A（SIgA），附着于上皮表面，增强免疫功能。

2. 黏膜下层　由疏松结缔组织组成，含较多的混合性腺体以及血管、淋巴管、神经和淋巴组织。

3. 外膜　16 ~ 20 个呈 "C" 形的透明软骨环和结缔组织构成气管的外膜。软骨环的作用在于保持管腔通畅。软骨缺口位于气管的背侧，邻近食管，此处有平滑肌束和结缔组织，与食物通过时食管的扩张有关。

（二）支气管

气管分叉形成左、右主支气管，后者再次分叉形成肺叶支气管，肺叶支气管再分支为肺段支气管。支气管肺段是肺脏在解剖学与功能上独立的基本单位。其重要性在于一个患病的肺段可以经外科切除（例如肺结核）。肺段支气管继续分叉，总是分成口径变小的两个姐妹支气管，形成呼吸树的结构，直到形成细支气管，成为肺实质组织的一个重要组成部分。

支气管的管径随分叉次数增加而变细，管壁变薄，外膜的软骨环相对较小，形态也由规则渐渐变为不规则，甚至出现不规则的软骨片；平滑肌纤维则逐渐增多，主要呈环形排列，也有斜行和纵行的平滑肌纤维。

二、肺

肺表面覆有浆膜，即胸膜脏层。肺组织的结构分为实质和间质，肺内支气管的各级分支直至肺泡为肺实质，肺间质是各级分支管道之间的结缔组织，包括血管、淋巴管和神经等。随着肺内支气管分支增加，间质逐渐减少。支气管从肺门入肺后，形成一系列分支管道，形似一棵倒置的树，故称支气管树。支气管树的分支通常可分为 24 级，以主支气管为第 1 级，叶支气管为第 2 级，右肺 3 支，左肺 2 支。第 3 ~ 4 级称段支气管，左、右肺各 10 支。继而反复分支为小支气管（第 5 ~ 10 级），再分为细支气管（第 11 ~ 13 级）、终末细支气管（第 14 ~ 16 级）、呼吸细支气管（第 17 ~ 19 级）、肺泡管（第 20 ~ 22 级）、肺泡囊（第 23 级）和肺泡（第 24 级）。根据能否进行气体交换，又将肺实质分为导气部和呼吸部。

（一）肺导气部

从叶支气管到终末细支气管为肺导气部。随着管道的不断分支，管径渐细，管壁渐薄，其结构也逐渐发生变化（图 1-1-5）。

1. 叶支气管至小支气管　管壁仍由黏膜、黏膜下层和外膜构成，但外膜的透明软骨环变成不规则的软骨片。黏膜表面为假复层纤毛柱状上皮，与气管上皮相似，包括纤毛细胞、杯状细胞、基细胞、小颗粒细胞等细胞类型。但上皮逐渐变薄，杯状细胞逐渐减少；固有层外侧出现少量环形、斜形或螺旋形排列的平滑肌。黏膜下层的腺体及外膜内的不规则软骨片均逐渐减少。固有层、黏膜下层和外膜三层结构分界不甚明显。

2. 细支气管与终末细支气管　细支气管（bronchiole）的直径约 1 mm，上皮由假复层纤毛柱状逐渐变成单层纤毛柱状，杯状细胞极少或消失。管壁内腺体和软骨片减少或消失，环形平滑肌逐渐增多，黏膜出现皱襞。

终末细支气管（terminal bronchiole）内径约 0.5 mm，上皮为单层（纤毛）柱状。管壁内无杯状细胞、腺体和软骨片，平滑肌呈完整环形，黏膜皱襞明显。

细支气管和终末细支气管占气道阻力的 20% 左右，其管壁平滑肌舒缩可改变管径及调节气流。发生过敏反应时，肺间质内的肥大细胞释放大量组

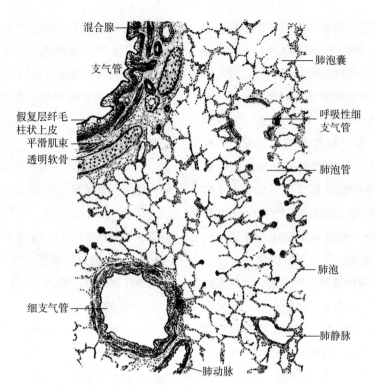

图 1-1-5　肺结构模式图

胺、白三烯，引起细支气管和终末细支气管平滑肌收缩，管径变细，进出肺的气流量减少，导致呼吸困难，引起哮喘。

终末细支气管上皮内除少量纤毛细胞外，还有一种分泌细胞，称 Clara 细胞。细胞呈柱状，游离面半圆形凸向管腔，顶部胞质含有许多分泌颗粒。细胞的分泌物含糖胺聚糖，保护黏膜上皮，还参与构成表面活性物质。Clara 细胞内尚有较多氧化酶系，可对许多药物和外来毒性物质进行生物转化和解毒。上皮损伤时，Clara 细胞增殖，分化为纤毛细胞。

肺小叶（pulmonary lobule）由细支气管及其分支与肺泡构成，小叶间隔为结缔组织。肺小叶呈锥体形，尖端朝向肺门，底面向着肺表面，直径 1～2.5 mm。每叶肺有 50～80 个肺小叶。肺小叶是肺病理变化的结构单位，病变通常起始于小叶的中央部，然后向小叶周边部蔓延。

（二）肺呼吸部

从支气管树的第 17 级分支起，管壁上出现散在的肺泡开口，称为肺呼吸部，包括呼吸性细支气管、肺泡管、肺泡囊和肺泡。

1. 呼吸性细支气管（respiratory bronchiole）管壁出现散在的肺泡开口，管壁结构不完整。呼吸细支气管的黏膜上皮由单层纤毛柱状移行为单层柱状或立方上皮，也含有 Clara 细胞。上皮外为薄层的胶原纤维、弹性纤维及少量平滑肌纤维。

2. 肺泡管　呼吸细支气管分支形成 2～3 个肺泡管（alveolar duct）。肺泡管的管壁有大量的肺泡开口，管壁结构仅存在于相邻肺泡的开口之间，常呈结节状膨大突向管腔，表面覆以单层扁平或立方上皮，上皮下有弹性纤维、网状纤维和少量环绕的平滑肌纤维。构成肺泡管的肺泡约占肺泡总量的一半。

3. 肺泡囊（alveolar sac）为肺泡管的分支，与肺泡管相连续，是许多肺泡共同围成的囊腔。但在肺泡开口间无平滑肌，仅有少量结缔组织，故无肺泡管样的膨大结构。

4. 肺泡（pulmonary alveoli）是气体交换的结构和功能的基本单位。为支气管树末端的薄壁囊泡。肺泡呈半球样，开口于呼吸细支气管、肺泡管和肺泡囊。人肺泡的直径约为 200 μm，肺泡总数约为 3 亿个，气体交换面积可达 140 m² 左右。肺泡壁很薄，由表面的单层上皮及其相邻肺泡间的肺泡隔构成。

（1）肺泡上皮：根据肺泡上皮细胞形态和功能的不同，可将其分为Ⅰ型肺泡细胞和Ⅱ型肺泡细胞（图 1-1-6）。

1）Ⅰ型肺泡细胞（type Ⅰ alveolar cell）：又称扁平细胞，约占肺泡细胞总数的 25%，但覆盖约 97% 的肺泡表面，是肺与血液进行气体交换的主要结构。Ⅰ型肺泡细胞极其扁平，有时薄至 25 nm，含核部分略厚。电镜下可见少量线粒体、高尔基复合体和内质网围绕在核周；周边部的胞质内含丰富的吞饮小泡。相邻Ⅰ型肺泡细胞之间及其与Ⅱ型肺泡细胞之间有紧密连接，防止组织液渗入肺泡腔。Ⅰ型肺泡细胞无分裂增生的能力，损伤后，主要由Ⅱ型肺泡细胞修复。

2）Ⅱ型肺泡细胞（type Ⅱ alveolar cell）：又称分泌细胞，约占肺泡细胞总数的 74%，但仅覆盖约 3% 的肺泡表面。细胞呈立方形或圆形（图 1-1-7），通常 2 个或 3 个成组分布在Ⅰ型肺泡细胞之间。游离面有较多的短微绒毛。核大而圆，胞质内除了有较多的线粒体、粗面内质网、多泡体、溶酶体

等外，还可见圆形的嗜锇性板层小体（osmiophilic multilamellar body），直径 1~2 μm。小体内含有同心圆或平行排列的板层状结构，其主要成分是磷脂、蛋白质和多糖。细胞内合成的糖蛋白与板层小体内的磷脂结合后以胞吐方式分泌。分泌物涂布于肺泡腔面，形成以磷脂为主的单分子层疏松薄膜，称肺泡表面活性物质（pulmonary surfactant，PS）。磷脂中主要成分是磷脂酰胆碱（phosphatidyl choline，即二棕榈酰卵磷脂）和磷脂酰甘油（phosphatidyl glycerol）。PS 分子难溶于水，覆盖在肺泡表面的气液交界面上。PS 可降低肺泡的表面张力，有利于肺泡扩张和维持肺泡结构相对稳定，呼气时防止肺泡塌陷，而吸气时有利于肺泡回缩。肺循环障碍时，PS 分泌减少，肺泡表面张力增大，引起肺不张，发生呼吸困难。PS 中还含有多种抗炎成分，具有抗呼吸道感染、增强肺防御功能的作用。

正常情况下 PS 不断更新，主要通过Ⅱ型肺泡细胞的重摄取及巨噬细胞的吞噬作用清除陈旧的 PS。正常成人Ⅱ型肺泡细胞 4~5 周更新一次。当肺泡上皮受损伤时，可促使Ⅱ型肺泡细胞加快分裂增殖，并分化为Ⅰ型肺泡细胞以修复肺泡上皮。

（2）肺泡隔（alveolar septum）：为相邻肺泡之间的间质成分，由薄层结缔组织和密集的毛细血管网构成（图 1-1-5）。结缔组织中富含弹性纤维、

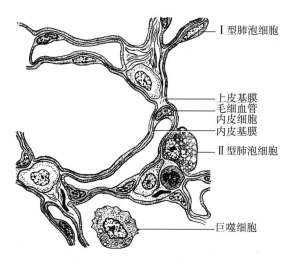

图 1-1-6　肺泡模式图

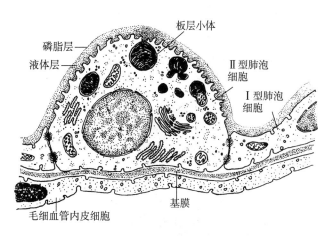

图 1-1-7　Ⅱ型肺泡细胞超微结构模式图

网状纤维，还有胶原纤维、基质，成纤维细胞、巨噬细胞、白细胞和少量肥大细胞等。毛细血管为连续型。有些部位的毛细血管内皮常紧贴肺泡上皮，两者的基膜相互融合，厚度为 0.1～0.2 μm。肺泡上皮细胞之间及毛细血管内皮细胞之间的紧密连接，可防止血管内液体和蛋白质渗出并进入肺泡，保护肺泡有效的气体交换。

肺内巨噬细胞数量多，来源于血液内的单核细胞。广泛分布于肺间质，是构成机体防御系统的重要组成部分。进入肺泡腔的巨噬细胞称为肺泡巨噬细胞（alveolar macrophage）。肺巨噬细胞吞噬了进入肺内的灰尘颗粒后，胞质内充满大小不等的尘粒，又称尘细胞（dust cell），常位于肺泡隔及各级支气管的附近。充血性心力衰竭患者发生肺淤血时，大量红细胞从肺泡隔内扩张充血的毛细血管渗出，被肺巨噬细胞吞噬，胞质内含大量血红蛋白的分解产物——棕黄色的含铁血红素颗粒，此时巨噬细胞称为心力衰竭细胞（heart failure cell），主要分布在肺泡和肺泡隔内，可随痰咳出，形成铁锈色痰。

（3）呼吸膜（respiratory membrane）：又称气－血屏障（blood-air barrier，BAB），是肺泡与毛细血管之间的气体交换必须经过的几层结构，包括 PS、Ⅰ型肺泡细胞及其基膜、薄层结缔组织、毛细血管内皮基膜和内皮等，其厚度为 0.1～1.5 μm 不等。

（4）肺泡孔：肺泡之间的小孔称肺泡孔（alveolar pore），直径 10～15 μm，是沟通及均衡相邻肺泡内气体的通道。当部分细支气管或终末细支气管阻塞时，气体可通过肺泡孔建立侧支通道，改善呼吸功能；但肺部炎症时，细菌也可通过肺泡孔蔓延扩散。此外，在相邻细支气管之间也有相通的孔道，直径为 120 μm，均有侧支通道的作用。

（三）肺的血液循环

肺有两套血液循环：肺循环具有进行气体交换的功能，支气管循环可营养肺组织。

1. 肺循环　含静脉血的肺动脉是肺的功能血管，从肺门入肺，逐级分支与肺内支气管树伴行，微动脉分支在肺泡隔内形成连续型毛细血管网。经过与肺泡气体交换后的毛细血管汇集成小静脉行于肺小叶间的结缔组织内，再逐渐汇集成较大的静脉，最终在肺门处汇合成四条肺静脉。

2. 支气管循环　属于体循环的一部分。起自胸主动脉或肋间动脉的支气管动脉是肺的营养血管，从肺门入肺，其分支供应支气管树导气部及呼吸细支气管的管壁。支气管动脉分支形成的毛细血管为有孔型，通透性较大，有利于大分子物质的转运。肺内各级支气管静脉回流的静脉血，一部分汇集入肺静脉，另一部分汇集入支气管静脉。支气管动脉的分支还供应肺的血管壁、肺间质和胸膜等。肺循环和支气管循环间尚有各种类型的交通支，如存在于支气管动脉与肺动脉间、支气管静脉与肺静脉间以及肺动脉与肺静脉间等的交通支。

第三节　呼吸系统的发生

鼻腔上皮来源于外胚层，呼吸系统其他器官的上皮均来源于原始消化管的内胚层。本节主要介绍喉、气管、支气管和肺的发生。

人胚第 4 周，原始消化管前肠头端（原始咽）腹侧的正中部位出现一条纵行浅沟，称喉气管沟（laryngotracheal groove），此沟逐渐加深，并向咽的腹侧膨出，称喉气管憩室（laryngotracheal diverticulum），是形成喉、气管、支气管和肺的原基。随着憩室尾端的不断增生膨大，憩室与前肠之间的间充质也不断增生，形成气管食管隔（tracheoesophageal septum），使腹侧的喉气管憩室成为盲管，与背侧的食管完全分隔开（图 1-1-8）。

一、喉和气管的发生

喉气管憩室上端开口于咽的部分发育为喉。喉的黏膜上皮起源于内胚层，喉的软骨和肌肉由第 4、第 5 对鳃弓的间充质衍化而成。人胚第 5 周时，在第 3 和第 4 对鳃弓的咽底面中央处形成一个横突起，为会厌。在第 4 和第 5 对鳃弓处有一对圆形的

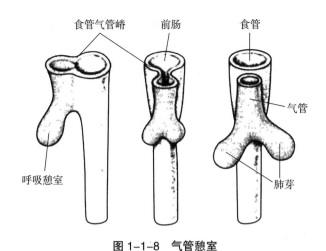

图 1-1-8 气管憩室

突起，称为杓状隆起，即环状软骨、甲状软骨和杓状软骨的原基。杓状隆起聚集在会厌对面，在通入喉的矢状裂隙上方增加一个横行裂隙，使原始声门由矢状裂隙变为"T"字状裂隙，胚第 7 周，喉黏膜上皮细胞迅速增生，使喉上部的管腔暂时融合闭塞，第 10 周时喉壁生长加快，增生的上皮细胞退化，喉腔重现，喉口呈卵圆形。喉壁外侧部向外伸展形成喉室，其黏膜褶襞分化为假声带和真声带（图 1-1-9）。但喉的最后定型一直到妊娠期的最后3 个月才完成。

喉气管憩室的中下段发育形成气管。气管上皮源于内胚层，约在胚 6 周时，上皮从单层柱状逐渐转变为复层柱状，并出现纤毛细胞。至第 14 周，上皮逐渐转变为假复层纤毛柱状上皮，上皮外的中胚层分化为软骨、肌组织和结缔组织。胎 5 月末已具备成人气管的主要结构特征。

二、支气管和肺的发生

喉气管憩室的末端逐渐膨大，分成左右两个肺芽（lung bud），肺芽是支气管和肺的原基。约在胚胎第 5 周时，左右肺芽分别形成左、右支气管，并向下外侧生长，伸至原始胸腔的内侧壁内。

左支气管较短，水平行走，先分为 2 支次级支气管，右支气管较粗，斜行向下，分为 3 支次级支气管。此时肺雏形基本形成，左侧 2 叶，右侧 3 叶。次级支气管以分叉的方式反复分支，右肺形成10 支第 3 级支气管，左肺形成 8 支第 3 级支气管。到胚胎第 6 个月末，肺内共形成 17 级支气管分支。出生后，支气管树继续发育，最终形成约 24 级分支。支气管和肺内支气管各级分支管道的各层组织结构与气管的起源相同。

约在胚胎第 6 个月末，原始肺泡形成。呼吸性细支气管黏膜上皮的一些立方细胞逐渐转变成扁平细胞，即为 I 型肺泡细胞。肺泡周围的毛细血管网发达，毛细血管祥凸向肺泡上皮。II 型肺泡细胞分化形成，能合成、分泌表面活性物质。此时出生的早产婴儿的肺已初具气体交换功能，能够存活。在胎儿期的最后 2 个月以及出生后的几年内，原始肺泡数量逐渐增多，随着毛细血管的生长发育，I 型肺泡细胞变得更薄，与毛细血管内皮细胞形成了早期的气 - 血屏障。晚期胎儿在子宫内已发生呼吸运动，可将少量羊水吸入肺内，吸入的液体不断被肺泡壁内毛细血管和毛细淋巴管迅速吸收。胚胎

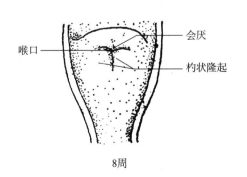

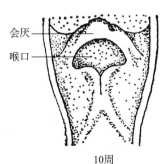

图 1-1-9 喉的发生

的呼吸运动对肺的发育以及呼吸肌的调节具有重要作用。

出生后，肺正式开始呼吸，通过呼吸运动空气进入肺内，肺扩张并充满胸腔。出生后肺继续发育，主要是呼吸性细支气管和肺泡数量增多，约8岁时，即达到约3亿个肺泡，比出生时增加了8倍。

三、先天畸形和缺陷

1. 喉气管狭窄或闭锁　在喉气管发生过程中，上皮细胞暂时性过度增生，导致管腔狭窄甚至闭塞。随着胚胎的进一步发育，过度增生的上皮细胞退化消失，重建管腔。如细胞退化过程发生障碍，则可出现管腔狭窄或闭锁。

2. 气管食管瘘　气管食管隔的发育缺陷可导致气管食管瘘（tracheoesophageal fistula），大多表现为上半段食管的尾端是盲端，下半段食管与气管相通，少数病例表现为食管中段与气管相通，形成"H"形气管食管瘘。畸形胎儿常可伴有羊水过多，胚胎吞入的羊水不能通过胃肠道吸收，而是通过食管气管的瘘口进入气管，引起肺炎。

3. 肺透明膜病　胚胎第6个月末，Ⅱ型肺泡细胞开始生成表面活性物质。若早产婴儿的Ⅱ型肺泡细胞发育不良，肺泡表面缺乏活性物质，肺表面张力升高，呼气时肺泡发生萎缩，导致呼吸窘迫综合征。此病约占新生儿死亡率的20%。因血氧不足，肺泡毛细血管通透性增加，血液中的血浆蛋白和液体渗出，在肺泡腔面形成一层透明薄膜，称为透明膜病（hyaline membrane disease）。

呼吸系统的常见畸形还包括一侧或一叶支气管和肺缺如、分叶异常、支气管树分支异常、异位肺叶以及肺囊肿等。异常分支可导致多叶肺，这种变异对呼吸功能的影响较小，但可影响临床上支气管镜的应用。异位肺叶可出现在食管或气管上，这可能是由于前肠额外长出肺芽发育而致，一般不影响主呼吸系统的发育。肺先天性囊肿是由两支终末细支气管或较大的细支气管融合扩大而成，囊肿可小而多，肺呈蜂窝状。小囊肿亦可合并形成一个或多个大囊肿，常伴发慢性炎症。

（张君慧）

数字课程学习

⬇ 教学PPT　　　📝 自测题

第二章

肺的通气和换气功能及呼吸运动的调节

机体与外界环境之间气体交换的过程称为呼吸（respiration）。呼吸过程由三个环节组成（图1-2-1）：①外呼吸或肺呼吸，包括肺通气和肺换气；②气体在血液中的运输；③内呼吸或组织呼吸，即组织换气（组织毛细血管血液与组织细胞之间的气体交换过程）；有时也将细胞内的生物氧化过程包括在内。狭义的呼吸通常仅指呼吸运动。

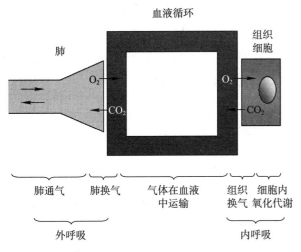

图 1-2-1　呼吸过程示意图

第一节　肺　通　气

肺通气（pulmonary ventilation）是肺与外界环境之间进行气体交换的过程。参与肺通气的结构包括呼吸道、肺泡和胸廓等。

一、肺通气的原理

气体进出肺取决于推动气体流动的动力和阻止气体流动的阻力间的相互作用。动力必须克服气流阻力，才能完成肺通气的过程。

（一）肺通气的动力

肺泡与外环境气体间的压力差是肺通气的直接动力。自然呼吸情况下，肺内压的周期性变化源自呼吸肌收缩和舒张引起的胸廓运动及由此产生的肺的扩张与缩小。胸廓的节律性呼吸运动则是肺通气的原动力。

1. 呼吸运动　呼吸肌收缩和舒张引起胸廓节律性扩大和缩小称为呼吸运动（respiratory movement），包括吸气运动和呼气运动。主要的吸气肌为膈肌和肋间外肌，主要的呼气肌为肋间内肌和腹肌。

（1）呼吸运动的过程：平静呼吸时，吸气运动（inspiratory movement）源自吸气肌的收缩。膈肌收缩时，横膈下移，胸腔的上下径增大；肋间外肌收缩时，肋骨和胸骨上抬，肋骨下缘向外侧偏转，使胸腔的前后、左右径增大。胸腔体积的增大，引起肺的容积增大，肺内压下降并低于大气压，使外界气体进入肺内，这就是吸气（inspiration）的过程。平静呼吸时，呼气运动（expiratory movement）由膈肌、肋间外肌舒张和肺的回缩力实现。平静呼吸时的呼气过程因为没有呼气肌的收缩，所以是被动的过程。

用力吸气时，除膈肌和肋间外肌收缩外，斜角肌、胸锁乳突肌等辅助吸气肌也参与收缩，使胸廓进一步扩大，因此能吸入更多的气体。用力呼气时，除吸气肌舒张外，还有呼气肌参与收缩，此时，呼气也为主动的过程。

（2）呼吸运动的形式

1）腹式呼吸和胸式呼吸：膈肌的收缩和舒张可引起腹腔内的器官位移，造成腹部的起伏，这种以膈肌舒缩活动为主的呼吸运动称为腹式呼吸（abdominal breathing）。肋间外肌收缩和舒张时主要表现为胸部的起伏，因此，以肋间外肌舒缩活动为主的呼吸运动称为胸式呼吸（thoracic breathing）。一般情况下，呈腹式和胸式混合式呼吸。

2）平静呼吸和用力呼吸：静息状态下的呼吸运动称为平静呼吸（eupnea），其特点是呼吸运动较为平稳均匀，吸气是主动的，呼气是被动的，每分钟呼吸频率为12~18次。当进行运动时，或者当吸入气中CO_2含量增加或O_2含量减少时，或通气阻力增高时，呼吸运动将加深、加快，这种形式的呼吸运动称为用力呼吸（forced breathing）或深呼吸（deep breathing）。这时不仅参与收缩的吸气肌数量更多，收缩更强，而且呼气肌也参与收缩。在缺 O_2 或 CO_2 增多较严重的情况下，会出现呼吸困难（dyspnea）。这时，不仅呼吸大大加深，而且可出现鼻翼扇动，同时还会产生胸部困压的感觉。

2. 肺内压（intrapulmonary pressure） 指肺泡内的压力。吸气时，肺脏扩大和肺泡容积增大，肺内压下降，低于大气压，外界的空气在大气压与肺内压之差的推动下进入肺泡；吸气末，肺内压升高到与大气压相等，气流也就停止。呼气时，肺脏缩小和肺泡容积减小，肺内压升高并超过大气压，气体由肺内流出；呼气末，肺内压又降到与大气压相等（图1-2-2）。

吸气时，肺内压较大气压低 0.133 ~ 0.266 kPa（1 ~ 2 mmHg），即肺内压为 -0.266 ~ -0.133 kPa（-2 ~ -1 mmHg）；呼气时肺内压较大气压高 0.133 ~ 0.266 kPa（1 ~ 2 mmHg）。用力呼吸时，肺内压变动的程度增大。

3. 胸膜腔内压 胸膜腔由两层胸膜构成，即紧贴于肺表面的脏层和紧贴于胸廓内壁的壁层。胸膜腔内仅有少量浆液，起促进两层胸膜互相贴附及润滑的作用，所以肺脏可以随胸廓的运动而运动。因此，密闭的胸膜腔把肺与胸廓耦联在一起，使不具有主动扩张与收缩能力的肺可以随着胸廓的容积变化而扩大和缩小。如果胸膜腔与大气相通，空气将立即进入胸膜腔内，形成气胸（pneumothorax）。此时，肺的通气功能发生障碍，严重时必须紧急处理。

胸膜腔内的压力称为胸膜腔内压（intrapleural pressure）。测量表明，胸膜腔内压通常比大气压低，为负压。平静呼气末胸膜腔内压为 -0.67 ~ -0.4 kPa（-5 ~ -3 mmHg），吸气末为 -1.33 ~ -0.67 kPa（-10 ~ -5 mmHg）（图1-2-2右）。

胸膜腔内负压的形成与作用于胸膜腔的两种力有关：①肺内压，使肺泡扩张；②肺的回缩产生的压力，使肺泡缩小（图1-2-2左，箭头所示）。胸膜腔内的压力是这两种方向相反的力的代数和，即：

胸膜腔内压 = 肺内压 - 肺回缩压

在吸气末或呼气末，肺内压等于大气压，因而

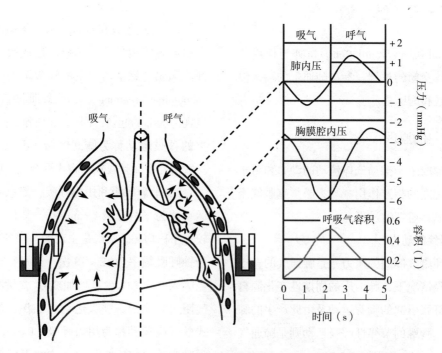

图 1-2-2 吸气和呼气时，肺内压、胸膜腔内压及呼吸气容积的变化过程

胸膜腔内压 = 大气压 + （ - 肺回缩压 ）

若以大气压为 0，则：

胸膜腔内压 = - 肺回缩压

由此可见，胸膜腔负压实际上是由肺的回缩造成的。吸气时，肺被扩张，使肺的回缩力增大，也即肺的回缩压增高，因此胸膜腔内压就变得更负；呼气时，肺缩小，肺的回缩力也就减小，即肺回缩压降低，因此胸膜腔的负压值也就减小。在平静呼气之末，胸膜腔内压仍然为负值，这是因为在生长发育过程中，胸廓的生长速度比肺快，胸廓的自然容积大于肺的自然容积。

胸膜腔负压有利于肺的扩张，并影响静脉血和淋巴液的回流。

（二）肺通气的阻力

肺通气的过程中遇到的阻力称为肺通气的阻力。肺通气的阻力有两种：一是弹性阻力，包括肺的弹性阻力和胸廓的弹性阻力，在平静呼吸时约占总通气阻力的 70%；二是非弹性阻力，包括气道阻力、惯性阻力和组织的黏滞阻力，约占总通气阻力的 30%，其中以气道阻力为主。弹性阻力在气流停止的静止状态下仍然存在，属于静态阻力。非弹性阻力只在气体流动时才会发生，属于动态阻力。

1. 弹性阻力和顺应性　物体对抗外力作用引起变形的力称为弹性阻力（elastic resistance）。弹性阻力是平静呼吸时的主要肺通气阻力。弹性阻力大者不易发生变形，弹性阻力小者易变形。一般用顺应性来度量弹性阻力。顺应性（compliance）是指弹性体的可扩张性（distensibility），它反映弹性体在外力的作用下发生变形的难易程度。在空腔器官，顺应性可用单位跨壁压（transmural pressure）变化（ΔP）所引起的容积变化（ΔV）来表示，单位是 L/cmH_2O，即：

$$C = \frac{\Delta V}{\Delta P}(L/cmH_2O)$$

顺应性（C）与弹性阻力（R）成反比关系，即顺应性越大，则弹性阻力越小；顺应性越小，则

弹性阻力越大。

（1）肺的弹性阻力和顺应性：肺的弹性阻力可用肺顺应性表示。

$$肺顺应性（C_L）= \frac{肺容积的变化（\Delta V）}{跨肺压的变化（\Delta P）}(L/cmH_2O)$$

式中跨肺压是指肺内压与胸膜腔内压之差。

1）肺静态顺应性：通过被测者分步吸气（或打气入肺）或呼气（或从肺内抽气），每步吸气或呼气后，在屏气并保持气道通畅的情况下测定肺容积和胸膜腔内压，以每次测得的数据绘制得到的压力 - 容积曲线（pressure-volume curve）就是肺的顺应性曲线（图 1-2-3），用此方法测得的顺应性即为肺的静态顺应性（static compliance）。顺应性曲线的斜率大，表示肺顺应性大，弹性阻力小；反之则相反。正常成人平静呼吸时的肺顺应性约为 $0.2\ L/cmH_2O$。由图 1-2-3 还可以看出，呼气和吸气时的肺顺应性曲线并不重叠，这种现象称为滞后现象（hysteresis），其主要与肺泡液 - 气界面的表面张力（见下述）有关。

2）比顺应性：肺顺应性还受肺总量的影响。肺的总量大，其顺应性也较大。因此在比较顺应性时应排除肺总量的影响，以单位肺容量的顺应性，即比顺应性（specific compliance）来表示。

比顺应性 = 平静呼吸时测得的肺顺应性（L/cmH_2O）/ 肺的功能残气量（L）

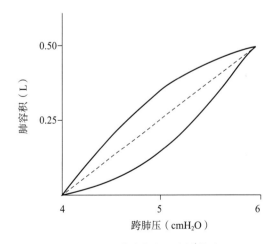

图 1-2-3　肺的静态顺应性曲线
（$1\ cmH_2O = 0.098\ kPa$）

不同性别的成年人和儿童肺的比顺应性基本相同。因此，比顺应性适合于对不同肺容积个体的顺应性进行比较。

3）肺弹性阻力的来源：肺的弹性阻力来自肺组织本身的弹性回缩力和肺泡内面的液体层与肺泡内气体之间的液－气界面的表面张力所产生的回缩力。

肺组织本身的弹性阻力主要来自弹性纤维和胶原纤维等弹性成分，约占肺总弹性阻力的1/3，而表面张力约占2/3，因此，表面张力对肺的顺应性起着重要的作用。

根据 Laplace 定律，$P=\dfrac{2T}{r}$，式中 P 是肺泡液－气界面的压强（单位为 N/m^2），引起肺泡回缩；T 是肺泡液－气界面的表面张力系数，即单位长度的表面张力（单位为 N/m）；r 是肺泡半径（单位为 m）。如果表面张力系数 T 不变，则肺泡的回缩力与肺泡半径 r 成反比，即小肺泡的回缩力大，大肺泡的回缩力小。如果不同大小的肺泡之间彼此连通，则小肺泡内的气体将流入大肺泡，引起小肺泡的进一步塌陷而大肺泡则进一步膨胀，肺泡将失去稳定性（图1-2-4）。但是，因为肺泡内面液－气界面上存在肺泡表面活性物质，所以实际上这些情况不会发生。

肺泡表面活性物质（pulmonary surfactant）是脂蛋白混合物，主要成分是二软脂酰卵磷脂（dipal-

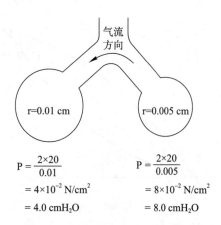

气流方向

r=0.01 cm　　　　r=0.005 cm

$P=\dfrac{2\times20}{0.01}$　　　　$P=\dfrac{2\times20}{0.005}$

$=4\times10^{-2}\ N/cm^2$　　$=8\times10^{-2}\ N/cm^2$

$=4.0\ cmH_2O$　　　$=8.0\ cmH_2O$

图1-2-4　相连通的大小不同的液泡内压及气流方向示意图

mitoyl phosphatidyl choline，DPPC，或 dipalmitoyl lecithin，DPL），由肺泡 II 型细胞合成并释放，DPPC 分子呈单分子层垂直排列于肺泡的液－气界面，其密度随肺泡的张缩而改变。肺表面活性物质的作用：①降低肺泡表面张力，维持肺泡的稳定性，防止肺泡塌陷或过度膨胀；②减少肺间质和肺泡内的组织液生成，防止肺水肿的发生；③降低吸气阻力，减少吸气做功。

胎儿在六七个月或之后，肺泡 II 型细胞才开始合成和分泌肺表面活性物质，因此，早产婴儿可因缺乏肺表面活性物质而发生新生儿呼吸窘迫综合征（respiratory distress syndrome of newborn），导致死亡。成人患肺炎、肺血栓等疾病时，也可以因为肺表面活性物质减少而发生肺不张。

（2）胸廓的弹性阻力和顺应性：胸廓的弹性阻力来自胸廓的弹性成分。胸廓处于自然位置时，肺容量约为肺总量的67%（相当于平静吸气末的肺容量），此时胸廓无变形，不表现出弹性阻力。肺容量小于肺总量的67%（如平静呼气或深呼气）时，胸廓被牵引向内而缩小，其弹性阻力向外，是吸气的动力，呼气的阻力；肺容量大于肺总量的67%（如深吸气）时，胸廓被牵引向外而扩大，其弹性阻力向内，成为吸气的阻力，呼气的动力。胸廓的弹性阻力可用胸廓的顺应性（C_{chw}）表示：

$$胸廓的顺应性（C_{chw}）=\dfrac{胸腔容积的变化（\Delta V）}{跨胸壁压的变化（\Delta P）}（L/cmH_2O）$$

式中跨胸壁压为胸膜腔内压与胸壁外大气压之差。正常人胸廓的顺应性也是 0.2 L/cmH_2O。胸廓顺应性可因肥胖、胸廓畸形、胸膜增厚和腹腔内占位性病变等而降低。

（3）肺和胸廓的总弹性阻力和顺应性：因为肺和胸廓呈串联排列，所以肺和胸廓的总弹性阻力是两者弹性阻力之和。因为弹性阻力是顺应性的倒数，所以可用下式计算：

$$\dfrac{1}{C_{L+chw}}=\dfrac{1}{C_L}+\dfrac{1}{C_{chw}}=\dfrac{1}{2}+\dfrac{1}{2}$$

如以顺应性来表示，则肺和胸廓的总顺应性

（C_{L+chw}）为 0.1 L/cmH$_2$O。因此，肺和胸廓弹性阻力的相互作用将使呼吸器官总顺应性降低。

2. 非弹性阻力（nonelastic resistance）是指气体在肺内流动时产生的，并随流速加快而增加，故为动态阻力，包括惯性阻力、黏滞阻力和气道阻力。惯性阻力（inertial resistance）是气流在发动、变速、换向时因气流和组织的惯性所产生的阻止肺通气的力。平静呼吸时，呼吸频率低、气流速度慢，惯性阻力小，可忽略不计。黏滞阻力（viscous resistance）来自呼吸时组织相对位移所发生的摩擦，亦较小。气道阻力（airway resistance）来自气体流经呼吸道时气体分子间和气体分子与气道壁之间的摩擦，是非弹性阻力的主要成分，约占 80% ~ 90%。

气道阻力可用维持单位时间内气体流量所需要的压力差表示：

$$气道阻力 = \frac{大气压与肺内压之差（cmH_2O）}{单位时间内气体流量（L/s）}$$

健康人平静呼吸时，气道阻力为 1 ~ 3 cmH$_2$O/（L/s），气道阻力受气流速度、气流形式和气道管径大小的影响。流速快，阻力大；流速慢，阻力小。气流形式有层流和湍流，层流阻力小，湍流阻力大。气道管径大小是影响气道阻力的另一重要因素，管径缩小时，气道阻力增加。气道管径主要受以下四方面因素的影响：①跨壁压。②肺实质对气道壁的外向放射状牵引作用。③迷走神经和交感神经对气道管壁平滑肌舒缩活动的调节作用。④体液因素的影响：儿茶酚胺可使气道平滑肌舒张；前列腺素（PG）中，前列腺素 F$_{2\alpha}$（PGF$_{2\alpha}$）可使之收缩，而前列腺素 E$_2$（PGE$_2$）则使之舒张；过敏反应时由肥大细胞释放的组胺和白三烯等物质可使支气管收缩。

在上述 4 种因素中，前 3 种均随呼吸而发生周期性变化，气道阻力因而也出现周期性的改变。吸气时，跨壁压增大（因胸膜腔内压下降），弹性成分对小气道的牵引作用增强，以及交感神经兴奋等因素，都使气道口径增大，阻力减小；呼气时则相反，气道口径变小，阻力增大。这也是哮喘患者呼气比吸气更为困难的主要原因。

二、肺通气功能的指标

（一）肺容积和肺容量

肺容积、肺容量以及肺通气量是反映进出肺的气体量的一些指标，除残气量和功能残气量外，其他气体量都可以用肺量计直接记录（图 1-2-5）。

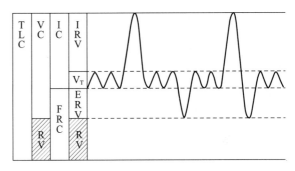

图 1-2-5　肺容积和肺容量
ERV: 补呼气量；FRC: 功能残气量；IC: 深吸气量；
IRV: 补吸气量；RV: 残气量；TLC: 肺总量；
V$_T$: 潮气量；VC: 肺活量

1. 肺容积　是指肺内气体的容积。在呼吸运动中，肺容积呈周期性变化。肺容积由潮气量、补吸气量、补呼气量和残气量这 4 种基本肺容积（lung volume）组成，它们互不重叠，全部相加后等于肺总量。

（1）潮气量（tidal volume，V$_T$）：也称潮气容积，是指每次呼吸时吸入或呼出的气体量。正常成人平静呼吸时，潮气量为 400 ~ 600 mL，平均 500 mL。运动时 V$_T$ 增大，最大可达肺活量大小。V$_T$ 值取决于呼吸肌收缩的强度和胸廓、肺的机械特性，尤其是膈肌的运动对其影响较大。呼吸肌功能不全时 V$_T$ 降低。

（2）补吸气量（inspiratory reserve volume，IRV）：也称补吸气容积，是指平静吸气末再尽力吸气所能吸入的气体量。成年男性正常值约为 2 160 mL，女性约为 1 400 mL。IRV 可反映吸气的贮备量，它受吸气肌功能的影响。

（3）补呼气量（expiratory reserve volume，ERV）：也称补呼气容积，是指平静呼气末再尽力呼气所能呼出的气体量。成年男性正常值为（1 603±492）mL，女性为（1 126±338）mL。ERV可反映呼气的贮备量，它随呼气肌功能的改变而发生变化。

（4）残气量（residual volume，RV）：也称残气容积（residual capacity，RC），是指最大呼气末尚存留于肺内不能再呼出的气体量，它的存在可以避免肺泡在低肺容积条件下发生塌陷。正常成人残气量为1 000～1 500 mL。支气管哮喘和肺气肿患者的残气量增加。临床上残气量常以其占肺总量（TLC）百分比（即RV/TLC%）作为判断指标，RV在正常情况下约占TLC的25%，正常成人参考值：男性＜35%，女性约29%，老年人可达50%，超过40%提示肺气肿。

2. 肺容量（lung capacity）　是指肺容积中两项或两项以上的联合气体量。

（1）深吸气量（inspiratory capacity，IC）：在平静呼气末做最大吸气时所能吸入的气体量。它是潮气量与补吸气量之和，为衡量最大通气潜力的一个重要指标。胸廓胸膜、肺组织和呼吸肌等发生病变时可使深吸气量减少而降低最大通气潜力。

（2）功能残气量（functional residual capacity，FRC）：是指平静呼气末尚存留于肺内的气体量，等于残气量与补呼气量之和。正常成人约为2 500 mL，肺气肿患者的功能残气量增加，肺实质性病变时减小。功能残气量的生理意义是缓冲呼吸过程中肺泡气氧和二氧化碳分压（PO_2 和 PCO_2）的变化幅度，使肺泡气和动脉血液的 PO_2 和 PCO_2 不会随呼吸而发生大幅度的波动。

（3）肺活量、用力肺活量和用力呼气量：尽力吸气后，从肺内所能呼出的最大气体量称为肺活量（vital capacity，VC），是潮气量、补吸气量与补呼气量之和。正常成年男性平均约3 500 mL，女性约2 500 mL。

肺活量反映了肺一次通气的最大能力，由于测定肺活量时不限制呼气的时间，所以不能充分反映通气功能的状况。用力肺活量（forced vital capacity，FVC）是指一次最大吸气后，尽力尽快呼气所能呼出的最大气体量（图1-2-6）。正常时，用力肺活量略小于在没有时间限制条件下测得的肺活量。用力呼气量（forced expiratory volume，FEV）是指一次最大吸气后再尽力尽快呼气时，在一定时间内所能呼出的气体量，通常以它所占用力肺活量的百分数表示。正常时，第1秒钟的FEV（FEV_1）约为FVC的80%，第2秒钟的 FEV_2/FVC 约为96%，第3秒钟的 FEV_3/FVC 约为99%。其中，第1秒钟内呼出的气体量称为1 s用力呼气量（FEV_1），在临床上最为常用。

在肺纤维化等限制性肺疾病患者，FEV_1 和 FVC均下降，但 FEV_1/FVC 可正常甚至超过80%；而在哮喘等阻塞性肺疾病患者，FEV_1 的降低比FVC更明显，因而 FEV_1/FVC 也变小，所以往往需要较长时间才能呼出相当于肺活量的气体（图1-2-6B）。

用力肺活量和用力呼气量不仅反映了肺活量的大小，而且反映了呼吸所遇阻力的变化，所以是评价通气功能的较好指标。

（4）肺总量（total lung capacity，TLC）：是指肺所能容纳的最大气体量。肺总量等于肺活量与残气

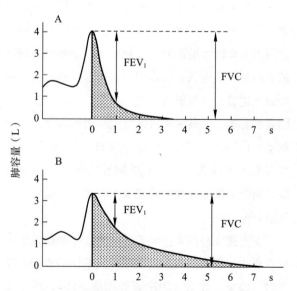

图1-2-6　用力肺活量（FVC）和用力呼气量（FEV）

A. 正常人；B. 气道狭窄患者

（纵坐标的"0"等于残气量）

量之和，其大小因性别、年龄、身材、运动锻炼情况和体位改变而异，成年男性平均约为 5 000 mL，女性约为 3 500 mL。

（二）肺通气量和肺泡通气量

1. 肺通气量（pulmonary ventilation volume） 是指每分钟吸入或呼出的气体总量，等于潮气量乘以呼吸频率。正常成人平静呼吸时，呼吸频率为每分钟 12～18 次，潮气量为 500 mL，则肺通气量为 6～9 L。在尽力作深、快呼吸时，每分钟所能吸入或呼出的最大气体量为最大随意通气量（maximal voluntary ventilation）或最大通气量，是估计一个人能进行多大运动量的生理指标之一。最大通气量一般可达 70～120 L。对平静呼吸时的每分通气量与最大通气量进行比较，可以了解通气功能的储备能力，通常用通气储量百分比表示，其正常值等于或大于 93%。

$$\frac{通气储量}{百分比} = \frac{最大通气量 - 每分平静通气量}{最大通气量} \times 100\%$$

2. 无效腔和肺泡通气量 鼻或口与终末细支气管之间的呼吸道，为解剖无效腔（anatomical dead space）。在正常成人，解剖无效腔的容积约为 150 mL。未能发生气体交换的这一部分肺泡容量称为肺泡无效腔（alveolar dead space）。肺泡无效腔与解剖无效腔一起合称为生理无效腔（physiological dead space）。

由于无效腔的存在，每次吸入的新鲜空气不能全部到达肺泡与血液进行气体交换。因此，为了计算真正有效的气体交换量，应以肺泡通气量为准。肺泡通气量（alveolar ventilation）是每分钟吸入肺泡的新鲜空气量（等于潮气量和无效腔气量之差）乘以呼吸频率。

如果潮气量为 500 mL，无效腔为 150 mL，则每次吸入肺泡的新鲜空气量为 350 mL。若功能残气量为 2 500 mL，则每次呼吸仅使肺泡内的气体更新 1/7 左右。

无效腔对肺通气效率影响很大，在潮气量减半

和呼吸频率加倍或潮气量加倍而呼吸频率减半时，肺通气量保持不变，但是肺泡通气量却发生明显变化。

（三）呼吸功

在一次呼吸过程中呼吸肌为实现肺通气所做的功，称为呼吸功（work of breathing）。呼吸功等于压力变化（g/cm²）和容积变化（cm³）的乘积，即跨肺压的变化乘以潮气量，单位是 kg·m。正常人在平静呼吸时，1 min 内所做的功为 0.3～0.8 kg·m，主要用于吸气动作。呼吸做功的 65% 用于克服肺和胸廓的弹性阻力，28% 用于克服气道阻力，7% 用于克服黏滞阻力。劳动或运动时，呼吸的频率和深度增加，呼气也有主动成分的参与，1 分钟内所做的呼吸功可增至 10 kg·m。由于此时通过呼吸道的气流加速，气道阻力增高，用于克服气道阻力所做功的比例增高。

第二节　肺换气和组织换气

一、肺换气和组织换气的基本原理

（一）气体的弥散

气体分子从压力高处向压力低处发生净转移，这一过程称为气体弥散（diffusion）。肺换气和组织换气就是以弥散方式进行的。单位时间内气体弥散的容积为气体弥散速率（diffusion rate，D），它受下列因素的影响：

1. 气体的分压差 在混合气体中，每种气体分子运动所产生的压力称为各该气体的分压（partial pressure，P）。

气体分压 = 总压力 × 该气体的容积百分比

两个区域之间的分压差（ΔP）是气体弥散的动力，分压差越大，弥散越快。

2. 气体的分子量和溶解度 气体弥散速率和气体分子量（MW）的平方根成反比。如果弥散发生于气相和液相之间，则弥散速率还与气体在溶液中的溶解度成正比。溶解度（S）是单位分压下

溶解于单位容积溶液中的气体量。一般以 1 个大气压，38℃时，100 mL 液体中溶解的气体的毫升数来表示。溶解度与分子量的平方根之比（$S/\sqrt{MW}$）称为弥散系数（diffusion coefficient）。CO_2 的弥散系数是 O_2 的 20 倍。

3. 弥散面积和距离　气体弥散速率与弥散面积（A）成正比，与弥散距离（d）成反比。

4. 温度　气体弥散速率与温度（T）成正比。在人体，体温相对恒定，故温度因素可忽略不计。

综上所述，气体弥散速率与上述诸因素的关系如下：

$$D \propto \frac{\Delta P \cdot T \cdot A \cdot S}{d \cdot \sqrt{MW}}$$

（二）呼吸气体和人体不同部位气体的分压

1. 呼吸气和肺泡气的成分和分压　人体吸入的气体是空气，空气的主要成分为 O_2、CO_2 和 N_2，其中具有生理意义的是 O_2 和 CO_2。空气中各气体的容积百分比一般不因地域不同而异，但分压却因总大气压的变动而改变。高原大气压较低，各气体的分压也低。吸入的空气在呼吸道内被水蒸气饱和，所以呼吸道内吸入气的成分已不同于大气，各种气体成分的分压也发生相应的改变。呼出气是无效腔内的吸入气和部分肺泡气的混合气体。肺泡气的 O_2 分压（PO_2）为 13.83 kPa（104 mmHg），CO_2 分压（PCO_2）为 5.32 kPa（40 mmHg），N_2 分压为 75.68 kPa（569 mmHg）。

上述各部分气体的成分和分压如表 1-2-1 所示。

2. 血液气体和组织气体的分压（张力）　液体中的气体分压也称为气体的张力（tension），其数值与分压相同。表 1-2-2 示血液和组织中的 PO_2 和 PCO_2。不同组织中的 PO_2 和 PCO_2 不同，在同一组织，它们还受组织活动水平的影响，表中反映的仅为安静状态下大致的 PO_2、PCO_2 值。

表 1-2-1　海平面各呼吸气体的容积百分比（mL%）和分压 [kPa（mmHg）]

	大气		吸入气		呼出气		肺泡气	
	容积百分比	分压	容积百分比	分压	容积百分比	分压	容积百分比	分压
O_2	20.84	21.11（158.4）	19.67	19.93（149.5）	15.7	15.91（119.3）	13.6	13.78（103.4）
CO_2	0.04	0.04（0.3）	0.04	0.04（0.3）	3.6	3.65（27.4）	5.3	5.37（40.3）
N_2	78.62	79.65（597.5）	74.09	75.06（563.1）	74.5	75.47（566.2）	74.9	75.88（569.2）
H_2O	0.50	0.51（3.8）	6.20	6.28（47.1）	6.20	6.28（47.1）	6.20	6.28（47.1）
合计		（760）		（760）		（760）		（760）

注：N_2 在呼吸过程中并无增减，只是因为 O_2 和 CO_2 百分比的改变，使 N_2 的百分比发生相对改变。

表 1-2-2　血液和组织中气体的分压 [kPa（mmHg）]

	动脉血	混合静脉血	组织
PO_2	12.9 ~ 13.3（97 ~ 100）	5.3（40）	4.0（30）
PCO_2	5.3（40）	6.1（46）	6.7（50）

二、肺换气

（一）肺的换气过程

如图 1-2-7 所示，混合静脉血流经肺毛细血管时，血液 PO_2 是 5.3 kPa（40 mmHg），比肺泡气的 PO_2 13.6 kPa（102 mmHg）低，肺泡气中的 O_2 便在

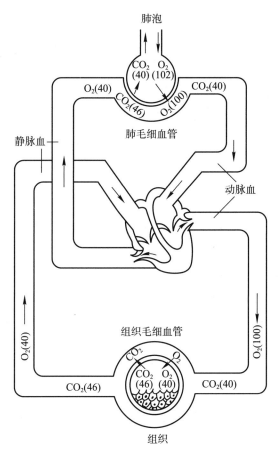

图 1-2-7　肺换气和组织换气示意图
数字为气体分压 mmHg（1 mmHg=0.133 3 kPa）

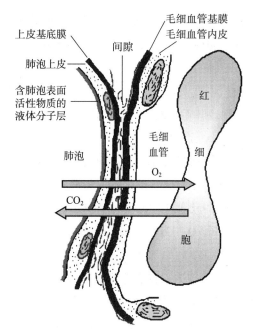

图 1-2-8　呼吸膜结构示意图

分压差的作用下向血液净弥散，血液的 PO_2 逐渐上升，最后接近肺泡气的 PO_2；混合静脉血的 PCO_2 是 6.1 kPa（46 mmHg），肺泡气的 PCO_2 是 5.3 kPa（40 mmHg），所以，CO_2 向相反的方向净弥散，即从血液到肺泡。O_2 和 CO_2 在血液和肺泡间的弥散都极为迅速，不到 0.3 s 即可达到平衡。通常情况下，血液流经肺毛细血管的时间约为 0.7 s，所以当血液流经肺毛细血管全长约 1/3 时，已经基本上完成肺换气过程。可见，肺换气有很大的贮备能力。

（二）影响肺换气的因素

前已述及，气体分压差、弥散面积、弥散距离、温度和弥散系数等因素均可影响气体的弥散速率。这里再进一步讨论弥散距离和弥散面积以及另一重要因素，即通气/血流比值，对肺换气的影响。

1. 呼吸膜的厚度　肺泡气体通过呼吸膜（肺泡-毛细血管膜）与血液气体进行交换。气体弥

散速率与呼吸膜厚度成反比，呼吸膜越厚，单位时间内交换的气体量就越少。呼吸膜由 6 层结构组成（图 1-2-8）：含肺表面活性物质的液体层、肺泡上皮细胞层、上皮基底膜、肺泡上皮和毛细血管膜之间的间隙（基质层）、毛细血管的基膜和毛细血管内皮细胞层。虽然呼吸膜有 6 层结构，但却很薄，平均总厚度约为 0.6 μm，气体易于弥散。此外，整个肺的呼吸膜面积很大，约为 70 m²，而肺毛细血管总血量不多，只有 60～140 mL，这样少的血液分布于那么大的面积上，因而血液层很薄。肺毛细血管平均直径约为 5 μm，红细胞需要挤过肺毛细血管，因此，红细胞膜通常能接触到毛细血管壁，O_2、CO_2 不必经过血浆层就可到达红细胞或进入肺泡，弥散距离短，交换速度快。任何使呼吸膜增厚或弥散距离增加的疾病，如肺纤维化、肺水肿等，都会降低弥散通率，减少弥散量；特别是在运动时，由于血流加速，气体在肺部的交换时间缩短，因此呼吸膜的厚度或弥散距离的改变对肺换气的影响便显得更加突出。

2. 呼吸膜的面积　气体弥散速率与弥散面积成正比。正常成人，两肺约有 3 亿个肺泡，总弥散

面积达 70 m²。安静状态下，用于气体弥散的呼吸膜面积约 40 m²，因此有相当大的储备面积。运动时，由于肺毛细血管开放的数量和开放程度增加，弥散面积也大大增加。肺不张、肺实变、肺气肿、肺叶切除或肺毛细血管关闭和阻塞，均使呼吸膜弥散面积减小，进而影响肺换气。

3. 通气/血流比值（ventilation/perfusion ratio）是指每分钟肺泡通气量（V_A）和每分钟肺血流量（Q）之间的比值（V_A/Q）。正常成人安静时 V_A 约为 4.2 L/min，Q 约为 5 L/min，因此，V_A/Q 约为 0.84。只有在适宜的 V_A/Q 时才能实现适宜的肺换气。如果 V_A/Q 比值增大，就意味着通气过剩，血流相对不足，部分肺泡气体未能与血液气体充分交换，致使肺泡无效腔增大。反之，V_A/Q 比值下降，则意味着通气不足，血流相对过多，部分血液流经通气不良的肺泡，混合静脉血中的气体不能得到充分更新，犹如发生了功能性动 – 静脉短路。由此可见，无论 V_A/Q 比值增大或减小，都会妨碍有效的气体交换，导致机体缺 O_2 和 CO_2 潴留，其中主要是缺 O_2。例如肺气肿患者，由于许多细支气管阻塞和肺泡壁的破坏，上述两种 V_A/Q 比值异常的情况都可能发生，致使肺换气效率受到极大影响，这是造成肺换气功能异常最常见的一种原因。因此，V_A/Q 比值可作为衡量肺换气功能的指标。

生理情况下，肺泡通气量和肺毛细血管血流量在肺内的分布是不均匀的，因此，各个局部的通气/血流比值并不相同。例如，人在直立位时，由于重力等因素的作用，从肺尖部到肺底部，肺泡通气量和肺毛细血管血流量都逐渐增加，而以血流量的增加更为显著，所以肺尖部的 V_A/Q 比值较大，可高达 3.3，而肺底部的比值较小，可低至 0.63，如图 1-2-9 所示。虽然正常情况下存在着肺泡通气和血流的不均匀分布，但从总体上来说，由于呼吸膜面积远远超过肺换气的实际需要，所以并未明显影响 O_2 的摄取和 CO_2 的排出。

（三）肺弥散容量

在单位分压差（0.133 kPa，1 mmHg）的作用

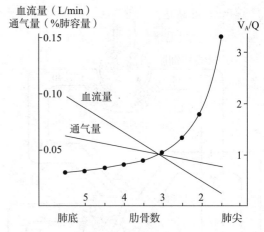

图 1-2-9 正常人直立时肺通气和血流量的分布

下，每分钟通过呼吸膜弥散的气体的毫升数称为肺弥散容量（diffusing capacity of lung，D_L），即：

$$D_L = \frac{V}{|\overline{P_A} - \overline{P_C}|}$$

式中，V 代表每分钟通过呼吸膜弥散的气体量（mL/min），P_A 代表肺泡气中该气体的平均分压，P_C 代表肺毛细血管血液内该气体的平均分压。肺弥散容量是衡量呼吸气体通过呼吸膜的能力的一种指标。正常成人安静时，O_2 的 D_L 平均约为 20 mL/（min·mmHg），CO_2 的 D_L 约为 O_2 的 20 倍。运动时 D_L 增大，这是因为参与肺换气的呼吸膜面积和肺毛细血管血流量的增加及通气、血流的不均匀分布得到改善所致。在有些肺部疾病的情况下，D_L 可因有效弥散面积减小或弥散距离增加而降低。

三、组织换气

组织换气的机制和影响因素与肺换气相似，不同的是气体的交换发生于液相（血液、组织液、细胞内液）介质之间，而且弥散膜两侧 O_2 和 CO_2 的分压差随细胞内氧化代谢的强度和组织血流量而异。如果血流量不变，代谢增强，则组织液中的 PO_2 降低，PCO_2 升高；如果代谢率不变，血流量增大，则组织液中的 PO_2 升高，PCO_2 降低。

在组织中，由于细胞的有氧代谢，O_2 被利用，并产生 CO_2，所以 PO_2 可低至 4 kPa（30 mmHg）

以下，PCO_2 可高达 6.7 kPa（50 mmHg）以上。动脉血液流经组织毛细血管时，O_2 便顺着分压差从血液向组织液和细胞弥散，CO_2 则由组织液和细胞向血液弥散（图 1-2-8），动脉血因失去 O_2 和得到 CO_2 而变成静脉血。

第三节　呼吸运动的调节

呼吸运动是呼吸肌的节律性活动，其节律性产生是在呼吸中枢的调节和控制下实现的。但是，呼吸运动的深度和频率也随机体内外环境改变而发生相应的改变，以适应机体代谢的需要。例如，肌肉运动时，代谢增强，呼吸运动加深加快，肺通气量增大，以便机体可摄取更多的 O_2，排出更多的 CO_2。

一、呼吸中枢与呼吸节律的形成

（一）呼吸中枢

呼吸中枢（respiratory center）是指中枢神经系统内产生和调节呼吸运动的神经细胞群所在的部位。呼吸中枢分布在大脑皮质、间脑、脑桥、延脑和脊髓等各个层面。正常呼吸节律和呼吸运动是在各层面的呼吸中枢相互联系、相互协调，相互配合

下实现的。

1. 脊髓　脊髓中有支配呼吸肌的运动神经元，它们位于第 3～5 颈段（支配膈肌）和胸段（支配肋间肌和腹肌等）脊髓的前角。很早就知道，在延髓和脊髓之间作一横断，呼吸运动就停止，因此节律性呼吸运动并不是由脊髓内支配呼吸肌的传出神经元自主产生。脊髓神经元是联系高位呼吸中枢和呼吸肌的中继站和整合某些呼吸反射活动的初级中枢。

2. 低位脑干　指脑桥和延髓。在猫的动物实验中用横断脑干的方法证明，哺乳动物的基本呼吸节律产生于低位脑干。在不同平面横断脑干时，动物的呼吸运动发生不同的变化（图 1-2-10）。例如，在中脑和脑桥之间（图 1-2-10，A 平面）横断脑干后，动物呼吸节律无明显变化；在延髓和脊髓之间（图 1-2-10，D 平面）横断，则呼吸运动停止。这些结果表明呼吸节律产生于低位脑干，即高位脑对节律性呼吸运动的产生不是必需的。如果在脑桥的上、中部之间（图 1-2-10，B 平面）横断，呼吸将变慢变深；如果再切断双侧迷走神经，吸气动作便大大延长，仅偶尔为短暂的呼气所中断，这种形式的呼吸称为长吸式呼吸（apneusis）。这一结果提示，脑桥上部有抑制吸气活动的中枢结

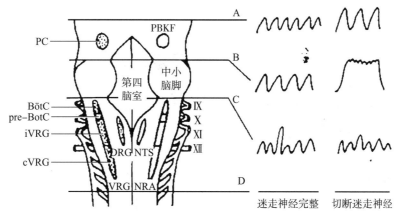

图 1-2-10　脑干呼吸有关核团（左）和不同平面横切脑干后呼吸的变化（右）示意图

BötC：包钦格复合体；cVRG：尾段 VRG；DRG：背侧呼吸组；iVRG：中段 VRG；
NRA：后疑核；NTS：孤束核；PBKF：臂旁内侧核和 Kölliker-Fuse 核；
PC：呼吸调整中枢；Pre-BötC：前包钦格复合体；VRG：腹侧呼吸组
IX、X、XI、XII 分别为 9、10、11、12 对脑神经；A、B、C、D 为不同平面横切

构，称为呼吸调整中枢（pneumotaxic center）；来自肺部的迷走神经传入冲动也有抑制吸气活动的作用。当延髓失去来自脑桥上部和迷走神经传入这两方面的抑制作用后，吸气活动便不能及时被中断，于是出现长吸式呼吸。如果再在脑桥和延髓之间（图 1-2-10，C 平面）横断，不论迷走神经是否完整，长吸式呼吸都消失，出现喘息样呼吸（gasping），表现为不规则的呼吸节律。这些实验结果表明在脑桥中下部可能存在着能兴奋吸气活动的长吸中枢。用孤立延髓的实验（即把延髓与脑桥、脊髓以及相应脑神经之间的联系都切断）进一步证明，延髓可独立地产生呼吸节律。于是，便形成了所谓三级呼吸中枢的假说：脑桥上部有呼吸调整中枢，中下部有长吸中枢，延髓有产生呼吸节律的基本中枢。随后的研究也肯定了延髓存在呼吸节律基本中枢和脑桥上部有呼吸调整中枢的结论，但尚未证实脑桥中下部存在长吸中枢。

3. 高位脑　呼吸运动还受脑桥以上中枢部位的影响，如大脑皮质、边缘系统、下丘脑等。大脑皮质可通过皮质脊髓束和皮质脑干束控制低位脑干呼吸神经元的活动，以保证其他重要的呼吸相关活动的完成，如说话、唱歌、哭笑、咳嗽、吞咽、排便等。在一定限度内的随意屏气或加深加快呼吸也是靠大脑皮质的控制实现的。大脑皮质对呼吸运动的调节系统是随意的呼吸调节系统，低位脑干的呼吸运动调节系统是不随意的自主呼吸节律调节系统。这两个系统的下行通路是分开的。在临床上可以观察到自主呼吸和随意呼吸分离的现象，如在脊髓前外侧索下行的自主呼吸调控通路受损后，自主节律性呼吸运动出现异常甚至停止，但患者仍可通过随意呼吸或依靠人工呼吸机来维持肺通气，如果不进行人工呼吸，一旦患者入睡，呼吸运动就会停止。

（二）呼吸节律的形成

通过上述实验，人们已了解到呼吸的基本节律起源于延髓，但是其确切部位尚不清楚。目前关于正常呼吸节律（respiratory rhythm）的形成主要有两种学说：一是起步细胞学说，一是神经元网络学说。

1. 起步细胞学说　起步细胞学说认为，节律性呼吸是由延髓内具有起步点样活动的神经元的节律性兴奋引起的。20 世纪 80 年代，有人从新生动物的离体脑干脊髓制备中发现，延髓头端腹外侧区的前包钦复合体是呼吸节律起源的关键部位。在前包钦格复合体中存在着类似的电压依赖性起步神经元，但这样的神经元是否存在于成年整体动物，目前由于方法学的限制尚难得到证实。

2. 神经元网络学说　神经元网络学说认为，呼吸节律的产生依赖于延髓内呼吸神经元之间复杂的相互联系和相互作用。在该学说中最有影响的是 20 世纪 70 年代提出的中枢吸气活动发生器（central inspiratory activity generator）和吸气切断机制（inspiratory off-switch mechanism）模型（图 1-2-11）。该模型认为，在延髓内存在着一些起着中枢吸气活动发生器和吸气切断机制作用的神经元。中枢吸气活动发生器神经元的活动引起吸气神经元呈渐增性地放电，从而兴奋吸气肌的运动神经元，引起吸气过程；中枢吸气活动发生器神经元的活动还能增强 PB-KF（臂旁内侧核和 Kölliker-Fuse

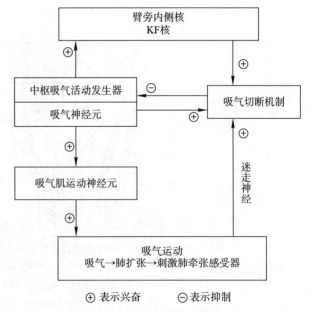

⊕ 表示兴奋　⊖ 表示抑制

图 1-2-11　呼吸节律形成机制示意图

核）神经元和吸气切断机制神经元的活动。吸气切断机制神经元在接受来自吸气神经元、PB-KF神经元和迷走神经中肺牵张感受器的传入信息时活动增加，当其活动增强到一定阈值时，就能抑制中枢吸气活动发生器神经元的活动，使吸气活动及时终止，即吸气被切断，于是吸气过程转为呼气过程。在呼气过程中，吸气切断机制神经元因接受的兴奋性影响减少而活动减弱，中枢吸气活动发生器神经元的活动便逐渐恢复，导致吸气活动再次发生。如此周而复始，形成节律性的呼吸运动。由于脑桥PB-KF神经元的活动和迷走神经肺牵张感受器的传入活动可增强吸气切断机制的活动，促进吸气转为呼气。实验也证实如果损毁PB-KF并切断迷走神经，动物便出现长吸式呼吸。该模型仍有许多不完善之处，尚待进一步研究。

上述两种学说中，哪一种是正确的或者哪一种起主导作用，至今尚无定论，但是有一点是肯定的，那就是即使存在起步细胞，神经元网络对于正常节律性呼吸活动的模式和频率的维持也是必不可少的。实际上，随着哺乳动物生长发育成熟，神经元网络的作用显得愈加重要。

二、呼吸的反射性调节

节律性呼吸活动虽然起源于脑，但也受到来自血气变化以及呼吸器官本身等其他器官系统感受器传入冲动的反射性调节，下面叙述几个重要的反射。

（一）化学感受性呼吸反射

化学因素对呼吸运动的调节也是一种反射性调节，这里的化学因素是指动脉血、组织液或脑脊液中的O_2、CO_2和H^+。机体通过呼吸运动调节血液中O_2、CO_2和H^+的水平，动脉血中O_2、CO_2和H^+水平的变化又通过化学感受性反射调节呼吸运动，从而维持内环境中这些因素的相对稳定。

1. 化学感受器（chemoreceptor） 是指其适宜刺激是O_2、CO_2和H^+的感受器。参与呼吸运动调节的化学感受器可根据其所在部位的不同，分为外周化学感受器和中枢化学感受器。

（1）外周化学感受器：颈动脉体和主动脉体是调节呼吸和循环的重要外周化学感受器。这些感受器在动脉血PO_2降低、PCO_2或H^+浓度升高时受到刺激，刺激后冲动分别经窦神经（舌咽神经的分支，分布于颈动脉体）和迷走神经（分支分布于主动脉体）传入延髓，反射性地引起呼吸加深、加快和血液循环功能的变化。虽然颈动脉体、主动脉体两者都参与呼吸和循环的调节，但是颈动脉体主要调节呼吸，而主动脉体在循环调节方面较为重要。由于颈动脉体的解剖位置便于研究，所以对外周化学感受器的研究主要集中在颈动脉体。

颈动脉体含Ⅰ型细胞（球细胞）和Ⅱ型细胞（鞘细胞），它们周围包绕以毛细血管窦，血液供应十分丰富。Ⅰ型细胞呈球形，有大量囊泡，内含递质，如乙酸胆碱、儿茶酚胺、某些神经活性肽等，其功能起着感受器的作用。Ⅱ型细胞数量较少，没有囊泡，功能上类似神经胶质细胞。

窦神经的传入纤维末梢分支穿插于Ⅰ、Ⅱ型细胞之间，与Ⅰ型细胞形成特化的接触，包括单向突触、交互突触、缝隙连接等（图1-2-12），传入神经末梢可以是突触前和（或）突触后成分。交互突触构成Ⅰ型细胞与传入神经之间的一种反馈环路，通过释放递质调节化学感受器的敏感性。

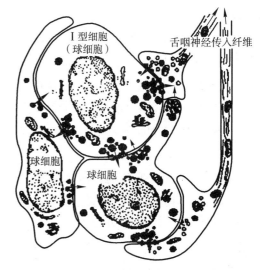

图 1-2-12 颈动脉体组织结构示意图
（图中未显示Ⅱ型细胞）

此外，颈动脉体还有传出神经支配，通过调节血流和化学感受器的敏感性来改变化学感受器的活动。目前认为，Ⅰ型细胞受到刺激时，细胞质内 Ca^{2+} 浓度升高，触发递质释放，引起传入神经纤维兴奋。记录游离的颈动脉体的传入神经单纤维的动作电位，观察改变灌流液成分时动作电位频率的变化，可以了解颈动脉体所感受的刺激的性质和刺激与反应之间的关系。实验结果表明，当灌流液的 PO_2 下降，PCO_2 升高或 H^+ 浓度升高时，传入冲动增加。如果保持灌流液的 PO_2 在 13.3 kPa（100 mmHg），仅减少灌流量，其传入冲动也增加。因为血流量下降时，颈动脉体从单位体积血液中摄取的 O_2 量相对增加，细胞外液的 PO_2 因供 O_2 少于耗 O_2 而下降。但在贫血或 CO 中毒时，动脉血 O_2 含量尽管下降，但其 PO_2 仍正常，只要血流量充分，化学感受器的传入冲动并不增加。所以，当机体缺氧时，化学感受器所感受的刺激是 PO_2 的下降，也就是感受器所处环境 PO_2 的下降，而不是动脉血 O_2 含量的降低。在实验中还可以看到，上述 3 种因素对化学感受器的刺激作用有相互增强的现象，两种因素同时作用比单一因素的作用强。这种协同作用有重要的意义，因为机体发生循环或呼吸衰竭时，常常是动脉血 PCO_2 升高和 PO_2 降低同时存在，它们的协同作用可加强对化学感受器的刺激，从而促进代偿性呼吸增强反应。

近来研究认为，在化学感受器中颈动脉体与 O_2 的敏感关系最为密切，其Ⅰ型细胞是 O_2 感觉传导的初始部分。PO_2 降低（低 O_2）时感觉神经末梢引起的感觉放电增加是由于依次去极化的Ⅰ型细胞释放递质的结果。Ⅰ型细胞释放递质的机制存在两种假说：一种假说认为，Ⅰ型细胞的 K^+ 通道蛋白是一种 O_2 感受装置，低 O_2 通过抑制 K^+ 通道使Ⅰ型细胞去极化，引起 Ca^+ 内流，递质释放；另一假说认为，亚铁血红素蛋白或相似蛋白是 O_2 感受装置，低 O_2 时亚铁血红素蛋白通过氧化还原反应方式引起递质释放。其实两种假说都不是互相孤立的，也许这些所谓的感受装置共同作用，调控着动脉血的 PO_2 值。

从Ⅰ型细胞到神经末端的低 O_2 信号的转化和传递过程中，表达和释放类似脑组织一样的许多神经递质。这些神经递质中有一些对于感受器起到兴奋作用，另一些则起抑制作用。例如，乙酰胆碱（ACh）、P 物质和 ATP 等兴奋性递质可增强低 O_2 时神经感受的兴奋程度；抑制性递质在长时间低 O_2 时能起到重要负反馈调节作用。

尽管低 O_2 能增强颈动脉体和主动脉体两者的感受效应，但主动脉体的主要功能是感受动脉血的氧饱和度，而颈动脉体则负责监视动脉血 PO_2。因为，在 HbO_2 对主动脉体的刺激实验中发现，HbO_2 的变化并不影响颈动脉体化学感受器的活性。

（2）中枢化学感受器：摘除动物外周化学感受器或切断其传入神经后，增加血液 PCO_2 可提高肺的通气量；增加脑脊液 CO_2 和 H^+ 浓度，也能刺激呼吸。后来大量动物实验研究表明，在延髓还存在着一些不同于呼吸中枢但可影响呼吸活动的化学感受区，这些区域被称为中枢化学感受器，以别于外周化学感受器。中枢化学感受器位于延髓腹外侧部的浅表部位，左右对称，可以分为头、中、尾三个区（图 1-2-13A）。头端和尾端区都有化学感受性；中间区不具有化学感受性，但局部阻滞或损伤中间区，可以使动物的通气量降低，并使头端、尾端区受刺激时的通气反应消失，提示中间区可能是头端区和尾端区传入冲动向脑干呼吸中枢投射的中继站。应用胆碱能激动剂和拮抗剂的研究结果表明，在中枢化学感受器信息传递环节中可能有胆碱能机制参与。

中枢化学感受器的生理性刺激是脑脊液和局部细胞外液中的 H^+。如果保持人工脑脊液的 pH 不变，用含高浓度 CO_2 的人工脑脊液灌流脑室所引起的通气增强反应消失，可见有效刺激不是 CO_2，而是 H^+。但是，血液中的 CO_2 能迅速通过血脑屏障，使化学感受器周围细胞外液中的 H^+ 浓度升高，从而刺激中枢化学感受器，再引起呼吸中枢兴奋（图 1-2-13B）。由于脑脊液中碳酸酐酶含量很少，

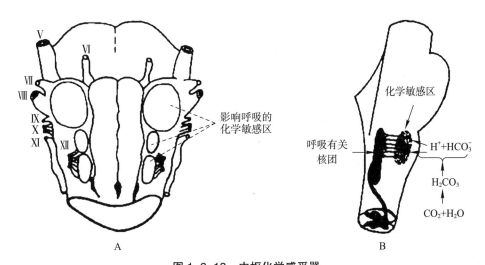

图 1-2-13　中枢化学感受器

A. 延髓腹外侧的三个化学敏感区；B. 血液或脑脊液 PCO_2 升高刺激呼吸的中枢机制

CO_2 与水的水合反应很慢，所以对 CO_2 的反应有一定的时间延迟。血液中的 H^+ 不易通过血 - 脑屏障，故血液 pH 的变动对中枢化学感受器的作用较小，也较缓慢。

中枢化学感受器与外周化学感受器不同，它不感受缺 O_2 的刺激，但对 H^+ 的敏感性比外周化学感受器高，反应潜伏期较长。中枢化学感受器的生理功能可能是调节脑脊液的 H^+ 浓度，使中枢神经系统有一稳定的 pH 环境；而外周化学感受器的作用主要是在机体低 O_2 时维持对呼吸的驱动。

2. CO_2、H^+ 和 O_2 对呼吸的调节

（1）CO_2：一定水平的 PCO_2 对维持呼吸中枢的基本活动是必要的。例如，在麻醉动物或人，动脉血 PCO_2 降到很低水平时，可出现呼吸暂停。这表明 CO_2 是调节呼吸运动的最重要的生理性化学因素。吸入气中 CO_2 增加时，肺泡气的 PCO_2 升高，动脉血 PCO_2 也随之升高，呼吸加深加快，肺通气量增加（图 1-2-14）。但当吸入气 CO_2 含量超过一定水平时，肺通气量不能再相应增加，致使肺泡气和动脉血的 PCO_2 显著升高。CO_2 过多可抑制中枢神经系统包括呼吸中枢的活动，引起呼吸困难、头痛、头昏，甚至昏迷，出现 CO_2 麻醉。在正常大气环境情况下，肺通气的增加可以增加 CO_2 的排出使肺泡气和动脉血 PCO_2 可重新接近正常水平。总

之，动脉血 PCO_2 在一定范围内升高，可以加强对呼吸的刺激作用，但超过一定限度则有抑制和麻醉效应。

CO_2 刺激呼吸是通过两条途径实现的：一是通过刺激中枢化学感受器引起呼吸中枢兴奋；二是刺激外周化学感受器，刺激后冲动经窦神经和迷走神经传入延髓，反射性地使呼吸加深、加快，肺通气量增加。去除外周化学感受器的作用之后，CO_2 引起的通气反应仅下降约 20%；动脉血 PCO_2 只需升高 0.266 kPa（2 mmHg）就可刺激中枢化学感受器，出现肺通气增强的反应；而刺激外周化学感受器，则需升高 1.33 kPa（10 mmHg）。可见，中枢化学感受器在 CO_2 引起的通气反应中起主要作用。不过，因为中枢化学感受器的反应较慢，所以当动脉血 PCO_2 突然增高时，外周化学感受器在引起快速呼吸反应中可起重要作用。另外，当中枢化学感受器受到抑制，对 CO_2 的敏感性降低时，外周化学感受器在呼吸调节中也起重要作用。

因为某种原因使呼吸受到刺激时，例如心力衰竭或脑干损伤引起呼吸中枢的反应增强，可使肺通气量增加，呼出的 CO_2 增多，因此肺泡气 PCO_2 下降，血液 PCO_2 也下降，这种低 PCO_2 的血液到达脑部，使脑组织周围的 CO_2 含量减少，中枢化学感受器受 H^+ 刺激减少，结果呼吸中枢兴奋性降低，

于是呼吸变慢变浅甚至停止；呼吸的抑制又使 CO_2 的排出减少，血液 PCO_2 升高，PCO_2 升高的血液到达脑部后，又刺激呼吸中枢，使呼吸运动由慢变深，再次使 PCO_2 下降，呼吸运动再次受到抑制。这样周而复始，表现为陈 – 施呼吸（Cheyne-Stokes breathing）的病理性的周期性呼吸。陈 – 施呼吸的特点是呼吸运动逐渐增强增快再逐渐减弱减慢甚至暂停，如此交替出现，每个周期约 45 s 至 3 min。

（2）H^+：动脉血的 H^+ 浓度升高，可导致呼吸运动加深加快，肺通气量增加；H^+ 浓度降低时，呼吸运动受抑制，肺通气量降低（图 1-2-14）。H^+ 对呼吸的调节也是通过外周化学感受器和中枢化学感受器实现的。中枢化学感受器对 H^+ 的敏感性较外周化学感受器高，约为后者的 25 倍。但是 H^+ 通过血 – 脑屏障的速度较慢，限制了它对中枢化学感受器的作用。如前所述，脑脊液中的 H^+ 是对中枢化学感受器最有效的刺激。

（3）O_2：吸入气 PO_2 降低时，肺泡气和动脉血的 PO_2 都随之降低，呼吸运动加深、加快，肺通气量增加（图 1-2-14）。通常在动脉血 PO_2 下降到 10.64 kPa（80 mmHg）以下时，肺通气量才出现可觉察到的增加。可见动脉血 PO_2 的改变对正常呼吸

运动的调节作用不大，仅在特殊情况下低 O_2 刺激才有重要意义。在严重肺气肿、肺心病患者，由于肺通气和换气功能障碍，导致低 O_2 和 CO_2 潴留，长时间的 CO_2 潴留能使中枢化学感受器对 CO_2 的刺激作用发生适应，而外周化学感受器对低 O_2 刺激的适应很慢，在这种情况下，低 O_2 对外周化学感受器的刺激成为驱动呼吸运动的主要刺激因素。因此，如果在慢性通气低下引起低 O_2 的情况下给患者吸入纯 O_2；则由于解除了低 O_2 的刺激作用，反而可以引起呼吸运动暂停。这些情况在临床应用氧疗时应予注意。

低 O_2 对呼吸运动的刺激作用完全是通过外周化学感受器实现的。切断动物外周化学感受器的传入神经后，急性低 O_2 的呼吸刺激效应完全消失。低 O_2 对中枢的直接作用是抑制性的。低 O_2 通过外周化学感受器对呼吸中枢的兴奋作用，可以对抗其对中枢的直接抑制作用。但在严重低 O_2 时，如果外周化学感受器的反射效应不足以克服低 O_2 对中枢的直接抑制作用，将导致呼吸障碍。

3. CO_2、H^+ 和 O_2 在呼吸调节中的相互作用图 1-2-15 显示了 CO_2、H^+ 和 O_2 三者中只改变一个因素而保持其他两个因素不变时的通气效应。由

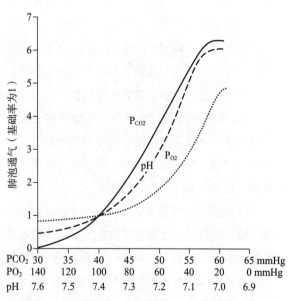

图 1-2-14　改变动脉血液 PCO_2、PO_2、pH 三因素之一而维持另外两个因素正常时的肺泡通气反应

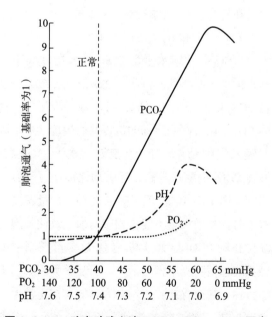

图 1-2-15　改变动脉血液 PCO_2、PO_2、pH 三因素之一而不控制另外两个因素时的肺泡通气反应

图中可见，三者引起的肺通气反应的程度大致接近。然而，在自然呼吸情况下，三者之间可以通过相互作用对肺的通气量产生影响，既可发生总和而加大，也可相互抵消而减弱。图 1-2-15 为一种因素改变而对另两种因素不加控制时的情况。可以看出，CO_2 对呼吸的刺激作用最强，而且比其单因素作用时（图 1-2-14）更明显；H^+ 的作用次之；低 O_2 的作用最弱。PCO_2 升高时，H^+ 浓度也随之升高，两者的作用发生总和，使肺通气反应比单纯 PCO_2 升高时更强。H^+ 浓度增加时，因肺通气增大使 CO_2 排出增加，导致 PCO_2 下降，H^+ 浓度也有所降低，因此，可部分抵消 H^+ 的刺激作用，使肺通气量的增加比单因素 H^+ 浓度升高时小。PO_2 降低时，也因肺通气量增加，呼出较多的 CO_2，使 PCO_2 和 H^+ 浓度降低，从而减弱低 O_2 的刺激作用。

（二）肺牵张反射

1868 年，Breuer 和 Hering 发现，在麻醉动物，肺扩张或向肺内充气可引起吸气活动的抑制，而肺萎陷或从肺内抽气则可引起吸气活动的加强。切断迷走神经后，上述反应消失，说明这是由迷走神经参与的反射性反应。这种由肺扩张或肺萎陷引起的吸气抑制或吸气兴奋的反射称为肺牵张反射（pulmonary stretch reflex）或黑-伯反射（Hering-Beruer reflex）。肺牵张反射包括肺扩张反射和肺萎陷反射两种表现方式。

1. 肺扩张反射（pulmonary inflation reflex） 是肺扩张时抑制吸气活动的反射。感受器位于从气管到细支气管的平滑肌中，是牵张感受器，其阈值低，适应慢。肺扩张时，牵拉呼吸道，使之也扩张，于是牵张感受器兴奋，冲动经迷走神经粗纤维传入延髓，在延髓内通过一定的神经联系使吸气转为呼气。这个反射的生理意义在于加速吸气过程向呼气过程的转换，使呼吸频率增加。在动物实验中，将两侧的迷走神经切断后，动物的吸气过程延长，吸气加深，呼吸变得深而慢。

有人比较了 8 种动物的肺扩张反射，发现反射的敏感性有种属差异，兔的肺扩张反射最敏感，而人敏感性最低。在人类，在出生 4~5 天后，该反射的敏感性显著减弱。在成人，吸入气量增加至 800 mL 以上时才能引起肺扩张反射。所以在平静呼吸时，肺扩张反射一般不参与呼吸运动的调节。在病理情况下，肺顺应性降低，肺扩张时对气道的牵张刺激较强，可以引起该反射，使呼吸变浅变快。

2. 肺萎陷反射（pulmonary deflation reflex） 是肺萎陷时引起吸气活动的反射。感受器同样位于气道平滑肌内，但其性质尚不十分清楚。肺萎陷反射一般在较大程度的肺萎陷时才出现，所以它在平静呼吸时并不参与调节，但对防止过深的呼气以及在肺不张等情况下可能起一定的作用。

（三）呼吸肌本体感受性反射

肌梭和腱器官是骨骼肌的本体感受器。肌梭受到牵张刺激时，可以反射性地引起其所在肌的骨骼肌的收缩，这种反射称为骨骼肌牵张反射（muscle stretch reflex），属本体感受性反射（proprioceptive reflex）。在麻醉猫，切断双侧迷走神经，并在第 7 颈段平面横断脊髓排除相应传入冲动的影响后，牵拉膈肌可引起膈肌肌电活动增强；切断动物的胸段脊神经背根后，呼吸运动减弱。在人类，呼吸肌本体感受性反射也参与正常呼吸运动的调节，在呼吸肌负荷增加时能发挥较明显的作用。

（四）防御性呼吸反射

1. 咳嗽反射 咳嗽（cough）是通过产生强大的呼气气流清除气道黏液和异物过程，也是机体常见的重要的防御性反应。咳嗽反射是一个复杂的神经生理反射，它的感受器位于喉、气管和支气管的黏膜。大支气管以上部位的感受器对机械刺激敏感，二级支气管以下部位对化学刺激敏感。当气管和支气管的感受器受到刺激后，经肺迷走传入神经将冲动传入位于孤束核（NTS）内的不同亚核的二级中间神经元进行处理，延髓咳嗽中枢兴奋，再经传出神经触发咳嗽反射。

咳嗽时，先是一次短促的或较深的吸气，接着声门紧闭，呼气肌强烈收缩，肺内压和胸膜腔内压急剧上升，然后声门突然开放，由于肺内压很高，气体便以高速度从肺内冲出，将呼吸道内的异物或分泌物排出。剧烈咳嗽时，可因胸膜腔内压显著升高而阻碍静脉回流，使静脉压和脑脊液压升高。

2. 喷嚏反射（sneezing reflex）　是类似于咳嗽的反射，不同的是刺激作用于鼻黏膜的感受器，传入神经是三叉神经，反射效应是腭垂下降，舌压向软腭，而不是声门关闭，呼出气主要从鼻腔喷出，以清除鼻腔中的刺激物。

（五）肺毛细血管旁感受器引起的呼吸反射

在肺毛细血管充血、肺泡壁间质积液时，肺毛细血管旁感受器（juxtapulmonary capillary receptor，简称 J- 感受器）受到刺激，冲动经迷走神经无髓纤维传入延髓，引起反射性呼吸暂停，继以浅快呼吸，血压降低，心率减慢。J- 感受器在呼吸调节中的作用尚不清楚，可能与运动时呼吸加快和肺充血、肺水肿时的呼吸急促有关。

（刘　玮）

数字课程学习

📥 教学PPT　　　　📝 自测题

第三章

气体的运输和肺呼吸对酸碱平衡的影响

关键词

气体运输　　　氧解离曲线　　　酸碱平衡　　　呼吸性酸中毒

呼吸性碱中毒　　代谢性酸中毒　　代谢性碱中毒

机体中 O_2 和 CO_2 的储量各有其特点，机体组织中的 O_2 储量很少，大约 1.55 L，其中肺有 0.45 L，血液中为 0.85 L，肌红蛋白有 0.2 L，组织液仅有 0.05 L；但机体有巨大的 CO_2 储量，大约 120 L，以碳酸氢盐的形式存在于血液、骨骼和组织（包括脂肪组织）中。在安静状态下机体的 O_2 消耗量约为 250 mL/min。由于 O_2 的储量很少，因此除了需要正常的肺呼吸不断从外界摄取之外，还需要有迅速、高效的运输机制和及时、源源不断地向组织细胞供应代谢需要的 O_2。肺通气的短时性变化将影响 PaO_2；O_2 运输的载体血红蛋白的异常可影响 O_2 的结合、运输以及在组织的释放。机体已经有极大的 CO_2 储量，故各器官系统经常性的代谢活动产生的大量 CO_2（CO_2 生成量约为 200 mL/min）需要及时地从组织局部清除并迅速经肺排出体外，以保持机体内环境（酸碱平衡等）的稳定。因此，血液中气体（O_2 和 CO_2）的运输是一个涉及机体正常新陈代谢和内环境稳定的重要生理问题，而血液气体的异常变化对机体的代谢、酸碱平衡将产生重要的影响，在许多常见的临床疾病和病理过程中具有重要的病理意义。

第一节　血液中气体的运输

一、血液中氧和二氧化碳的存在形式

O_2 和 CO_2 都以物理溶解和化学结合两种形式存在于血液中。

生理状态下，静脉血 PCO_2 为 6.1 kPa（46 mmHg），CO_2 的物理溶解量为 29 mL/L，化学结合量为 500 mL/L；动脉血 PO_2 为 13.3 kPa（100 mmHg），O_2 的物理溶解量为 3.1 mL/L，化学结合量为 200 mL/L。血液中 O_2 和 CO_2 都以化学结合形式存在为主，是气体运输的主要形式。

在血液中，O_2 的化学结合形式为氧合血红蛋白（oxyhemoglobin，HbO_2）；CO_2 的化学结合形式为碳酸氢盐（HCO_3^-）和氨基甲酰血红蛋白。虽然血液中物理溶解的 O_2 和 CO_2 很少，但非常重要，因为气体的化学结合是以物理溶解量多少为基础的：物理溶解的气体多，所产生的分压（张力）大，化学结合的气体量随之增多；反之亦然。

二、氧的运输

血液中，物理溶解的 O_2 量约占血液总 O_2 量的 1.5%，化学结合形式的 O_2 量占 98.5% 左右。O_2 的化学结合形式是 HbO_2。部分 CO_2 也通过与血红蛋白（hemoglobin，Hb）结合运输，因此，Hb 对血液气体运输有极其重要的作用。

（一）血红蛋白的分子结构

Hb 是红细胞内的色蛋白，由 1 个珠蛋白（globin）和 4 个血红素（heme）（又称亚铁原卟啉）组成。每个血红素又由 4 个吡咯基组成一个环，中心为一个 Fe^{2+}。每个珠蛋白是由 4 条多肽链构成，如成人血液中 Hb 的主要存在形式为 HbA，它由 2 条 α 多肽链和 2 条 β 多肽链组成，形成 $α_2β_2$ 结构。α 链含 141 个氨基酸残基，β 链含 146 个氨基酸残基。每条多肽链与 1 个血红素相连接，构成 Hb 的亚单位，故 Hb 实际上是由 4 个亚单位构成的四聚体（图 1-3-1）。血红素的 Fe^{2+} 连接在多肽链的组氨酸残基上，这个组氨酸残基若被其他氨基酸取代，或其邻近的氨基酸有所改变，都会影响 Hb 的功能。血红素基团中心的 Fe^{2+} 可以与 O_2 分子结合，使 Hb 成为 HbO_2。

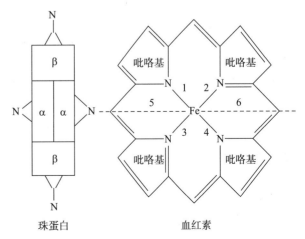

图 1-3-1　血红蛋白组成示意图

Hb 的 4 个亚单位之间和亚单位内部是通过盐键连接。Hb 与 O_2 的结合或解离将影响盐键的形成或裂解，使 Hb 四级结构的构型发生改变，Hb 与 O_2 的亲和力也随之而变，这是 Hb 氧解离曲线呈 S 形和波尔效应的基础。

（二）血红蛋白与氧结合的特征

血液中的 O_2 主要以 HbO_2 形式运输。O_2 与 Hb 的结合有以下一些重要特征。

（1）O_2 与 Hb 的结合受 PO_2 高低的影响。O_2 与 Hb 的结合是一种快速的、无酶催化的可逆反应，当血液流经 PO_2 高的肺部时，就与 O_2 结合形成 HbO_2；当血液流经 PO_2 低的组织时，HbO_2 迅速解离释放 O_2，成为脱氧 Hb，如下式所示：

$$Hb + O_2 \underset{\text{低 PO}_2}{\overset{\text{高 PO}_2}{\rightleftharpoons}} HbO_2$$

（2）O_2 与 Hb 的结合是一种氧合（oxygenation）反应而不是氧化（oxidation），因为结合 O_2 的血红蛋白中铁仍是 Fe^{2+}，没有化学价的改变。同样，HbO_2 释放 O_2 的过程是去氧（deoxygenation）过程，而不是还原（reduction）反应；没有结合 O_2 或释放 O_2 之后的 Hb 称为去氧血红蛋白（deoxyhemoglobin），而不是还原 Hb。

（3）1 分子 Hb 可以结合 4 分子 O_2。在 100% O_2 饱和条件下，1 g Hb 最大可结合的 O_2 量为 1.39 mL。由于正常时红细胞中含有少量不能结合 O_2 的高铁 Hb（$HbFe^{3+}$），因此 1 g Hb 实际可结合的最大 O_2 量以 1.34 mL 计算。100 mL 血液中，Hb 所能结合的最大 O_2 量称为血液的氧容量（oxygen capacity），表示血液携带 O_2 的能力；而血液中全部 Hb 所实际结合的 O_2 量与物理溶解的 O_2 量之和称为血液的氧含量（oxygen content）。Hb 实际结合的 O_2 量与 Hb 可结合的最大 O_2 量的百分比为血液的氧饱和度（oxygen saturation）。

由于 HbO_2 吸收短波光线（如蓝光）的能力较强，而去氧 Hb 吸收长波光线（如红光）的能力较强。因此，HbO_2 呈鲜红色，去氧 Hb 呈青紫色。当毛细血管血液中脱氧 Hb 含量达 50 g/L 以上时，皮肤、黏膜呈青紫色，这是临床上患者出现发绀（cyanosis）症状最常见的原因之一。多数情况下，青紫症的出现表明机体存在缺氧。

（4）Hb 与 O_2 结合或解离的曲线呈 S 形（sigmoid shape），与 Hb 的变构效应有关。Hb 的空间构型存在两种类型：脱氧 Hb 为紧密型（tense form，T 型），氧合 Hb 为疏松型（relaxed form，R 型）。当 O_2 与 Hb 的 Fe^{2+} 结合后，盐键减少，使 Hb 逐步由 T 型变为 R 型，进而对 O_2 的亲和力增加，R 型 Hb 对 O_2 的亲和力为 T 型的 500 倍。同时，Hb 的 4 个亚单位无论在结合 O_2 或释放 O_2 时，通过盐键形成或解离使彼此间存在协同效应，当 Hb 分子中 1 个亚单位与 O_2 结合后，使其他亚单位更易与 O_2 结合；反之，当 HbO_2 的 1 个亚单位释放出 O_2 后，其他亚单位更易释放 O_2。因此，Hb 氧解离曲线两端平坦中间陡峭，整个曲线呈 S 形。

（三）氧解离曲线

氧解离曲线（oxygen dissociation curve）是表示血液 PO_2 与血液氧饱和度关系的曲线（图 1-3-2），表示在不同 PO_2 下 O_2 与 Hb 的结合与解离情况。如上所述，该曲线呈 S 形，S 形曲线对于血液在肺部摄取和在组织部位释放 O_2 具有重要的生理意义。以下介绍各段氧解离曲线的特点和意义。

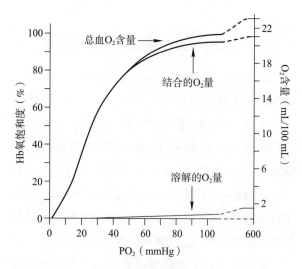

图 1-3-2　氧解离曲线

在血液 pH7.4，PCO_2 40 mmHg, Hb 浓度为 150 g/L 时测定

（1 mmHg = 0.133 kPa）

1. 氧解离曲线的上段（右段）　相当于 PO_2 在 8～13.3 kPa（60～100 mmHg）区段 Hb 的氧饱和度，可以认为是反映 Hb 与 O_2 结合部分。这段曲线的特点是比较平坦，表明在这个范围内 PO_2 的变化对 Hb 的氧饱和度影响不大。例如，PO_2 为 13.3 kPa（100 mmHg）时，血液的 O_2 含量约为 194 mL/L，Hb 的氧饱和度为 97.4%。如果将肺泡内气体的 PO_2 提高到 20 kPa（150 mmHg）或者更高，Hb 的氧饱和度只能达到 100%，仅增加 2.6 个百分点。反之，当 PO_2 从 13.3 kPa（100 mmHg）下降到 9.3 kPa（70 mmHg）时，Hb 的氧饱和度可维持在 94%，也只降低了 3.4 个百分点。因此，在高原、高空或某些呼吸系统疾病时，尽管肺泡气 PO_2 有所下降，但只要动脉血 PO_2 不低于 8 kPa（60 mmHg），Hb 的氧饱和度仍能维持在 90% 以上，血液仍可携带足够量的 O_2 供应组织，不会发生明显的低氧血症。

2. 氧解离曲线的中段　该段曲线特点是较陡，相当于 PO_2 在 5.3～8 kPa（40～60 mmHg）区段 Hb 的氧饱和度，是反映 HbO_2 释放 O_2 的部分。PO_2 从 13.3 kPa（100 mmHg）下降到 5.3 kPa（40 mmHg），Hb 的氧饱和度约为 75%，血液的氧含量约为 144 mL/L，即每升动脉血液流经组织时释放了 50 mL O_2。血液流经组织时释放出的氧的容积占动脉血氧含量的百分比称为 O_2 利用系数（utilization coefficient of oxygen），安静时为 25% 左右。以心输出量为 5 L 计算，安静状态下人体每分钟耗 O_2 量约为 250 mL。因此，氧解离曲线中段反映了机体在安静状态下血液 Hb 对组织的供氧情况。

3. 氧解离曲线的下段　该段曲线相当于 PO_2 在 2～5.3 kPa（15～40 mmHg）区段 Hb 的氧饱和度，是反映 HbO_2 中 O_2 解离的部分，也是曲线最陡的一段。当机体剧烈活动时，组织中 PO_2 可降至 2 kPa（15 mmHg），HbO_2 进一步释放 O_2，结果血液的氧含量也降至 44 mL/L。这样，每升血液能供给组织 150 mL O_2，O_2 的利用系数可提高到 75%，是安静时的 3 倍。可见该段曲线代表血液供 O_2 的储备能力。

（四）影响氧解离曲线的因素

Hb 与 O_2 的结合或解离可受多种因素影响，使氧解离曲线的位置发生偏移，表明 Hb 对 O_2 的亲和力发生了变化。通常用 P_{50} 表示 Hb 对 O_2 的亲和力。P_{50} 是使 Hb 氧饱和度达 50% 时的 PO_2，正常值为 3.53 kPa（26 mmHg）。P_{50} 增大，表示 Hb 对 O_2 的结合亲和力降低，需更高的 PO_2 才能使氧饱和度达到 50%，氧解离曲线右移；P_{50} 降低，表示 Hb 对 O_2 的结合亲和力增加，达 50% 氧饱和度所需 PO_2 降低，氧解离曲线左移。影响 Hb 与 O_2 亲和力或 P_{50} 的因素有血液的 pH、PCO_2、温度和 2,3- 二磷酸甘油酸（2,3-diphosphoglycerate，2,3-DPG）等（图 1-3-3）。

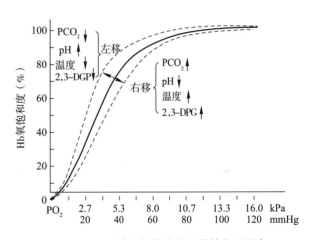

图 1-3-3　影响氧解离曲线位置的主要因素

1. pH 和 PCO_2 的影响　pH 降低或 PCO_2 升高时，Hb 对 O_2 的亲和力降低，P_{50} 增大，曲线右移；pH 升高或 PCO_2 降低时，Hb 对 O_2 的亲和力增加，P_{50} 降低，曲线左移。PCO_2 以及氢离子浓度（H^+）改变对 Hb 氧亲和力的这种影响称为波尔效应（Bohr effect）。波尔效应的发生机制主要与 pH 改变时 Hb 的构型变化有关。酸度增加时，H^+ 与 Hb 多肽链上某些氨基酸残基结合，促进盐键形成，使 Hb 分子向 T 型转变，从而降低 Hb 对 O_2 的亲和力；酸度降低时，则促使离子键裂解放出 H^+，使 Hb 向 R 型转变，对 O_2 的亲和力增加。此外，PCO_2 对 Hb 氧亲和力的影响表现为：一方面，PCO_2 改变时，可通过 pH 的改变产生间接效应；另一方面，可通过 CO_2 与 Hb 结合而直接影响 Hb 与 O_2 的亲和力，但后一种效应对氧解离曲线的影响较弱。

波尔效应有重要的生理意义，它既可促进肺毛细血管内血液的氧合，又有利于组织毛细血管血液释放 O_2。当血液流经肺时，CO_2 从血液向肺泡弥散，血液 PCO_2 随之下降，H^+ 浓度也降低，二者均使 Hb 对 O_2 的亲和力增大，血液的氧含量增加。当血液流经组织时，CO_2 从组织弥散进入血液，血液 PCO_2 和 H^+ 浓度随之升高，Hb 对 O_2 的亲和力降低，促进 HbO_2 解离，为组织提供 O_2。

2. 温度的影响　温度升高时，氧解离曲线右移，促进 O_2 的释放；温度降低时，曲线左移，O_2 的释放减少。温度对氧解离曲线的影响，可能与温度变化会影响 H^+ 的活性有关。温度升高时，H^+ 的活度增加，可降低 Hb 对 O_2 的亲和力。组织代谢活动增加如运动或体温升高时，局部组织温度的升高，CO_2 和酸性代谢产物的增加，都有利于 HbO_2 解离，因此活动的组织可获得更多的 O_2，以适应其代谢增加的需要。

3. 2,3- 二磷酸甘油酸　红细胞中含有丰富的磷酸盐，特别是 2,3-DPG，在调节 Hb 与 O_2 的亲和力中起着重要的作用。2,3-DPG 浓度升高时，Hb 对 O_2 的亲和力降低，氧解离曲线右移；2,3-DPG 浓度降低时，Hb 对 O_2 的亲和力增加，曲线左移。其机制可能是由于 2,3-DPG 与 Hbβ 链形成盐键，促使 Hb 向 T 型转变。此外，2,3-DPG 可以提高细胞内的 H^+ 浓度，通过波尔效应而降低 Hb 对 O_2 的亲和力。

2,3-DPG 是红细胞无氧糖酵解的产物。在高原低 O_2 的情况下，糖酵解加强，红细胞中 2,3-DPG 含量增加，氧解离曲线右移，有利于 O_2 的释放，曾认为这可能是低 O_2 适应的重要机制。但是，这时肺泡 PO_2 也降低，红细胞内过多的 2,3-DPG 也妨碍了肺部 Hb 与 O_2 结合。因此，缺 O_2 时 2,3-DPG 增加使氧解离曲线右移对机体是否有利尚无定论。

用枸橼酸 - 葡萄糖液保存三周后的血液，糖酵解停止，因此红细胞 2,3-DPG 含量下降，Hb 不易与 O_2 解离。所以，用大量经过储存的血液给患者输血时，应考虑到这种血液的携 O_2 能力较差。

4. 其他因素　Hb 与 O_2 的结合还受其自身性质的影响。如果 Hb 分子中的 Fe^{2+} 氧化成 Fe^{3+}，Hb 便失去运 O_2 的能力；一氧化碳（CO）可与 Hb 结合形成碳氧血红蛋白，占据了 Hb 分子中 O_2 的结合位点，因此使血液中 HbO_2 的含量减少，但更重要的是碳氧血红蛋白的形成能明显使氧解离曲线左移，严重影响 HbO_2 在组织部位释放 O_2。胎儿型 Hb（HbF）与 O_2 的亲和力较高，有助于胎儿血液流经胎盘时从母体摄取 O_2。珠蛋白多肽中氨基酸的变异也会影响 Hb 的运氧能力，如遗传因素造成 α 链第 92 位的精氨酸被亮氨酸取代时，可使 Hb 与 O_2 的结合能力增加数倍，从而导致形成的 HbO_2 发生解离障碍，降低组织从血液中获得的氧量。

三、二氧化碳的运输

（一）CO_2 的运输形式

血液中物理溶解的 CO_2 约占 CO_2 总运输量的 5%，化学结合的占 95%。化学结合的形式主要是碳酸氢盐（HCO_3^-），其次是氨甲酰血红蛋白。碳酸氢盐形式占 CO_2 总运输量的 88%，氨甲酰血红蛋白形式占 7%。但也有学者认为，以物理溶解状态运输的 CO_2 占 10%，以 HCO_3^- 离子形式运输的 CO_2 大约占 60%，以氨甲酰化合物形式运输的 CO_2 占 30%。

CO_2 是一种脂溶性气体。从组织弥散入血的 CO_2 绝大部分迅速弥散进入红细胞，而极小部分与血浆中水结合生成 H_2CO_3，后者是一个可逆的、较缓慢的反应，正常时对血液 pH 可无明显的影响。血浆中 CO_2 也可与血浆蛋白的游离氨基反应，生成氨甲酰血浆蛋白，但生成量极少，而且动脉血与静脉血中的含量很接近，表明它在 CO_2 的运输中所起的作用不大。

进入红细胞的 CO_2 经下述过程形成碳酸氢盐和

氨甲酰血红蛋白，成为 CO_2 在血液中运输的主要形式。

1. 碳酸氢盐 从血浆弥散进入红细胞的 CO_2 在碳酸酐酶（carbonic anhydrase，CA）作用下，与水迅速反应生成 H_2CO_3，后者解离成 HCO_3^- 和 H^+（图 1-3-4），反应具有可逆性。在此反应过程中，所产生的 H^+ 与 Hb 结合，在发生缓冲的同时，既促进了 O_2 的释放（H^+ + HbO_2 ←→ HHb + O_2），又使前述酶促反应持续快速进行。红细胞内产生的 HCO_3^- 顺着它的浓度梯度弥散，在进入血浆时有赖于红细胞膜上特异的 HCO_3^- 和 Cl^- 载体的作用，与血浆中 Cl^- 发生交换。这一过程被称为氯离子转移（chloride ion transfer）。这样，HCO_3^- 也不会在红细胞内堆积，更有利于下式反应向右进行和实施对 CO_2 的运输。

$$CO_2 + H_2O \xrightleftharpoons{\text{碳酸酐酶}} H_2CO_3 \rightleftharpoons HCO_3^- + H^+$$

在肺部，一方面，因肺泡气的 PCO_2 比静脉血的低，血浆中溶解的 CO_2 首先弥散进入肺泡；另一方面，红细胞在摄取 O_2 的同时，在胞内 CA 的作用下，以 HCO_3^- 和 H^+ 生成的 H_2CO_3 可迅速分解成 CO_2 和 H_2O，CO_2 从红细胞弥散进入血浆。此时发生与组织部位反向的氯离子转移：血浆中的 HCO_3^- 进入红细胞以补充消耗了的 HCO_3^-，Cl^- 则弥散出红细胞。这样，以 HCO_3^- 形式运输的 CO_2 在肺部可经肺呼吸排出体外。

2. 氨基甲酰血红蛋白 在红细胞内，一部分 CO_2 与 Hb 的末端氨基基团迅速发生无酶参与的反应，形成氨基甲酰血红蛋白（carbaminohemoglobin，$HHbNHCOOH$）。这也是一个可逆性反应：

$$HbNH_2O_2 + H^+ + CO_2 \xrightleftharpoons[\text{肺}]{\text{组织}} HHbNHCOOH + O_2$$

一般情况下，只有脱氧状态下的 Hb 才与 CO_2 起这种反应。因为脱氧 Hb 的酸性降低，在提供 H^+ 时容易使末端氨基基团与 CO_2 形成甲酰化合物，反应向右进行；在肺部，HbO_2 的生成增多，促使 $HHbNHCOOH$ 解离，释放 CO_2 和 H^+，反应向左进行。从整个反应过程可以看出，调节这一反应的主要因素是氧合和脱氧作用，反应本身也具有稳定红细胞内 pH 的作用，具有多方面重要的生理意义。

（二）CO_2 解离曲线

CO_2 的携带依赖于血液中 CO_2 的分压。以血浆中溶解的 CO_2 量（mL/L）与血液 PCO_2 大小之间的关系，可作出 CO_2 解离曲线（carbon dioxide dissociation curve）。血液中 CO_2 的含量随 PCO_2 的升高而增加。与氧解离曲线不同，CO_2 的曲线接近线性而不呈 S 形，而且血液中 CO_2 含量没有饱和点。在静脉血与动脉血分压之间的区段 CO_2 的曲线斜率更大，而且 CO_2 的曲线是随 Hb 的氧饱和度变化而变化的，因此，可对混合静脉血和动脉

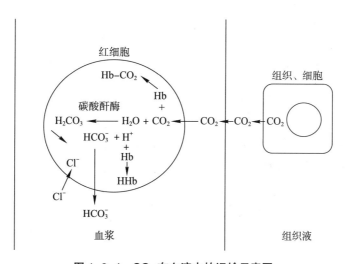

图 1-3-4 CO_2 在血液中的运输示意图

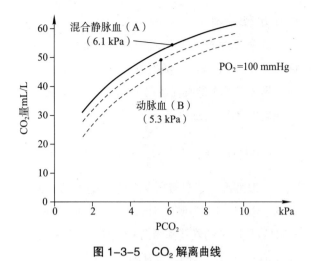

图 1-3-5　CO_2 解离曲线

血作出两条主要的 CO_2 解离曲线（图 1-3-5）。在图 1-3-5 中，A 点是静脉血，其 PO_2 为 5.32 kPa（40 mmHg）、PCO_2 为 6.1 kPa（45 mmHg）情况下血液 CO_2 的含量，约为 520 mL/L；B 点是动脉血，其 PO_2 为 13.3 kPa（100 mmHg）、PCO_2 为 5.3 kPa（40 mmHg）情况下血液 CO_2 的含量，约为 480 mL/L。

（三）血液运输 O_2 与 CO_2 的关联性及其意义

以往曾把 O_2 与 Hb 结合促进 CO_2 释放，而脱氧 Hb 则易与 CO_2 结合的现象，称为霍尔登效应（Haldane effect）。通过分析血液输送 O_2 和 CO_2 的全过程得到以下两方面重要的信息。第一，O_2 和 CO_2 的输送过程对稳定血液 pH 有利。在肺部，Hb 与 O_2 结合形成的 HbO_2 具有较强的酸性，引起 pH 降低，但可以被释放 CO_2 进入肺泡所引起的 pH 增高所抵消；在组织部位，去氧 Hb 酸性较弱，所以去氧 Hb 容易与 CO_2 结合形成 $HHbNHCOOH$，也容易与 H^+ 结合，使 H_2CO_3 解离过程中产生的 H^+ 被及时中和，有利于提高血液运输 CO_2 的量。第二，O_2 及 CO_2 与 Hb 的结合是此消彼长的关系。也就是说，霍尔登效应在组织部位和肺部都具有重要的意义：在外周组织，O_2 的释放能帮助 Hb 结合 CO_2 及促进 HCO_3^- 的形成；在肺部，Hb 与 O_2 的结合能减少 CO_2 与 Hb 的结合和促进 CO_2 的排出。

第二节　肺呼吸对酸碱平衡的影响

酸碱平衡是机体内环境稳态平衡最重要的因素之一，是保证各器官系统功能和组织细胞新陈代谢正常必不可少的条件。临床上许多疾病常伴有酸碱平衡紊乱，酸碱平衡紊乱也常是促使疾病发展甚至不治的关键。肺呼吸通过调节 CO_2 的排出是维持正常酸碱平衡的重要机制之一；发生急性代谢性酸中毒或碱中毒时，肺呼吸状态的改变可以减轻酸碱平衡紊乱的影响，且是唯一较有效和快速的代偿调节机制；肺呼吸功能障碍引起过度通气或严重通气不足则是引起呼吸性酸碱平衡紊乱的直接原因。由于肺呼吸和酸碱平衡之间有如此重要的密切关系，所以，本节将进一步讨论机体的酸碱平衡、酸碱平衡紊乱和肺呼吸对酸碱平衡的影响。

一、酸碱平衡与酸碱平衡紊乱的基本概念

（一）酸碱平衡的概念

1. 正常 pH　体液酸碱度的相对恒定是维持机体内环境稳态和组织细胞正常功能代谢的重要基础，细胞内、外的 pH 受到有效、严格的调控。正常动脉血 pH 处于相对狭窄的范围内，为 7.35 ~ 7.45（$[H^+]$ 范围为 45 ~ 35 mmol/L）。机体通过血液缓冲、肺呼吸和肾脏系统实现对血液 pH 的严格调控。在正常生命活动中，无论内生或外来的酸或碱对血液酸碱度产生的影响，都可以通过这一系列的调节活动使血液 pH 维持在或恢复到正常水平，这就是机体的酸碱平衡（acid-base balance）。

2. 酸性与碱性代谢产物

（1）酸性代谢产物：CO_2、乳酸、磷酸盐和硫酸盐等代谢产物可形成酸性溶液，使 H^+ 浓度增多和 pH 降低。

CO_2 在水溶液中可形成 H_2CO_3，在机体内 CO_2 又可经肺呼吸排出，故称为挥发酸（volatile acid）。机体每日产生的 CO_2 如以形成的 H_2CO_3 量计算，含 H^+ 可多达 15 mol。除碳酸外机体产生的其他酸

性物质，如蛋白质分解代谢产生的硫酸、磷酸、尿酸；糖酵解产生的甘油酸、丙酮酸、乳酸；脂肪分解产生的乙酰乙酸、β-羟丁酸等，因不能由肺呼出，而只能通过肾由尿液排出，故称为非挥发性酸（involatile acid）或固定酸（fixed acid）。每日产生的固定酸所含 H^+ 为 50 ~ 100 mmol。

此外，人体日常摄入酸量，有 H^+ 50 ~ 100 mmol/d。

（2）碱性代谢产物：机体代谢可产生一定量的碱性代谢产物，如 NH_3 和 $NaHCO_3$ 等，其产生量远少于酸性产物；在进食的蔬菜和水果中含柠檬酸盐和苹果酸盐等有机酸盐，经体内代谢也可产生 $NaHCO_3$。

机体可通过 3 种方法调控体内的 H^+ 浓度：①体液的稀释作用；②血浆缓冲系统；③挥发酸和固定酸的排泄作用。

值得注意的是，由于组织细胞是新陈代谢的场所，新陈代谢是产生挥发酸和固定酸的源泉，因此，不同组织细胞根据其代谢和功能的不同，细胞质的 pH 可以不同，但大多远低于细胞外液（以血浆为代表）的 pH。细胞内液特定范围的 pH 对于维持该细胞的正常代谢和功能至关重要。细胞内 H^+ 浓度的调控依赖于：①细胞内液缓冲系统；②酸性产物及时向细胞外移出，如 CO_2 经弥散进入弱碱性的血浆。

3. 缓冲剂　缓冲剂是指既能结合 H^+ 又能释放 H^+ 的物质，构成缓冲系统，因而，即使在产生或摄入较多的酸或碱时也能保持 pH 的相对稳定。在血液中有 4 类缓冲剂，即血红蛋白、血浆蛋白质、磷酸盐和碳酸氢盐。它们构成 KHb/HHb 与 $KHbO_2$/$HHbO_2$、NaPr/HPr、Na_2HPO_4/NaH_2PO_4 和 $NaHCO_3$/H_2CO_3 等缓冲系统。在细胞内液中主要的缓冲剂是磷酸盐和蛋白质，构成的缓冲系统为 K_2HPO_4/KH_2PO_4 和 KPr/HPr。

在各种血浆缓冲剂中起主要缓冲作用的是碳酸氢盐系统，在呼吸内科该系统最具有意义。

CO_2 溶解于水形成碳酸，后者又解离为碳酸氢盐和质子，可由下式表示：

$$CO_2 + H_2O \longleftrightarrow H_2CO_3 \longleftrightarrow H^+ + HCO_3^-$$

这一平衡说明，无论 CO_2 或 HCO_3^- 的变动都将对 pH 发生影响。例如，CO_2 增高将使反应向右发展，增高 H^+ 浓度。由于 CO_2 和碳酸氢盐变化能改变 pH，调节这些成分的含量就能使该系统参与调控酸碱平衡。因此，机体可以通过肺通气调节血浆 CO_2 量，并通过肾脏调节和控制血浆碳酸氢盐的浓度，从而实现对酸碱平衡自稳状态的调节。

4. Henderson-Hasselbalch 方程式　用 Henderson-Hasselbalch 方程式可以计算出由碳酸解离所产生的 pH：

$$pH = pKa + \log([HCO_3^-]/[H_2CO_3])$$

其中 pKa 为 CO_2 的解离常数 6.1，正常血浆 $[HCO_3^-]$ 平均为 24 mmol/L，$[H_2CO_3]$ 为 1.2 mmol/L（相当于 $PaCO_2$ 为 40 mmHg），$[HCO_3^-]/[H_2CO_3]$ 为 20/1，pH 即为 7.4。

该方程式也可以简化作如下表述：

$$[H^+] \propto PCO_2/[HCO_3^-]$$

总之，CO_2 或碳酸氢盐的变化对 pH 的影响为：如果碳酸氢盐没有变化，若 CO_2 增高则 H^+ 浓度将增高；CO_2 减少则 H^+ 浓度将降低；如果 CO_2 没有变化，若碳酸氢盐增多则 H^+ 浓度将降低；碳酸氢盐减少则 H^+ 浓度将增高。当 CO_2 与碳酸氢盐中一方发生了原发性改变（增高或降低），可通过调节机体的肺或肾功能，引起另一方产生相应的改变，使 $[HCO_3^-]/[H_2CO_3]$ 的比值调整至 20/1 左右，则血浆 pH 仍可在正常范围。

（二）酸碱平衡紊乱的概念

在不同病因的作用下，如果机体酸性或碱性物质的量发生明显变化（过多或过少），超过该种物质的正常血浆浓度范围，或由于肺和（或）肾对酸碱平衡的调节机制发生障碍，有使血浆 pH 超越正常范围的倾向或已经超越了正常范围，称为酸碱平衡紊乱（acid-base disturbance）。

引起酸碱平衡紊乱的原因有两大类，其一为原发病因引起机体血浆酸性或碱性物质的过度增多或减少，或存在水、电解质平衡紊乱的基础上引起血

浆 H^+ 浓度发生改变；其二是由原发病因引起的肺呼吸功能和（或）肾功能的异常改变，导致其调节酸碱平衡的功能障碍。当动脉血 pH 超出正常范围，如果血液 pH 低于 7.35，称为酸中毒；如果高于 7.45，则称为碱中毒，二者的酸、碱中毒是属于失代偿性。但当机体酸性或碱性物质的量变已超过其正常范围，此时通过一定的代偿性调节机制可使对应的碱性或酸性成分发生同向类似的改变，使得血浆 $[HCO_3^-]/[H_2CO_3]$ 比值尚维持在 20/1 左右，血液 pH 就可维持在正常范围，这说明机体发生了酸碱平衡紊乱，属于代偿性酸碱平衡紊乱。

一般情况下，机体能耐受短时间血液 pH 较大幅度的变化（pH 6.8~7.8），尽管如此，如果血液在 pH 6.8 持续稍长时间，常常不能再恢复。

二、酸碱平衡紊乱的基本类型、代偿特点和病因

（一）酸碱平衡紊乱的基本类型

由上所述，酸碱平衡紊乱可以分为酸中毒（血浆 H^+ 浓度增高）和碱中毒（血浆 H^+ 浓度降低）两类；根据发生酸碱平衡紊乱时血液 pH 是否在正常范围，又可以分别把酸中毒和碱中毒分为代偿性酸或碱中毒及失代偿性酸或碱中毒等不同类型。从 Henderson-Hasselbalch 方程式能发现酸中毒可因 PCO_2 增高和（或）HCO_3^- 减少引起；同样，碱中毒的发生可因 PCO_2 减少和（或）HCO_3^- 增高引起。如果由于 CO_2 发生原发性改变所导致的酸碱失平衡，就称为呼吸性的酸碱平衡紊乱；如果原发改变为碳酸氢盐时，则称为代谢性的失调。因此，酸碱平衡紊乱分为 4 种基本类型：呼吸性酸中毒、呼吸性碱中毒、代谢性酸中毒和代谢性碱中毒。

（二）酸碱平衡紊乱的代偿特点

酸碱平衡紊乱的代偿主要依赖于肾脏和肺呼吸对酸碱平衡调节潜能的发挥。由于肾脏和肺有一定能力把酸碱平衡紊乱纠正到正常值，即存在代偿的可能性，所以，即使在呼吸性失调时并不只存在 CO_2 的异常，碳酸氢盐也可以有改变。同样，在代谢性失调时 CO_2 也可以有异常改变。两个系统的代偿方式表现为呼吸系统改变通气，其发生很快；而肾脏改变碳酸氢盐的排泄，需要 2~3 天，肾脏发挥最大的代偿潜能，通常需要 7 天。呼吸性酸碱平衡紊乱往往由于肺通气障碍或通气过度引起，所以肺往往不能发挥代偿作用，或代偿不明显。同样，如果是由于肾对酸碱平衡调节障碍所引起的代谢性酸碱平衡紊乱，也不存在肾脏的代偿调节作用。

因此，当肺或肺外疾患影响通气和气体交换效率时，引起的 $PaCO_2$ 改变将对机体的酸碱平衡状态产生影响，可引起呼吸性酸或碱中毒。同样，当发生代谢性失调时，生理情况下呼吸系统能很快并较为有效地起一定的代偿作用，但如果同时存在呼吸系统疾病的情况下，代偿的发生将需要更多的时间，代偿能力也有限；肾脏的代偿发生相对较慢。在临床实践中，碳酸氢盐的变化常是慢性肺疾患，而不是急性肺疾患的一种特点。

（三）四种基本酸碱平衡紊乱类型的发病原因和代偿方式

为了能清楚地理解呼吸性酸中毒和呼吸性碱中毒的概念和病因，先对高碳酸血症与低碳酸血症及低通气与高通气作一介绍。

高碳酸血症（hypercapnia）是指血液中 CO_2 分压（浓度）过高，$PaCO_2 > 50$ mmHg（也有认为是 > 45 mmHg）。随着高碳酸血症严重程度的增加，可出现严重程度不同的临床症状，如外周血管扩张（peripheral vasodilation）、冲脉（bounding pulse）、扑翼样震颤（asterixis，flapping tremor）或称为手扑动（hand flap）、谵妄（confusion）、嗜睡（drowsiness）、视神经盘水肿（papilloedema）和昏迷（coma）等。低碳酸血症指血液中 CO_2 降低，$PaCO_2 < 35$ mmHg。

为了维持机体的正常功能，通气必须与组织的代谢需要相适应。也就是说，组织代谢所消耗的 O_2 必须由血液从肺泡获得等量的 O_2。或者，在肺泡部位必须把由组织代谢产生的 CO_2 等量排放出去。

所谓低通气（hypoventilation），是指通气不能

满足代谢需要的状态；而高通气（hyperventilation）是指通气超过代谢需要的状态，低通气和高通气是与"通气量降低"及"通气量增高"概念不同的另一类术语。

根据肺泡通气方程式公式的推导，所谓肺泡通气平衡是指：如果组织中的 CO_2 产量与 CO_2 的呼出量（在静息时）相等，则肺泡 PCO_2（即 P_ACO_2）与肺泡通气量成反比，即肺泡通气平衡的公式为：

$$P_ACO_2 = K \times VCO_2/V_A$$

这里，VCO_2 是呼出的 CO_2 容积；V_A 是肺泡通气量；K 是常数。这一平衡的意义在于：增加肺泡通气量 V_A 能增加从肺排出的 CO_2 的浓度。

由于肺泡气 CO_2 是与血液平衡的，能以 $PaCO_2$ 对 P_ACO_2 作估计。这样，可以看出通气如何影响 CO_2 分压，而且在临床上可以用血液 CO_2 分压显示低通气和高通气。

分析 P_ACO_2 与 P_AO_2 的关系，就可以看到高通气和低通气如何影响肺泡氧。可运用肺泡气体平衡公式：

$$P_AO_2 = P_iO_2 - (P_ACO_2/R)$$

P_iO_2 为吸入气中的氧分压，而 R 为呼吸交换率（或 CO_2 产生与 O_2 消耗之间的比率，正常为 0.8）。

正常人作轻度或中度运动不会引起高通气，通过呼吸深度的增加（呼吸深快）使肺通气量增高，可以平衡运动中增高的代谢需要。但是，在某些病因作用下，可以引起高通气或低通气，即对代谢需要而言，出现了通气过度或通气不足的情况（表 1-3-1）。

1. 呼吸性酸中毒（respiratory acidosis）是血液 PCO_2 增高的结果，其病因概括为：低通气（排出 CO_2 减少）和通气（V）与血液灌流（Q）不匹配。引起通气减少或 V/Q 失调的常见疾病或病理变化包括：①慢性阻塞性肺疾病（COPD）；②哮喘；③阻塞气道（由于肿瘤或异物）；④自发性肺塌陷，脑干病变；⑤胸壁的创伤；⑥降低呼吸动力（通气）的药物，包括吗啡、巴比妥酸盐和普通麻醉药的使用不当。

表1-3-1　高通气与低通气的比较

	原因	结果
高通气	焦虑不安	对代谢需要而言，通气过度
	脑干损伤	由肺排出 CO_2 过多
	药物	$PaCO_2 < 40$ mmHg
低通气	气道阻塞（哮喘、慢性气道阻塞性疾病、异物）	对代谢需要而言，通气过低
	脑干损伤	由肺排出 CO_2 不足
	气胸或肺不张	$PaCO_2 > 40$ mmHg
	创伤（如肋骨骨折）	
	药物，尤其为阿片类	

根据 Henderson-Hesselbach 方程式，PCO_2 增高引起 H^+ 浓度的增高和血浆 pH 降低，例如，当血液 PCO_2 从 40 mmHg 增高到 70 mmHg 时，血液 pH 可从 7.4 降低到低于 7.25；如果 PCO_2 的增高是缓慢发生的，可以通过肾脏代偿，使血浆碳酸氢盐浓度增高，减轻 H^+ 浓度增加的程度，有可能在 PCO_2 达到 70 mmHg 时血液 pH 仍维持在 7.35~7.45。

肾对慢性呼吸性酸中毒代偿的机制为：血液中的 H^+ 浓度增高导致肾小球滤过的 H^+ 增多，这样就会增强 HCO_3^- 的重吸收、增加 HCO_3^- 的生成。于是，血浆 HCO_3^- 增加对增高的 $[H^+]$ 起代偿作用，即肾脏的代偿能力增强，使血液的 pH 趋于正常。

2. 呼吸性碱中毒（respiratory alkalosis）是血液 PCO_2 降低的结果，通常由肺泡高通气（CO_2 经肺排出过多）引起。肺泡高通气有通气量增高和高通气两种情况，常见疾病或病理变化为：①通气量增高：可因肺炎时低氧的驱动、弥漫性间质性肺疾患和高海拔等原因引起。②高通气：见于脑干损伤、感染引起发热、药物（如阿司匹林）和癔症性过度呼吸等。

PCO_2 降低可导致血浆 H^+ 浓度降低和血液 pH 增高。例如，当血液 PCO_2 从 40 mmHg 降低到 20 mmHg 时，血液 pH 可从 7.4 增高到大于 7.6；如果 PCO_2 的降低发展相对缓慢，可以通过肾代偿，使血浆碳酸氢盐浓度降低，减轻 H^+ 浓度降低的程度，有可能在 PCO_2 达到 20 mmHg 时血液 pH 仍维持在 7.35 ~ 7.45 之间。

肾对慢性呼吸性碱中毒代偿的机制为：血液中的 H^+ 浓度降低导致肾小球对 H^+ 滤过的减少，可进一步引起：①减少 HCO_3^- 的重吸收；②减少 HCO_3^- 的生成。于是，血浆 [HCO_3^-] 下降，对 [H^+] 的降低进行代偿，即肾的代偿降低，使 pH 维持在正常范围内。

3. 代谢性酸中毒（metabolic acidosis）　是体内 H^+ 过多的结果，从而使碳酸氢盐浓度降低，使方程式 $CO_2 + H_2O \longleftrightarrow H_2CO_3 \longleftrightarrow H^+ + HCO_3^-$ 向左移动。呼吸未受影响，因此，最初的 PCO_2 是正常的。

代谢性酸中毒的病因可归纳为四类：①固定酸摄入过多；②固定酸产生过多；③固定酸排出障碍；④ HCO_3^- 丢失过多（表 1-3-2）。

表 1-3-2　代谢性酸中毒和代谢性碱中毒的主要病因

类型	发病原因
代谢性酸中毒	固定酸摄入过多
	含有机阴离子的物质中毒：水杨酸、甲醇等中毒
	固定酸产生过多
	① 乳酸酸中毒：生成过多、肝利用乳酸能力降低、其他代谢障碍（糖尿病、白血病）
	② 酮症酸中毒：糖尿病严重阶段、长期饥饿
	固定酸排出障碍
	急、慢性肾衰竭少尿期：酸性代谢产物产生增多、排出障碍、肾对酸碱平衡的调节障碍。引起的酸中毒又称尿毒症性酸中毒
	HCO_3^- 丢失过多
	① 肠液、胰液、胆汁的大量丧失
	② 肾小管性酸中毒（分Ⅰ~Ⅳ型）：肾小球滤过率（GFR）无明显降低而肾小管功能障碍（ HCO_3^- 重吸收缺陷；泌 H^+ 或同时排 K^+ 障碍；醛固酮分泌不足或肾小管对醛固酮反应性降低）
	③ 长期大量应用碳酸酐酶抑制剂
	④ 大量使用含氯成酸性药物：氯化铵；大量输入生理盐水使血液 $NaHCO_3$ 稀释和提供 Cl^-
代谢性碱中毒	H^+ 丢失和（或） HCO_3^- 重吸收增强
	① 呕吐使大量胃液丢失
	② 低钾血症或低氯血症
	③ 原发性或继发性醛固酮增多
	④ 长期使用促进 Na^+ 、 Cl^- 排出和 HCO_3^- 重吸收的较强效利尿药
	HCO_3^- 过度负荷
	肾功能降低时，过多、过速的碱负荷（乳酸钠或 $NaHCO_3$ 的使用）

代谢性酸中毒时，血浆 [H^+] 增高或 HCO_3^- 丢失的直接结果是使血浆 [HCO_3^-] 降低，最初呼吸未受影响（ PCO_2 为 40 mmHg）时，若 [HCO_3^-] 由 24 mmol/L 降低到 18 mmol/L，血液 pH 约可降至 7.3；通过呼吸代偿使 PCO_2 降低可减少血浆 [H_2CO_3] 浓度，后者的影响是使 pH 增高，可抵消

因血浆 [HCO_3^-] 降低引起的 pH 变化。

代谢性酸中毒时呼吸代偿的发生机制与 pH 降低（[H^+] 增高）被外周化学感受器所感知，引起呼吸中枢兴奋和肺通气增高有关。代偿结果使 PCO_2 降低。 PCO_2 降低除了前述的能使 H^+ 浓度降低、pH 增高趋于正常外，也使方程式 $CO_2 +$

$H_2O \longleftrightarrow H_2CO_3 \longleftrightarrow H^+ + HCO_3^-$ 进一步向左发展，降低 H^+ 和碳酸氢盐的浓度。

单纯呼吸代偿往往不能完全纠正 PCO_2、$[HCO_3^-]$ 和 $[H^+]$ 的值，因为高通气能使 PCO_2 降低的能力有一定限度。只有纠正代谢性缺陷，从机体清除过多的 H^+ 或恢复丢失的碳酸氢盐，才能根本使之纠正，所以，如果肾功能正常且代谢性酸中毒的发展并不过于急速，肾的代偿仍然是最有效途径。

4. 代谢性碱中毒（metabolic alkalosis）是碳酸氢盐增高或 H^+ 浓度降低的结果。观察方程式 $CO_2 + H_2O \longleftrightarrow H_2CO_3 \longleftrightarrow H^+ + HCO_3^-$，当右侧 H^+ 减少能促使反应向右发展，结果使碳酸氢盐增加。H^+ 浓度减少使 pH 增高，最初，PCO_2 也是正常的。

代谢性碱中毒的病因与呕吐时胃液大量丧失所致 H^+ 丢失、激素或利尿剂使钾离子丢失或因多种原因引起 HCO_3^- 重吸收的增强有关，临床使用碱性药物不当可以引起 HCO_3^- 过度负荷，在肾功能不全时也容易发生代谢性碱中毒（表1-3-2）。

代谢性碱中毒时增高的 pH 可为外周化学感受器所感知，引起代偿性呼吸变浅变慢，使通气降低而血浆 PCO_2 继发性增高。其结果，一方面使 H^+ 浓度代偿性升高，维持 $[HCO_3^-]/[H_2CO_3]$ 比值接近正常，使得异常增高的 pH 趋向正常；另一方面，也促进上述方程式进一步向右发展，增高 H^+ 和碳酸氢盐浓度。

呼吸代偿是通过肺泡低通气实现的，然而，这种代偿方式是有限度的，通气量减少很少能达到完全代偿纠正代谢性失调。只有通过消除引起 H^+ 浓度降低或碳酸氢盐浓度增高的病因，并经肾代偿，减少 H^+ 的分泌和增加对碳酸氢盐的排出，才能纠正。

事实上，在发生代谢性碱中毒时，若肾功能正常，肾小球滤过的碳酸氢盐可明显增多；而近曲小管分泌的 H^+ 减少，小管内 HCO_3^- 与 H^+ 结合进而对碳酸氢盐的重吸收减少；远曲小管和集合管也可发生主动分泌排出碳酸氢盐的情况，所以，对于代谢性碱中毒，肾的代偿也是十分重要的途径。

单纯型酸碱平衡紊乱时酸碱平衡指标的变化见表1-3-3。

表1-3-3　单纯型酸碱平衡紊乱时酸碱平衡指标的变化

类型	性质	$PaCO_2$	SB	AB	BB	BE	pH
呼吸性酸中毒	原发变化	↑	–	> SB	–	–	失代偿时 < 7.35
	代偿改变	呼吸无代偿	↑	↑，> SB	↑	（+）↑	
呼吸性碱中毒	原发变化	↓	–	< SB	–	–	失代偿时 > 7.45
	代偿改变	呼吸无代偿	↓	↓，< SB	↓	（−）↑	
代谢性酸中毒	原发变化	–	↓	↓	↓	（−）↑	失代偿时 < 7.35
	代偿改变	↓，（AB > SB）	增高趋于正常				
代谢性碱中毒	原发变化	–	↑	↑	↑	（+）↑	失代偿时 > 7.45
	代偿改变	↑，（AB < SB）	降低趋于正常				

（四）混合型酸碱平衡紊乱

由于病因不同或疾病过程中出现并发症或治疗措施不当等原因，可以有多种单纯型酸碱平衡紊乱同时存在于同一患者病程中的情况，这称为混合型酸碱平衡紊乱。混合型酸碱平衡紊乱有二重性和三重性两大类。二重性酸碱失调又分为：①相加性混合型酸碱平衡紊乱，如呼吸性酸中毒合并代谢性酸中毒或呼吸性碱中毒合并代谢性碱中毒；②相消性混合型酸碱平衡紊乱，如呼吸性酸中毒合并代谢性碱中毒、呼吸性碱中毒合并代谢性酸中毒或代谢性酸中毒合并代谢性碱中毒。三重性酸碱失调有呼吸性酸中毒、代谢性酸中毒合并代谢性碱中毒及呼吸性碱中毒、代谢性酸中毒合并代谢性碱中毒。无论如何，不可能在同一患者同时出现呼吸性酸中毒合并呼吸性碱中毒的情况。

三、酸碱平衡紊乱对机体的主要影响

酸碱平衡紊乱的影响是全身性的，影响的性质和大小取决于原发病的严重程度，紊乱发生的速度与机体的代偿状况，以及有无明显的并发症（如血钾变化）等因素。

（一）酸中毒对机体的影响

1. 中枢神经系统　代谢性酸中毒时，出现以中枢神经系统（CNS）功能抑制为特点的症状，如乏力、嗜睡或昏迷。这是因为酸中毒使细胞的生物氧化酶活性降低，ATP 合成障碍；同时，谷氨酸脱羧酶活性增强，γ- 氨基丁酸增多使中枢抑制。呼吸性酸中毒时，脂溶性 CO_2 可迅速进入中枢，直接引起脑血管扩张和脑血流增加，使颅内压增高，出现以夜间和晨起为重的持续性头痛，还因脑内 pH 明显下降出现精神错乱、震颤、谵妄或嗜睡等症状。严重失代偿性呼吸性酸中毒（$PaCO_2 > 80\ mmHg$）可发生 CO_2 麻醉状态，引起严重的 CNS 功能障碍，甚至呼吸抑制。

2. 心血管系统　酸中毒若出现高钾血症可引起心律失常或心脏停搏。血浆 H^+ 浓度增高直接影响心肌的兴奋 - 收缩偶联，降低心肌收缩力，并使舒张功能障碍，pH < 7.20 时心输出量显著降低。严重酸中毒时血管平滑肌对儿茶酚胺的反应性降低，引起血管扩张和血压下降。

3. 电解质　酸中毒可引起血钾增高。由肾衰竭引起的酸中毒，高钾血症尤为明显。

4. 血液系统　酸中毒时容易产生血栓形成倾向，因为：①血液的凝血活性增高，抗凝功能降低，血小板易于活化，出现高凝状态；②红细胞膜的僵硬度增加，血黏度增高；③酸中毒引起血管内皮细胞损伤。

5. 骨骼系统　慢性酸中毒引起骨盐溶解，在儿童可影响骨骼生长发育；在成人可引起骨软化症。

（二）碱中毒对机体的影响

1. 中枢神经系统　严重代谢性碱中毒时，出现以 CNS 过度兴奋为特点的症状，如烦躁不安、精神错乱、谵妄或昏迷。这是因为中枢 pH 增高，γ- 氨基丁酸生成减少和代谢转化加速，对中枢的抑制作用减弱；同时，pH 增高也使氧解离曲线左移，导致脑组织缺氧。急性呼吸性碱中毒由于 $PaCO_2$ 降低，引起脑血管收缩和脑血流减少，易引起头痛、头晕和意识改变等症状。

2. 电解质　碱中毒时常伴有低钾血症。严重低钾血症可引起心律失常。

3. 神经 - 肌肉兴奋性　碱中毒时血浆游离 Ca^{2+} 浓度降低，导致肌细胞兴奋的阈电位降低，故神经 - 肌肉应激性增高，出现面部和肢体肌肉抽动、手足搐搦或惊厥。呼吸性碱中毒时这类症状更明显。发生惊厥的原因之一也与中枢 γ- 氨基丁酸含量减少有关。碱中毒引起低钾血症时，可能掩盖低钙血症使应激性增高的症状，血钾浓度被纠正后才明显出现抽搐症状。

四、酸碱平衡紊乱防治的病理生理学基础

及时合理处理酸碱平衡紊乱，对原发病治疗、预防并发症甚至对生命的抢救有十分重要的意义。其防治原则为：①合理使用纠正 pH 的药物；②注意纠正水、电解质平衡紊乱和恢复血容量；③防治原发病。对酸碱平衡紊乱的处理，有一些值得注意的问题：

1. 某些酸碱平衡紊乱，必须在有效控制或治疗原发病后才有可能被纠正。例如，糖尿病酮症酸中毒应积极治疗糖尿病，通气障碍引起的呼吸性酸中毒应积极改善患者的通气状况。

2. 处理酸碱平衡紊乱也应考虑机体的代偿情况。例如，慢性呼吸性酸中毒时用机械通气若迅速恢复 $PaCO_2$ 至正常，由于肾处在高水平重吸收 HCO_3^- 的状态，故反而会出现代谢性碱中毒；若持

续过度通气又可发生呼吸性碱中毒。

3. 伴有钾代谢紊乱时，应预防血钾变化对心功能的严重影响。例如，严重腹泻引起脱水时可发生低钾性 – 高血氯性代谢性酸中毒，若先用 $NaHCO_3$ 纠正酸中毒，可能使血钾进一步降低并引起心律失常。所以，应先使用 KCl 适当提高血钾浓度，再用 $KHCO_3$ 纠正酸中毒。

4. 注意对影响酸碱平衡紊乱的因素的处理。对酸碱平衡紊乱的处理，除了注意呼吸和肾功能的影响外，水、电解质平衡也是值得注意的因素。以对代谢性碱中毒的处理为例：一些病因引起代谢性碱中毒时，可能同时存在血 K^+ 和 Cl^- 降低、脱水和醛固酮增高等改变，这些因素都能使肾排 HCO_3^- 减少而有利于 HCO_3^- 在血液中蓄积。因此，消除这些因素产生的影响有利于碱中毒的纠正。对于伴有血 Cl^- 和（或）有效循环血量降低的代谢性碱中毒，临床上用生理盐水输注有治疗作用，这类代碱就称为盐水反应性碱中毒。因为生理盐水的 pH 较低，用它可补充 Cl^-，提高有效循环血量并纠正继发性醛固酮增多。但是，对于血［K^+］降低者必须补 K^+，对于伴有原发性醛固酮增多的应使用醛固酮拮抗剂，才有助于碱中毒的纠正。这类代碱对生理盐水治疗无效，也称为盐水抵抗性代谢性碱中毒。

（黄　莺）

数字课程学习

⬇ 教学PPT　　　　✍ 自测题

第四章

呼吸系统疾病的病理学

关键词

病理标本	病理诊断	适应	损伤
死亡	再生	炎症	肿瘤
慢性气道疾病	慢性支气管炎	肺气肿	支气管扩张症
肺炎	小叶性肺炎	大叶性肺炎	间质性肺炎
肺结核	支气管肺癌		

呼吸系统病理学（respiratory pathology）是针对呼吸系统肿瘤及非肿瘤疾病病因、发病机制、临床表现、病理改变及病理诊断的病理学。其根本目的是阐明呼吸系统疾病的本质及发生发展规律，为临床实践工作及疾病防治提供理论基础。同时，病理学也为许多呼吸疾病的诊治研究，如慢性阻塞性肺病、肺肿瘤、肺免疫相关性疾病等提供重要的理论参考。

第一节　呼吸系统疾病临床病理标本

组织学标本（biopsy）即通过粗针穿刺、局部切取等活检方法获得的肺及相关组织的标本，镜下保留完整的细胞形态、细胞排列方式、相邻不同来源细胞结构关系及一定的细胞生物学行为，用以判断所取标本的性质、分化、分期等临床病理诊断。根据标本大小、取材目的等可分为活检小标本及手术切除大标本。

1. 活检小标本　多以支气管镜下夹取、支气管镜下超声引导粗针穿刺、经皮肺组织穿刺等方式获取，所取得的组织较为细小，一般用于肺部炎症性疾病诊断、术前明确肿块性质、术前新辅助化疗或姑息性治疗前明确性质等。其优点是组织损伤小、患者耐受性好、可重复性操作等；缺点是不能完整体现病变全貌，若为坏死显著病变时不易获取病变显著的组织，在获取组织时容易因为操作原因导致组织细胞挤压损伤明显，影响病理诊断。

2. 手术切除大标本　多由胸腔镜下切除的部分或整叶连同病变的肺组织，具有完整的肺部病变及病变周围肺组织，包括相邻的淋巴结组织，可明确病变性质、分化程度、分级及分期，并可用于分子病理诊断，明确基因改变类型。

细胞学（cytology）标本是通过采集病变部位细胞，直接涂抹于载玻片或以液基薄层细胞学检查（thin-prep cytology test，TCT）方式制片，经染色后，光镜检查并诊断。其细胞来源可为呼吸道脱落的细胞，如痰液等；可为通过支气管镜下刷取细胞或收集的肺泡灌洗液；可为肺细针穿刺标本印片或穿刺液（fine needle aspiration，FNA）；可为患者体液（如胸腔积液、心包积液等）。细胞学标本可用于疾病诊断、疾病筛查、疾病预防、预后观察等，其操作简单、成本较低、患者耐受性好、便于推广，但由于细胞学标本没有组织学结构，仅有细胞形态及少量的细胞排列方式（如成团排列、条索状排列等），部分情况（如炎症病变）下细胞异常改变与细胞肿瘤性病变在形态上有交叉存在，对于病变中细胞类型及来源、细胞良恶性判断、细胞生物学行为判断及部分炎症性病变（如肺结核）诊断、自身免疫病（如肺结节病）诊断、软组织肿瘤诊断等具有局限性。

第二节　呼吸系统疾病病理诊断方法

1. 冷冻组织快速切片（frozen section）诊断是一种在低温条件下（-20℃）使组织快速冷却到一定硬度，然后进行切片，用于快速病理诊断的方法，一般要求病理科医师在收到标本后 30 min 内做出诊断，为手术医师及时选取最佳手术方案提供重要依据。由于快速冰冻处理的组织标本未经过有效的固定，组织细胞有一定的肿胀、变性，其细胞形态、组织结构、染色质量均逊于石蜡组织切片，且快速病理诊断需要诊断医师具有较为丰富的组织学诊断经验、良好的心理素质，因此冷冻切片诊断是一项高技术、高难度、高风险的病理项目，也是临床病理实践中最重要、最难的一项工作。

2. 石蜡包埋组织学切片（paraffin section）诊断　是组织学常规制片技术中最为广泛应用的方法，其主要过程是先将组织经脱水、浸蜡、石蜡包埋后制作成组织石蜡块，再进行超薄切片、制片。石蜡切片不仅用于观察正常细胞组织的形态结构，也是病理学和法医学研究、观察及判断细胞组织的形态变化的主要方法，而且已相当广泛地应用于许多其他学科领域的研究中。石蜡组织也是病理科常规长期保存标本的主要手段。石蜡制片程序及环节繁多，需数日才能完成 1 个周期，但切片可长期保存，供教学、科研及病理诊断和复查，并可利用蜡块做其他项目的回顾性研究。

3. 细胞学诊断 是病理诊断技术中诊断周期最短、成本最低、所需设备较为简单的诊断方法。标本采集相对于组织学较为容易，可多次重复采集，患者耐受性好。标本一般通过直接涂抹于载玻片上，或通过液基薄层制片机（分为离心膜转移式制片技术和离心沉降式制片技术）制片，并经过常规苏木素 – 伊红（hematoxylin-eosin，HE）染色或者巴氏染色（Papanicolaou stain）后成片，用光镜阅片诊断。体液脱落细胞亦可行离心沉淀（50 mL 积液，离心转速 2 500 ~ 3 000 r/min，5 min），沉淀物经脱水后行石蜡包埋、切片，此法可结合免疫组织化学染色法，用以诊断及鉴别诊断。体液离心沉淀石蜡包埋切片辅以免疫组化染色是肺肿瘤转移至胸腹水常见的行之有效的诊断方法。

4. 分子病理诊断

（1）一代测序：利用 Sanger 测序——双脱氧末端终止法的原理，将被荧光标记的双脱氧核三磷酸（ddNTP）掺入脱氧核苷三磷酸（dNTP）中，由于 ddNTP 随机掺入，PCR 产物从引物之后的第一个碱基开始，每一个位置都有可能是 ddNTP。由于 ddNTP 缺乏链延伸所需要的 3′-OH，链的延伸就选择性地在 G、A、T 或 C 处终止。这样的 PCR 产物与普通 PCR 不一样，不能形成一条电泳带，而是一组长度相差一个碱基的成百上千个片段。它们具有共同的起始点，终止在不同的核苷酸上，每一个

碱基都有相同的概率被终止。将得到的不同大小的片段进行毛细管电泳，通过对荧光信号的采集和拼接，最终获得目的片段的序列。

（2）荧光原位杂交（fluorescence in situ hybridization，FISH）：基本原理是通过标记的 DNA 探针与细胞核内的 DNA 靶序列杂交，获得细胞内多条染色体（或染色体片段）或多种基因状态的信息。用已知的荧光素标记单链核酸作为探针，按照碱基互补的原则，与待检材料中未知的单链核酸进行特异性结合，形成可被检测的杂交双链核酸。由于 DNA 分子在染色体上是沿着染色体纵轴呈线性排列，因而探针可以直接与染色体进行杂交从而将特定的基因在染色体上定位。

（3）突变扩增阻滞系统（amplification refractory mutation system，ARMS）：设计与突变序列匹配的引物（ARMS 引物），使其能够特异性识别突变序列（末位碱基 T），并进行 PCR 扩增；突变型探针在 PCR 扩增过程中被水解，荧光基团和淬灭基团分离，产生荧光信号；而野生型的 DNA 序列（末位碱基 G）不能与探针结合，从而无法进行 PCR 扩增（图 1-4-1）。

（4）二代测序（next generation sequencing）技术：高通量测序技术是对传统测序一次革命性的改变，一次对几十万到几百万条 DNA 分子进行序列测定，因此在有些文献中称其为高通量二代测序技术，足见其划时代的改变；同时高通量测序使得对一个物种的转录组和基因组进行细致全貌的分析成为可能，所以又被称为深度测序（deep

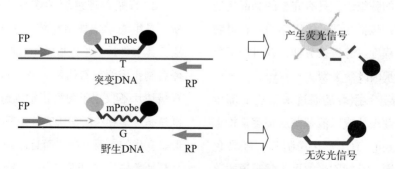

图 1-4-1 突变扩增阻滞系统

FP：正向引物；RP：反向引物；mProbe：突变型探针

sequencing）。随着第二代测序技术的迅猛发展，人们越来越频繁地应用第二代测序技术来解决生物学问题。比如在基因组水平上对还没有参考序列的物种进行从头测序（de novo sequencing），获得该物种的参考序列，为后续研究奠定基础；对有参考序列的物种，进行全基因组重测序（re-sequencing），在全基因组水平上扫描并检测突变位点，发现个体差异的分子基础。在转录组水平上进行全转录组重测序（whole transcriptome re-sequencing），从而开展可变剪接、编码序列单核苷酸多态性（cSNP）等研究；或者进行小分子 RNA 测序（small RNA sequencing），通过分离特定大小的 RNA 分子进行测序，从而发现新的 microRNA 分子。在转录组水平上，与染色质免疫共沉淀（ChIP）和甲基化 DNA 免疫共沉淀（MeDIP）技术相结合，从而检测出与特定转录因子结合的 DNA 区域和基因组上的甲基化位点。

这边需要特别指出的是二代测序结合微阵列技术而衍生出来的应用——目标序列捕获测序技术（targeted re-sequencing）。这项技术首先利用微阵列技术合成大量寡核苷酸探针，这些寡核苷酸探针能够与基因组上的特定区域互补结合，从而富集到特定区段，然后用第二代测序技术对这些区段进行测序。目前应用最多的是人全外显子组捕获测序。科学家们目前认为外显子组测序比全基因组重测序更有优势，不仅仅是费用较低，更是因为外显子组测序的数据分析计算量较小，与生物学表型结合更为直接。

（金宇飚　蔡毅然）

第三节　呼吸系统正常组织结构与基本病理改变

一、肺部的正常组织结构

肺是机体进行气血交换的重要器官。肺表面被覆肺膜，即脏层胸膜。右肺由上、中、下三叶组成，左肺分上、下两叶，肺叶之间由叶间隔分隔。左肺上叶的舌段可相当于右肺的中叶，与其连接的支气管较长且狭窄，当受到一些病变的侵袭和压迫时，较易引起左肺舌段和右肺中叶的炎症和阻塞。成人支气管一般经约 23 级分级到达肺泡，气管和支气管管壁分为 4 层，即黏膜层、黏膜下层、肌层和浆膜层。黏膜上皮由假复层纤毛柱状上皮、杯状细胞、神经内分泌细胞及基底细胞组成，黏膜下层有浆液性及黏液性腺体。气管和支气管管壁上有软骨，对气道起到支撑作用。细支气管管径大约 1 mm，它是肺内最小的没有气体交换功能的管腔，其末端称为终末细支气管（terminal bronchiole）。终末细支气管向下连接呼吸性细支气管（respiratory bronchiole）。呼吸性细支气管常表现为管壁一侧为细支气管上皮，另一侧为肺泡，其壁上出现肺泡开口，呼吸性细支气管平均分为 3 级，向下连接肺泡管和肺泡囊。

1. 肺腺泡　肺泡 I 级呼吸性细支气管及其远端所属的肺组织称为肺腺泡（acinus），是肺的基本功能单位。在病理组织学上，肺腺泡是肺部炎症性疾病进展、播散以及肺气肿分类的重要组织学基础。肺气肿依据病变在肺腺泡中的位置，分为腺泡中央型、腺泡周围型、全腺泡型。

2. 肺小叶　3～5 个肺腺泡构成肺小叶。它是肺内有纤维组织间隔分割的最小肺单位。

3. 肺泡　肺泡大小为 150～500 μm，平均为 250 μm。肺泡壁上的肺泡间孔是肺泡间气体扩散的通道，也为渗出液或细菌的扩散提供了条件。肺泡腔内有 I 型和 II 型肺泡上皮被覆，I 型肺泡上皮细胞极其扁平，长达 50 μm，覆盖 90% 以上的肺泡表面，约占肺泡上皮总数的 40%。I 型肺泡上皮、基底膜和肺泡壁毛细血管内皮细胞共同构成气血屏障，是气体交换必经的组织结构。II 型肺泡上皮细胞立方形，核位于基底部，胞质内含有大量的嗜锇性板层小体和丰富的细胞器、充分发育的内质网及高尔基体。II 型肺泡上皮细胞能分泌表面活性物质

（surfactant）。肺表面活性物质是一种脂蛋白，具有降低肺表面张力，维持肺泡直径及小气道通畅，防止肺萎缩的功能。此外，Ⅱ型肺泡上皮细胞也是一种储备细胞，具有较强的抗损伤能力，当Ⅰ型肺泡上皮细胞受到损伤时，Ⅱ型肺泡上皮细胞可以增生，并分化成Ⅰ型肺泡上皮细胞。如急性肺损伤时，在恢复前期就以Ⅱ型肺泡上皮增生为特点。

4. **肺血管** 肺动脉起源于右心室，携带静脉血到达肺部，进行气血交换。肺的大静脉在肺门部与相应肺动脉相伴随，但在肺实质中，肺静脉沿小叶间隔走行，并不与肺动脉相伴行。因此，在肺组织切片寻找肺静脉比较可靠的方法是在小叶间隔与胸膜交汇处。在肺组织切片上，肺动脉具有内外两层弹力板，而肺静脉只有外弹力板。某些病理状态下，如肺动脉高压时，肺静脉可发生动脉化，因此肺的动、静脉辨别较为困难，这时肺动静脉的分布特点是鉴别的主要依据，即伴随支气管、细支气管走行的是肺动脉，走行于小叶间隔的是肺静脉。支气管动脉是肺组织的供养血管，一般起源于降主动脉，支气管动脉沿支气管血管束走行，其分支在支气管黏膜、肌层和外膜形成丛状毛细血管网，滋养支气管壁及胸膜、小叶间隔的纤维结缔组织，其静脉最后汇入肺静脉。

5. **淋巴管** 在肺泡囊及肺泡壁无淋巴管分布，周围肺组织的淋巴管网起源于肺腺泡的周边部，汇入小叶间隔。肺组织淋巴管网主要围绕支气管血管束、小叶间隔及胸膜分布。这些淋巴管组织，在正常情况下不易分辨，在一些病理状态下，如肺水肿、弥漫性淋巴瘤病、淋巴管瘤病时变得明显。

6. **肺间质**（lung mesenchyme） 是肺的纤维结缔组织支架，含有血管、淋巴管及纤维组织。肺有双重的血管供血系统。肺动脉伴随气道走行，逐级分支，在肺泡壁内形成丰富的毛细血管网，这种毛细血管网为气血交换提供了最大的表面积。在周围肺组织，肺间质为肺泡壁内肺泡上皮和血管内皮基底膜之间的间叶组织（构成气血屏障部分），主要成分为网织纤维及间质细胞。肺静脉携带经气血交

换后的动脉血返回左心。在肺泡囊及肺泡壁无淋巴管分布，周围肺组织的淋巴管网起自周边部，汇入小叶间隔。肺间质性疾病除了累及间质，甚至同时累及肺泡腔、肺泡上皮细胞或血管内皮细胞。

二、常见病理改变

正常细胞和组织对体内外环境变化等刺激有不同的代谢、功能和形态的反应性调整。在生理性负荷过多或过少时，或遇到轻度持续的病理性刺激时，细胞、组织和器官可表现为适应性变化。若上述刺激超过了细胞、组织和器官的耐受与适应能力，则会出现代谢、功能和形态的损伤性变化。细胞的轻度损伤大部分是可逆的，但严重者可导致细胞不可逆性损伤，即细胞死亡。正常细胞、适应细胞、可逆性损伤细胞和不可逆性损伤细胞在形态学上是一个连续变化的过程，在一定条件下可以相互转化，其界限有时不甚清楚。一种具体的刺激引起的是适应还是可逆性损伤或不可逆性损伤，不仅由刺激的性质和强度决定，还与受累细胞的易感性、分化、血供、营养及以往的状态有关。适应性变化与损伤性变化是大多数疾病发生和发展过程中的病理变化。

1. **细胞和组织的适应和损伤** 细胞和由其构成的组织、器官对于内、外环境中的持续性刺激和各种有害因子而产生的非损伤性应答反应，称为适应（adaptation）。适应包括功能代谢和形态结构两方面，其目的在于避免细胞和组织受损，在一定程度上反映了机体的调整应答能力。适应在形态学上一般表现为萎缩、肥大、增生和化生，涉及细胞数目、细胞体积或细胞分化的改变。主要是因细胞特殊的受体功能上调或下调、细胞合成新的蛋白质，或某种原有蛋白质产生过多引起形态学变化。细胞通过一系列适应性改变，在内外环境变化中达到代谢、功能和形态结构上新的平衡。例如，慢性支气管炎时大气道黏膜下层的腺体可增生、肥大，分泌亢进，软骨萎缩，以及黏膜上皮发生鳞状上皮化生等。病因祛除后，部分适应细胞改变可逐步恢复正

常。有时可见细胞间质内异常物质沉积，如淀粉样变（amyloidosis）是细胞间质内淀粉样蛋白质和黏多糖复合物蓄积，因具有淀粉染色特征而得名。淀粉样变也是一类形态学和特殊染色相近，但化学结构和产生机制不同的病变。淀粉样变物质主要沉积于细胞间质、小血管基膜下或沿网状纤维支架分布。其 HE 染色镜下特点为淡红色均质状物，并显示淀粉样呈色反应（刚果红染色为橘红色，遇碘则为棕褐色，再加稀硫酸便呈蓝色）。病理性钙化在肺结核的干酪样坏死物中最为常见，可能与局部碱性磷酸酶增多有关。

2. 细胞死亡 当细胞发生致死性代谢、结构和功能障碍，便可引起细胞不可逆性损伤（irreversible injury），即细胞死亡。细胞死亡主要有两种类型——凋亡和坏死。凋亡主要见于细胞的生理性死亡，但也见于某些病理过程中，坏死则为细胞病理性死亡的主要形式，两者各自具有相对不同的发生机制、生理病理学意义、形态学和生化学特点。坏死的基本病变包括核固缩（pyknosis）、核碎裂（karyorrhexis）及核溶解（karyolysis）。凝固性坏死、液化性坏死和纤维素样坏死是坏死的三个基本类型。此外，还有干酪样坏死、脂肪坏死和坏疽等一些特殊类型。液化性坏死见于细菌或某些真菌感染引起的脓肿。干酪样坏死在结核病时，因病灶中含脂质较多，坏死区呈黄色，状似干酪，称为干酪样坏死（caseous necrosis）。镜下为无结构颗粒状红染物，不见坏死部位原有组织结构的残影，甚至不见核碎屑，是坏死更为彻底的凝固性坏死。由于坏死灶内含有抑制水解酶活性的物质，干酪样坏死物不易发生溶解也不易被吸收。

3. 再生 由新生的同种细胞不断补充，以保持原有的结构和功能的再生或在相应组织发生损伤后，细胞、组织缺损后发生的再生为病理性再生。

4. 炎症（inflammation） 是具有血管系统的活体组织对各种损伤因子的刺激所发生的以防御反应为主的基本病理过程。并非所有活体动物都能发生炎症反应，单细胞和多细胞生物对局部损伤发生的反应，例如吞噬损伤因子，通过细胞或细胞器肥大以应对有害刺激物等，这些反应均不能称为炎症。只有当生物进化到具有血管时，才能发生以血管反应为中心环节，同时又保留了上述吞噬和清除功能的复杂而完善的炎症反应。炎症是损伤、抗损伤和修复的动态过程，包括各种损伤因子对机体组织和细胞造成损伤，炎症介质产生，宿主的血管反应及白细胞反应，炎症反应的消退与终止，实质细胞和间质细胞增生并修复受损伤的组织。依据炎症病变的程度分为轻度炎症、中度炎症、重度炎症，或者依据炎症的基本病变性质分为变质性炎、渗出性炎和增生性炎。临床上依据炎症持续的时间进行分类，如急性炎症、慢性炎症等。在呼吸系统常见的肺炎中有以渗出为主的大叶性肺炎，化脓性小叶性肺炎，肺脓肿等。大多数急性炎症能够痊愈，少数迁延为慢性炎症，炎症蔓延扩散时可引起全身形成败血症或脓毒血症。呼吸系统炎症中可见有以肉芽肿性炎（granulomatous inflammation）为特征的肺结核、真菌感染和结节病，病变特征为局部巨噬细胞及其衍生细胞增生形成境界清楚的结节状病灶（即肉芽肿），是一种特殊类型的炎症。

5. 肿瘤（tumor，neoplasm） 是以细胞异常增殖为特点的一大类疾病，常在机体局部形成肿块（mass）。肿瘤的种类繁多，具有不同的生物学行为（biological behavior）和临床表现。呼吸系统可见起源于上皮或间叶组织的良性或恶性肿瘤，以肺癌最为常见。以肺癌为例，其组织学分型复杂，其中肺腺癌又分为原位腺癌、微浸润腺癌、浸润性腺癌（贴壁生长型、腺泡型、乳头型、微乳头型、实性型等）。根据是否伴有基因突变可分为 EGFR 基因突变型或野生型腺癌、伴 ALK 或 ROS1 基因融合的腺癌等。依据不同基因状态的腺癌可应用相应的靶向治疗。恶性肿瘤生长过程中，其侵袭性增加，称为肿瘤的演进（progression），表现为生长速度加快、浸润周围组织和发生远处转移，肿瘤演进与肿瘤异质性（heterogeneity）有关。虽然恶性肿瘤是从一个发生恶性转化（malignant transformation）的细胞单克隆性增殖而来，但在生长过程中，其繁殖产生的子代细胞可出现不同的基因改变或其他大分子的改变，导致其生长速度、侵袭能力、对生长信号的反应及对抗癌药物的敏感性等方面存在差异。这一肿瘤细胞群体是具有异质性的肿瘤细胞群体，是具有各自特性的"亚克隆"。异质性强的肿瘤对于相应的临床治疗可表现为治疗抵抗。

（蔡毅然）

第四节 慢性气道疾病

慢性阻塞性肺疾病（chronic obstructive pulmonary disease，COPD）是由慢性支气管炎和肺气肿组成的气道阻塞性疾病。已有明确病因的支气管哮喘和支气管扩张等疾病则不属于慢性阻塞性肺疾病。

一、慢性支气管炎

慢性支气管炎（chronic bronchitis）是指气管、支气管黏膜及其周围组织的慢性炎症，是一种常见病。多见于中老年人，冬春季易发病，临床特征为反复发作的咳嗽咳痰和喘息等症状，病程长，达数年甚至数十年之久，迁延不愈。如每年发作时间超过3个月并连续2年以上者，可诊断为慢性支气管炎。晚期可并发阻塞性肺气肿和肺心病。

1. 病因与发病机制　慢性支气管炎的发生是多种因素长期综合作用的结果，其发病主要取决于下列两方面的因素：外界因素的侵袭和机体呼吸道防御机制受损。常见的外界因素有：

（1）理化因素：如吸烟、寒冷刺激、潮湿、生物燃料的使用和空气污染等。吸烟者的发病率比不吸烟者高4~10倍，并与吸烟开始的年龄、持续时间、日吸烟量呈正相关。上述因素均可使支气管黏膜上皮纤毛受损，杯状细胞增生，腺体黏液分泌增加，削弱呼吸道的防御机制，有利于细菌和病毒的感染。

（2）感染因素：病毒和细菌的感染是慢性支气管炎发生发展的重要因素，在理化因素影响下可诱发病毒感染，进一步造成呼吸道黏膜上皮的损伤和机体局部防御机制下降，为继发细菌感染创造有利条件。

（3）过敏因素：粉尘、花粉等。某些慢性支气管炎患者可有过敏因素参与。

2. 病理变化　病变主要累及较大的支气管，其他各级支气管亦可受累。镜下主要表现为以下几方面：

（1）黏膜上皮损伤：黏膜上皮纤毛粘连、倒伏甚至脱失，上皮细胞变性、坏死、脱落，部分黏膜发生鳞状上皮化生，杯状细胞增多。

（2）腺体增生、肥大和黏液腺化生：黏液腺肥大、增生、分泌亢进、浆液腺腺泡黏液化，晚期表现为腺体萎缩。

（3）支气管壁的炎性损害：黏膜和黏膜下层充血、水肿及伴有淋巴细胞和浆细胞等炎细胞浸润；软骨萎缩、变性、纤维化、钙化或骨化。

3. 临床病理联系　由于支气管黏膜慢性炎症，黏液分泌亢进，患者主要表现为慢性咳嗽、咳痰，痰呈白色泡沫状，继发细菌感染时，呈脓痰。听诊时，肺部可闻及干湿啰音。晚期患者因支气管黏膜腺体萎缩，黏液分泌减少，痰量可减少，出现干咳症状。支气管痉挛引起喘息则出现哮鸣音。可继发肺气肿、肺源性心脏病，甚至支气管肺炎和支气管扩张症。

二、肺气肿

肺气肿（pulmonary emphysema）是指呼吸性细支气管至肺泡的末梢肺组织因持续性含气量增加而呈永久性过度膨胀，伴有肺泡壁弹力组织破坏，间隔断裂致肺泡相互融合，肺容积增大的病理状态。

1. 病因与发病机制　肺气肿常为支气管和肺部疾病的并发症，其中慢性支气管炎是引起肺气肿的重要原因。其他如吸烟、空气污染、各种有害气体及粉尘的吸入也是肺气肿发生的因素。阻塞性通气障碍和弹性蛋白酶增多、活性增高是慢性阻塞性肺气肿发生的两大重要因素。

（1）细支气管阻塞性通气障碍：慢性支气管炎时，大量炎性渗出物和黏液阻塞支气管，同时炎症使细支气管管壁增厚，支气管壁和肺泡壁弹力组织破坏，细支气管管腔狭窄、阻塞或塌陷，使肺泡内残气量增多，扩张肺泡相互融合而形成肺大泡。

（2）α1- 抗胰蛋白酶相对不足或缺失：肺组织内渗出的中性粒细胞和单核细胞可释放多量弹性蛋白酶，还可生成大量氧自由基，氧自由基通过氧化α1- 抗胰蛋白酶（α1-antitrypsin，α1-AT）活性中心的蛋氨酸，使 α1- 抗胰蛋白酶失活。α1- 抗胰蛋白酶是由肝细胞产生的分子量为 45 000 ~ 56 000 的糖蛋白，能抑制蛋白酶、弹性蛋白酶、胶原酶等多种水解酶的活性。α1- 抗胰蛋白酶活性降低，削弱了对弹性蛋白酶的抑制作用，大量的弹性蛋白酶过度降解肺组织中弹性蛋白和胶原蛋白等支撑组织，致肺泡间隔断裂而使肺泡相互融合。此外，吸烟可诱发肺气肿的发生，主要是由于吸烟所形成的大量氧自由基抑制肺组织中 α1- 抗胰蛋白酶的活性，从而增强了弹性蛋白酶的活性；同时吸烟者的肺泡内中性粒细胞和单核细胞增多，释放出过多的弹性蛋白酶。

遗传性 α1- 抗胰蛋白酶缺乏是引起原发性肺气肿的主要原因，常见于全腺泡型肺气肿。一般不伴有慢性支气管炎，我国少见。

2. 类型及病变特点　根据解剖学特点将肺气肿分为肺泡性肺气肿、间质性肺气肿、代偿性肺气肿和老年性肺气肿等，其中以肺泡性肺气肿危害最大。肺泡性肺气肿多伴有阻塞性通气障碍，又称为阻塞性肺气肿。

（1）肺泡性肺气肿（alveolar emphysema）：根据发生部位和病变范围不同，又可将其分为：

1）腺泡中央型肺气肿（centriacinar emphysema）：最常见，又称小叶中央型肺气肿（centrilobular emphysema）。终末细支气管因炎症造成管腔狭窄，其远端的Ⅰ级和Ⅱ级呼吸细支气管呈囊状扩张，而肺泡管、肺泡囊变化不明显。严重时腺泡的远端肺泡管和肺泡囊均扩张，与全腺泡型肺气肿不易区别。

2）全腺泡型肺气肿（panacinar emphysema）：此型青少年多见，又称全小叶型肺气肿（panlobular emphysema）。终末呼吸细支气管、肺泡管、肺泡囊、肺泡弥漫性扩张，遍布于肺小叶内，可能与遗传性 α1- 抗胰蛋白酶缺乏有关。如肺泡间隔破坏，气肿囊腔可融合成大囊泡，直径超过 1 cm 形成大泡性肺气肿。

3）腺泡周围型肺气肿（periacinar emphysema）：多累及胸膜下肺组织的小叶周边部，也称隔旁肺气肿。

（2）间质性肺气肿（interstitial emphysema）：是由于肺内压突然升高，引起肺泡间隔或细支气管壁破裂，气体进入肺间质所致。多见于儿童。气体常在小叶间隔与肺膜连接处形成串珠样排列的气囊泡。

（3）其他类型肺气肿：包括瘢痕旁肺气肿，肺大泡，老年性肺气肿和代偿性肺气肿。瘢痕旁肺气肿为肺瘢痕灶附近肺组织形成局限性肺气肿。肺大泡指肺小叶间隔被破坏，形成气肿囊泡，其直径超过 2 cm。代偿性肺气肿是由于一部分肺组织失去呼吸功能，其他部分的肺组织、肺泡扩张而形成的。一般属生理性代偿反应，如肺叶切除手术后残留肺组织膨胀，多无肺泡间隔的破坏。老年性肺气肿是由于老年肺组织弹性降低而引起的肺残气量增加，不伴有肺组织的破坏。

3. 病理变化　肉眼观，肺体积膨胀、边缘圆钝、颜色灰白、柔软缺乏弹性，指压痕不易消退，并可见肺囊泡形成。切面肺组织呈蜂窝状。镜下可见肺泡扩张、间隔变窄断裂，肺泡壁毛细血管数目减少、扩张的肺泡相互融合，形成较大囊腔。小支气管和细支气管可见慢性炎症。肺小动脉内膜呈纤维性增厚。

4. 临床病理联系　肺气肿早期症状不明显，以后随病变进展而出现呼气性呼吸困难、胸闷气急、发绀等缺氧症状。肺功能降低，肺活量明显下降。患者呈桶状胸，肋间隙加宽。叩诊心浊音界缩小，肝浊音界下降，肺呈过清音。如气肿大泡破裂，形成自发性气胸。肺气肿也可并发慢性肺源性心脏病和呼吸衰竭。

三、支气管扩张症

支气管扩张症（bronchiectasis）是以肺内小支气管的持久性扩张并伴有长期反复感染的肺部慢性疾病，临床上主要表现为咳嗽、咳脓痰和反复咯血等症状。

1. 病因与发病机制　支气管壁的炎症性破坏和支气管先天性或遗传性发育不全及异常是本病的发病基础。

2. 病理变化　病变累及双肺，下叶多于上叶，左肺多于右肺。肉眼观：扩张的支气管呈圆柱状、囊状或二者并存，管腔内可含黄绿色脓性渗出物，扩张的支气管可达胸膜下。镜下：支气管上皮可坏死脱落，溃疡形成，杯状细胞增多，部分上皮可伴鳞状化生，管壁内慢性炎细胞浸润，肉芽组织形成，管壁平滑肌、弹力纤维及软骨破坏或完全消失。

3. 病理临床联系及并发症　长期咳嗽，咳大量脓痰，反复咯血，胸痛；合并肺心病时表现心悸、气促、下肢水肿等；病变范围广泛，出现呼吸困难、发绀。感染累及肺组织引起肺炎、肺脓肿、肺坏疽、脓胸、脓气胸；晚期发生肺组织广泛性纤维化累及肺血管床，导致肺动脉高压，引起肺源性心脏病。

（王　莉）

第五节　肺　炎

肺炎（pneumonia）是指肺组织的急性渗出性炎症，是呼吸系统的常见病。肺炎可根据下列几方面进行分类：根据病因可将肺炎分为感染性（如细菌性、病毒性、支原体性、真菌性等）、理化性（如放射性、吸入性等）和变态反应性（如过敏性、

风湿性）肺炎；根据病变部位和范围分为大叶性、小叶性和间质性肺炎；根据炎症类型分为浆液性、纤维素性、化脓性、出血性、干酪性、肉芽肿性肺炎。本节主要介绍细菌性肺炎，根据细菌性肺炎病变累及的部位和范围，将其分为小叶性肺炎、大叶性肺炎和间质性肺炎。

一、小叶性肺炎

小叶性肺炎（lobular pneumonia）是临床上较为常见的肺炎，常作为一种并发症的形式出现。病变起始于细支气管，以肺小叶为单位，是以支气管为中心的肺组织化脓性炎症，又称支气管肺炎（bronchopneumonia）。多见于小儿、老人、体质衰弱或久病卧床的患者。

1. 病因与发病机制　小叶性肺炎由多种细菌混合感染，常见的致病菌通常为致病力较弱的常驻寄生菌，如葡萄球菌、链球菌、肺炎球菌、流感嗜血杆菌、铜绿假单胞菌、大肠埃希菌等，发病前往往有某些诱因，使细菌易于繁殖而引起小叶性肺炎。例如：急性传染病如麻疹等使机体抵抗力低下，呼吸道的防御机制减弱，细菌侵入肺组织而引起麻疹后肺炎；大手术后或心力衰竭患者血液循环缓慢，发生坠积性肺炎；昏迷后患者吸入呕吐物导致吸入性肺炎等。

2. 病理变化　肉眼观，两肺出现散在多发性灶状分布实变病灶，病灶以下叶及背侧多见；灰黄或灰红，形状不规则，大小不一，一般直径为1 cm（相当于小叶范围）。严重病例，病灶互相融合，呈大片实变区，称融合性支气管性肺炎（confluent bronchopneumonia）。镜下观，多数病灶中央可见病变的细支气管，细支气管黏膜上皮部分坏死脱落，管腔内有大量的中性粒细胞及脱落的黏膜上皮细胞，细支气管管壁充血，水肿，中性粒细胞浸润。细支气管周围受累的肺泡壁结构破坏，肺泡壁毛细血管扩张充血，肺泡腔内充满中性粒细胞等脓性或浆液性渗出物。病灶周围肺组织呈代偿性肺气肿。

3. 临床与病理联系　小叶性肺炎临床上主要

表现为发热、咳嗽、咳痰，黏液脓性或脓性痰。听诊可闻及两肺散在的湿啰音，X 线检查可见两肺散在不规则斑块状阴影。融合性病灶形成时可有实变体征。病情严重患者可出现呼吸困难和发绀。

4. 并发症　小叶性肺炎的合并症较多见且后果严重。常见的主要有呼吸衰竭，心力衰竭，肺脓肿、肺脓胸和脓毒血症。支气管破坏较重且病程较长者，可导致支气管扩张。

二、大叶性肺炎

大叶性肺炎（lobar pneumonia）是肺泡内以纤维素渗出为主的急性炎症，病变起始于局部肺泡，并迅速波及一个肺段或整个大叶。多见于青壮年，

临床主要表现为起病急骤，寒战高热、咳嗽、咳铁锈色痰，伴呼吸困难、胸痛、外周血白细胞计数增高，病程 5~10 天，具有自限性。

1. 病因与发病机制　常见的病原菌为肺炎球菌，以Ⅲ型致病力最强。当感冒、受寒、疲劳、酗酒等使呼吸道防御功能被减弱时，细菌易侵入肺泡，由于变态反应使肺泡壁毛细血管通透性增高，纤维素和浆液的渗出有利于细菌的生长繁殖，并向邻近肺组织蔓延，从而波及整个大叶。

2. 病理变化　主要累及单侧肺，以左肺下叶最常见，也可发生于两个以上肺叶。典型病例病程 7~10 天，根据病变发生发展过程，可将大叶性肺炎分为 4 个时期，其肉眼和镜下改变见表 1-4-1。

表 1-4-1　大叶性肺炎各期的病理变化

病变各期	肉眼	镜下
充血水肿期	病变肺叶肿胀暗红色，切面水肿液	肺泡壁毛细血管扩张充血；肺泡腔内充满浆液性渗出物，少量红细胞、中性粒细胞，细菌
红色肝硬变期（实变早期）	肺叶肿胀暗红色，质实如肝	肺泡壁毛细血管扩张充血；肺泡腔内大量红细胞、纤维素，一定量白细胞，纤维素丝穿过肺泡间孔与相邻肺泡腔中纤维素网连接
灰色肝硬变期（实变晚期）	肺叶肿胀灰白色，质实如肝	肺泡壁毛细血管扩张不明显；肺泡腔内大量纤维素，中性粒细胞，纤维素丝穿过肺泡间孔与相邻肺泡腔中纤维素网连接
溶解消散期	肺叶质地变软	肺巨噬细胞增多，中性粒细胞变性崩解，纤维素性渗出物溶解液化

3. 并发症　绝大多数患者经及时治疗均可治愈，并发症较少见，主要的并发症有肺肉质变、化脓性胸膜炎、脓胸、肺脓肿、败血症、脓毒败血症和感染性休克。

肺肉质变（pulmonary carnification）是指肺泡腔内纤维素性渗出物因嗜中性粒细胞渗出少、溶蛋白酶不足，导致肺泡内纤维素性渗出物不能完全分解吸收消散而由肉芽组织予以机化，病变肺组织呈褐色肉样纤维组织。

三、间质性肺炎

间质性肺炎是以肺间质为主的炎症，累及支气管壁和支气管周围组织，伴有肺泡壁增生及间质水肿，轻型病变仅在肺间质，呼吸道症状轻，病变广泛者可伴有严重呼吸困难。X 线影像表现为一侧或双侧肺下部不规则阴影，可呈磨玻璃状、网格状，其间可有小片肺不张阴影。

1. 病因与发病机制　引起间质性肺炎的病原体常见于病毒或非典型致病菌（支原体、衣原体）及肺孢子菌肺炎。由上呼吸道病毒感染向下蔓延所致的病毒性肺炎，大多发生于冬春季，通过飞沫与直接接触传播，且传播迅速，传播面广。常见的病毒包括甲型及乙型流感病毒、副流感病毒、腺病毒、呼吸道合胞病毒、冠状病毒等，免疫功能受抑制者还易感疱疹病毒、麻疹病毒、巨细胞病毒。支原体肺炎以儿童及青年人居多，秋冬季发病较多，

主要经飞沫传播，常为散发性，偶尔流行。肺炎支原体通常存在于纤毛上皮之间，不侵入肺实质，通过细胞膜上的神经氨酸受体位点吸附于宿主呼吸道上皮细胞表面，抑制纤毛活动与破坏上皮细胞。肺孢子菌（以往称卡氏肺囊虫）可寄生于多种生物及健康人体内，肺孢子菌肺炎是免疫功能低下患者最常见的机会性感染，可通过空气传播和体内潜伏状态肺孢子菌激活而引起感染。

2. 病理变化　病变主要发生于肺间质，镜下表现为病变区肺泡间隔增宽，间质的血管扩张充血，间质水肿及淋巴细胞、单核细胞浸润，肺泡腔内一般无渗出物或仅有少量浆液。病变较严重时，肺泡腔内则出现由浆液、少量纤维素、红细胞及巨噬细胞形成的混合物，甚至出现肺组织的坏死、出血。病毒性肺炎时肺泡腔内的浆液性渗出物常浓缩成薄层红染的膜状物形成透明膜，细支气管上皮和肺泡上皮增生、肥大，形成多核巨细胞，在增生的上皮细胞和多核巨细胞内还可见呈圆形或椭圆形、约红细胞大小、常围绕清晰的透明晕的病毒包涵体。

3. 并发症　小儿或老年易发生重症肺炎，甚至发生休克、心力衰竭和呼吸衰竭或ARDS等并发症。

由病毒引起的间质性肺炎如出现混合感染或继发细菌性感染，病理改变更加复杂和严重，病变可呈大叶性或小叶性分布，也可呈节段性分布，支气管和肺组织可明显坏死、出血或混杂化脓性病变，出现混杂病变后可掩盖病毒性肺炎的病变特征。

合并ARDS：病毒等感染引起严重的间质性肺炎可出现斑块状及完全的实变，肺的切面可见出血灶及出血性梗死灶。镜下以弥漫性肺泡损伤为主，肺组织重度充血、出血和肺水肿，肺泡腔内充满大量脱落和增生的肺泡上皮细胞及渗出的炎症细胞，肺泡腔内可见广泛的透明膜形成；肺小血管可有血管炎的改变，部分管壁可见纤维素样坏死伴血栓形成，微血管中可见纤维素性血栓。

（王　莉　周　敏）

第六节　肺　结　核

结核病（tuberculosis）是由结核杆菌引起的一种慢性肉芽肿性疾病。可发生于全身各器官，由于结核杆菌主要经呼吸道传染，因而肺是发生结核病最多见的部位。又因初次感染和再次感染时机体反应性不同，故肺部病变的发生、发展也不相同，可分为原发性肺结核和继发性肺结核两大类。主要的病变特点是在组织内形成结核结节并伴有干酪样坏死。临床表现为低热、盗汗、食欲不振、消瘦、红细胞沉降率（血沉）加快等。

（一）病因及传播途径

结核杆菌是结核病的致病菌，为嗜氧性革兰氏耐酸杆菌，用抗酸染色法可使细菌呈红色，对人致病的主要类型为人型和牛型。结核病主要经呼吸道传染，开放性肺结核患者在谈话、咳嗽和喷嚏时，从呼吸道排出大量含有结核杆菌的微滴，每个微滴可含有 $1 \sim 20$ 个细菌，如微滴直径 $< 5\ \mu m$ 便可被吸入小气道而引起肺部结核感染。少数患者可因食入带菌的食物经消化道感染，偶尔可经皮肤和黏膜伤口感染。

（二）发病机制

结核杆菌本身无内、外毒素，其致病力主要与菌体成分有关，菌体成分通过保护自身不被巨噬细胞杀灭以及引起机体产生细胞免疫和超敏反应而致病。结核杆菌主要含有脂质、蛋白质和多糖类三种主要成分，各有其不同的作用：①脂质成分：与结核杆菌毒力有关，糖脂的衍生物之一索状因子，可破坏线粒体膜，影响细胞呼吸，对组织和细胞有强烈的损伤作用。糖脂的另一种成分蜡质D，可引起体内剧烈的迟发性超敏反应，造成组织损伤；硫脑苷脂（sulfatide）保护菌体不易被巨噬细胞消化；磷脂可使巨噬细胞转变为上皮样细胞。②蛋白类：结核菌素蛋白具有抗原性，与蜡质D结合使机体发生超敏反应；热休克蛋白可激发机体的自身免疫反应。③多糖类：即脂阿拉伯甘露聚糖（lipoarabinomannan，LAM），一种结构上类似于革兰氏阴性菌内毒素的杂多糖，可抑制巨噬细胞活性，诱导巨噬细胞分泌肿瘤坏死因子 $-\alpha$（TNF$-\alpha$）而引起机体发热、体重下降和组织损伤，也诱导巨噬细胞分泌白介素 -10（IL-10）而抑制 T 细胞增殖。

结核病的免疫反应和超敏反应常同时发生并相伴出现。一般认为结核病的超敏反应以 IV 型超敏反应为主，而免疫反应以细胞免疫为主。超敏反应的结果可使组织破坏，也使机体获得抵抗细菌的能力。感染局部由巨噬细胞聚集而形成的结核性肉芽肿是机体杀灭结核杆菌的主要形式，也是细胞介导免疫的具体形态表现。

（三）结核病的基本病变

1. 渗出为主的病变　发生条件是结核病早期或免疫力低下，菌量多或变态反应明显时。病理表现为浆液和纤维素性炎，早期有中性粒细胞浸润，很快被巨噬细胞取代。好发于肺、浆膜、滑膜、脑膜等部位。病灶可完全吸收，或转化为以增生为主病变。如超敏反应剧烈则转为以坏死病变为主。

2. 增生为主的病变　发生条件是细菌量少，毒力低，免疫力强。病理表现为结核性肉芽肿形成，即结核结节。镜下见，典型的结核结节中央可出现干酪样坏死，周围有巨噬细胞、放射状排列的类上皮细胞、朗汉斯巨细胞、淋巴细胞和少量成纤维细胞。类上皮细胞为梭形或多角形，胞质丰富，伊红色，境界不清，核圆或卵圆形，染色质少，空泡状，1~2 个核仁。朗汉斯巨细胞可由类上皮细胞互相融合形成，或由一个类上皮细胞胞核分裂而胞质不分裂形成，体积很大，直径 300 μm，胞质丰富，多核，排列在胞质周边，呈花环状、马蹄状。单个结核结节肉眼不易看见，三四个结节融合成较大结节时才能见到。肉眼观呈灰白色，粟粒大小，境界清楚，干酪样坏死多时呈淡黄色。

3. 坏死为主的病变　发生条件是细菌数量多，毒力强，免疫力低或变态反应强。病理表现为干酪样坏死。肉眼观呈淡黄色，均匀细腻，质地较实，

状似奶酪，镜下呈红染无结构颗粒状物，干酪样坏死物中大多含有一定量的结核杆菌，干酪样坏死灶内含有大量的抑制酶活性的物质，故坏死组织可较长时期保持凝固状态而不被液化，有时也可软化、液化，有利于干酪样坏死物的排出，同时干酪样坏死液化促使结核菌在体内蔓延扩散，造成恶化。

以上 3 种基本病理变化往往同时存在，但以 1 种改变为主，随病变的慢性经过，可互相转化。

（四）基本病变的转化规律

病变发生发展和结局取决于机体抵抗力和结核菌致病力之间的关系。如机体抵抗力增强，则病变转向愈合；反之，则转向恶化。

1. 转向愈合

（1）吸收消散：渗出为主病变的主要愈合方式。渗出物通过淋巴管吸收，病灶缩小甚至完全消散。X 线检查显示云絮状的渗出性病灶逐渐缩小或完全消失，临床称为吸收好转期。

（2）纤维化、纤维包裹、钙化：增生性病变、渗出性病变以及小的干酪样坏死灶均可以纤维化的方式愈合，但较大的干酪样坏死灶则难以完全纤维化，由其周围的纤维组织增生，逐渐包围干酪样坏死物，以后钙盐沉积在干燥浓缩的坏死物中而发生钙化。X 线检查显示病灶呈边界清楚的高密度阴影，临床称硬结钙化期。

2. 转向恶化

（1）浸润进展：当机体抵抗力低下时，病灶周围又出现渗出性病变，并发生干酪样坏死，病灶不断增大。X 线检查显示病灶周围呈现边界不清的云絮状阴影，临床称浸润进展期。

（2）溶解播散：溶解液化的干酪样坏死物通过体内的自然管道（如支气管和输尿管等）播散到其他部位，形成新的病灶，而在原病灶处则导致空洞形成。X 线检查显示多个大小不等、密度深浅不一的阴影，临床称溶解播散期。

（五）原发性肺结核

机体第一次感染结核杆菌引起的肺结核称原发性肺结核（primary pulmonary tuberculosis）。多见于

儿童，又称儿童型肺结核，也偶见于未感染过结核杆菌的青少年或成人。

1. 病变特点　原发病灶好发于通气较好的右肺上叶下部或下叶上部靠近胸膜处。一般单个，呈圆形，直径 1 cm 左右，色灰黄，病灶开始为渗出灶，接着中央发生干酪样坏死。由于机体初次感染结核杆菌，缺乏对结核杆菌的特异性免疫力，因而细菌易于繁殖，并迅速侵入局部引流的淋巴管，沿淋巴液流到所属肺门淋巴结，从而形成结核性淋巴管炎和肺门淋巴结炎，此时肺门淋巴结肿大，发生干酪样坏死。结核性淋巴管炎肉眼不易见。

肺的原发病灶、引流淋巴管炎、肺门淋巴结核三者合称为原发复合征，是原发性肺结核的主要病变特点。X 线检查可见呈条索状阴影的淋巴管炎分别连接原发灶和肺门淋巴结的阴影，形成哑铃状阴影。

原发性肺结核的临床症状较轻微，少数病变较重者，可出现食欲减退、消瘦、低热、盗汗等中毒症状。

2. 结局

（1）自然痊愈：因机体逐渐产生对结核杆菌的免疫力，病灶可被吸收或纤维化，较大的干酪样坏死灶可发生纤维包裹和钙化。有时肺内原发灶已愈合，肺门淋巴结病变仍存在，并通过淋巴道蔓延至邻近淋巴结形成支气管淋巴结结核，经适当治疗，病变多数能纤维化和钙化。

（2）恶化进展：少数因营养不良，或同时患其他传染病（麻疹、百日咳、感冒、白喉等）时，机体抵抗力下降，肺门及肺内结核病灶扩大，并可通过支气管、淋巴道和血道播散。

1）支气管播散：较少见，可能与儿童支气管发育不完善、易受压迫及管径较小易发生阻塞有关。原发病灶中干酪样坏死灶扩大、液化或肺门淋巴结干酪样坏死灶可分别蚀破其邻近的支气管，在肺的其他部位形成新的小叶性干酪性肺炎。

2）淋巴道播散：肺门淋巴结病灶扩大时，病菌可经引流淋巴管蔓延至气管旁、气管分叉和锁骨上下淋巴结，也可逆流至腋下、腹股沟及肠系膜淋巴结。病变的淋巴结表现为体积增大，互相粘连成块状，切面色微黄、质细腻、状似干酪。

3）血道播散：机体抵抗力低下，大量病菌侵入血流，引起血源性结核病，主要有以下 3 种病变类型：①全身粟粒性结核病：当机体抵抗力低下，肺原发灶中的干酪样坏死灶扩大，破坏肺静脉分支，大量细菌短期内由肺静脉到左心再至大循环引起急性全身粟粒性结核病。肉眼观，全身各器官如肺、肝、脑、脑膜、腹膜上密布大小一致、灰白色、粟粒大小的结核病灶。镜下见结核结节形成，伴干酪样坏死。临床表现为全身中毒症状：高热，寒战，衰竭，食欲不振，盗汗，肝脾大，脑膜刺激征。当机体抵抗力极差，或用大量激素、免疫抑制剂后可引起结核性败血症，常迅速致死。此时可见各器官内无数粟粒病灶，灶内大量结核杆菌，灶周无细胞反应又称无反应性结核病。慢性全身粟粒性结核病病程较长，病变性质和大小均不一致。②急性粟粒性肺结核：常为全身性粟粒结核病的一部分，有时病变也可仅局限于肺内。支气管周围或纵隔淋巴结干酪样坏死破入附近的静脉至右心；肺门、纵隔淋巴结干酪样坏死液化，液化物顺着淋巴液到静脉注入血液，到达右心，播散于肺内。肉眼观，双肺充血，重量增加，切面满布粟粒大小结节，灰白或灰黄色。③慢性粟粒性肺结核：多见于成人，结核杆菌由肺外结核病灶（骨关节、泌尿生殖道、肾上腺）少量多次进入血流，播散于两肺内。肉眼观，肺内病灶新旧不等，大小不一。④肺外器官结核病：原发复合征期间，少量结核杆菌由肺内原发灶的毛细血管入血，在肺外某些器官（骨、肾、脑、输卵管）形成结核病灶，如机体抵抗力较强，病灶可自愈，或细菌潜伏下来，当机体抵抗力下降时，则恶化进展为肺外器官结核病。

（六）继发性肺结核

机体再次感染结核杆菌而发生的肺结核称为继发性肺结核（secondary pulmonary tuberculosis），多见于成人，又称成人型肺结核。

1. 发生机制　继发性肺结核形成机制有以下两种学说：外源性再感染学说和内源性再感染学说。外源性再感染学说认为结核菌是由外界再次侵入机体所致，与原发性肺结核无关。而内源性再感染学说则认为再感染的结核菌多数来源于原发性肺结核血源性播散时在肺尖部的潜伏菌，在机体免疫力低下时，发展为继发性肺结核。目前比较公认的是内源性再感染学说。

2. 病变特点　与原发性肺结核的不同点：

（1）好发部位：肺尖部多见，可能原因为直立位时该处动脉压低，血液循环较差，巨噬细胞少，肺尖处通气不畅，使局部组织抵抗力下降，细菌易于繁殖。

（2）病变：机体对结核杆菌已具有一定的免疫力，故病变以增生为主，形成结核结节，中央为干酪样坏死。肺门淋巴结一般不受累。

（3）播散途径：很少发生血道播散，全身粟粒性结核病少见。病变主要通过支气管播散。

继发性肺结核病程较长，时好时坏，新旧病变交替，有时以增生病变为主，有时以渗出、坏死为主。原发性和继发性肺结核的比较见表1-4-2。

表1-4-2　原发性和继发性肺结核比较

比较项目	原发性肺结核	继发性肺结核
结核菌感染	初次	再次
发病年龄	儿童	成人
特异性免疫力	先无，病程中建立	有
起始部位	上叶下部下叶上部近肺膜处	肺尖部
病变特征	原发复合征	病变多样，新旧病灶交替
播散方式	多为淋巴道和血道	多为支气管
病程	短，大多痊愈	长，时好时坏

3. 主要类型和病理变化

（1）局灶型肺结核：继发性肺结核的早期病变，属无活动性肺结核。病变部位多位于肺尖下方2~4 cm处，右肺尖常见。大小为0.5~1 cm，一个或多个，以增生性病变为主，中央为干酪样坏死。病变也可表现为渗出性病变。临床上无明显自觉症状，多在体检时X线检查时发现。X线显示肺尖部单个或多个结节状阴影，境界清楚。病灶常发生纤维化、纤维包裹。免疫力降低可发展为浸润型肺结核。

（2）浸润型肺结核：成人肺结核中最常见的类型，属活动性肺结核，多由局灶型肺结核发展而来。病变部位多位于肺尖或锁骨下区，又称锁骨下浸润。病变以渗出为主，中央为干酪样坏死灶，周围为渗出性病变，有浆液、单核细胞、淋巴细胞和少数中性白细胞渗出。其结局视机体免疫力强弱而异：病灶吸收消散或转变为增生性病变，进一步发生纤维化、纤维包裹、钙化；或浸润进展，原有干酪样坏死扩大或溶解播散，干酪样坏死物液化，侵入邻近支气管并且排出形成急性空洞，急性空洞特点为形状不规则，洞壁厚。镜下见洞内壁为大量干酪样坏死物质，内有大量结核杆菌，外壁为薄层结核性肉芽组织。大量细菌随坏死组织向外排出形成开放性肺结核，细菌经支气管播散而引起干酪样肺炎，靠近胸膜的空洞穿破肺膜，引起自发性气胸，如液化坏死物质同时进入胸腔引起结核性脓气胸。急性空洞经洞壁肉芽组织增生，洞腔缩小形成瘢痕组织，急性空洞经久不愈则引起慢性纤维空洞性肺结核。

（3）慢性纤维空洞性肺结核：亦为成人结核病的常见类型。病变特点为肺内一个或多个厚壁空洞，多位于肺上叶。洞壁厚，洞内见残存的梁柱状组织，镜下见洞壁分3层：内层为干酪样坏死物质，内有大量结核杆菌；中层为结核性肉芽组织；外层为增生的纤维组织。同侧或对侧肺组织内出现新旧不等、大小不一的病灶。空洞附近肺组织发生肺纤维化，胸膜增厚，肺缩小和变硬。该型肺结核病程长，时好时坏，空洞与支气管相通，形成开放性肺结核。空洞壁的干酪样坏死侵犯大血管引起咯血。吸入大量血液导致窒息死亡。空洞穿破胸膜引起气胸、脓气胸。咽下含菌痰液形成肠结核。肺广泛纤维化导致肺动脉高压和肺源性心脏病。

经适当治疗，小的空洞可发生机化而形成瘢痕愈合；大的空洞由结核性肉芽组织增生，形成瘢痕组织，与空洞相通的支气管上皮增生，向空洞内延伸，覆盖空洞内面，为开放性愈合。

（4）干酪样肺炎：当机体免疫力极低，对结核杆菌的变态反应过强时发生干酪性肺炎。可由浸润型肺结核恶化，干酪样坏死灶扩大而引起干酪样肺炎或由急、慢性空洞内细菌经支气管播散而来。按病变范围的不同分为小叶性和大叶性干酪样肺炎。

肉眼观，病变肺叶肿大，变实，切面淡黄色，病变多呈小叶性散在分布，或融合成大叶性分布。干酪样坏死物质液化排出后，可形成急性空洞。镜下见肺泡腔内广泛的干酪样坏死物，大量浆液纤维素性渗出，巨噬细胞浸润。X线见大小不等的实变阴影，密度不均匀。临床上表现为严重的全身中毒症状：高热、寒战、呼吸困难，病情进展迅速，如未及时抢救治疗，可迅速死亡。故有"奔马痨"之称。

（5）结核球：又称结核瘤（tuberculoma）。为孤立的有纤维包裹的境界分明的球形干酪样坏死灶，多位于肺上叶，一般单个，直径2～5 cm。其来源有：浸润型肺结核转向痊愈时，干酪样坏死灶发生纤维包裹；结核空洞的引流支气管阻塞，空洞内的干酪样坏死物质无法排出，填充空腔而成；由邻近的多个小干酪样坏死灶融合而成。

结核瘤可相对静止，保持多年而无临床症状。由于干酪样坏死灶较大，周围又有纤维包裹，药物难以进入，故完全机化、钙化而治愈的可能性较小；如恶化进展表现为干酪样坏死灶扩大、液化，纤维包膜破溃，经支气管播散，形成空洞。

（6）结核性胸膜炎：发生于原发性和继发性肺结核的各个时期，按照病变分为湿性和干性。

湿性：原发性肺结核时，肺内原发灶或肺门淋巴结中的结核杆菌播散到胸膜，或机体对弥散至胸膜的结核杆菌菌体蛋白发生的过敏反应。病变为浆液纤维素性炎，浆液渗出量多，引起胸腔积液，草黄色渗出液，若伴有大量红细胞漏出，则称血性胸腔积液。临床表现为胸痛，附有纤维素的胸膜壁层和脏层在呼吸时发生摩擦，听诊可闻及摩擦音。大量胸腔积液使肺受压，纵隔移位，发生呼吸困难。经过有效治疗，渗出物一般可在1～2个月后吸收。渗出的纤维素量多，可通过机化，使胸膜脏层和壁层增厚、粘连。

干性：由肺膜下结核病灶直接蔓延到胸膜，病灶局限，常位于肺尖。以增生性病变为主，可有纤维素渗出，但很少有胸腔积液。可发生纤维化引起胸膜增厚和粘连。

（王　莉）

第七节　支气管肺癌

支气管肺癌（bronchogenic carcinoma）简称肺癌（lung cancer），是最常见的恶性肿瘤之一。近年来，肺癌的发病率和死亡率呈现明显上升的趋势，40岁以上的男性多见。肺癌是来源于支气管黏膜上皮、支气管腺体的恶性肿瘤，绝大多数起源于支气管黏膜上皮。

1. 病因　与肺癌发生相关的危险因素有吸烟、大气污染、职业因素等。亦可能与遗传因素有关。

2. 病理变化

（1）肉眼：分为中央型、周围型、弥漫型3种类型。

1）中央型（肺门型）：最常见，由主支气管或叶支气管等大支气管发生的肺癌，肿瘤位于肺门部，以后肿块破坏支气管管壁向纵深浸润发展，累及周围肺组织及肺门淋巴结，在肺门部形成巨大结节状肿块。

2）周围型：其发生率仅次于中央型，由段以下支气管发生，肿瘤位于肺叶周边部近胸膜处，呈结节状或球形，直径2～8 cm，无包膜，进一步发展可侵犯胸膜。

3）弥漫型：少见，癌组织弥漫性浸润生长，外观呈肺炎样或多数散在的细小结节状。

（2）组织学类型：根据 2003 年 WHO 关于肺癌的分类，主要有以下类型：

1）鳞状细胞癌：是肺癌中最常见的类型，老年患者多见，男性多于女性，与吸烟有关，肉眼多为中央型。根据分化程度可将鳞状细胞癌分成：高分化鳞癌（癌巢中有角化珠和细胞间桥）、中分化鳞癌（癌巢中角化珠和细胞间桥不明显）以及低分化鳞癌（多无明显癌巢形成，无角化珠和细胞间桥）。肿瘤生长缓慢，转移较晚。

2）小细胞癌：好发于中年男性，起源于支气管黏膜和黏液腺内 Kultschitsky 细胞，具异源性神经内分泌功能的肿瘤。镜下癌细胞小，呈短梭状，一端钝圆，另一端稍尖，似燕麦，称燕麦细胞癌；或癌细胞呈淋巴细胞样。此型肺癌恶性程度极高，生长迅速，早期转移，对化疗及放疗敏感。

3）腺癌：近年来此型发病率有不断上升趋势。女性多于男性，与被动吸烟有关，肉眼多为周围型。根据分化程度亦将其分为高、中、低分化腺癌。细支气管肺泡癌是肺腺癌的一个亚型。

4）大细胞癌：癌细胞有明显的异型性，一般细胞较大，有多核或瘤巨细胞形成，有的表现为透明细胞样。此型属于未分化癌，恶性度高，生长迅速，早期发生转移。

5）其他：有腺鳞癌、多形性肉瘤样癌等多种类型。

早期肺癌可分管内型、管壁浸润型、管壁周围型，均无局部淋巴结转移。日本肺癌学会定义为：肿瘤直径＜2 cm，局限于肺内的管内型和管壁浸润型。

隐性肺癌是指痰细胞学等检查癌细胞（＋），临床和 X 线检查均（－），手术标本或病理检查证实为支气管黏膜原位癌或早期浸润癌，而无淋巴结转移者。

3. 扩散途径

（1）直接蔓延：在肺内直接破坏和侵犯周围支气管，可侵及纵隔、心包、胸膜，甚至对侧肺组织等处。

（2）转移：早期可出现淋巴道转移，首先转移到肺门淋巴结，进而转移到纵隔、锁骨上、颈部、腋窝等处淋巴结。血道转移多见脑、肾、肾上腺、骨等处。

4. 临床病理联系　肺癌早期常无明显临床症状，以后出现咳嗽、咳痰，痰中带血等症状。癌组织侵犯纵隔，压迫上腔静脉引起上腔静脉综合征，患者表现为面颈部水肿及颈、胸部静脉曲张。肺尖部肺癌侵犯交感神经引起交感神经麻痹综合征（Horner 综合征），患者病侧眼睑下垂，瞳孔缩小。胸壁皮肤无汗。有异位内分泌作用的肺癌，尤其是小细胞肺癌，可因 5- 羟色胺分泌过多而引起类癌综合征，表现为心动过速、皮肤潮红和支气管哮喘等症状。

早期发现肺癌最简便易行的方法是对 40 岁以上的高危人群进行定期的 X 线检查及痰液脱落细胞学的检查，肺癌的早期诊断和早期治疗是提高治疗效果、根治肿瘤的关键。

（王　莉）

数字课程学习

📥教学PPT　　　📝自测题

第五章

缺氧

第一节　缺氧的概念和常用的血氧指标

一、缺氧的概念

因组织供氧不足或组织利用氧障碍，导致机体代谢、功能和形态结构的异常变化甚至危及生命的病理过程，称为缺氧（hypoxia）。氧是生命活动所必需的物质，成年人静息时需氧量约为 250 mL/min，而体内贮存的氧仅约 1.5 L。因而短时间缺氧，即可造成细胞出现不可逆性损伤甚至危及生命。缺氧是临床极其常见的一类病理过程。

一般而言，由于吸入气性质的改变（如大气氧分压与氧含量明显降低或含有 CO 等异常气体成分）、外呼吸功能障碍、血液中血红蛋白（hemoglobin，Hb）含量减少或性质异常、血液循环通路异常（如静脉血直接进入动脉系统）或动力障碍，都可引起对组织的供氧不足；当各种原因引起细胞生物氧化功能障碍，则可导致氧利用的障碍。

二、常用的血氧指标及其意义

测定各种血氧指标有助于了解机体氧代谢状况，是临床诊治疾病（特别在危重病例）时一项十分重要的工作。基本的血氧指标有血氧分压（partial pressure of oxygen，PO_2）、氧容量（oxygen capacity，CO_2 max）、血氧饱和度（oxygen saturation，SO_2）和氧含量（oxygen content，CO_2），动 – 静脉氧差（the deference between CaO_2 and CvO_2，DO_2 或 A–VdO_2）可用于了解组织利用 O_2 的状况，P_{50} 可用于了解血红蛋白结合或释放 O_2 的能力。

1. 各种血氧指标的概念和正常值

（1）氧分压：指物理状态溶解于血浆中的氧分子所产生的张力。正常动脉血氧分压（PaO_2）约为 13.3 kPa（100 mmHg），正常静脉血氧分压（PvO_2）约 5.32 kPa（40 mmHg）。

（2）氧容量：指在标准状态下测定 100 mL 血液中 Hb 所能结合的最大氧量。正常血 CO_2 max 约为 8.92 mmol/L（20 mL%）。

（3）氧含量：指 100 mL 血液实际含有的 O_2 量，由物理状态溶解于血浆的 O_2 及与 Hb 结合的 O_2 两部分组成，但主要是后者。动脉血 CaO_2 通常约为 8.47 mmol/L（19 mL%），静脉血 CvO_2 为 5.35 ~ 6.24 mmol/L（12 mL% ~ 14 mL%）。

（4）氧饱和度：是指 1 g Hb 实际结合的氧量与最大氧结合能力（1.34 mL）之间的百分比值，主要受 PO_2 的影响。正常动脉血 SaO_2 为 93% ~ 98%；SvO_2 为 70% ~ 75%。

$$SO_2 = \frac{氧含量 - 物理溶解的氧量}{氧容量} \times 100\%$$

（5）动 – 静脉氧差：指动脉血与混合静脉血间氧含量（CO_2）的差，通常为 2.68 ~ 3.57 mmol/L（6 mL% ~ 8 mL%）。

（6）P_{50}：是反映 Hb 与 O_2 结合亲和力大小的指标，是指在一定体温、血液 pH 和 PCO_2 条件下，使 SO_2 达 50% 时的 PO_2，正常为 3.47 ~ 3.6 kPa（26 ~ 27 mmHg）。

2. 各种血氧指标的临床意义　临床上并不直接对组织缺氧进行测定，而是依据病史（分析病因）、缺氧所致的症状和体征（如呼吸急促、皮肤黏膜色泽或神志改变），结合血气分析（主要是血氧指标）的结果，对缺氧的性质和严重程度进行评估。

各种血氧指标的临床意义如表 1–5–1 所示。临床上引起缺氧的原因和机制往往是十分复杂的，所以，对所测血氧指标结果的解释应取严谨的态度。例如，CO 中毒时体内实际血 CO_2 max 是降低的，但取血测定的值可以正常，是因为在暴露于空气中时，血液中的碳氧血红蛋白因 CO 的逸出，已转变为能正常结合 O_2 的 Hb 的缘故。严重贫血患者的 CaO_2 降低而 PaO_2 和 SO_2 可以正常，但此时引起缺氧的机制，主要不是因为 CaO_2 较低，而恰恰是因为患者组织部位的 PaO_2 降低速率远大于正常人引起的，因而吸氧治疗虽不能有效提高患者的 CaO_2，

表1-5-1　各种血氧指标的临床意义

血氧指标	临床意义
氧分压	PaO_2 降低：吸入气的氧分压过低，肺通气和（或换气）障碍引起肺功能明显降低。可引起 SaO_2 和 CaO_2 降低 PaO_2 增高：吸入纯氧或作高压氧治疗时 PvO_2 降低：组织部位的血流明显减慢 PvO_2 增高：组织细胞用氧障碍；某些原因引起组织部位血液释放 O_2 减少
氧容量	血 CO_2 max 降低：各种原因引起的严重贫血；Hb 变性，如碳氧血红蛋白、高铁血红蛋白大量形成。可引起 CaO_2 降低而 SaO_2 可正常 血 CO_2 max 增高：红细胞增多症，血液浓缩
氧饱和度	SaO_2 降低：各种原因引起 PaO_2 明显降低（ < 60 mmHg ）时。可引起 CaO_2 降低
氧含量	CaO_2 降低：称为低氧血症，见于各种原因引起的 PaO_2 和（或） CO_2 max 明显降低
动 – 静脉氧差	$A–VdO_2$ 缩小：主要见于组织性缺氧，组织利用 O_2 障碍，导致 CvO_2 明显增大；也见于低张性或血液性缺氧，当 HbO_2 释放 O_2 能力降低时 $A–VdO_2$ 增大：见丁循环性缺氧，组织血流速度明显减慢，使组织从一定容量血液中摄取的 O_2 增多，导致 CvO_2 减少
P_{50}	P_{50} 变小：见于某种遗传性 Hb 分子异常或严重碱中毒时，伴氧解离曲线左移，在肺部摄取 O_2 增多而组织部位释放 O_2 明显减少 P_{50} 增大：见于严重高碳酸血症和代谢性酸中毒时，伴氧解离曲线右移，在肺部摄取 O_2 增多减少而组织部位释放 O_2 可增多

由于能提高 PaO_2，对于改善对组织的供氧仍然具有明显的作用。

理论上，对组织的供氧是由供应组织的动脉血氧含量和组织血流量决定的，所以：

组织的供氧量 = 动血氧含量 × 组织血流量

组织的耗氧量由组织细胞生物氧化功能状况所决定，也可受到某些组织结构变化的影响（如严重组织水肿），所以：

组织耗氧量 =（动脉血氧含量 – 静脉血氧含量）× 组织血流量

由上述公式可知，单纯以动 – 静脉氧差有时不足以准确估计组织的耗氧情况。临床上为了解组织细胞内呼吸的功能状态，常在采取措施提高心输出量、输血（提供 Hb）和进行氧疗（提高 PaO_2）之后，在确保组织供氧增加的条件下，根据动 – 静脉氧差或分析氧耗量（ VO_2 ）的变化，估计组织细胞内呼吸功能的变化状况。如果此时 $A–VdO_2$ 仍明显缩小或不能提高 VO_2，说明组织细胞能量代谢已发生极其严重的障碍，患者预后不良。因此，决定对组织供氧能力的关键因素为：①组织血液灌流量；②血液 Hb 的含量和性质；③ PaO_2。

第二节　缺氧的基本类型、原因和发病机制

根据缺氧的病因和发病特点，可将单纯性缺氧分为四种基本类型，即低张性缺氧、血液性缺氧、循环性缺氧和组织性缺氧。

一、低张性缺氧

低张性缺氧（hypotonic hypoxia）在 Hb 正常的情况下因氧摄取障碍引起的缺氧。其特点是 PaO_2 明显降低（ $PaO_2 < 60$ mmHg ）。由于 PaO_2 降低可直接导致 CaO_2 和 SaO_2 明显降低，故又称乏氧性缺氧（hypoxic hypoxia）或低张性低氧血症（hypotonic hypoxemia）。其中因吸入含 O_2 量过低空气引起者，

也称为大气性缺氧（atmospheric hypoxia）。因进入高原引起的称为高原缺氧症。

（一）原因

低张性缺氧的常见原因为吸入气体氧分压过低、肺功能障碍和静脉血掺杂入动脉血增多。

1. 吸入气氧分压过低　可发生于高原或高空（> 3 000 m）、任何事故造成被困于密闭空间或人工呼吸机使用不当等情况下。

2. 外呼吸功能障碍　由肺通气或换气功能障碍所致，称为呼吸性缺氧（respiratory hypoxia）。常见于各种呼吸系统疾病、呼吸中枢抑制或呼吸肌麻痹等。

3. 静脉血分流入动脉　指大血管变异使静脉血绕过肺脏进入动脉血，使能进行气体交换的肺血流量明显减少，影响氧的摄取。见于先天性心脏病，如房间隔或室间隔缺损伴有肺动脉狭窄或肺动脉高压，或法洛四联症（Fallot's tetralogy）等，由于右心的压力高于左心，出现右向左分流，大量静脉血掺入动脉血中，导致 PaO_2 和 SaO_2 降低。

（二）缺氧的机制及血氧变化的特点

当氧分压 > 60 mmHg 时，氧解离曲线比较平坦，因此氧分压的变化对 SaO_2 和 CaO_2 的影响较小，组织缺氧亦不明显。当 PaO_2 < 60 mmHg 时，SaO_2 和 CaO_2 显著降低，血液对组织的供氧量也明显减少，故可引起组织细胞严重缺氧。血液中的氧弥散进入细胞内的动力，取决于两者之间的氧分压差。低张性缺氧时，血液与组织细胞间的氧分压差减小，使氧的弥散速度减慢，同量血液弥散给组织的氧量减少，因而导致 $A\text{-}VdO_2$ 减小和组织缺氧。但在慢性缺氧情况下，由于组织细胞利用氧的能力代偿加强，$A\text{-}VdO_2$ 变化亦可不明显。CO_2 max 一般正常，但慢性低张性缺氧因红细胞和 Hb 代偿性增多，CO_2 max 也可增高。

（三）皮肤黏膜颜色的变化

正常毛细血管中脱氧 Hb 平均浓度为 2.6 g/dL。低张性缺氧时，动、静脉血的氧合 Hb 均减少，而脱氧 Hb 则增加。当毛细血管中脱氧 Hb 平均浓度增加至 5 g/dL 以上时，可使皮肤黏膜呈现青紫色，称为发绀（cyanosis）。在 Hb 正常的人，可根据发绀的程度大致估计缺氧的程度。当 Hb 增多或减少时，发绀与缺氧常不一致。例如重度贫血患者，Hb 可降至 5 g/dL 以下，患者缺氧严重但不出现发绀。在真性红细胞增多症患者，由于 Hb 异常增多，血中脱氧 Hb 含量可超过 5 g/dL，故易出现发绀但并无缺氧表现。

二、血液性缺氧

血液性缺氧（hemic hypoxia）指 Hb 量或质的改变，使 CaO_2 减少或同时伴有 Hb 结合的氧不易释放所引起的组织缺氧。其主要特征是 CaO_2 减低而 PaO_2 正常，故又称等张性缺氧（isotonic hypoxia）。

（一）原因

1. 贫血　因红细胞和（或）血红蛋白量明显减少所引起的缺氧，称为贫血性缺氧（anemic hypoxia）。

2. 一氧化碳（CO）中毒　Hb 与 CO 结合可生成碳氧 Hb（carboxy hemoglobin，HbCO）。CO 与 Hb 结合的速度虽仅为 O_2 与 Hb 结合速率的 1/10，但 HbCO 的解离速度却只有 HbO_2 解离速度的 1/2 100，因此，CO 与 Hb 的亲和力比 O_2 与 Hb 的亲和力大 210 倍。当吸入气体中含有 0.1% CO 时，血液中的 Hb 可有 50% 转为 HbCO，从而使大量 Hb 失去携氧功能；CO 还能抑制红细胞内糖酵解，使 2,3-DPG 生成减少，氧解离曲线左移，HbO_2 不易释放出结合的氧；一个 Hb 分子虽然可同时与 CO 和 O_2 结合，但当 CO 与 Hb 中的一个血红素结合后，可使其余 3 个血红素与 O_2 的亲和力增大，故使结合的 O_2 也不易释放。因此，CO 中毒既影响 O_2 的结合，也影响 O_2 的释放，从而造成组织严重缺氧。当血液中的 HbCO 增至 10% ~ 20% 时，可出现头痛、乏力、眩晕、恶心和呕吐等症状；增至 50% 时，可迅速出现痉挛、呼吸困难、昏迷，甚至死亡。

3. 高铁血红蛋白血症　生理状态下，Hb 中的铁主要以 Fe^{2+} 的形式存在，但血液中也有 1%～2% 的 Hb 为高铁血红蛋白（methemoglobin，$HbFe^{3+}OH$），由于机体自身氧化 - 抗氧化平衡作用（如存在 NADH、维生素 C、还原型谷胱甘肽等抗氧化物质），血液的 $HbFe^{3+}OH$ 不会过度增多。当发生亚硝酸盐、过氯酸盐和磺胺衍生物等中毒时，Hb 中的 Fe^{2+} 氧化成 Fe^{3+}，形成大量 $HbFe^{3+}OH$，若 $HbFe^{3+}OH$ 含量增至 20%～50%，使血液失去正常携氧能力，引起明显缺氧，称为高铁血红蛋白血症。高铁 Hb 中的 Fe^{3+} 因与羟基牢固结合而丧失携带氧能力；另外，当 Hb 分子中有部分 Fe^{2+} 氧化为 Fe^{3+}，剩余吡咯环上的 Fe^{2+} 与 O_2 的亲和力增高，氧解离曲线左移，高铁 Hb 不易释放出所结合的氧，加重组织缺氧。当高铁 Hb 含量超过 Hb 总量的 10%，就可出现缺氧表现；当达到 30%～50%，则发生严重缺氧，出现全身青紫、头痛、精神恍惚、意识不清甚至昏迷。

在高铁血红蛋白血症中，有一个特定的病名称为肠源性发绀（enterogenous cyanosis）。肠源性发绀特指因食用含有大量硝酸盐的新腌制咸菜或腐败蔬菜，其中的硝酸盐在肠道细菌作用下生成亚硝酸盐，被吸收入血，因而发生高铁血红蛋白血症，出现发绀和明显缺氧症状。

高铁 Hb 血症还可见于一种 HbM 遗传性高铁 Hb 血症，这种疾病是由于 Hb 的 α 链第 58 位组氨酸被酪氨酸取代，酪氨酸占据了血红素 Fe 原子的配基位置，使之呈现稳定的高铁状态，患者有发绀和继发性红细胞增多表现。

4. Hb 与氧的亲和力异常增加　见于输入大量库存血液或碱性液体，也见于某些血红蛋白病。库存血液的红细胞内 2,3-DPG 含量低，使氧合血红蛋白解离曲线左移；输入大量碱性液体使血液 pH 显著升高，也可使 Hb 对 O_2 的亲和力增高，影响对组织供氧。基因的突变使 Hb 的 α 链第 92 位精氨酸被亮氨酸取代时，Hb 与 O_2 的亲和力比正常高数倍。

（二）缺氧的机制及血氧变化的特点

血液性缺氧时，由于外呼吸功能正常，PaO_2 和 SaO_2 正常。贫血患者，因 Hb 数量减少，使 $CO_2 \, max$ 降低而导致 CaO_2 减少，此时毛细血管床中的平均血氧分压较低，血管 - 组织间的氧分压差减小，氧向组织弥散的驱动力减小，使动 - 静脉氧含量差减小（图 1-5-1）。

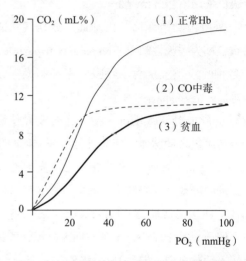

图 1-5-1　不同的氧合血红蛋白曲线比较图

（1）含量和 P_{50} 均正常的血红蛋白，其氧含量与 PO_2 关系的曲线；（2）CO 中毒，$CO_2 \, max$ 降低达正常的 50% 时，其氧含量与 PO_2 的关系曲线；（3）贫血（50%Hb）的氧含量与 PO_2 关系的曲线图

CO 中毒时，其血氧变化与贫血的变化基本是一致的。但是 $CO_2 \, max$ 在体外检测时可以是正常的，这是由于体外用氧气对血样本进行了充分平衡，此时 O_2 已完全竞争取代 HbCO 中的 CO 而形成氧合 Hb。

Hb 与 O_2 亲和力增加引起的血液性缺氧较特殊，其 PaO_2、SaO_2 和 CaO_2 均正常，但因 Hb 与 O_2 亲和力较大，故结合的氧不易释放导致组织缺氧，所以 PvO_2 升高；CvO_2 和 SvO_2 升高，$A-VdO_2$ 小于正常。

（三）皮肤、黏膜颜色变化

单纯贫血时，因血红蛋白减少，还原 Hb 未达到出现发绀的阈值，所以皮肤、黏膜颜色呈苍白色。HbCO 本身具有特别鲜红的颜色，CO 中毒时，由于血液中 HbCO 增多，所以患者皮肤、黏膜呈樱桃红色。高铁 Hb 血症时，由于血中高铁 Hb 含量增加，所以患者皮肤、黏膜出现深咖啡色或青紫色。Hb 与 O_2 亲和力异常增高时，皮肤、黏膜呈鲜红色。

三、循环性缺氧

循环性缺氧（circulatory hypoxia）指组织血流量减少使组织氧供减少所引起的缺氧，又称为低动力性缺氧（hypokinetic hypoxia）。循环性缺氧可分为缺血性缺氧（ischemic hypoxia）和淤血性缺氧（congestive hypoxia）。前者因动脉压减低或动脉阻塞引起；后者由静脉受压、回流受阻、血黏度过高、大量白细胞在小静脉内黏附、聚集引起阻塞等所致。

（一）原因

循环性缺氧的原因是血流量减少，血流量减少可以分为全身性与局部性两种。

1. 全身性血流量减少　见于心力衰竭和休克。心力衰竭患者心输出量减少，既可因组织血液灌流不足发生缺血性缺氧，又可因静脉血回流不畅发生淤血性缺氧。全身性循环障碍引起的缺氧，易导致酸性代谢产物蓄积，发生酸中毒，使心肌收缩力进一步减弱，心输出量降低，加重循环性缺氧，形成恶性循环，患者可死于因心、脑、肾等重要器官严重缺氧而发生的功能衰竭。

2. 局部性血流量减少　见于动脉硬化、血管炎、血栓形成和栓塞、血管痉挛或受压等。因血管阻塞或受压，引起局部组织缺血性或淤血性缺氧。其后果严重性取决于病变发生部位，若发生于心、脑常可危及生命。

（二）缺氧的机制和血氧变化的特点

单纯性循环障碍时，PaO_2、CO_2 max、CaO_2、SaO_2 均正常。但因血流缓慢，单位时间内流过毛细血管的血量减少，故弥散到组织、细胞的氧量减少，导致组织缺氧。同时，血流缓慢导致组织细胞从单位体积血液中摄取的氧量相对较多，并且由

于血流淤滞，二氧化碳含量增加，氧解离曲线右移，氧释放增多，致使 PvO_2 和 CvO_2 降低，$A-VdO_2$ 增大。

（三）皮肤、黏膜颜色变化

缺血性缺氧时，皮肤黏膜苍白。淤血性缺氧时，由于静脉血的 CvO_2 和 PvO_2 较低，毛细血管中脱氧 Hb 可超过 5 g/dL，故易出现发绀。

四、组织性缺氧

组织性缺氧（histogenous hypoxia）是指由于组织、细胞利用氧障碍所引起的缺氧，也称氧利用障碍性缺氧（dysoxidative hypoxia）。

（一）原因

1. 组织中毒　某些化学物质，如氰化物（cyanide）、硫化物、磷、CO、甲醇、鱼藤酮、药物巴比妥盐类和氯霉素等，能抑制线粒体内呼吸链的功能，引起电子传递障碍，导致组织不能利用 O_2 合成 ATP，由此引起的缺氧，称为组织中毒性缺氧（histotoxic hypoxia）。

氰化物中毒见于工业原料氰化钠相关的事故或过多误食含氢氰酸的食物（苦杏仁等）。CN^- 可以迅速与细胞内氧化型细胞色素氧化酶三价铁结合形成氰化高铁细胞色素氧化酶（$CN^- + Cyt\ aa_3Fe^{3+} \rightarrow Cyt\ aa_3Fe^{3+}-CN^-$），从而使其失去传递电子能力，导致呼吸链中断、生物氧化受阻。硫化氢、砷化物和甲醇等中毒通过抑制细胞色素氧化酶活性而阻止细胞的氧化过程。抗霉菌素 A 和苯乙双胍等能抑制电子从细胞色素 b 向细胞色素 c 的传递，导致呼吸链中断。

2. 线粒体损伤　放射线、细菌毒素、热射病、尿毒症等因素都可损伤线粒体。供氧严重不足使线粒体 PO_2 显著降低（< 1 mmHg）时，可抑制线粒体功能，并引起其结构损伤。

3. 呼吸酶合成障碍　维生素 B_1（硫胺素，thiamine）、维生素 B_2（核黄素）、维生素 PP（尼克酸及尼克酰胺）和泛酸（辅酶 I 的成分）等是许多生物氧化酶的辅酶，缺乏这类维生素，可因复合酶

的生成缺陷，引起组织细胞生物氧化功能障碍而发生用氧障碍。

4. 组织水肿　严重组织水肿时，由于组织间液和细胞内液增多，不但增大氧的弥散距离，也能引起细胞损伤和影响线粒体功能，使组织的用氧量降低。

（二）缺氧的机制及血氧变化的特点

组织性缺氧时，PaO_2、$CO_2\,max$、CaO_2、SaO_2一般均正常。由于组织细胞利用氧障碍（内呼吸障碍），所以 PvO_2、CvO_2、SvO_2 增高，$A\text{-}VdO_2$ 小于正常。患者的皮肤、黏膜颜色因毛细血管内氧合 Hb 的量高于正常，故常呈现鲜红色或玫瑰红色。

临床上多种缺氧常并存。例如，肺源性心脏病时由于肺功能障碍可引起呼吸性缺氧，心功能不全可出现循环性缺氧。失血性休克患者，既存在循环性缺氧，又可因大量失血加上复苏过程中大量输液使血液过度稀释，引起血液性缺氧，若并发肺功能障碍，则又可出现低张性缺氧。各种类型缺氧的血氧变化特点见表 1-5-2。

表 1-5-2　各种原因引起缺氧时血气变化的特点

缺氧类型	原发性变化		其他血氧指标变化			$PaCO_2$
低张性缺氧	$PaO_2\downarrow$	$SaO_2\downarrow$	$CO_2\,max\ N$	$CaO_2\downarrow$	$A\text{-}VdO_2\downarrow$ 或 N^*	可能 $\downarrow$ 或 $\uparrow^{**}$
血液性缺氧						
严重贫血	$CO_2\,max\downarrow$	$SaO_2\ N$	$PaO_2\ N$	$CaO_2\downarrow$	$A\text{-}VdO_2\downarrow$	
HbCO 和高铁血红蛋白血症	$CO_2\,max\downarrow$ 和 CvO_2 相对 $\uparrow$	$SaO_2\ N$	$PaO_2\ N$	$CaO_2\downarrow$	$A\text{-}VdO_2\downarrow$	
单纯 Hb 与 O_2 亲和性过高	$CvO_2\uparrow$	PaO_2 与 $SaO_2\ N$	$CO_2\,max\ N$	$CaO_2\ N$	$A\text{-}VdO_2\downarrow$	
循环性缺氧						
淤血性	$CvO_2\downarrow$	PaO_2 与 $SaO_2\ N$	$CO_2\,max\ N$	$CaO_2\ N$	$A\text{-}VdO_2\uparrow$	
缺血性***	无原发变化	同上	同上	同上	$A\text{-}VdO_2\ N$	
组织性缺氧						
组织中毒性	$CvO_2\uparrow\uparrow$	PaO_2 与 $SaO_2\ N$	$CO_2\,max\ N$	$CaO_2\ N$	$A\text{-}VdO_2\downarrow\downarrow$	

注：* 慢性低张性缺氧当组织代偿性利用 O_2 能力有所增高时，组织间液的 PO_2 可降低，组织中 O_2 弥散速度重新增大，故 $A\text{-}VdO_2$ 可能由降低转变为无显著变化；** 当吸入气 PCO_2 增高或肺泡通气量降低时，机体的 CO_2 排出障碍，导致 $PaCO_2$ 增高；高原缺氧或肺功能障碍早期引起呼吸加深、加快，肺泡通气量增高，则 $PaCO_2$ 降低；*** 常指局部缺血性缺氧。

第三节　缺氧时细胞的反应

机体吸入氧，并通过血液运输到达组织，最终被细胞所感受和利用。因此，缺氧的本质是细胞对低氧状态的一种反应和适应性改变。当急性严重缺氧时，细胞变化以线粒体能量代谢障碍为主（包括组织中毒性缺氧）；慢性轻度缺氧细胞以氧感受器的代偿性调节为主。

一、代偿性变化

（一）缺氧时细胞能量代谢变化

1. 无氧酵解增强　当 PaO_2 降低时，线粒体周围的 PO_2 低于 0.04 kPa 时，氧作为有氧氧化过程的最终电子接受者出现缺额，线粒体的有氧代谢发生障碍，ATP 生成减少，胞质内 ADP 增加。胞质内 ADP 增高可使磷酸果糖激酶、糖酵解过程加强，并可在一定的程度上补偿细胞的能量不足，但酸性产物增加。

2. 利用氧的能力增强 长期慢性和轻度缺氧时，细胞内线粒体数量增多，生物氧化还原酶（如琥珀酸脱氢酶、细胞色素氧化酶）活性增强和含量增多，使细胞利用氧的能力增强。

（二）细胞的氧敏感调节与适应性变化

1. 血红素蛋白（hemeprotein）感受调节 血红素蛋白是指含有卟啉环配体的一类蛋白质，如血红蛋白、细胞色素 aa_3、P_{450}、含细胞色素 b_{558} 的辅酶 Ⅱ（NADPH）氧化酶等。其感受调节方式有两种：

（1）构象改变：当 O_2 结合于血红素分子中央的 Fe^{2+}，引起 Fe^{2+} 转位到卟啉环平面上，反之相反。这种构象的变化可能影响血红素蛋白的功能。例如，CO 与氧化型细胞色素氧化酶 aa 的 Fe^{2+} 结合，使氧化型细胞色素氧化酶失去了传递电子的作用。

（2）信使分子：NADPH 氧化酶可与细胞周围环境中 O_2 结合，并把 O_2 转变为 O^{2-}，再生成 H_2O_2。H_2O_2 经过 Feton 反应转变为羟自由基（OH^-）进行氧信号的传导。正常时，细胞内 H_2O_2 浓度相对较高，抑制低氧敏感基因的表达。低氧时，细胞内 H_2O_2 和 OH^- 生成减少，还原型谷胱甘肽（GSH）氧化转变成氧化型谷胱甘肽（GSSG）受到抑制，导致某些蛋白巯基还原型增加，从而使一些转录因子的构象发生改变，促进低氧敏感基因的转录表达。

2. HIF-1 感受调节 近年研究认为，缺氧诱导因子 1（hypoxia-inducible factor-1，HIF-1）是细胞低氧反应的关键转录因子，由 HIF-1α 和 HIF-1β 两个亚基组成。在常氧或氧分压增高时，脯氨酸 -4- 羟化酶（prolyl-4-hydroxylase，PHD）使 HIF-1α 的第 402 和 564 位脯氨酸羟化，肿瘤抑制蛋白 pVHL（von Hippel-Lindau tumor suppressor protein）能特异性地介导羟化修饰后的 HIF-1α 经泛素化途径降解，从而抑制 HIF-1α 的功能。另外，天冬酰氨羟化酶——HIF-1 抑制因子（factor-inhibiting HIF-1，FIH-1）使 HIF-1α 的 803 位天冬酰胺羟化，阻碍 HIF-1α 的转录活性。缺氧时，脯氨酸 -4-

羟化酶和天冬酰羟化酶的羟化作用减弱，HIF-1α 降解减少。HIF-1α 进入细胞核与 HIF-1β 形成二聚体，成为有活性的转录因子 HIF-1。HIF-1 与缺氧反应相关基因上的缺氧反应元件（hypoxia reaction element，HRE）结合，在多种辅助因子的协助下，增强下游靶基因的表达，从而引起细胞代谢、功能的变化。目前发现的 HIF-1 的靶基因已有近百种，如促红细胞生成素（EPO）、血管内皮生长因子、磷酸果糖激酶 -L、乳酸脱氢酶 A、葡萄糖激酶等，这些基因表达产物可通过增强红细胞生成、血管增生、葡萄糖转运和糖酵解等过程，促进细胞对缺氧的适应性反应。细胞对缺氧的代偿适应性反应是机体对缺氧整体适应的基础。

3. 肌红蛋白（Mb）增加 由于 Mb 与氧的亲和力比 Hb 的大，当氧分压降为 10 mmHg 时，Hb 的氧饱和度约为 10%，而 Mb 的氧饱和度可达 70%，因此，当运动员进行剧烈运动使肌组织氧分压进一步降低时，Mb 可释放出大量的氧供组织、细胞利用。Mb 增加可能具有储存氧的作用。

二、细胞损伤改变

缺氧性细胞损伤（hypoxic cell damage）常为严重缺氧时出现的一种失代偿性变化。其主要表现为细胞膜、线粒体及溶酶体的损伤。

（一）细胞膜变化

细胞膜电位降低常先于细胞内 ATP 含量的减少，膜电位降低的原因为细胞膜对离子的通透性增高，导致离子顺浓度差通过细胞膜，继而出现钠内流、钾外流、钙内流和细胞水肿等一系列改变。

1. Na^+ 内流 缺氧使细胞内 Na^+ 浓度增多并激活 Na^+-K^+ 泵，在泵出胞内 Na^+ 同时又过多消耗 ATP，ATP 消耗又将促进线粒体氧化磷酸化过程和加重细胞缺氧。细胞内 Na^+ 浓度过高必然伴随水进入胞内增加引起细胞水肿。细胞水肿是线粒体、溶酶体肿胀的基础。

2. K^+ 外流 由于 Na^+-K^+ 泵功能障碍，细胞外 K^+ 不能被泵到胞质内，细胞内缺 K^+ 导致合成代谢障碍，各种酶的生成减少并进一步影响 ATP 的生成和离子泵的功能。

3. Ca^{2+} 内流　细胞内外 Ca^{2+} 浓度相差约 1 000 倍，细胞内低 Ca^{2+} 浓度的维持依赖膜上 Ca^{2+} 泵功能。严重缺氧时，由于 ATP 生成减少，膜上 Ca^{2+} 泵功能降低，胞质内 Ca^{2+} 外流和肌质网摄取 Ca^{2+} 障碍，使胞质内 Ca^{2+} 浓度增高。细胞内 Ca^{2+} 增多并进入线粒体内抑制了呼吸链功能；Ca^{2+} 和钙调蛋白（calmodulin）激活磷脂酶，使膜磷脂分解，引起溶酶体损伤及其水解酶的释放，细胞自溶；胞质内 Ca^{2+} 浓度过高可以使黄嘌呤脱氢酶转变为黄嘌呤氧化酶，增加自由基形成，加重细胞损伤。

（二）线粒体的变化

缺氧可损伤线粒体，线粒体损伤又可导致缺氧，两者互为因果。缺氧引起线粒体受损的原因是严重缺氧可明显抑制线粒体呼吸功能和氧化磷酸化过程，使 ATP 生成更减少；持续较长时间严重缺氧，可以使线粒体的基质颗粒减少或消失，基质电子密度增加，嵴内腔扩张，嵴肿胀、崩解，外膜破裂等。

（三）溶酶体的变化

缺氧时因糖酵解增强使乳酸生成增多和脂肪氧化不全使酮体增多，导致酸中毒。pH 降低和胞质内钙增加使磷脂酶活性增高，使溶酶体膜的磷脂被分解，膜通透性增高，溶酶体肿胀、破裂和释出大量溶酶体酶，进而导致细胞及其周围组织的溶解、坏死。细胞内水肿、自由基的作用也参加溶酶体损伤机制。

第四节　缺氧时器官系统的功能和代谢变化

机体对缺氧的反应，取决于缺氧的原因、缺氧发生的速度、程度、部位、持续的时间以及机体的功能代谢状态。慢性轻度缺氧主要引起器官系统的代偿性反应；急性严重的缺氧，器官常出现代偿不全和功能障碍，严重者导致重要器官发生不可逆损伤，甚而危及患者生命。

一、中枢神经系统

大脑重量仅为体重的 2%，而脑血流占心输出量 15%，脑耗氧量占总耗氧量 23%，因此大脑是对缺氧最为敏感的器官。$PaO_2 < 50$ mmHg 时脑血管扩张，脑血流量增加；$PaO_2 < 28$ mmHg 可出现精神错乱；$PaO_2 < 19$ mmHg 时可发生意识丧失；低至 12 mmHg 时便危及生命。

急性缺氧时，可引起头痛、情绪激动，思维力、记忆力、判断力下降或丧失以及运动不协调等表现。慢性缺氧则易出现疲劳、嗜睡、注意力不集中及精神抑郁等症状。严重缺氧可使脑细胞发生肿胀、变性、坏死及脑间质水肿，由此造成颅内压增高及头痛、呕吐、烦躁不安、惊厥、昏迷等相应表现。这些损伤可在缺氧后几分钟内发生，常不可逆。

缺氧引起中枢神经系统功能障碍的主要机制包括：①神经细胞膜电位降低，神经递质合成减少；②脑细胞能量代谢障碍，ATP 减少，细胞膜通透性增加；③酸中毒，细胞内游离 Ca^{2+} 增多，溶酶体酶的释放及细胞水肿；④缺氧及酸中毒使脑微血管通透性增高引起脑间质水肿。

二、呼吸系统

缺氧在呼吸系统可明显表现为代偿性反应和功能障碍两种不同的情况。代偿性反应是在呼吸中枢功能正常并在接受一定兴奋性刺激的条件下发生，表现为即使在静息条件下也有明显的呼吸加快、深快，或浅促。呼吸功能障碍主要指急性缺氧引起的以肺水肿为主要病理变化的急性肺损伤，以及由严重缺氧引起的呼吸中枢的过度抑制或衰竭。此种情况常见于高原缺氧引起的高原肺水肿（high-altitude pulmonary edema）和高原脑水肿（high-altitude cerebral edema）。

（一）代偿性反应

1. 发生呼吸代偿的基本机制

（1）PaO_2 降低：对呼吸中枢的直接作用是抑

制和损伤；低氧分压对外周化学感受器的刺激可反射性引起呼吸中枢的兴奋。

（2）$PaCO_2$增高：PaO_2降低伴$PaCO_2$增高时，$PaCO_2$在一定限度（<80 mmHg）内增高，由于CO_2易透过血-脑屏障使中枢 pH 降低，可导致呼吸中枢兴奋，早期该作用可能超过PaO_2降低对中枢的抑制作用。

（3）其他原因：各种原因引起的交感神经系统兴奋，能引起呼吸中枢兴奋。

2. 呼吸代偿的意义　呼吸功能增强不但增加O_2的摄入和CO_2的排出，还可因胸廓运动增强，促进静脉回流，使心输出量和肺血流量增加。关于呼吸代偿尚应注意的是：

（1）呼吸增强：当导致CO_2排出过多时可引起呼吸性碱中毒。

（2）肺呼吸功能障碍者当过度通气：可能由于呼吸运动做功急剧增多，其增加的氧摄取可能仅能甚至不足以弥补做功增多时的氧耗量。

（3）呼吸代偿与缺氧原因的关系：代偿性呼吸增强常见于低张性缺氧和某些循环性缺氧。单纯血液性（如贫血）和组织性缺氧，一般无明显呼吸代偿表现。

（4）呼吸代偿的动态变化：与引起低张性缺氧的病因密切相关。例如，在密闭空间，可出现渐进性的呼吸加强和紧张、兴奋状态。呼吸由深快、浅促发展到变慢、不规则，甚至呼吸停止，此类表现体现了呼吸中枢由兴奋转变为抑制的过程。如果平原地区的人未经适应直接进入 3 000 m 以上的高原时，初期肺通气量可增加（PaO_2降低的刺激），然后呼吸节律又可依次出现减低（$PaCO_2$降低的刺激）、增高（肾代偿性排出 HCO_3^- 后又显示低 PaO_2 的刺激）、适应（感受器对缺氧刺激的敏感性降低）等时相变化过程。

（二）呼吸功能障碍

1. 肺水肿　见于急性低张性缺氧时，出现呼吸困难、咳嗽、血性泡沫痰、肺部湿啰音、皮肤黏膜发绀等。肺水肿可加重缺氧并引起呼吸衰竭。引起肺水肿的可能机制为：

（1）肺动脉高压：缺氧使外周血管收缩，回心血量增加；肺血量增多，肺血管收缩。

（2）压力性肺水肿：因肺各部血管收缩强度不一，在无明显收缩的血管部位，肺泡毛细血管血流和流体静压增高，引起压力性肺水肿。

（3）肺微血管内皮损伤和血管通透性增高：肺内血压高和流速快使血流的切应力增高，同时因补体 C3a、白三烯（LTB）、血栓素 B（TXB）等血管活性物质的作用，都能造成肺微血管内皮损伤，使血管通透性增高。

2. 呼吸抑制或衰竭　PaO_2极度低下（<30 mmHg），$PaCO_2$过度增高（>80 mmHg），以及严重组织中毒等，可引起呼吸中枢的过度抑制，常导致呼吸衰竭。临床上可见呼吸浅慢、不规则、出现陈-施呼吸和呼吸停止等。

三、循环系统

与呼吸系统相同，缺氧在循环系统也可有代偿性反应和功能障碍两种不同的情况。代偿性反应主要是低张性缺氧作为应激源引起的应激反应在心血管系统的一些表现，如心率加快、心肌收缩性增强和全身性血流重新分布，也与呼吸代偿引起的静脉回流量增加以及肺泡通气/血流比例的调整有关。毛细血管增生可以认为是心血管系统的一种代偿，但主要发生在组织，是组织缺氧由局部机制引起的一种代偿性反应。循环功能障碍常常是严重全身性缺氧的结果，如发生高原性心脏病（high-altitude cardiopathy）、肺源性心脏病、贫血性心脏病和心力衰竭等。

（一）低张性缺氧时机体的代偿性反应

1. 心输出量增加　主要是对急性缺氧的一种代偿方式，包括：①心率加快：除应激反应外，肺通气增加后经肺牵张感受器，可引起反射性交感神经兴奋。但呼吸过深可以使迷走神经兴奋，反而引起心率减慢、外周血管扩张和血压下降。②心肌收缩性增强：是交感兴奋和儿茶酚胺增多作用于心脏

的 β- 肾上腺素受体所致。③静脉回流量增加：胸廓运动及心脏活动增强，使静脉回流量增加。

2. 血流重新分布 应激反应引起的全身性血流重新分布，有利于保证生命重要器官心脏和中枢神经系统的血液和氧供应。

3. 低氧性血管收缩 能在肺泡通气量减少或肺泡气 PO_2 明显降低的情况下，调整和改善肺泡通气/血流的比例，增加肺部对氧的摄取。

正常肺部气体交换，主要依靠肺泡通气/血流适当的比例进行的。在生理条件下，吸气时胸腔内压更负，肺泡外血管在肺扩张时受放射状牵拉而扩张，使血流阻力降低和肺血流增加，肺血流增加使流体静压增高时，可以引起肺泡血管的扩张和一些原来处于关闭状态的肺泡毛细血管开放；但吸气引起肺泡扩张可增加肺泡内压，对肺泡毛细血管有一定压迫作用。两种对肺泡血管的作用仍能保证除肺尖和肺底以外的肺部具有较适当的肺泡通气/血流比例。

在肺泡通气量明显减少引起缺氧时，上述部位的肺血管可发生收缩和使血流减少，其机制未明，可能与该部分血管平滑肌感受低氧张力刺激有关。这种低氧性血管收缩对改善肺泡通气与血流间合适的比例有利。但肺泡通气量减少也需有一定限度。因为动物实验表明结扎一肺段的气道使完全不通气，该部位能减少的血流量仅为正常的 1/3。

对于高原缺氧而言，肺泡通气量并未减少而肺泡气 PO_2 明显降低，同样发生低氧性血管收缩，能较有效地改善肺泡通气/血流的比例（此时的"肺泡通气"指肺泡气的实际含氧量）。

低氧性血管收缩也引起肺动脉压升高，加上心功能的代偿也使肺血流增加，于是能增加肺尖部血流以改善其肺泡通气/血流的比例，使肺尖部的通气得到有效的利用。

4. 毛细血管增生 长期、慢性缺氧可使脑、心和骨骼肌的毛细血管发生代偿性增生，组织的血管密度增加，从而使氧的弥散面积增加而弥散距离缩短，因此有利于对细胞的供氧。

（二）循环功能障碍

1. 缺氧性肺动脉高压 长期慢性缺氧使肺小动脉长期处于收缩状态，可引起肺血管壁平滑肌细胞和成纤维细胞的肥大和增生，导致肺血管结构重塑（remodeling），表现为无肌型微动脉的肌化（muscularization），血管壁中胶原和弹性纤维沉积，血管壁增厚、管腔狭窄，血管硬化，反应性降低，形成稳定的肺动脉高压。持久的肺动脉高压，可因右心室后负荷增加而导致右心室肥大以至衰竭。缺氧性肺动脉高压是高原心脏病和肺源性心脏病的主要发病环节。

2. 心肌舒缩功能障碍 严重缺氧可损伤心肌的收缩和舒张功能，因同时存在肺动脉高压，患者往往先表现为右心衰竭，严重时出现全心衰竭。缺氧时心肌舒缩功能障碍的发生机制主要是由于 ATP 生成减少，能量供应不足，同时引起心肌细胞膜和肌质网 Ca^{2+} 转运功能障碍，导致心肌 Ca^{2+} 转运和分布异常。极严重的缺氧可直接抑制心血管运动中枢，并可引起心肌细胞变性、坏死。久居高原、慢性阻塞性肺疾病和先天性心脏病患者，由于肺血管收缩、肺动脉压升高，右心室负荷加重，右心室肥大，严重时会发生心力衰竭。

3. 心律失常 严重缺氧可引起窦性心动过缓、传导阻滞、期前收缩，甚至心室纤颤。其机制在于缺氧影响心肌的兴奋性、自律性和传导性。①缺氧既可影响心肌自律细胞功能的稳定性，又可增加异常的自律性活动；②缺氧可降低动作电位 0 相除极速度和动作电位振幅，降低膜反应性和膜电位水平，缩短 2 相、3 相持续时间，导致传导阻滞，引起各种传导异常；③缺氧可使部分心肌复极化不一致，引起复极过程中心肌细胞间的电位差，从而引起心律失常。

4. 静脉回流减少 有关原因为：①呼吸严重抑制时胸廓运动减弱；②酸中毒引起外周血管扩张；③微血管床容量扩大；④血液淤滞。

四、血液系统

（一）代偿性反应

1. 红细胞增多　急性缺氧时，交感神经兴奋，脾脏等储血器官收缩，将储存的血液释放入体循环，可使循环血中的红细胞数目增多。慢性缺氧时，红细胞增多主要是由骨髓造血增强所致。当低氧含量的血液流经肾时，能刺激肾小管旁间质细胞，使之生成并释放促红细胞生成素（EPO）。EPO能刺激红系造血，促进红细胞的增殖、分化和成熟，增加红细胞的数量和Hb含量。适度的红细胞和Hb增多可增加血液携氧能力和组织的供氧量，具有重要的代偿意义。在高原居住的人和长期慢性缺氧的人，红细胞可以增加到6×10^{12}/L（6×10^{6}/mm^3），Hb达21 g/dL。

2. 氧合血红蛋白解离曲线右移　缺氧时，红细胞内2,3-DPG增加，使氧合Hb解离曲线右移，Hb易将结合的氧释放出供组织利用。但是，当PaO$_2$低于8 kPa时，氧解离曲线右移可明显影响肺部血液对氧的摄取。

（1）红细胞内2,3-DPG增多的原因：①低张性缺氧时氧合Hb减少，脱氧Hb增多，前者中央穴孔小，不能结合2,3-DPG；后者中央孔穴较大，可结合2,3-DPG。因此当脱氧Hb增多时，红细胞内游离的2,3-DPG减少，2,3-DPG对磷酸果糖激酶及二磷酸甘油变位酶（diphosphoglycerate mutase，DPGM）的抑制作用减弱，从而使糖酵解增强，2,3-DPG生成增多。②低张性缺氧因代偿性肺过度通气引起呼吸性碱中毒，以及缺氧时红细胞内存在的大量脱氧Hb稍偏碱性，使红细胞内pH增高，从而激活磷酸果糖激酶且抑制2,3-DPG磷酸酶（2,3-DPG phosphatase，2,3-DPGP）活性。前者使糖酵解增强，2,3-DPG合成增加，后者使2,3-DPG的分解减少。

（2）2,3-DPG增多使氧合Hb解离曲线右移的机制：①与2,3-DPG结合的脱氧Hb其空间构型较为稳定，不易与氧结合；②2,3-DPG是一种不能透出红细胞的有机酸，其增多可降低红细胞内pH，pH下降通过Bohr效应使氧合Hb解离曲线右移。

（二）损伤性变化

红细胞过度增多，可使血液黏滞度和血流阻力明显增加，以致血流减慢，并加重心脏负担，因而对机体不利。严重缺氧时，红细胞内2,3-DPG增多引起的氧解离曲线右移将减少血红蛋白在肺中的氧合，使动脉血氧饱和度降低。久居高原者如红细胞过度增多（男性Hb > 21 g/dL，女性Hb > 19 g/dL）即为高原红细胞增多症，这是常见的慢性高原病，多发生于海拔3 500 m以上地区，由于血液黏滞度异常增高、微循环障碍，组织严重缺氧，易造成血栓形成或局部组织坏死等各种并发症。

第五节　机体对缺氧的耐受性与氧疗

一、机体对缺氧的耐受性

影响机体对缺氧耐受性的因素很多，包括机体的代谢耗氧率和中枢神经系统功能状态、年龄与机体健康状况以及机体的锻炼和适应状况等。缺氧对不同器官系统的影响还与不同脏器对氧的需求量大小有关。

1. 代谢耗氧率和中枢神经系统功能状态　发热、环境温度过高或甲状腺功能亢进使基础代谢增高，对缺氧的耐受性降低。寒冷、体力活动、情绪激动可增加机体耗氧量，耐受缺氧也较差。体温适度降低、神经系统的抑制使机体耗氧量降低，可提高对缺氧的耐受性。低温麻醉用于心脏外科手术能明显延长手术所必需的阻断血流的时间。

2. 年龄与机体健康状况　在缺氧环境中，新生儿对缺氧的耐受性较高，其主要原因为：①胎儿型血红蛋白（HbF）的携氧能力较强；②新生儿活动度低，氧耗量明显较少；③组织细胞对氧的利用能力较强。

老年人肺和心脏的贮备功能降低、骨髓的造血干细胞和外周血液红细胞数减少、细胞呼吸酶活性降低，故老年人对缺氧的适应能力下降。有心、肺及血液疾病的患者对缺氧耐受性较低。

3. 机体的锻炼状况　锻炼可以提高心、肺功能及氧化酶活性，从而提高机体对缺氧的适应代偿能力。轻度缺氧可刺激并调动机体的代偿能力，如登高山者若采取缓慢的阶梯式攀登并有一定的适应过程，比快速登高者更能耐受缺氧环境。即使慢性贫血患者的 Hb 很低但仍能维持正常的生命活动；急性失血使 Hb 急剧减少可引起较严重的代谢功能障碍。冠心病患者可以参加适当的体育活动，这有助于冠状血管扩张和侧支循环建立，从而改善心肌的供血和供氧。

4. 脏器的特异性　不同脏器对缺氧的耐受性有较大差异，这与脏器本身的耗氧量和代谢率有关。如脑和心脏对缺氧耐受性差，而皮肤、毛发和结缔组织相对耐缺氧。

二、氧疗

对于不同原因引起的缺氧，及时选用适当方法给患者吸氧是最基本的治疗措施之一。急性严重的缺氧，常需要用高浓度氧或高压氧治疗。但是，如果给氧不当，未把握好使用时间、压力或提升患者 PaO_2 的程度，也可能产生一定的不良反应，甚至造成严重的后果。

1. 氧疗的效果　吸氧能提高肺泡气氧分压，促进氧在肺中的弥散与交换，提高动脉血氧分压和氧饱和度，增加动脉血氧含量，因而对高原、高空缺氧以及由肺通气功能和（或）换气功能障碍等引起的缺氧是非常有效的。纯氧对治疗高原肺水肿具有特殊的疗效，一般吸氧后数小时至数日，肺水肿症状可显著缓解，肺部体征随之消失。必要时，对严重高原病患者采用高压氧疗，多可收到满意效果。常压氧疗对由右向左分流所致缺氧的作用较小，因为吸入的氧无法使经动 - 静脉短路流入左心的血液发生氧合作用。但吸入纯氧可使血浆中物理溶解的氧量从 0.3 mL/dL 增至 2.0 mL/dL，从而使动

脉血氧含量增加 10% 左右。高压氧疗（3 个大气压）可使血浆中物理溶解的氧增至 6.0 mL/dL，这时如果心输出量正常，则可维持整个机体的需氧量。血液性缺氧、循环性缺氧和组织性缺氧患者动脉血氧分压和氧饱和度均正常，此时氧疗的作用也主要是通过提高动脉血氧分压、增加血液中溶解的氧量，改善对组织的供氧。此外，由于血液、组织液、细胞及线粒体之间的氧分压差是驱使氧弥散的动力，当氧分压增大时，氧的弥散速度加快。CO 中毒时吸入纯氧特别是高压氧可使血液氧分压增高，氧与 CO 竞争与血红蛋白结合，可促使碳氧血红蛋白解离，因而对 CO 中毒性缺氧的治疗效果较好。

2. 氧中毒　因吸入气氧分压（PiO_2）过高或长时间吸入高浓度氧所引起的细胞损害和器官功能障碍，称为氧中毒（oxygen intoxication）。

氧中毒的发生主要取决于 PiO_2。PiO_2 与吸入气体的压力（PB）和氧浓度（FiO_2）成正比，$PiO_2=$（PB–47）× FiO_2（其中 47 为水蒸气压力 47 mmHg）。在高气压环境下（高压舱、潜水）易发生氧中毒；相反，在低气压环境下（高原、高空）不易发生。吸入气的压力、氧浓度和给氧持续的时间不同，氧中毒的表现不同，常可分为两种类型：

（1）急性氧中毒：吸入 2 ~ 3 个大气压以上的氧，可在短时间（6 个大气压的氧数分钟，4 个大气压数十分钟）内引起氧中毒，主要表现为面色苍白、出汗、恶心、眩晕、幻视、幻听，抽搐、晕厥等神经症状，严重者可昏迷、死亡。此型氧中毒以脑功能障碍为主，故又称脑型氧中毒。

（2）慢性氧中毒：发生于吸入一个大气压左右的氧 8 h 以后，表现为胸骨后不适、烧灼或刺激感，胸痛，不能控制的咳嗽，呼吸困难，肺活量减少。肺部呈炎性病变，有炎细胞浸润，充血、出血，肺不张，两肺可闻及干湿啰音。此型氧中毒以肺的损害为主，故又称肺性氧中毒。

氧中毒的发生机制尚不完全清楚，一般认为与活性氧的毒性作用有关。正常情况下，进入组织、

细胞的氧有少部分在代谢过程中产生活性氧（包括超氧阴离子、过氧化氢、羟自由基和单线态氧），并不断被清除。当供氧过多时，活性氧的产生增多，超过机体的清除能力，则可引起组织、细胞损伤。

3. 氧疗的其他不良反应

（1）晶状体后纤维增生：早产儿监护时，需要给氧。但用高浓度氧作氧疗持续天数过多，往往引起眼晶状体后纤维增生（retrolental fibroplasia）。当晶状体后纤维组织形成，可导致永久性失明。其机制被认为与继发于高氧分压所出现的血管收缩反应有关。因此，可用保持低 PO_2 的方法给氧，以避免这种情况的发生。

（2）吸收性肺不张：在吸入高浓度氧（如纯氧）时，可引起吸收性肺不张（resorption atelectasis）。呼吸纯氧时，由于在肺泡气（约 760 mmHg）和静脉血内气体分压之间存在巨大的分压差，使肺泡内的氧被迅速吸收，引起肺泡塌陷。又由于高表面张力的作用，这些塌陷的肺泡难以再张开，从而可导致呼吸窘迫的发生。

（3）引起呼吸抑制：对慢性阻塞性肺疾患（COPD）患者作氧疗，须用低浓度（30%）、低流速 O_2，并使其 PaO_2 维持在 8 kPa 左右为好。如果给较高浓度氧在短时间内迅速提高其 PaO_2 达正常人水平，可引起患者严重的呼吸抑制。因为 PaO_2 降低（＜8 kPa）经外周化学感受器反射可引起呼吸运动增强；$PaCO_2$ 大于 10.7 kPa 时使呼吸中枢抑制。COPD 患者常存在过高的 $PaCO_2$ 水平，其呼吸的驱动不再依赖于高碳酸性驱动（高 $PaCO_2$）而是取决于低氧性驱动（低 PaO_2），即呼吸运动主要依靠低氧血症对外周化学感受器的刺激来维持。这样，如果给患者高浓度氧治疗，通气的低氧性驱动将降低并可能使患者发生呼吸停止或死亡。

（刘　玮）

数字课程学习

教学PPT　　自测题

第六章

呼吸衰竭

关键词

呼吸衰竭	呼吸衰竭指数	呼吸功能不全
Ⅰ型呼吸衰竭	Ⅱ型呼吸衰竭	肺泡通气不足
吸气性呼吸困难	呼气性呼吸困难	等压点
呼吸商	限制性通气不足	阻塞性通气不足
弥散障碍	肺通气与血流比例失调	静脉血掺杂
功能性分流	无效腔样通气	解剖分流
低氧血症	高碳酸血症	肺源性心脏病
CO_2 麻醉	肺性脑病	

第一节　概　　述

正常人通过外呼吸从大气摄取 O_2 和排出 CO_2，保持机体动脉血氧分压（PaO_2）和二氧化碳分压（$PaCO_2$）在正常范围。外呼吸功能完成包括肺通气和肺换气，前者指肺泡气与外界气体交换的过程，后者是指肺泡气与血液之间的气体交换过程。在海平面和静息状态下呼吸空气，成年人 PaO_2 的正常范围为：$PaO_2 = [(13.3 - 0.043 \times 年龄) \pm 0.66\ kPa] \times 7.5\ mmHg$，一般在 11 kPa（83 mmHg）以上，可受年龄因素的影响；$PaCO_2$ 正常范围为（5.33 kPa ± 0.67 kPa）× 7.5 mmHg，极少受年龄因素影响。呼吸衰竭（respiratory failure）是指因肺通气和（或）肺换气功能发生严重障碍，以致在静息状态和吸入一个大气压空气的条件下，患者 PaO_2 明显下降，且低于 8 kPa（< 60 mmHg）的一种病理过程。发生呼吸衰竭时，可不伴有或伴有 $PaCO_2$ 的明显增高，后者指 $PaCO_2$ > 6.67 kPa（50 mmHg）。但是，当吸入气体氧浓度（FiO_2）不足 20% 时，可采用呼吸衰竭指数（respiratory failure index，RFI）作为呼吸衰竭的诊断指标。RFI = PaO_2/FiO_2（100/0.2），如 RFI ≤ 300 可诊断为呼吸衰竭。

呼吸衰竭发生、发展常有一个过程，尤其慢性呼吸衰竭可存在呼吸功能逐渐降低的过程。如果外呼吸功能障碍所导致的 PaO_2 降低或 $PaCO_2$ 升高没有达到上述水平，或在静息时血气值正常且没有明显的临床症状，只在体力负荷增加时 PaO_2 才明显降低，这种状态通常被称为呼吸功能不全（respiratory insufficiency）。

第二节　原因与分类

一、呼吸衰竭的原因

尽管呼吸衰竭的原始病因不同，但外呼吸功能严重障碍是呼吸衰竭发生的共同基础。依据正常外呼吸功能完成的基本因素，临床上引起呼吸衰竭的常见病因有以下几个方面：

1. 气道阻塞性疾患　气管 – 支气管疾患，如慢性阻塞性肺疾病（chronic obstructive pulmonary disease，COPD）、重症哮喘、肿瘤、异物、纤维化瘢痕等引起气道阻塞和肺通气不足，大多可伴有肺通气 / 血流比例失调，导致呼吸衰竭的发生。

2. 肺组织疾患　肺炎、肺不张、肺气肿、严重肺结核、急性肺损伤、肺血管炎、弥漫性肺纤维化（慢性支气管炎、慢性间质性肺炎）、肺水肿、矽肺等，均可引起肺弥散面积减少、肺顺应性减低、肺通气 / 血流比例失调，导致呼吸衰竭。

3. 胸廓与胸膜疾患　胸部外伤、严重的气胸特别是张力性气胸、严重脊柱畸形、大量胸腔积液、胸膜肥厚与粘连等，均可影响胸廓运动和肺泡扩张，造成肺通气减少，导致肺通气和换气功能障碍，引起急性呼吸衰竭。

4. 神经肌肉疾患　颅脑病变（如脑血管疾病、颅脑外伤、脑炎、脑瘤）和镇静催眠剂中毒（过量镇静药、安眠药、麻醉药）等可因直接或间接抑制呼吸中枢引起呼吸衰竭。脊髓颈段或高位胸段损伤（肿瘤或外伤）、脑脊髓灰质炎、多发性脊神经炎、重症肌无力、有机磷中毒、破伤风及严重的钾代谢紊乱等，由于支配呼吸肌的神经冲动传递障碍或呼吸肌运动减弱，可引起限制性通气不足而引起呼吸功能不全或衰竭。

二、呼吸衰竭的分类

1. 按动脉血气变化分类　呼吸衰竭必定有 PaO_2 的明显降低，低于 8 kPa（60 mmHg），故依据 $PaCO_2$ 是否明显增高，呼吸衰竭可分为 I 型和 II 型呼吸衰竭两类。

（1）I 型呼吸衰竭：又称低氧血症型呼吸衰竭，PaO_2 < 8 kPa（60 mmHg），但 $PaCO_2$ 正常甚至降低，即只有缺氧而无 CO_2 潴留。

（2）II 型呼吸衰竭：又称高碳酸血症型呼吸衰竭，在 PaO_2 显著降低的同时，伴有 $PaCO_2$ 显著增高，高于 6.67 kPa（50 mmHg），主要见于总肺泡通气量显著降低的患者。

2. 按发病缓急分类

（1）急性呼吸衰竭：是指由于病因的突发或迅速发展，引起通气和（或）换气功能严重损害，在短时间内引起的呼吸衰竭。常见的原因有急性气道阻塞、外伤、急性呼吸窘迫综合征（acute respiratory distress syndrome，ARDS）、药物中毒或颅脑病变抑制呼吸中枢、严重呼吸肌麻痹等。

（2）慢性呼吸衰竭：是指由一些慢性疾病逐渐使呼吸功能损害，经过较长时间的发展所导致的呼吸衰竭。最常见的病因是各种慢性阻塞性肺疾病，在较长一段病程中患者虽有缺氧或伴 CO_2 潴留，但通过机体代偿适应，其生理功能障碍和代谢紊乱较轻，表现为呼吸功能不全，一般在病程晚期才出现呼吸衰竭的症状和体征。

（3）慢性呼吸衰竭的急性加重：临床上亦较常见，指在慢性呼吸衰竭的基础上，合并有呼吸系统感染或气道痉挛等情况，出现急性加重，在短时间内导致 $PaCO_2$ 明显上升和 PaO_2 明显下降，称为慢性呼吸衰竭的急性加重。这种情况尽管归属于慢性呼吸衰竭，但其病理生理学改变和临床情况兼有急性呼吸衰竭的特点。

3. 其他分类方法　根据发病的主要机制不同，可分为通气性呼吸衰竭和换气性呼吸衰竭；根据原发病变部位不同，可分为中枢性呼吸衰竭和外周性呼吸衰竭。

第三节　发病机制

肺通气和肺换气是外呼吸的两个基本环节，因此，肺通气和（或）肺换气障碍都能影响外呼吸功能，严重时可引起呼吸衰竭。由此，呼吸衰竭的发病机制可从通气功能障碍和换气功能障碍两方面进行探讨。值得注意的是，一些原因引起的通气功能障碍往往同时存在换气功能障碍。

一、肺通气功能障碍

肺通气功能障碍通常是指肺泡通气不足（alveolar hypoventilation）。正常成年人静息状态时肺泡通气量约为 4 L/min，由于肺泡的通气直接参与和血液间气体的交换，故肺泡通气量又称为有效通气量。当肺通气功能障碍引起肺泡通气量明显不足时，可发生呼吸衰竭。肺泡通气不足包括限制性通气不足和阻塞性通气不足。

（一）限制性通气不足

由于吸气时肺泡扩张受限制所引起的肺泡通气不足，称为限制性通气不足（restrictive hypoventilation）。平静呼吸时，由吸气肌收缩引起吸气运动是主动的过程，呼气则是吸气肌舒张、肋骨与胸骨借重力作用复位及肺泡弹性回缩的被动过程。因此，参与呼吸过程的吸气运动动力不足和胸廓、胸腔或肺部疾病均可引起肺泡扩张的阻力增加，使肺泡扩张受限，导致限制性通气不足。

1. 肺泡扩张动力不足　呼吸肌活动障碍（disorders of the respiratory muscles）和胸廓与胸腔疾病（disorders of chest wall）是导致肺泡扩张动力不足（hypomotility of pulmonary ventilation）的主要原因。

（1）呼吸肌活动障碍：颅脑病变、过量镇静药、安眠药、麻醉药可直接或间接引起呼吸中枢抑制。脑脊髓灰质炎、多发性脊神经炎等周围神经的器质性病变可造成驱动呼吸肌做功神经的冲动发放或传递障碍。长时间呼吸困难和呼吸运动增强可引起呼吸肌疲劳；呼吸肌萎缩、重症肌无力、缺氧、酸中毒和低钾血症等可导致呼吸肌功能障碍。上述原因均可影响肺泡扩张的动力并进而导致限制性通气不足。

（2）胸廓和胸腔疾病：严重胸廓畸形、多发性肋骨骨折、胸膜纤维化等都能限制胸廓扩张，影响吸气运动，引起肺泡扩张动力不足。

2. 肺泡扩张阻力增加　肺是一种弹性器官，具有良好的顺应性，即具有可扩张和弹性回缩的性能。由于肺泡扩张是被动的，所以，当胸廓顺应性和（或）肺的顺应性降低时，表现为肺泡扩张阻力（ventilation resistance）增加和肺泡扩张受限。

（1）胸壁顺应性降低：在呼吸运动中，胸廓顺应性和胸膜腔的完整性对维持肺泡通气量起十分重要的作用。严重的胸廓畸形、胸膜纤维化、多发性肋骨骨折等可使胸廓扩张受限制，引起胸廓顺应性降低并限制肺泡扩张；胸腔大量积液或张力性气胸压迫肺组织，严重腹水与肝、脾大等影响膈肌运动，也都影响吸气时肺泡的扩张。

（2）肺的顺应性降低：严重肺纤维化使肺弹性纤维大量破坏，肺充血水肿导致肺实变和肺水肿，肺泡表面活性物质的显著减少引起广泛而严重的肺不张，均能使肺的顺应性明显降低。肺顺应性明显降低是使肺泡扩张的弹性阻力增大、肺泡通气量减少和引起限制性通气不足的另一类常见和重要的原因。

肺泡表面活性物质减少的原因为：①合成不足和成分变化：见于婴儿呼吸窘迫综合征时的 II 型肺泡上皮细胞发育不全，ARDS 或肺部感染等引起急性肺损伤时导致的 II 型肺泡上皮细胞受损。近年来，有关表面活性物质相关蛋白（surfactant protein，SP）在呼吸衰竭特别是在 ARDS 中的作用，受到了人们的重视。SP 根据其结构分为 SP-A、SP-B、SP-C 与 SP-D，其主要功能是促进肺泡表面活性物质吸附于气 - 液面，并扩展成单分子膜，从而有利于表面活性物质发挥作用。已发现 ARDS 高危患者的 SP-A 降低。②过度消耗、破坏和稀释：见于肺过度通气、急性胰腺炎或严重肺水肿患者。

由于肺和（或）胸廓的顺应性降低使呼吸的弹性阻力增加，患者吸气时，必须加强呼吸肌做功才能使胸廓和肺有所扩张，因此，表现出以浅速呼吸为主的呼吸状态。

（二）阻塞性通气不足

因呼吸道狭窄或阻塞所致的通气障碍称为阻塞性通气不足（obstructive hypoventilation）。

成人气道阻力为呼吸时的非弹性阻力，正常为 0.1～0.3 kPa·s/L，其值等于大气压与肺内压之差

与单位时间内气体流量之比。影响气道阻力的因素有气道内径、长度和形态、气流的速度和形式（层流、湍流）等，其中最主要的是气道内径。生理情况下气道阻力 80% 发生在直径大于 2 mm 的支气管与气管，仅 20% 发生在直径小于 2 mm 的外周小气道。

气管痉挛，管壁肿胀或纤维化，黏液、渗出物、异物等阻塞气道管腔，肺组织弹性降低使对小气道管壁的牵引力减弱等，均可使气道内径变窄或不规则，引起气流阻力增加和阻塞性通气不足。另外，阻塞性睡眠呼吸暂停综合征（obstructive sleep apnea syndrome，OSAS）患者因睡眠状态下上气道软组织、肌肉的可塌陷性增加，导致可逆性的气道阻塞和气流受限。

由于气道阻塞可以位于大气道或小气道，因此呼吸困难的形式有所不同。

1. 中央性气道（大气道）阻塞　是指气管分叉处以上气道发生的狭窄和阻塞。但阻塞可以发生在中央性气道的胸内或胸外不同部位。

（1）阻塞位于胸外部位：见于声带麻痹、喉头炎症和水肿等，患者表现为吸气性呼吸困难（inspiratory dyspnea）。这是由于吸气时气体流经病灶时引起的压力降低，可使气道内压显著低于大气压，导致气道狭窄加重，但呼气时气道内压始终大于大气压，反而可使狭窄减轻（图 1-6-1A）。当患者极度用力吸气时，可出现胸骨上窝、锁骨上窝、肋间隙凹陷的"三凹征"。

（2）阻塞位于胸内部位：由于吸气时胸膜腔内压降低使气道内压大于胸膜腔内压，所以病灶部位狭窄和阻塞减轻；呼气时由于胸膜腔内压升高而压迫气道，使气道狭窄加重（图 1-6-1B），患者表现为呼气性呼吸困难（expiratory dyspnea）。

2. 外周性气道阻塞　指肺内内径小于 2 mm 的小支气管或细支气管发生的气道狭窄和阻塞，多见于 COPD 和哮喘。小支气管的软骨呈不规则的块状，细支气管则完全无软骨支撑，管壁薄，且与周围肺泡结构紧密相连，故在吸气与呼气时，可随

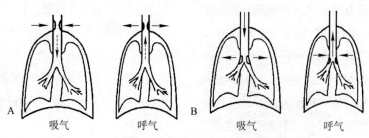

图 1-6-1　不同部位气道阻塞在吸气和呼气时气道阻力变化
A. 吸气性呼吸困难　B. 呼气性呼吸困难

胸膜腔腔内压的改变使其内径扩大和缩小。吸气时随着肺泡的扩张，受周围弹性组织牵拉，细支气管口径变大、管道伸长；呼气时小气道缩短变窄。COPD、哮喘主要损害小气道，不仅可使管壁增厚、痉挛和顺应性降低，而且管腔也可被分泌物堵塞，肺泡壁的损坏还可降低对细支气管的牵引力，因此小气道阻力明显增加。在吸气时，因胸腔内压降低和肺泡扩张，小气道口径容易变大，阻塞有一定程度的减轻；在呼气时，胸腔内压增加，细支气管周围弹性组织的牵拉减弱，小气道阻塞加重，气道阻力明显增加；用力呼气时，小气道甚至闭合，因此患者表现为呼气性呼吸困难。

　　COPD、哮喘患者用力呼气时小气道闭合，使肺泡气难以呼出，并导致呼气性呼吸困难，其机制可以用"等压点（equal pressure point）"上移的理论进行解释。所谓"等压点"是指在呼气过程中可能存在的气道内压与胸膜腔内压相等的部位（或指气道壁内外压力相同的部位）。生理情况下，吸气时气道各部气流压力始终大于肺泡内压和胸膜腔腔内压，故不可能出现等压点；在平静呼气时，由于胸膜腔腔内压最大时还是负值，也不可能存在等压点；当用力呼气时，胸膜腔腔内压大于大气压。而气道内压由小气道至中央气道（气流的下游方向）逐渐下降（逐渐接近于 1 个大气压），所以在肺内小气道壁上必然有一部位其气道内压可与胸膜腔腔内压相等，形成等压点。等压点下游端的气道内压低于胸膜腔腔内压，管壁承受向内的压力。由于正常人的等压点位于软骨

性气道部位，尽管气道受压也不会被压缩使内径缩小。慢性支气管炎时，大支气管内黏液腺增生，小气道管壁炎性充血水肿、炎性细胞浸润、上皮细胞与成纤维细胞增生、细胞间质增多，这些均可引起气道管壁增厚狭窄；气道高反应性和炎症介质可引起支气管痉挛；炎症累及小气道周围组织，引起组织增生和纤维化可压迫小气道；气道炎症使表面活性物质减少，表面张力增加，使小气道缩小而加重阻塞；黏液腺及杯状细胞分泌增多可加重炎性渗出物形成黏痰堵塞小气道。由于小气道的堵塞，患者在用力呼气时小气道压降更大，因而使等压点上移（肺泡方向）至无软骨支撑的膜性气道。肺气肿患者由于肺弹性回缩力降低，使呼气之初肺泡内压就有明显降低，用力呼气时也可引起等压点上移。因此，这些患者常出现呼气性呼吸困难（图 1-6-2）。

　　由于中央性气道与外周性气道阻塞使呼吸的非弹性阻力增加，患者呼吸时，只能通过使呼吸肌做

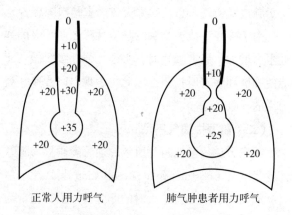

正常人用力呼气　　　　肺气肿患者用力呼气

图 1-6-2　气道等压点上移引起呼气时气道闭合

功增加才能克服气道阻力，因此，呼吸形式趋于缓慢、幅度加深。

（三）肺泡通气不足时的血气变化

对于单纯性肺低通气而言，总肺泡通气量不足使肺泡气氧分压（P_AO_2）降低和肺泡气 CO_2 分压（P_ACO_2）增高，因此肺泡毛细血管内血液流经肺泡与肺泡气交换平衡后，不能使血液完全动脉化，导致动脉血液 PaO_2 降低而 $PaCO_2$ 增高，最终出现 II 型呼吸衰竭。此时，$PaCO_2$ 的增值与 PaO_2 降低值间存在一种比例关系，该比值相当于呼吸商（respiratory quotient，R）。

呼吸商是机体产生和释放的 CO_2 与摄取和利用的 O_2 之间的比值，因此：

$$R = \frac{P_ACO_2 \times V_A}{(PiO_2 - P_AO_2) \times V_A} \qquad (1)$$

在（1）式中，PiO_2 为吸入气氧分压（PO_2 of inspired gas），在海平面条件下 PiO_2 为 20 kPa（150 mmHg）。V_A 为肺泡通气量。因为 P_ACO_2 应等于 $PaCO_2$，故 $P_ACO_2 \times V_A$ 为机体产生释放的 CO_2。$(PiO_2 - P_AO_2) \times V_A$ 为机体摄取和利用的氧。由上式可得：

$$P_AO_2 = PiO_2 - (P_ACO_2/R) \qquad (2)$$

当 V_A 减少一半时，P_ACO_2 由正常的 5.33 kPa（40 mmHg）增加至 10.7 kPa（80 mmHg），在 R 为 0.8 时，P_AO_2 就由正常的 13.3 kPa（100 mmHg）降低至 6.67 kPa（50 mmHg）。$PaCO_2$ 升至 10.7 kPa（80 mmHg），比正常值升高 5.33 kPa（40 mmHg），PaO_2 从正常值降至 6.67 kPa（50 mmHg），两者变化值（40/50）之商为 0.8，等于呼吸商，这是单纯性肺低通气时血气变化的特点。

$PaCO_2$ 是反映总肺泡通气量变化的最佳指标。

$$PaCO_2 = P_ACO_2 = \frac{0.863 \times VCO_2}{V_A} \qquad (3)$$

由（3）式中可知，血液 $PaCO_2$ 取决于每分钟肺泡通气量（V_A，L/min）和体内每分钟产生的二氧化碳量（carbon dioxide production，VCO_2，mL/min），如果 VCO_2 不变，V_A 的减少与 P_ACO_2 增高成反比。

式（3）中 $VCO_2 = F_ACO_2 \times V_A$，$F_ACO_2$ 为肺泡气中 CO_2 的浓度：

$$F_ACO_2 = P_ACO_2 / (PB-47) \qquad (4)$$

在（4）式中 PB 为大气压，47 为肺泡气饱和水蒸气压 6.25 kPa（47 mmHg）；若进一步把体温 37℃ 和水蒸气饱和状态（BTPS）的肺泡通气量，换算成标准状态（STPD）即 0℃，760 mmHg 和干燥的气体容量，应当乘以 $\dfrac{273}{273+37} \times \dfrac{(PB-47)}{760}$，则：

$$VCO_2 = F_ACO_2 \times V_A = \frac{P_ACO_2}{(PB-47)} \times V_A$$
$$\times \frac{273}{273+37} \times \frac{(PB-47)}{760} \qquad (5)$$

$$P_ACO_2 = \frac{VCO_2}{V_A} \times \frac{310}{273} \times 760$$
$$= \frac{VCO_2 (L/min)}{V_A (L/min)} \times 863 \qquad (6)$$

VCO_2 常用单位为 mL/mim，化为 L/min 应除以 1 000。可见，如 VCO_2 不变，V_A 减少必然引起 P_ACO_2 相应地增高。

正如前述，一些原因引起的通气功能障碍往往同时存在换气功能障碍，而非单纯的全肺单纯通气不足。例如慢性支气管炎时，肺泡通气量减少仅见于外周小气道狭窄或阻塞的病变局部，无病变部位的肺泡通气量常代偿性增高，使 CO_2 排出量增加。因此，对于此类患者，不但 $PaCO_2$ 升高与 PaO_2 下降不成比例，而且因肺泡通气量代偿性增高程度的不同，$PaCO_2$ 可能降低、正常或升高。

二、肺换气功能障碍

良好的肺泡通气、正常的肺泡膜结构，以及与通气匹配的肺毛细血管血流，是肺进行正常换气的基本条件。肺换气功能障碍包括弥散障碍（diffusion impairment）、肺泡通气与血流比例失调以及解剖分流增加。

（一）弥散障碍

肺泡气与肺泡毛细血管血液之间的气体交换必须通过气体的物理弥散过程。气体的弥散量取决于弥散速率和血液与肺泡接触的时间。其中影响弥散速率的因素有肺泡－毛细血管膜（简称肺泡膜）两侧的气体分压差、肺泡膜的面积与厚度（弥散距离）以及气体的分子量和溶解度。弥散障碍是指由于肺泡膜面积减少或肺泡膜异常增厚以及弥散时间缩短所引起的气体交换障碍。

1. 弥散障碍的原因

（1）肺泡膜面积减少：气体弥散速率与弥散面积成正比。正常成人的肺约有 3 亿个肺泡，肺泡膜的弥散总面积约为 70 m^2。静息状态下，参与换气的面积约为 40 m^2，所以肺泡膜储备量很大。肺实变、肺不张、肺叶切除、肺气肿或肺毛细血管关闭和阻塞均使参与气体交换的肺泡膜面积减少。只有当弥散面积减少一半以上时，才可能发生换气功能障碍。

（2）肺泡膜厚度增加：气体交换常在肺泡膜的薄部（1 μm）进行。气体弥散速率与肺泡膜厚度成反比，膜越厚，气体经历的交换距离越大，需要时间越长，单位时间内交换的气体量越少。肺泡膜薄部由肺泡上皮细胞、毛细血管内皮细胞，以及肺泡上皮基底膜、毛细血管基膜以及两基膜之间很小的间隙构成，总厚度不到 1 μm，有的部位仅为 0.2 μm。但气体从肺泡腔弥散到红细胞内还需经过肺泡表面的液体层、血管内血浆层和红细胞膜，但其总厚度也不到 5 μm（见图 1-2-8），因而正常气体交换速度很快。肺水肿、透明膜形成、肺纤维化及肺泡毛细血管扩张或肺淤血使血浆层变厚等，都会造成气体弥散距离增大和弥散速度减慢，导致气体弥散量减少。

（3）弥散时间缩短：弥散时间缩短是指因血流速度加快，使血液流经肺泡的时间变短，因而肺泡气与血液之间的气体交换时间缩短。正常静息时，血液流经肺泡毛细血管的时间约为 0.7 s，但因扩散距离很短，血液氧分压只需 0.25 s 就可升至肺泡

气氧分压水平。轻度肺泡膜面积减少和膜增厚的患者，虽然弥散速度减慢，一般在静息时气体交换仍可在正常的接触时间（0.7 s）内达到血气与肺泡气的平衡，而不致发生血气的异常改变（图 1-6-3）。但上述患者在体力负荷增加或感染等情况下，心输出量增加、心率加快，使肺血流加快，血液流经肺泡时间过短，使得弥散膜面积、厚度或弥散距离的改变对肺换气影响更加突出，导致气体交换不充分而发生低氧血症。

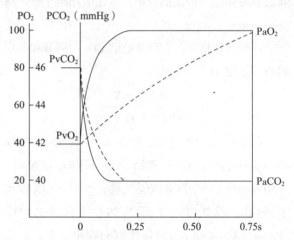

图 1-6-3 血液通过肺泡毛细血管时的血气变化
实线为正常人，虚线为肺泡膜增厚者

2. 弥散障碍时的血气变化 肺泡膜的病变加上肺血流增快一般仅引起 PaO_2 降低，而 $PaCO_2$ 并不增高。因为在气体弥散交换过程中，CO_2 相对分子量虽然比 O_2 大，但它在水中的溶解度也比 O_2 大 24 倍，所以 CO_2 的弥散系数比 O_2 大 20 倍、弥散速度（弥散系数 / 分压差）比 O_2 约大 1 倍；因此，血液中的 CO_2 能较快地弥散入肺泡，并与 P_ACO_2 取得平衡。患者如果肺泡通气量正常，就可以保持 CO_2 的弥散和排出正常，故 $PaCO_2$ 与 P_ACO_2 正常；如果存在代偿性通气过度，则可使 $PaCO_2$ 与 P_ACO_2 低于正常，此时患者出现 I 型呼吸衰竭。

（二）肺泡通气与血流比例失调

肺泡的通气与周围毛细血管血流的比例必须协调，才能保证有效的气体交换。肺泡通气与血流比例（V_A/Q）是指每分钟肺通气量（V_A）与每分钟

肺血流量（Q）之间的比值。健康成人在静息状态下，V_A 约为 4.2 L/min，Q 约为 5 L/min，两者比例（V_A/Q）为 4.2/5 = 0.84。如肺的总通气量正常，但局部肺通气和（或）血流不均匀，造成部分肺泡的 V_A/Q 失调，就可影响全肺气体交换的效率，引起 PaO_2 甚至 $PaCO_2$ 发生异常改变。这是肺部疾患引起呼吸衰竭最常见、最重要的机制。

如前所述，健康人的肺各部分通气与血流的分布也是不均匀的。直立位时，由于重力等因素的作用，肺尖部的通气和血流量都较肺底部的小，但血流的减少更为显著。故肺部的 V_A/Q 自上而下递减。正常青年人肺尖部 V_A/Q 可高达 3.0，而肺底部仅有 0.6，且随年龄的增长，这种差别更大，但由于肺泡膜面积远远大于实际需要，所以不会影响肺换气。这种生理性的肺泡通气与血流比例不协调是造成正常 $PaCO_2$ 比 P_ACO_2 稍低的主要原因。肺疾患时，由于肺病变轻重程度与分布的不均匀，使各部分肺的通气与血流比例不一，可能造成严重的 V_A/Q 失调，导致换气功能障碍。

1. 肺通气与血流比例失调的类型和原因　在病理情况下，肺泡通气与血流比例失调有 3 类，即部分肺泡通气不足、部分肺泡血流不足和解剖分流增加。

（1）部分肺泡通气不足：由支气管哮喘、慢性支气管炎、阻塞性肺气肿等引起的阻塞性通气障碍，或因肺纤维化、肺水肿等引起的限制性通气障碍，都可导致病变部位肺泡通气明显减少，而血流未相应减少，甚至还可因炎性充血等使血流增多（如大叶性肺炎早期），使 V_A/Q 显著降低，以致流经这部分肺泡的静脉血液未经充分动脉化而掺入动脉血内（图 1-6-4B）。这种情况类似动 - 静脉短路，故称静脉血掺杂（venous admixture），吸氧可有效地提高 PaO_2，故又称功能性分流（functional shunt）。生理情况下，由于肺内通气分布不均匀，正常成人形成的功能性分流约占肺血流量的 3%，而慢性阻塞性肺疾病严重时，功能性分流可增加到占肺血流量的 30% ~ 50%，从而严重影响换气

功能。

（2）部分肺泡血流不足：肺动脉栓塞、弥散性血管内凝血、肺动脉炎、肺血管收缩等，都可使患病部位 V_A/Q 显著大于正常。由于患部的肺泡血流少而通气多，肺泡通气不能充分被利用，称为无效腔样通气（dead space like ventilation，V_D）（图 1-6-4C）。正常成人在静息时肺通气量约为 6 L/min，其中也有部分通气不参与呼吸交换即为无效通气或无效腔样通气，约有 2 L/min，占潮气量（tidal volume，V_T）的 30%；有效通气量即总肺泡通气量约为 4 L/min。某些疾病时无效腔样通气可显著增多，使 V_D/V_T 高达 60% ~ 70%，从而导致呼吸衰竭。但吸氧治疗可改善由于这类无效腔样通气出现的 PaO_2 降低，故又称功能性无效腔（functional dead space，V_{Df}）。

（3）解剖分流增加：解剖分流（anatomical shunt）指静脉血未经肺部的气体交换直接进入动脉。在生理情况下，肺内存在一部分静脉血经支气管静脉和极少的肺内动 - 静脉交通支直接流入肺静脉，掺入动脉血；心肌内也有少量静脉血直接流入左心。这些解剖分流的血流量占心输出量的 2% ~ 3%。某些肺的严重病变，如肺实变和肺不张等，使该部分肺泡完全失去通气功能，但仍有血流，流经的血液完全未进行气体交换而掺入动脉血，类似解剖分流（图 1-6-4D），这种形式的分流又被称为真性分流（true shunt），以区别上述仍存在气体交换的功能性分流。吸入纯氧对提高真性分流的 PaO_2 无明显作用，用这种方法可鉴别功能性分流与真性分流。在某些病理过程中，如支气管扩张症常伴有支气管血管扩张和肺内动 - 静脉短路开放，使解剖分流量增加，静脉血掺杂异常增多。

2. 肺泡通气与血流比例失调时的血气变化　无论是部分肺泡通气不足引起的功能性分流增加，还是部分肺泡血流不足引起的无效腔样通气增加，所引起的血气变化的特点基本相同，均可导致 PaO_2 降低；而 $PaCO_2$ 可正常或降低，但 V_A/Q 严重

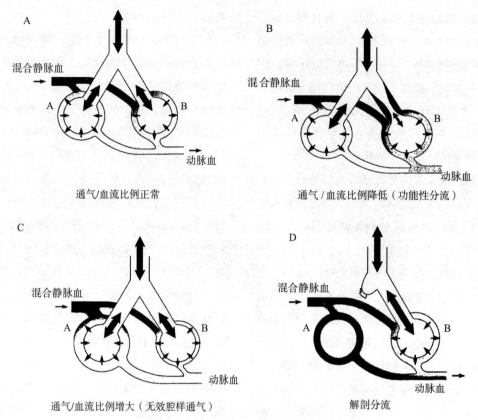

通气/血流比例正常

通气/血流比例降低（功能性分流）

通气/血流比例增大（无效腔样通气）

解剖分流

图 1-6-4　肺泡通气与血流比例失调模式

失调时，$PaCO_2$ 也可升高。例如，当无效腔样通气过度增大，使有效肺泡通气量明显减少时，可出现 II 型呼吸衰竭。

当部分肺泡通气严重不足时，病变部位肺的 V_A/Q 可低达 0.1 以下，这样流经此处的血液 PO_2 和 O_2 含量降低，PCO_2 与 CO_2 含量则增高。这种血气变化可引起代偿性呼吸运动增强和总通气量有一定程度增加，主要是使健康肺部（无通气障碍）或通气障碍较轻的肺泡通气量增加。由于健康肺部位肺泡 V_A/Q 显著大于正常，使流经这部分肺泡的血液 PO_2 升高，但 O_2 含量则增加很少。其原因是氧解离曲线呈 S 形，正常肺泡毛细血管血氧饱和度已处于曲线的平台段，无法携带更多的氧，故氧含量变化不大。另一方面，二氧化碳解离曲线在生理范围内呈直线，决定了流经代偿部位的血液在充分动脉化过程中释放更多 CO_2 进入肺泡，使血液 PCO_2 与 CO_2 含量明显降低。最终结果是，来自 V_A/Q 降低区与 V_A/Q 增高区的血液混合后，所形成的动脉血中 O_2 含量和 PaO_2 都是降低的，在代偿后使总肺泡通气量到达正常时，$PaCO_2$ 和 CO_2 含量则可正常。如代偿性通气增强过度，可使 $PaCO_2$ 低于正常。如肺通气障碍的范围较大，加上代偿性通气增强不足，使总肺泡通气量低于正常，则 $PaCO_2$ 可显著升高。

当流经部分肺泡的血流明显不足时，V_A/Q 上升，有时病变区肺泡 V_A/Q 甚至可高达 10 以上。由于血流少于通气，血液能充分动脉化和 PaO_2 显著升高，但其增加的 O_2 含量却很少。相反，在健肺部位因血流量增加而使其 V_A/Q 低于正常（不考虑代偿性呼吸增高因素），这部分血液不能充分动脉化，PO_2 与 O_2 含量均可显著降低，$PaCO_2$ 与 CO_2 含量均明显增高。来自两部分的血液混合后其 PaO_2 降低，$PaCO_2$ 的变化则取决于代偿性呼吸增高的程度，可以降低、正常或升高。

比较机体对无效腔样通气和功能性分流的代偿，往往对前者更容易。因为功能性分流时患部的血流可代偿性有所减少，但仍有多数血液在未动脉化的情况下掺杂入动脉血；而无效腔样通气时，只要病变的范围在一定限度内，肺循环的血流通过正常肺泡时，能经呼吸加深、加快，增加健康肺泡的通气量，使偏低的 V_A/Q 有所增高，接近或达到正常。

在呼吸衰竭的发病机制中，单纯的通气不足或弥散障碍，或者单纯的肺内分流增加、无效腔样通气增加的情况较少，往往是几个因素同时存在或相继发生作用。例如，休克引起的急性呼吸窘迫综合征，既有肺不张引起的肺内分流，有微血栓形成和肺血管收缩引起的无效腔样通气，同时也有由肺水肿引起的气体弥散功能障碍。

第四节　主要的代谢和功能变化

呼吸衰竭时发生的低氧血症和高碳酸血症可影响机体各系统的代谢和功能，首先是一系列代偿适应性反应，以改善组织的供 O_2，调节酸碱平衡，改变组织器官的功能和代谢以适应新的内环境。呼吸衰竭严重时，如机体代偿不全，则可出现严重的低氧血症和高碳酸血症，会造成中枢神经系统等重要器官的代谢功能紊乱。

一、酸碱平衡及电解质紊乱

呼吸衰竭时，可因外呼吸功能障碍引起呼吸性酸中毒和（或）代谢性酸中毒；由于机体的代偿性呼吸加深、加快，则出现呼吸性碱中毒；若给呼吸衰竭患者应用人工呼吸机不当、利尿剂或碳酸氢钠（$NaHCO_3$）过量使用等可发生医源性代谢性碱中毒。因此，临床上呼吸衰竭患者常为混合性酸碱平衡紊乱。另外，患者如伴发肾功能障碍、休克等病理过程，则往往同时存在血液电解质的平衡紊乱。

（一）代谢性酸中毒

呼吸衰竭引起严重缺氧时无氧代谢加强，乳酸等酸性产物增多，可导致代谢性酸中毒发生。此外，患者可出现功能性肾功能不全，使肾小管排酸保碱功能降低，造成酸性物质潴留，以及引起呼吸衰竭的原发病如感染或病理过程如休克等均可导致代谢性酸中毒。此时，患者血清 K^+ 浓度可增高。当乳酸一类代谢产物产生增多和排出受阻时，尽管 HCO_3^- 降低，但血氯浓度可无明显变化。

（二）呼吸性酸中毒

II 型呼吸衰竭时，大量 CO_2 潴留引起的高碳酸血症可导致呼吸性酸中毒，急性呼吸衰竭多为失代偿性呼吸性酸中毒；慢性呼吸衰竭由于肾脏的排酸保碱作用，多为代偿性呼吸性酸中毒。血清电解质的主要变化为：血钾增高和血氯降低，后者是因为高碳酸血症使红细胞中 HCO_3^- 生成增多，促使"氯离子转移"作用，使细胞外 Cl^- 转移进入红细胞；另外，酸中毒时肾小管在重吸收 HCO_3^- 的同时排 NH_4Cl 和 $NaCl$ 增加所致。呼吸性酸中毒合并代谢性酸中毒时，血清钾更易增高；血 Cl^- 或降低，或正常，视两种酸中毒严重程度而定。

（三）呼吸性碱中毒

I 型呼吸衰竭（如 ARDS 和重度肺纤维化）时，由于缺氧引起的呼吸运动反射性增强可导致肺过度通气，大量 CO_2 排出体外，体内 $PaCO_2$ 下降而发生呼吸性碱中毒。此时患者可因细胞内外离子交换和肾脏的作用使血 K^+ 浓度降低，血 Cl^- 浓度增高。

（四）代谢性碱中毒

II 型呼吸衰竭患者如果使用呼吸机通气过度，使 CO_2 排出过多，造成肾代偿时重吸收 HCO_3^- 增多而导致代谢性碱中毒；或者纠正酸中毒和水钠潴留时，使用 $NaHCO_3$、利尿剂过量也可形成代谢性碱中毒。

（五）相加型酸中毒

II 型呼吸衰竭时，机体缺氧可引起代谢性酸中毒，而潴留的 CO_2 引起呼吸性酸中毒，从而出现相加型混合酸中毒。急性呼吸衰竭时 CO_2 潴留可使 pH 值迅速下降，如与代谢性酸中毒同时存在，可因严重酸中毒引起血压下降、心律失常，乃至心脏停搏。

Ⅰ型呼吸衰竭患者，如果通气过度，则可发生代谢性酸中毒合并呼吸性碱中毒。

二、呼吸系统变化

外呼吸功能障碍造成的低氧血症和高碳酸血症必然从不同的途径影响呼吸功能。PaO_2 降低可刺激颈动脉体与主动脉体化学感受器，反射性增强呼吸运动，引起呼吸加深加快，此反应要在 PaO_2 低于 8 kPa（60 mmHg）时才明显；PaO_2 为 4 kPa（30 mmHg）时肺通气最大。但缺氧对呼吸中枢有直接抑制作用，当 PaO_2 低于 4 kPa（30 mmHg）时，此作用可大于反射性兴奋作用而使呼吸抑制。一定程度的 $PaCO_2$ 增高是导致呼吸兴奋的重要因素，$PaCO_2$ 主要作用于中枢化学感受器，并反射性引起呼吸中枢兴奋和呼吸加深加快。$PaCO_2$ 每增加 0.133 kPa（1 mmHg），通气量约增加 2 L/min。但当 $PaCO_2$ 超过 10.7 kPa（80 mmHg）时，则抑制呼吸中枢并发生 CO_2 麻醉。此时，患者的呼吸运动主要靠动脉血低氧分压对血管化学感受器的刺激得以维持。此时，如果进行氧疗只能吸入浓度为 24%～30% 的 O_2，以免过快纠正缺氧反而会出现呼吸抑制。但对慢性呼吸衰竭患者，尽管 $PaCO_2$ 超过 10.7 kPa（80 mmHg），由于肾脏代偿，血浆中 HCO_3^- 浓度增加，患者有时并不出现 CO_2 麻醉的体征。

引起呼吸衰竭的疾病本身也会导致呼吸运动形式的变化。如中枢性呼吸衰竭时，可出现浅而慢和节律异常的呼吸（潮式呼吸、间歇呼吸、抽泣样呼吸、叹气样呼吸等）。其中最常见者为潮式呼吸，主要是由于呼吸中枢敏感性严重下降而引起呼吸暂停，必须依赖血中 $PaCO_2$ 升高到一定程度才引起短时间周期性呼吸中枢兴奋；呼吸运动增强，肺排出 CO_2 增多，当 $PaCO_2$ 降低到一定程度又可导致呼吸暂停，如此形成周期性呼吸运动。限制性通气障碍性疾病所引起的肺顺应性降低可导致呼吸变浅变快，主要因牵张感受器或肺毛细血管旁感受器（juxtapulmonary capillary receptor，J- 感受器）受刺激而反射性引起的。阻塞性通气障碍时，根据阻塞部位不同，表现为吸气性呼吸困难或呼气性呼吸困难。

在生理状态下，肺通气 1 L 呼吸肌耗氧约 0.5 mL。在静息时呼吸运动的耗氧量约占全身耗氧量的 1%～3%。呼吸衰竭时，如存在长时间增强的呼吸运动，使呼吸肌耗氧增加；加上血氧供应不足，导致呼吸肌疲劳，使呼吸肌收缩力减弱；长期疾病导致的营养不良将引起呼吸肌肌力下降。呼吸肌疲劳使呼吸变浅而快，呈点头或提肩式呼吸。呼吸变浅则进一步导致肺泡通气量减少，加重呼吸衰竭。

三、心血管系统变化

低氧血症与高碳酸血症对心血管的直接作用是抑制心脏活动，并使血管扩张（肺血管例外）。但轻、中度的 PaO_2 降低和 $PaCO_2$ 升高可通过兴奋心血管运动中枢，使心率加快、心肌收缩力增强、外周血管收缩，加上呼吸运动增强使静脉回流增加，导致心输出量增加。另外，心血管运动中枢兴奋可通过交感神经使皮肤、腹腔内脏血管收缩，脑血管与冠状血管在局部代谢产物如腺苷等调节下扩张，从而导致血流重新分布，保证了重要脏器的血液供应。

严重的缺氧和高碳酸血症可直接抑制心血管中枢和心脏活动，出现周围循环衰竭、血压下降、心收缩力下降、心律失常、心脏停搏等严重后果。

慢性呼吸衰竭累及心脏的最主要后果是引起右心肥大与衰竭，称为肺源性心脏病（cor pulmonale），其发病机制可概括为：

1. 肺动脉高压、右心后负荷过重　包括：①肺血管收缩：缺氧和 CO_2 潴留所致血液 H^+ 过高，并通过不同途径，引起肺血管内皮源性收缩因子（EDCF）和内皮源性舒张因子（EDRF）分泌异常，肺小动脉收缩（CO_2 本身对肺血管起扩张作用），肺动脉压升高；此外，在缺氧和氧化应激时，8-异构-前列腺素 $F_{2\alpha}$（8-iso-$PGF_{2\alpha}$）分泌增加，可使肺小动脉收缩；缺氧时，缺氧诱导因子-1α（hypoxia induced factor-1α，HIF-1α）通过结合于内皮素（endothelin，ET）基因的启动子区域，促使肺血管内皮细胞（VEC）大量合成表达 ET，其缩血管效应为去甲肾上腺素的 1 000 倍。②肺血管重塑：缺氧及肺小动脉长期收缩均可引起直径小于 60 μm 的无肌型肺微动脉肌化、直径大于 60 μm 的肺小动脉中层平滑肌细胞增厚和成纤维细胞肥大增生、胶原蛋白与弹性蛋白合成增加，导致肺血管壁增厚和硬化，管腔变窄，由此形成持久的稳定的慢性肺动脉高压；再者，缺氧条件下 HIF-1 促进 ET-1 表达，ET-1 具有强大的促平滑肌细胞分裂作用，能使内径为 300~400 μm 的肺远端小动脉的平滑肌细胞明显增殖、肥大，但对内径大于 1 000 μm 的肺小动脉平滑肌细胞的增殖作用很弱。③血液黏度增高：长期缺氧引起的代偿性红细胞增多症可使血液的黏度增高，会增加肺血流阻力并加重右心的负荷。④肺血管床的器质性损害：有些肺部病变如肺小动脉炎、肺毛细血管床的大量破坏、肺栓塞等也能成为肺动脉高压的原因。⑤心肌收缩性降低：缺氧和酸中毒使心肌能量生成障碍，形成细胞内钙超载，以及阻碍心肌的兴奋-收缩偶联过程，影响心肌舒缩功能。⑥心脏收缩和舒张功能受限：呼吸困难时，用力呼气则使胸膜腔内压异常增高，心脏受压，影响心脏的舒张功能，用力吸气时则胸膜腔内压异常降低，心脏外的负压增大，可增加右心收缩的负荷，促使右心衰竭。右心衰竭伴有体循环淤血，出现肝脾大、颈静脉怒张和下肢水肿等体征。

2. 心肌受损　呼吸衰竭可导致右心衰竭，但同时也可累及左心，导致左心舒缩功能障碍。肺源性心脏病患者在心功能失代偿时有半数肺动脉楔压增高，说明伴有左心功能不全，其中也可能有部分病例合并有冠心病；急性呼吸窘迫综合征的死亡病例中也有半数发生左心衰竭。所以，目前一般认为，肺部疾病也可累及左心，其机制主要为：①低氧血症和酸中毒同样能使左室肌收缩性降低；②胸膜腔内压的高低同样也影响左心的舒缩功能；③右心扩大和右心室增厚将室间隔推向左心侧，可降低左心室的顺应性，导致左室舒张功能障碍。

四、中枢神经系统变化

中枢神经系统对缺氧最敏感，当 PaO_2 降至 8 kPa（< 60 mmHg）时，可出现智力和视力轻度减退。如 PaO_2 迅速降至 5.33~6.67 kPa（40~50 mmHg）以下，就会引起一系列神经精神症状，如头痛、不安、定向与记忆障碍、精神错乱、嗜睡，以致惊厥和昏迷。慢性呼吸衰竭患者 PaO_2 低达 2.67 kPa（20 mmHg）神志仍可清醒，而急性呼吸衰竭患者 PaO_2 达 3.53 kPa（26 mmHg）即可昏迷。CO_2 潴留可使中枢神经系统出现多种精神神经功能紊乱，因 CO_2 潴留可引起脑血管显著扩张，脑血流增加，引起颅内压升高和持续性头疼，尤以夜间和晨起为甚。当 $PaCO_2$ 超过 10.7 kPa 时，可引起头痛、头晕、烦躁不安、言语不清、扑翼样震颤、精神错乱、嗜睡、抽搐、呼吸抑制等，称为 CO_2 麻醉（carbon dioxide narcosis）。

由呼吸衰竭引起的脑功能障碍称为肺性脑病（pulmonary encephalopathy）。早期患者常出现头痛、头晕、烦躁不安、言语不清、精神错乱等，后期患者随着病情加重出现间歇抽搐、昏睡、昏迷，以及腱反射减弱或消失、锥体束征等阳性体征。以 II 型呼吸衰竭为例，引起肺性脑病的机制包括以下方面。

1. 对脑血管的影响

（1）脑血管扩张：缺氧和高碳酸血症（CO_2 潴留）都使脑血管扩张。尤其高浓度 CO_2 潴留能显著扩张脑血管。例如，$PaCO_2$ 升高 1.33 kPa（10 mmHg）约可使脑血流量增加 50%。由于脑血管扩张、脑血流增多导致颅内压升高，患者出现头痛、呕吐等症状。

（2）脑水肿形成：缺氧使脑细胞生成 ATP 减少，影响细胞膜 Na^+-K^+ 泵功能，使细胞内 Na^+、水增多而引起细胞水肿。细胞水肿包括脑血管内皮细胞水肿和脑细胞水肿，再加上之后提及的脑血管内皮损伤导致的脑间质水肿统称为脑水肿。脑充血、脑水肿使颅内压增高，压迫脑血管，更加重脑缺氧，由此形成恶性循环，严重时可导致脑疝形成。

（3）脑血管内皮损伤：缺氧和酸中毒还能损伤血管内皮使其通透性增高，导致脑间质水肿。也可引起血管内凝血，这也是肺性脑病发生的重要因素之一。

2. 对脑细胞的影响

（1）酸中毒：缺氧和 CO_2 潴留都可导致酸中毒发生。但是，高碳酸血症时，引起脑组织液的 pH 下降比血液更为严重，其原因是：①血液中 CO_2 易进入脑组织液，而 HCO_3^- 不易通过血脑屏障，故中枢的酸中毒更明显。②正常脑脊液的缓冲作用较血液弱，其 pH 也较低（7.33～7.40），PCO_2 比动脉血高，所以呼吸衰竭时脑脊液的 pH 变化比血液更为明显。当脑脊液 pH 低于 7.25 时，脑电波活动变慢，pH 低于 6.8 时脑电活动完全停止。神经细胞内酸中毒一方面可增加脑谷氨酸脱羧酶活性，使抑制性神经递质 γ- 氨基丁酸生成增多，导致中枢抑制；另一方面脑内磷脂酶活性增强，使溶酶体酶释放，引起神经细胞和组织的损伤。

（2）脑细胞缺氧：引起缺氧性细胞损伤，详见缺氧章节。

部分肺性脑病患者表现为神经兴奋、躁动，可能因发生代谢性碱中毒所致。然而酸中毒的患者也有 1/3 表现为神经兴奋，其机制尚不清楚。

五、血液系统变化

慢性呼吸衰竭患者会出现红细胞增多。由于慢性缺氧，低氧血流流经肾脏时刺激间质细胞生成并释放促红细胞生成素，促使红细胞分化成熟，红细胞增多。

六、肾功能变化

缺氧与高碳酸血症能反射性地通过交感神经使肾血管收缩，肾血流量严重减少，轻者尿中出现蛋白、红细胞、白细胞及管型等，严重时可发生急性肾衰竭，出现少尿、氮质血症和代谢性酸中毒。若肾结构无明显改变，为功能性肾衰竭，只要外呼吸功能好转，肾功能就可较快地恢复正常。若患者合并有心力衰竭、弥散性血管内凝血或休克，则肾的血液循环和功能障碍更严重。

七、消化系统变化

呼吸衰竭时可出现胃肠黏膜糜烂、坏死、出血与溃疡形成等病变，主要见于慢性呼吸衰竭的患者。发生机制有：①严重缺氧：可使胃壁血管收缩，并降低胃黏膜的屏障作用；②CO_2 潴留：可增强胃壁细胞碳酸酐酶活性，使胃酸分泌增多；③若患者合并有弥散性血管内凝血、休克等，会进一步加重消化系统的缺血缺氧状态。

第五节　防治的病理生理学基础

呼吸衰竭可直接危及生命，所以必须采取及时有效的抢救。其处理原则是在保持呼吸道畅通的条件下，改善通气和氧合功能，纠正缺氧和 CO_2 潴留以及代谢功能紊乱，防治多器官功能损害，从而为基础疾病和诱发因素的治疗争取时间和创造条件。

（一）提高 PaO_2

凡是呼吸衰竭必定存在低张性缺氧。因此，通过鼻导管或面罩吸氧，提高 P_AO_2，进而通过弥散增加动脉血氧分压和氧饱和度，使 PaO_2 提升到 8 kPa（＞60 mmHg）以上。应注意在以下不同情况需采取不同的方法提高患者的 PaO_2。

1. 单纯性弥散功能障碍或 I 型呼吸衰竭　由于只有缺氧而无 CO_2 潴留，以及 O_2 的弥散能力比 CO_2 差 20 多倍，故吸入较高浓度的氧（一般不超过 50%）才可提高氧的弥散能力，改善缺氧。

2. 通气不足或 II 型呼吸衰竭 应依据肺泡通气量和 P_AO_2 的关系曲线给予较低浓度的 O_2（30% 左右），使 PaO_2 达到 8 kPa（60 mmHg）左右即可。以免虽然快速改善了缺氧状态，但缺氧导致的呼吸中枢的兴奋作用也同时消退，而不能改善与缺氧同时存在的 CO_2 潴留，使病情进一步复杂化。

3. 严重通气 / 血流比失调 当肺内分流量 > 30% 以上时，吸入纯氧也难以纠正缺氧，可采取增加外源性呼气末正压，使肺泡开放，改善气体交换面积，提高 PaO_2 和 SaO_2，从而改善缺氧。

（二）改善肺通气

呼吸衰竭的患者多有程度不同的通气障碍，特别是 II 型呼吸衰竭患者，增高的 $PaCO_2$ 是由肺通气量减少所致，改善通气、增加肺泡通气量是纠正血气异常的重要手段。因此，在氧疗以前，必须采取多种措施，使呼吸道保持通畅，增加肺通气以降低 $PaCO_2$。

1. 解除呼吸道阻塞 例如，使用抗生素治疗气道炎症；用 β_2 受体激动剂和抗胆碱药喷雾或雾化吸入扩张支气管，半小时后再用吸入糖皮质激素消炎抗过敏；也可用体位引流，必要时可用纤维支气管镜吸出分泌物。若效果不佳，可进行鼻气管插管或气管切开，建立人工气道。

2. 增强呼吸动力 呼吸兴奋剂能刺激呼吸中枢或外周化学感受器、呼吸中枢兴奋使呼吸运动增强，提高患者的呼吸频率和潮气量，但对一般慢性呼吸衰竭患者用中枢兴奋剂，在增加肺通气的同时也增加呼吸肌耗 O_2 量和加重呼吸肌疲劳，反而得不偿失。所以，临床使用呼吸兴奋剂时，应掌握其适应证。如呼吸中枢兴奋剂尼可刹米等，对因服用安眠药、睡眠呼吸暂停综合征、特发性肺泡低通气综合征等原发于呼吸中枢抑制所致限制性通气障碍是适用的；但对呼吸肌功能障碍、肺水肿、肺炎、ARDS 和肺间质纤维化等以换气障碍为特点的呼吸衰竭，呼吸兴奋剂有弊无利，应列为禁忌。

3. 机械通气 临床各种呼吸衰竭患者，可以根据其病理、病理生理和各种通气障碍的方式不同，合理采用呼吸机进行机械通气并调节呼吸机的各项参数指标，以达到改善通气和换气功能，避免机械通气造成的不良反应。例如，COPD 和危重哮喘患者的缺氧主要是由于通气 / 血流比例失调和肺通气不足，通过呼吸机的使用可增加通气使 P_AO_2 明显上升；呼气末正压（PEEP）能扩张塌陷的气道，改善气体分布和通气 / 血流比，减少肺内分流，提高 PaO_2。另外，PEEP 可降低内源性呼气末正压（PEEPi），减少吸气肌做功，有利于呼吸肌功能的恢复，这也是治疗呼吸肌疲劳的主要方法。机械通气的主要不良反应或并发症包括：①通气过度，造成呼吸性碱中毒；②通气不足，加重原有的呼吸性酸中毒和低氧血症；③过高的气道压力可导致气胸和纵隔气肿或间质性肺气肿；④并发呼吸机相关性肺炎（ventilator associated pneumonia，VAP）。

4. 营养支持与预防 慢性呼吸衰竭患者因呼吸困难影响进食量，并且胃肠消化及吸收功能差，机体处于负代谢状态，常伴有营养不良。临床表现为机体免疫功能降低，感染不易控制，易发生呼吸肌疲劳，故除了使用机械通气使呼吸肌休息外，还应补充营养以改善呼吸肌功能。

（三）防治原发病和去除诱因

积极防治各种可能引起呼吸衰竭的原发疾病，或在发病后积极处理，如做部分肺切除手术前，应检查患者心脏与肺的功能储备。功能储备不足者切除部分肺后可发生呼吸衰竭、肺动脉高压与肺源性心脏病。注意消除各种诱因，如感染、过量输液、吸入高浓度氧等。慢性阻塞性肺疾病的患者如发生感冒与急性支气管炎，可诱发呼吸衰竭与右心衰竭，故应注意预防和及时治疗呼吸道感染。

（四）改善内环境及重要器官的功能

水、电解质紊乱和酸碱平衡紊乱的存在，可进一步加重呼吸系统的功能障碍，并可干扰呼吸衰竭的治疗效果，因此及时纠正酸碱平衡及电解质紊乱，可改善心、脑、肾等脏器功能。此外，应采用各种对症治疗，预防和治疗肺动脉高压、肺源性心脏病、肺性脑病、肾功能不全和消化道功能障碍等。

（黄　莺）

数字课程学习

⬇ 教学PPT　　　　　✎ 自测题

第七章

急性呼吸窘迫综合征

关键词

急性呼吸窘迫综合征　　　急性肺损伤　　　肺内源性 ARDS

肺外源性 ARDS　　　肺顺应性降低　　　损伤修复

肺纤维化

第一节 概 述

一、概念

急性呼吸窘迫综合征（acute respiratory distress syndrome，ARDS）是指因感染、创伤、烧伤等多种原发疾病和诱因作用而发生的一种急性呼吸衰竭，患者存在严重的非心源性肺水肿和肺不张，出现顽固性低氧血症和呼吸窘迫。

1967年，Ashbaugh等曾报告一组12名患者，描述了急性呼吸窘迫的基本临床特点，如发病急、进行性气促和低氧血症，胸部X线弥漫性肺部浸润影，提出了成人急性呼吸窘迫综合征（acute respiratory distress syndrome in adult）的概念。文献中该症的名称有"湿肺""透明膜病""进行性肺实变""休克肺""婴儿肺""小肺""出血性肺综合征"和"充血性肺不张"等。1971年，Petty等建议统一命名为成人呼吸窘迫综合征（adult respiratory distress syndrome，ARDS），作为诊断名词，并以此与新生儿呼吸窘迫综合征（NRDS）相区别。1994年，美国胸科学会（American Thoracic Society）和急性呼吸衰竭欧美联席会议（American-European Consensus Conference on ARF）鉴于该综合征除发生于成人外，在儿童中也并不少见，ARDS是广泛急性肺损伤（acute lung injury，ALI）后期病情较严重的阶段等缘由，提出把"成人（adult）"改为"急性（acute）"。目前也有用"ALI/ARDS"作为命名，以强调ARDS发病的动态过程和早期诊断、早期治疗的重要意义。

ALI/ARDS不是孤立的肺部病变，它可以引起或合并肺以外多种器官的功能障碍和衰竭，如循环、中枢神经系统、血液和消化道功能障碍等。ALI/ARDS往往是多器官功能障碍综合征（multiple organ dysfunction syndrome，MODS）中最先出现的器官功能障碍。近来的认识更强调ALI/ARDS是感染和创伤引起的全身炎症反应综合征（systemic inflammatory response syndrome，SIRS）在肺部的表现，即机体过度炎症反应引起全身多个脏器发生损伤，ALI/ARDS只是其中一个脏器的表现，通常可以是比较突出的表现。

二、临床表现

ALI/ARDS的临床表现具有明显的特征性，但又是非特异性的。一般而言，无论在直接或间接的肺损伤因素作用下，有约50%的患者可在24 h内，其余则可以在5天内，出现除原发病相应症状与体征以外的呼吸窘迫，表现为进行性加重的呼吸困难，患者自觉胸廓紧束和严重憋气。呼吸困难的特点为呼吸深快、费力。此外尚有发绀、出汗、烦躁和焦虑等。早期可无异常体征，或仅在两肺闻及少量散在的湿啰音，后期可出现弥漫性湿啰音，呈水泡音，也可有管状呼吸音。

患者呼吸窘迫的进行性加重，不能用气胸、肺不张、肺气肿、肺炎和心力衰竭等原发心肺疾病解释，用通常的吸氧治疗也常无效。

三、病理学特点

ALI/ARDS病理变化的本质是急性肺泡-毛细血管膜损伤，最主要的病理改变特征是肺广泛充血、水肿和肺泡内透明膜形成。ALI/ARDS病理过程分3个阶段，渗出期、增生期和纤维化期，各期之间有一定的交叉、重叠。通常，在发病开始至数天内急性阶段的病理变化主要为渗出、急性肺水肿、出血、透明膜形成和充血性肺不张，并发展为细胞增生；发病后数天至2~4周慢性阶段的主要病理变化为机化和纤维化。

ARDS的肺重量明显增加，呈暗红或暗紫红色肝样变，水肿和出血明显，切口有液体渗出，故曾被称为"湿肺"。组织病理检查可见肺微血管充血、微血栓形成和出血，间质和肺泡内有水肿和炎性细胞浸润。水肿液富含蛋白质。72 h后当蛋白质发生凝固，蛋白质与细胞碎片、纤维素、肺泡表面活性物质等混合，在肺泡内形成透明膜。镜下也可见灶性和大片肺泡萎陷与受损坏死的Ⅰ型上皮细胞。1~3周后，过渡到增生期和纤维化期，可见成纤维细胞、Ⅱ型上皮细胞增生和胶原沉积，部分肺泡的透明膜吸收、消散和修复，部分发生纤维化。并发感染者，可见小脓肿和其他炎症性改变。

第二节　病　因

能引起ALI/ARDS的原发病因或高危因素很多，大体上分肺内因素（直接因素）和肺外因素（间接因素）两类，后者包括某些医源性原因。因此，ALI/ARDS可以在无其他器官病变的情况下出现，也可以是多器官功能障碍综合征（MODS）的一个组成部分。根据美国有关ALI/ARDS的流行病学调查资料，ALI的发病率为20~50例/（10^5人·年），ARDS为3~8例/（10^5人·年）；由ALI导致死亡的人数类似于哮喘、乳腺癌和HIV感染。ARDS的总死亡率可达65%，在伴有败血症或肿瘤时可达90%。

一、肺内因素

肺内因素是指对肺产生直接损伤的因素，可引起肺内源性ARDS（ARDS primarily from pulmonary disease，ARDSp），有以下四类：

1. 化学性因素　由胃内容物（主要是胃液）、烟雾、溺水、毒气、腐蚀性气体、氧中毒和可卡因等引起的吸入性损伤。其中胃内容物吸入是最常见的病因之一。

2. 物理性因素　肺挫伤和肺放射性损伤。

3. 生物性因素　指细菌、病毒、真菌等感染引起的严重肺炎。

4. 其他因素　如药物中毒（过量水杨酸盐、海洛因、噻嗪类利尿药或抗肿瘤药物），或由脂肪、羊水、血栓栓塞引起的肺栓塞症。在早产儿由于Ⅱ型上皮细胞发育不全，或新生儿吸入羊水，都可能发生新生儿呼吸窘迫综合征。

二、肺外因素

肺外因素大多为一些严重的全身性疾病及病理过程，可通过白细胞和血小板在肺内聚集等各种继发性因素引起肺泡-毛细血管膜损伤，引起肺外源性ARDS（ARDS primarily from extrapulmonary disease，ARDSexp）。例如，全身性感染、败血症、休克、过敏反应、非胸部创伤或烧伤（面积大于40%）、弥散性血管内凝血（DIC）、急性胰腺炎、尿毒症、糖尿病酮症酸中毒、大量输血、肿瘤扩散和妊娠并发症。医源性原因有血液透析和心肺转流术（cardiopulmonary bypass，CPB）等。

值得注意的是，在各种引起ALI/ARDS的病因或诱因中，被列为首位的是败血症。

第三节　发病机制

急性肺损伤发生、发展涉及肺泡-毛细血管膜损伤的机制、肺顺应性降低与肺不张的机制以及损伤修复与肺纤维化的机制，但具体机制尚未完全阐明，特别对参与ALI/ARDS发病过程的细胞学和分子生物学机制，尚有待深入研究。目前已经明确，除某些致病因素对肺泡的直接损伤外，由多种炎性细胞及其释放的炎性介质和细胞因子，间接地通过损伤肺的组织细胞和肺血管，引起肺损伤。尤其在休克、创伤等全身性病理过程中，被认为主要通过白细胞和血小板在肺内的聚集，继发地引起肺泡-毛细血管膜损伤，使通透性显著增高（图1-7-1）。另外，近年来关于支气管循环的变化在ALI发生、发展中的作用，也逐渐受到重视。

一、肺泡-毛细血管膜损伤的机制

ALI/ARDS的肺损伤多为炎症反应引起的继发性损伤，常为全身性炎症反应在肺部的表现。在引起肺泡-毛细血管膜损伤的机制中，多形核白细胞（polymorphonuclear leukocyte，PMN）的作用，促炎与抗炎的失衡，凝血系统的激活与血小板的作用，

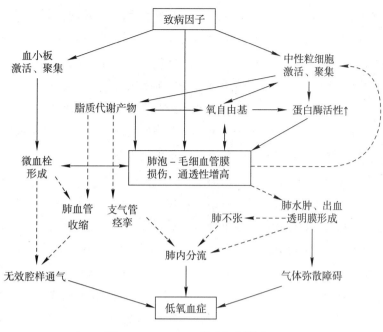

图 1-7-1　ARDS 发病机制模式图

以及不同细胞在细胞凋亡调控方面的异常，研究较为深入，也较受重视。

（一）中性粒细胞的作用

临床和实验研究都已证明，在 ALI/ARDS 发病的最早期，PMN 就大量出现在肺组织和支气管肺泡灌洗液（bronchoalveolar lavage fluid，BALF）中，外周血 PMN 明显减少。BALF 中 PMN 数和蛋白含量（含有弹性蛋白酶、胶原酶和趋化因子等）与肺泡气-动脉血的氧分压差［$P_{(A-a)}dO_2$］呈负相关；肺内 PMN 聚集常与附近血管内皮细胞（vascular endothelial cells，VEC）损伤有关；人为降低循环 PMN 数的实验动物，在进行 ALI 造病时其肺水肿减轻，BALF 中的蛋白含量和死亡率降低；用能阻断 PMN 整合素 CD18 的抗体也能使 ALI 造病动物的循环 PMN 增加而肺内 PMN 扣留减少，BALF 中的蛋白含量和肺湿重下降。尽管动物缺乏 PMN 不能完全影响 ALI 的复制，且严重程度不同的肺损伤其肺内 PMN 聚集程度也无明显差别，但这些证据不足以否定 PMN 在 ALI/ARDS 发病中的作用。目前认为，一些活性物质在引起大量 PMN 趋化和在肺微血管系统聚集，通过黏附于 VEC、发生组织浸润和激活，激活的 PMN 释放氧自由基、蛋白酶、脂质代谢产物和肽类物质，进而引起毛细血管-肺泡膜损伤和肺水肿；与此同时，PMN、血小板、单核/巨噬细胞和 VEC 等细胞的相互作用与激活，又通过各种炎症因子和细胞因子使肺部的炎症反应持久维持和扩大。在时相上，PMN 的作用，先损伤内皮细胞，引起肺间质水肿；再损伤肺泡上皮，引起肺泡水肿。

1. 中性粒细胞在肺血管的聚集　正常人直立时有 10%~20% 的 PMN 聚集于肺毛细血管床，属于物理性扣留，因为 PMN 直径大于毛细血管口径（平均 5 μm），近乎球形，变形能力较差，变形慢，易被扣留。正常人 BALF 中的细胞 90%~95% 为巨噬细胞；ARDS 时大量白细胞通过化学趋化和化学性黏附作用，聚集在肺血管并渗出血管外，使患者外周血中白细胞数明显减少，BALF 中 PMN 可增加 20~200 倍。

PMN 在肺内的聚集与多种趋化因子的作用有关。趋化因子兼具吸引和激活白细胞的作用。重要的趋化因子包括补体活化片段 C3a 和 C5a，白三烯 B_4（LTB_4），羟花生四烯酸（HETE），血栓素 A_2

（TXA$_2$），血小板活化因子（PAF），纤维蛋白降解产物（FDP）和 IL-8 等。IL-8 是 ARDS 时存在于 BALF 中最主要的趋化因子。

白细胞渗出的过程首发于白细胞由轴流转向边流，并与 VEC 间发生低亲和性黏附、滚动和贴壁，该过程主要涉及白细胞膜上的 P 选择素与 VEC 表面黏附分子间的相互作用，同时使白细胞膜上黏附分子的表达量和亲和性方面发生调整；其后由白细胞 β$_2$ 整合素（Mac-1、LFA-1 和 p150，p95）的作用引起高亲和性黏附，这是一种紧密黏附。在整合素作用下，细胞的骨架蛋白构型和细胞内分布发生改变，白细胞便产生伪足插入 VEC 连接处的间隙，同时，贴壁的白细胞又与血液中招募的白细胞发生聚集，后者协助前者穿透基底膜渗出血管外。渗出血管的白细胞又通过黏附分子与基质成分间的作用，配合细胞释放的和在组织基质中被激活的蛋白水解酶的作用，使白细胞能穿透基底膜并在组织间向炎症区游走。

ARDS 时 PMN 容易在肺内聚集，与下述两方面因素有关：

（1）肺毛细血管容量和肺血流量大，肺动脉压低：肺毛细血管的表面面积是人体表面积的 40 多倍（达 60～80 m^2），肺循环犹如人体的一个大滤过器，无论是微小的栓子或活化的白细胞与血小板都容易被阻留于肺微循环中。

（2）神经 - 体液因素易使肺小血管收缩，引起肺微循环障碍：肺微循环障碍是白细胞聚集和扣留在肺毛细血管并发生黏附的另一主要条件。大量白细胞在肺内聚集和激活，是引起肺毛细血管 - 肺泡膜损伤并产生各种急性呼吸功能障碍临床症状和体征的最主要原因。

2. 中性粒细胞对肺泡 - 毛细血管膜的损伤作用　中性粒细胞在肺血管内黏附、聚集除直接引起肺微循环障碍和肺动脉压增高外，还通过产生和（或）释放氧自由基、蛋白酶、脂质代谢产物和肽类产物，引起肺泡 - 毛细血管膜的损伤。

（1）氧自由基的作用：中性粒细胞激活时，耗氧量增加数倍至数十倍。如图 1-7-2 所示，激活的 PMN 膜上组装和表达 NADPH 氧化酶（NADPH oxidase），该酶使还原型辅酶 II（NADPH）转化为氧化型辅酶 II（NADP$^+$）时释放电子，氧分子获得电子就形成超氧阴离子（·O$_2^-$），其后经自由基增殖反应可进一步生成活性氧过氧化氢（H$_2$O$_2$）和羟自由基（OH·）。ARDS 患者的呼出气中能测出高水平的 H$_2$O$_2$；实验中超氧化物歧化酶（SOD）可以减轻肺急性损伤，可能与 SOD 能减少氧自由基生成有关。目前，SOD 也是 ARDS 的治疗药物之一。

$$\text{NADPH（胞质内）} + 2O_2\text{（细胞外液）} \xrightarrow{\text{细胞膜NADPH氧化酶}} 2 \cdot O_2^- + NADP^+ + H^+$$

图 1-7-2　激活中性粒细胞的氧自由基生成

氧自由基对肺泡膜的损伤作用为：①使细胞膜和细胞器膜的脂质成分形成烷自由基（脂质过氧化物），损伤膜结构及其功能；②作用于细胞内各种酶蛋白，使失去活性；③使 α1- 蛋白酶抑制物（α1-protease inhibitor，α1-PI）失活，导致一些蛋白酶（溶酶体酶）活力相对增高，加剧组织的酶解损伤；④ ARDS 时肺组织内的 NO 生成增加。NO 与氧自由基作用生成各种具有更强氧化活性的活性氮成分，如 NO$_2$·、ONOO$^-$ 等，引起组织损伤；⑤自由基作用于某些血浆成分，形成强趋化物，加重肺内白细胞集聚和损伤作用。

（2）蛋白酶的作用：白细胞在参与炎症反应的过程中，通过脱颗粒和颗粒内容物的释放，以及自身细胞膜结构的损伤和细胞破坏，释放出溶酶体酶。溶酶体酶包括各种中性蛋白酶和酸性蛋白酶，如胶原酶、弹性蛋白酶和组织蛋白酶，进一步引起周围组织的蛋白分解和结构破坏，同时也使肺泡 - 毛细血管膜损伤和通透性增高。在 ARDS 患者，肺泡液中的弹性蛋白酶含量很高，这种酶可以降解弹性蛋白、胶原、纤维连接蛋白（fibronectin，FN）

等基质和基底膜成分。已知 FN 的作用是使 VEC 细胞间及细胞与基底膜间起"锚链"连接作用，FN 的大量水解，就能导致血管通透性增高。ARDS 时血浆 α_1-PI（肝和肺巨噬细胞合成）量可正常而肺泡液中的 α_1-PI 活性降低，这与氧自由基在局部的损伤作用有关。由于 α_1-PI 与弹性蛋白酶之间作用平衡的失调，被认为是弹性蛋白酶活性增强和加重肺损伤的重要原因。此外，PMN 和巨噬细胞产生和释放的基质金属蛋白酶（MMP），也对肺泡 - 毛细血管膜和细胞外基质的损伤起重要作用。

（3）脂质代谢产物的作用：内毒素和许多致病因素可以激活中性粒细胞、巨噬细胞、肥大细胞和内皮细胞的磷脂酶 A_2（PLA$_2$），它能使膜上磷脂在甘油第二位碳原子上裂解并释放出花生四烯酸（AA, C20：4），AA 可经环氧化物酶（环加氧酶）生成前列腺素一类（PGs）脂质代谢产物，如 PGE_1、$PGF_{2\alpha}$、TXA_2 和 PGI_2 等；也可经脂质氧化酶（脂加氧酶）生成白三烯类（LTs）脂质代谢产物。白三烯尤其是 LTB_4，与 TXA_2 和 $PGF_{2\alpha}$ 一样，都有收缩肺血管、引起肺动脉高压、增高血管通透性的作用；而 PGI_2 和 PGE_1 的作用相反。在 ARDS 动物模型中，肺泡灌洗液和血液中 TXA_2、$PGF_{2\alpha}$ 和 LTs 增多。故目前也把 PLA_2 的抑制物阿的平、TXA_2 合成酶抑制剂咪唑试用于 ARDS 作为治疗药物。

白细胞和 VEC 激活后也可产生另一类脂质代谢产物血小板活化因子（PAF）。PAF 具有促进血小板的活化和聚集、生成 TXA_2、反馈激活或刺激 PMN 与 VEC 等作用；而 PAF 又被认为是一种引起血管通透性增高作用最强大的炎症因子。

（4）肽类产物的作用：单核 / 巨噬细胞和 PMN 激活后能释放出一些肽类因子，如 TNFα 和 IL-1β 等。TNFα 能直接促进白细胞聚集和激活白细胞，直接损伤 VEC，增加血管通透性。IL-1β 能使 T 淋巴细胞产生 IL-2，IL-2 也具有使肺血管通透性增高的作用；IL-1β 能刺激单核 / 巨噬细胞、PMN 和 VEC 分泌 IL-8，IL-8 是促进 PMN 向炎症区域移行

并激活 PMN 发生各种损伤反应的重要因子，BALF 中 IL-8 浓度高低常与 ARDS 患者的死亡率相关。TNFα 和 IL-1β 都能作用于 VEC，使之释放组织因子（TF），促进凝血过程，加重肺微循环的障碍。TNFα 和 IL-1β 的大量产生，也能诱导急性期反应蛋白的生成与释放，引起发热反应，促进骨髓产生和释放白细胞，引起过度的甚至失控的炎症反应。

（二）促炎与抗炎作用的平衡失调

炎症反应与机体其他各种功能和生物学反应一样，都是受到严格调控的。正常调控的炎症反应，有利于杀灭外来病原微生物，清除异物及衰老、损伤或死亡的组织细胞，实现损伤修复。炎症反应在强度和部位两方面实施调控，不使炎症部位的组织发生严重损伤，也不使炎症波及无关的其他器官系统。炎症反应的调控既体现在细胞水平，也体现在分子水平上。

在炎症反应中，单核 / 巨噬细胞、PMN 和淋巴细胞等都有激活的过程；细胞生成、释放、分布、激活和死亡（包括凋亡）等各种状态的变化也与炎症反应相适应；典型的如 T 淋巴细胞，具有杀伤细胞、辅助细胞和抑制细胞等功能上的分工。此外，血管内皮细胞、肥大细胞、血小板、嗜碱性粒细胞等也不同程度地通过细胞间反应或通过释放某些介质，参与炎症反应。

参与炎症反应的因子种类繁多，基本上分为促炎介质和抗炎介质两大类，两类介质作用的动态平衡影响炎症反应的强度和发展方向。另外，细胞与细胞、细胞与细胞外基质的相互作用有赖于细胞的识别与结合，黏附分子、黏附分子受体和调理细胞吞噬作用的各种分子及其受体的产生、表达及代谢平衡也对炎症反应有明显的影响。促炎介质、抗炎介质、黏附分子及其受体、典型的具有调理作用的 C 反应蛋白（CRP）、抗体成分及某些内分泌激素等，构成了调控炎症反应的分子基础。

ALI/ARDS 发生、发展的重要机制之一是促炎与抗炎作用平衡的失调，属于失控的炎症反应，因而也常常能发展为全身性炎症反应综合征（SIRS）

或作为 SIRS 的一个组成部分，甚至进展为 MODS。已有较多证据表明，促炎介质和抗炎介质作用平衡的失调在 ALI/ARDS 发病中有较重要的作用。

1. 促炎介质和抗炎介质

（1）促炎介质：按来源，促炎介质分为血浆源性和细胞源性炎症介质两类。血浆源性炎症介质指血浆中补体系统、凝血系统、激肽系统和纤维蛋白溶解系统活化后的蛋白酶或活性肽，例如 C3a、C5a、凝血酶、纤维蛋白肽 A（FPA）、激肽释放酶（KK）、缓激肽（BK）、纤溶酶（PLn）、纤维蛋白降解产物（FDP）等。细胞源性炎症介质除组胺，5-HT，活性氧，花生四烯酸和脂质代谢产物如前列腺素类（PGs）、白三烯类（LTs）、血栓素类（TX）、HETE 与血小板活化因子（PAF）外，还包括各种促炎细胞因子如 TNFα、IL-1β、IL-6、IL-8、巨噬细胞移动抑制因子（MIF）与粒细胞-巨噬细胞集落刺激因子（GM-CSF）等。

（2）抗炎介质：又称为抑炎因子。在体内，各种促炎介质大多存在特异和非特异的抑制或拮抗物质，同时有一定的清除途径。例如，蛋白酶促炎介质有相应的酶抑制物，胺类促炎介质可被单胺氧化酶清除，超氧化物歧化酶（SOD）可清除超氧阴离子，过氧化氢酶能灭活 H_2O_2 等。某些抗炎介质具有抑制细胞产生和释放促炎介质的作用；某些则具有保护组织细胞免受炎症介质损伤的作用。除 α1-抗胰蛋白酶（α1-AT）等蛋白酶抑制物之外，重要的抗炎介质有内源性皮质醇、IL-4、IL-10、IL-11、IL-13 和 IL-1 受体拮抗剂（IL-1RA）与可溶性 TNFα 受体（sTNFR）等。

2. ALI/ARDS 时促炎与抗炎介质的失衡 在 ALI/ARDS 发生、发展过程中，炎性介质增加，抗炎介质释放不足。例如，肺泡巨噬细胞合成和释放 IL-8 增加，有助于 PMN 的趋化和激活。血浆和 BALF 中的 TNFα 含量增高。TNFα 能直接增加肺血管内皮细胞（VEC）的通透性，刺激 VEC 表达 TF 并抑制 VEC 的抗凝和纤溶活性以促进凝血反应；促进 PMN 的肺内聚集，激活单核/巨噬细胞和 PMN，增强细胞的吞噬功能和细胞毒作用；TNFα 诱导 VEC 产生 IL-1、IL-8、PAF 和表达黏附分子，诱导单核/巨噬细胞合成 IL-1、IL-8、IL-6 和 PGE_2；TNFα 使细胞的 PLA_2 激活，从而产生各种脂质促炎介质。ALI/ARDS 时 IL-1β 的水平增高，对 TNFα 起协同作用，促进骨髓释放 PMN，刺激肥大细胞和嗜碱性粒细胞脱颗粒释放组胺。ARDS 高危患者 BALF 中 IL-6 及其受体在整个病程呈高水平，其生物学作用未完全清楚，近年来认为它主要具有抗炎作用，能阻断细胞因子的产生及调节成纤维细胞增殖和胶原的产生。ALI/ARDS 时 IL-4、IL-10 和 IL-13 等抗炎介质释放不足。IL-4 能抑制单核/巨噬细胞产生 TNF、IL-1、IL-6 和 IL-8，抑制 II 型 IL-1 受体表达，但也能抑制抗炎因子 PGE_2 和 IL-10 的释放。IL-10 可抑制巨噬细胞和 PMN 产生细胞因子，有人发现因 ARDS 死亡的病例其发病开始时 BALF 中的 IL-10 水平就很低。在以脂多糖（LPS）诱发大鼠 ALI 时，肺组织的 IL-13 mRNA 表达先增强后明显降低，其变化可能与肺损伤程度有关。

值得注意的是，某些因子在不同状况下可以出现抗炎或促炎的不同作用。例如，PGE_2 在低浓度具有促炎作用，而高浓度时则呈现抗炎作用；NO 当与超氧阴离子作用可形成具有明显损伤作用的活性氮分子，但 NO 又有抑制血小板聚集、干扰整合素的作用及下调肺巨噬细胞产生 IL-1、IL-8 和 TNF 等促炎介质的作用。另外，促炎介质过多固然通过过度的炎症反应引起器官功能和结构的损伤，产生严重的后果，但一旦出现过度的抗炎反应，造成所谓的代偿性抗炎反应综合征（compensatory anti-inflammatory response syndrome，CARS），也不利于感染病原的清除，同样能产生严重的后果。

（三）凝血系统激活与血小板的作用

肺微循环障碍在 ARDS 发病过程中有重要的作用。除交感神经兴奋和缩血管介质（组胺、5-HT）引起肺血管收缩反应外，肺血管中微血栓形成也是引起微循环障碍的另一重要因素。引起肺循环血栓形成的因素很多，其中包括：①激活的白细胞、VEC 和损伤肺组织释放大量 TF；②血小板黏附、聚集和发生释放反应，促进凝血和形成血小板血栓；③肺循环淤血和血液浓缩，血流缓慢和停滞。

微血栓形成可引起以下严重后果：

1. 肺动脉高压 肺循环阻力增高，肺动脉高压，使未堵塞的肺血管血流量大大增加，毛细血管内压增高，导致肺水肿。

2. 血管通透性增高 血栓形成损伤血管壁，血小板释放 5-HT，使血管通透性增高；在继发性纤溶功能增强和纤维蛋白大量溶解时，产生一些小分子 FDP 产物（片段 A、B、C），可协同组胺使血管通透性增高。

3. 出血 血小板消耗、FDP 的作用、凝血因子的消耗和破坏（纤溶酶的作用）以及血管壁损伤等，可引起肺出血。

4. 肺通气量降低 TXA_2 增多和 2 型纤维酶原活化蛋白抑制剂（PAI_2）减少使支气管平滑肌收缩；5-HT 也可使支气管痉挛，均可导致气道阻力增大和肺通气量明显降低。

在 ARDS 患者中，血浆 FDP 含量明显增高。其中，纤维蛋白原降解产物 D 片段（FgDP）能直接损伤 VEC，促进血小板的聚集和释放，FgDP 也是一种促进 PMN 在肺内聚集、黏附和活化的趋化物。

（四）细胞凋亡异常

研究发现，ALI/ARDS 时肺泡上皮细胞凋亡增加，NO 促进血管平滑肌细胞的凋亡，但 PMN 凋亡减少。测定 BALF 中与凋亡相关分子的 mRNA 时发现，败血症 ARDS 患者在急性期，穿孔素、颗粒酶 A、颗粒酶 B、FasL 和 Fas 的表达都明显上调，而肺功能正常或无 ALI 的败血症患者则几乎测不到。用 ARDS 患者的 BALF 可诱导肺泡上皮细胞表达 Fas 并凋亡，若阻断 Fas/FasL 系统时 BALF 的诱导作用被抑制。由此推测，ARDS 时可能由于细胞因子的作用导致 Fas/FasL 系统激活，进而引起上皮损伤。

也有报告显示，因创伤所致 ARDS 患者的血浆可抑制培养的 PMN 的凋亡效应，这一作用由 GM-CSF 及其受体介导。ARDS 时，在 GM-CSF 作用下 PMN 在气腔中的存活时间延长，可能使 PMN 依赖的肺损伤得到持续发展。

综上所述，PMN 可能是引起 ARDS 的关键性细胞。直接的内皮损伤可能由内毒素引起，而其他主要的损伤机制包括异物吸入、毒性物质吸入和由超氧阴离子引起的损伤，也包括由花生四烯酸代谢和凝血过程所产生各种产物的损伤作用及细胞凋亡调控的异常。细胞和体液因子，如巨噬细胞、血小板、纤维蛋白和 FDP、补体、白三烯类、前列腺素类、血栓素类、组胺、5-HT、缓激肽等，均参与作用。ARDS 发展过程中 PMN 聚集的作用已被实验和临床证实。动物模型中 PMN 聚集和沉积在肺血管内，且由 ARDS 患者的肺动脉血分离的 PMN 显示其在功能和代谢上已被激活。由于损伤和感染能产生补体片段 C5a，C5a 可触发中性粒细胞在肺部聚集，故被认为可能是炎性瀑布链最初的引发物质。当疾病发展时，存在肺结构的破坏。炎症攻击毛细血管基底膜的结果使肺泡变形和损伤。而且，内皮细胞损伤以及毛细血管通透性增高使肺部的体液平衡完全失调，富含蛋白质的渗出液积聚在间质和肺泡，明显地阻碍有效通气并影响肺的换气功能。

二、支气管循环变化在急性肺损伤中的作用

肺脏血液的供应受肺循环和支气管循环的双重支配。支气管循环血流（Qbr）源于主动脉，占肺血供总量的 1%～3%，起营养各级支气管的作用，其中经奇静脉回流到右心的血液约占 1/3；经吻合支进入肺循环的支气管循环血流［Qbr（s-p）］占 2/3，最后通过肺静脉回到左心房，形成静脉血掺杂，也是解剖学分流的一种形式。

1. 影响支气管循环的因素 Qbr 和 Qbr（s-p）可受多种因素的影响，例如，在肺泡缺氧时 Qbr 增

加的同时 Qbr（s-p）也增加；在肺血管压增高超过肺泡压并在奇静脉压增加时，Qbr（s-p）可明显增加；肺泡压下降时 Qbr 可增加，肺泡压升高时 Qbr 和 Qbr（s-p）减少；单纯阻断肺动脉时 Qbr 可代偿性增加，但在体外循环（CPB）时显示肺动脉血流中断后 Qbr 反而减少，在 CPB 结束后恢复正常，此种变化可能与 CPB 时非搏动性的血流及出现微血栓有关；在吸入 NO 后支气管血管明显扩张，血流增加。

2. 肺损伤时支气管循环的变化 在缺氧和肺膨胀不全时，支气管循环和肺循环的吻合支开放数增多，通过支气管动脉与肺动脉的吻合支可将含氧较高的血提供给低氧、缺血的肺实质区域。吸入性肺损伤时，各级支气管血流量均有增加，但与较大气道（直径 8~12 mm）相比较，较小气道（直径 1~4 mm）的血流量增加更明显；在肺损伤中心区域部位 Qbr 的增加多于损伤周边区域；中央气道 Qbr 的增加多于中下级气道。

缺氧或肺损伤时 Qbr 和 Qbr（s-p）改变的确切机制尚不十分清楚，可能与前列腺素及内源性 NO 生成引起支气管血管扩张有关，也可能与血管组胺释放、白细胞黏附和阻塞血管、血小板聚集和缺氧性肺血管收缩有关。

3. 不同原因所致肺损伤时支气管循环变化的特点与作用

（1）吸入性肺损伤：吸入性肺损伤主要的组织学改变为组织水肿，包括气道周围水肿和支气管周围肺泡水肿，以呼吸性细支气管周围水肿特别明显。水肿的形成与支气管循环血流增加、支气管血管与肺毛细血管通透性增高有关。

实验表明，结扎气管动脉可以延缓吸入烟雾所引起的肺淋巴回流增多和显著减轻肺水肿，但结扎一侧肺动脉并不减轻随后发生的吸入性肺水肿。在吸入性急性肺损伤模型中肺损伤后 Qbr 立即显著增加，但支气管血管的通透性增高、淋巴回流与血管外肺间液的增加高峰约出现于损伤 24 h 后。因此，一些研究者认为，吸入性损伤有从气道向肺实质发展的过程，早期肺水肿的形成与支气管循环血流量增加和支气管微循环通透性增高有关，后期因肺微血管通透性增高而形成更严重的肺水肿。

（2）缺血性肺损伤：体外循环（CPB）时肺动脉的缺血－再灌注可能是引起肺损伤的重要诱因。肺损伤的主要表现为肺水肿、肺顺应性降低和换气功能障碍。与吸入性肺损伤不同的是，此种模型在结扎支气管动脉后肺功能反而急剧恶化，出现肺内分流所致的严重低氧血症，气道压力和血管阻力增加，肺水肿加剧。在 CPB 时，Qbr（s-p）可以对肺组织提供部分血液以防止缺血引起的肺动脉内皮功能的障碍；支气管动脉的肺支供应区内有大量支持组织，在支气管动脉阻塞和无血流状态时也可因支持组织的萎缩引起肺气肿。

（3）炎症性肺损伤：在盐酸吸入性肺损伤模型中，使用环加氧酶抑制剂预处理可减轻盐酸吸入引起的 Qbr 增加效应，但在炎症性肺损伤时环加氧酶抑制剂不能完全阻断急性肺损伤时 Qbr（s-p）的增加。所以，炎症时 Qbr 的增加被认为与其他炎症介质的作用有一定关系，其中较受重视的是 LTB4 对白细胞的趋化作用及白细胞在肺内集聚所引起的损伤作用。

三、肺顺应性降低与肺不张的机制

ARDS 时广泛的肺不张使肺内分流明显增加，PaO_2 降低，氧疗效果极差，是引起呼吸衰竭的重要原因之一。

ARDS 时肺不张的形成与支气管痉挛及水肿液阻塞气道有关，但主要原因是由于肺泡表面活性物质（pulmonary surfactant，PS）系统损伤所引起的肺泡顺应性降低。PS 系统受损的原因和机制可能与下述因素有关：

1. PS 生成减少 ARDS 时 II 型肺泡上皮细胞严重受损，使 PS 合成速率减慢。

2. PS 消耗增加 ALI/ARDS 使机体缺氧，引起过度通气，PS 消耗增加。

3. PS 破坏加速 ①肺泡巨噬细胞激活，加快

PS 的清除；②炎性介质中的磷脂酶、蛋白酶和自由基可破坏 PS 和表面活性物蛋白 A 和 B，引起 PS 的破坏；③PS 本身具有抑制 II 型可溶性磷脂酶 A_2（$sPLA_2$-II）表达的作用。ARDS 时 PS 的减少可使 $sPLA_2$-II 表达增加，后者水解 PS 中磷脂成分使 PS 被破坏。

4. PS 活性受抑制　①渗入肺泡腔的血浆成分如白蛋白、血红蛋白、纤维蛋白原或纤维蛋白单体（FM）可抑制 PS 活性；②激活的肺泡巨噬细胞释放组织因子，在激活凝血系统时生成纤维蛋白，后者通过与高度疏水的 PS 脱辅基蛋白（apoprotein，载脂蛋白）作用，干扰 PS 的生物物理功能；③血浆及炎性细胞来源的磷脂成分的掺杂，改变了 PS 中的磷脂组分，影响 PS 的功能。

四、损伤修复与肺纤维化的机制

ALI/ARDS 在发病 1~3 周后过渡到增生期和纤维化期，进入慢性阶段，该阶段肺内水肿液逐渐被吸收的同时，存在损伤修复和肺纤维化的病理改变。

1. 水肿液的吸收　以往认为 ARDS 在修复过程中依靠肺泡膜两侧的压力差和胶体渗透压被动地吸收肺泡中的渗出液。目前，通过对细胞水、钠等通道及其调节因素的研究，认识到肺泡上皮细胞存在主动吸收水肿液的机制。而且，作为抗损伤的重要机制，损伤修复是伴随 ALI 的发生而开始的。肺泡上皮细胞对水肿液的吸收增强是损伤修复机制的一个组成部分，也存在于 ALI 发病的过程中。ALI 时肺泡水肿液的出现和增加，只是水肿液生成与吸收间平衡倾向于前者的结果。

现知在肺泡上皮细胞顶膜有 3 种使 Na^+ 进入的通道，包括顶部的 Na^+ 通道、Na^+-葡萄糖协同转运和 Na^+-H^+ 交换机制。细胞底部有钠-钾泵。除了儿茶酚胺依赖性的钠-钾泵活性调节机制外，还存在各种非儿茶酚胺依赖性的调节机制，如低钾、细胞内低钠、糖皮质激素、醛固酮、甲状腺素、$TNF\alpha$、内毒素、$TGF\alpha$、角化细胞生长因子（KGF）、肝细胞生长因子（HGF）等，都能增强 II 型细胞的 Na^+-K^+ATPase 活性，增加 Na^+ 的吸收而有利于液体的转移。在败血症、肺炎、内毒素或高氧作用等情况下，一方面受损的上皮通透性增高，产生水肿液；另一方面，细胞仍能吸收液体，甚至能上调液体转运的能力，表现为自稳机制的充分发挥。除上述机制外，肺泡、气管和支气管上皮有水通道蛋白（aquaporin），如 AQP_1、AQP_4 和 AQP_5，可对水的转运起作用，但在 ARDS 时的变化与作用尚不清楚。

2. 损伤修复　ARDS 时的损伤修复主要指肺泡-毛细血管膜的损伤修复，使气血界面和肺间质结构有效地恢复，其中包括移除肺泡内碎片、恢复细胞外基质、肺泡表面的再上皮化和新毛细血管的生成 4 个基本要素。必要的细胞凋亡有利于组织形态结构的正常形成，也参与损伤修复过程。在 ARDS 的损伤修复过程中，已知存在以下机制参与组织的重建。

（1）肺泡腔内容物的清除：肺泡腔内容物包括水肿液、损伤脱落的上皮细胞、炎性细胞碎片和富含纤维素的渗出物。清除的方式包括：①水肿液吸收；②随痰排出；③由上皮细胞和巨噬细胞产生的尿激酶型纤溶酶原活化素（uPA）激活纤溶功能，使产生纤溶酶并降解纤维素；④巨噬细胞对细胞成分和纤维素的吞噬清除。IL-1β 能提高细胞膜上 uPA 受体的表达，促进对纤维素的清除。

（2）基质的修复：ARDS 患者的气腔表面和 BALF 中有不同的生长因子，如 PDGF、EGF、IGF、KGF 和 HGF 等。PDGF、EGF 和 IGF 能促进间叶细胞的移行和增殖，参与成纤维细胞的增殖，后者是基质修复的关键因素。IL-1 和 MCP-1 等细胞因子能激活成纤维细胞，促进纤维化。另一方面，成纤维细胞能产生 PGE_2，起下调成纤维细胞增殖和功能的作用，抑制胶原合成，促进胶原降解，构成自分泌方式的自身调节。

（3）肺泡表面的再上皮化：ALI 时再生的上皮细胞类型与损伤程度有关。在小的损伤区域，有 II

型细胞的增殖，并可进一步分化为Ⅰ型细胞；在较广泛的损伤区域，呈现支气管上皮样增生。KGF和HGF是Ⅱ型细胞的丝裂原，GM-CSF也可能参与Ⅱ型细胞的增殖。

（4）微血管重建：目前对ALI时微血管重建的机制知之甚少，可能与某些促炎因子和生长因子如TNF、IL-8、bFGF和VEGF等的调控有关。高氧引起肺损伤时，Ⅱ型肺泡上皮细胞表达VEGF mRNA增强，因而推测Ⅱ型细胞可能对促进VEC增殖和血管重建有一定作用。

3. 肺纤维化 ARDS发病2周后就可出现早期纤维化，慢性期出现广泛的间质纤维化和肺泡结构的间隔性丧失。肺纤维化是微血管及肺泡上皮细胞损伤、富含纤维素的肺泡水肿液吸收不良及严重肺不张的一种继发性改变，其特点是成纤维细胞过度增殖，胶原等基质成分的大量产生，基质成分的异常改变，间质内炎性细胞的增加和间质细胞表型的改变（如出现肌成纤维细胞）等。ALI/ARDS时出现肺纤维化的机制与以下三方面因素有关：①病灶内大量纤维素提供成纤维细胞移行侵入的基质；胶原、弹性蛋白和纤维连接蛋白对成纤维细胞和单核细胞的趋化作用，脂质过氧化物引起成纤维细胞的浸润，都与刺激成纤维细胞使大量表达黏附分子CD44有关。由于成纤维细胞的趋化移行与激活，产生大量胶原引起胶原的沉积。②局部生长因子表达增强和PGE_2合成减少，促进成纤维细胞的过度增殖。③局部的纤溶活性和胶原酶活性降低，有利于胶原沉积。

第四节 呼吸功能的变化及对机体的影响

ALI/ARDS呼吸功能改变的症状主要是呼吸频率加快和呼吸窘迫；呼吸功能变化的实质是肺泡-毛细血管膜损伤所引起的肺通气和肺换气功能障碍，相关机制与肺进行性僵硬使肺顺应性明显降低、无效腔样通气增加和严重的肺内分流等有关；

呼吸功能变化的直接后果是产生低氧血症，导致机体严重缺氧。ALI/ARDS的原发病、ALI/ARDS所造成的缺氧及肺非呼吸功能方面的变化，可反映在或影响到血液系统、心血管系统、肝、肾和中枢神经系统等各方面，使之出现程度不等的病理性改变和功能障碍。

一、呼吸窘迫和频率加快的原因和机制

ALI/ARDS时引起呼吸窘迫和呼吸频率加快的原因和机制有以下几方面。

1. 肺微循环栓塞、淤血、间质水肿都能刺激肺毛细血管旁J-感受器，反射地引起呼吸加快。

2. 肺淤血、间质水肿和肺泡壁硬度增高，肺表面活性物质减少使肺泡表面张力增大所致肺不张，都能使肺组织的弹性阻力增大。呼吸时呼吸肌必须增强其做功以克服增大的弹性阻力，患者因此感到非常吃力（主要引起吸气性呼吸困难）。

3. ALI/ARDS时低氧血症逐渐加重，后期全肺总通气量降低时出现高碳酸血症。一定程度低氧血症和$PaCO_2$增高可刺激呼吸，造成更严重的呼吸窘迫。

二、肺通气和肺换气功能障碍的机制

（一）肺进行性变硬，顺应性明显降低

1. 在ALI/ARDS的早期可因肺充血、水肿、肺泡壁增厚使肺泡硬度增加，后期可因上皮细胞增生和纤维化使肺顺应性降低。

2. ALI/ARDS时由于肺泡表面活性物质（PS）的明显减少和作用降低，使肺泡表面张力明显增高出现肺不张。散在、局灶性肺不张可发展为大面积肺不张，肺的顺应性明显降低，结果使总肺泡通气量也进行性降低。

3. 大量肺泡中充满水肿液使肺容量明显减少。

肺进行性变硬，顺应性明显降低，是造成ARDS呼吸窘迫的主要原因。

（二）无效腔样通气增加

因肺小血管收缩和栓塞，部分肺泡有通气但无

血流或血流减少，使肺泡无效腔增大。ARDS 时，无效腔样通气量可高达 60%。在这部分肺泡，流经的血液可充分氧合，由于血流量过少，机体摄取的氧减少；虽其他部位肺泡血流量可增加，因通气不足或发生弥散障碍使不能有效地进行气体交换（换气障碍），使大量血液不能充分氧合，这种功能性分流增加导致 PaO_2 明显降低。

（三）肺内分流

1. 解剖分流增加　当肺循环阻力增加时，引起肺动、静脉吻合支开放，发生血液自右向左分流，称为解剖分流增加；流经肺不张或实变肺泡部分的血流，无气体交换，形成真性分流。

2. 功能性分流

（1）见于气道阻塞使通气减少的肺泡。

（2）肺泡间质水肿、透明膜形成、肺泡膜增厚，都使气体弥散速度减慢，流经的血液不能充分氧合。

（3）肺弹性阻力增加，肺泡通气量降低，使 V_A/Q 比例降低，引起换气障碍。

在 ALI/ARDS 时，随着肺部病变加重，分流量可达心输出量的 30%～50%，PaO_2 随分流量的增高而进行性降低，造成机体严重的缺氧。

ALI/ARDS 时肺呼吸功能障碍包括了引起呼吸衰竭的 3 种主要机制，即肺泡通气 / 血流比例失调、弥散功能障碍和肺泡通气量明显减少。ALI/ARDS 发病过程中，这些病理变化在全肺是极不均一的。

三、其他器官系统的主要变化

1. 血液系统　尽管 ALI/ARDS 时血液系统没有特异性的改变，但至少可从以下三方面注意病情的变化。

（1）白细胞：可能由于 ALI 发病过程中 PMN 在肺内集聚，某些患者可出现外周血一过性的白细胞减少；在明显存在感染或由于严重创伤引起 ALI/ARDS 的患者可见白细胞明显增高，后者白细胞增高与应激反应有关。

（2）电解质：ALI 患者可出现不同类型的电解质紊乱。患者可由于不能进食、感染与创伤所致应激反应出现高代谢状态，因而可存在低钾、低氯和低钠血症；合并肾衰竭的患者可出现高钾血症。

（3）出凝血指标的改变：由创伤、感染、大手术作为原因或诱因引起 ALI/ARDS 时，或进行输血的患者，可能引起机体凝血 - 抗凝血功能平衡的异常变化，应注意血小板、凝血酶原时间、纤维蛋白原和 D- 二聚体的检查，并观察有无活动性出血或弥散性血管内凝血（DIC）的症状和体征。

2. 泌尿系统　ALI 病程中可能发生肾功能受损，出现血尿、蛋白尿。

3. 消化系统　ALI 常存在消化功能障碍，有的患者不能进食；当存在严重的应激反应时，可发生应激性溃疡，大便可有隐血。ALI 病程中也可因负担加重引起肝功能障碍。

4. 中枢神经系统　由于严重缺氧、高碳酸血症和酸中毒等的影响，常可出现程度不等的中枢神经系统功能障碍，甚至发生结构损伤，患者出现神志恍惚、淡漠、昏睡或昏迷等症状。

第五节　诊断和治疗的病理生理学基础

一、诊断标准

中华医学会呼吸病学分会在 2000 年颁布的 ALI/ARDS 诊断标准为：

1. ALI 的诊断标准　①急性起病、呼吸频数和（或）呼吸窘迫；②低氧血症，动脉血氧分压 / 吸入气氧浓度（PaO_2/FiO_2）≤300；③胸部 X 线检查显示两肺浸润阴影；④肺毛细血管楔压（PAWP）≤18 mmHg，或临床上能除外心源性肺水肿；⑤应具有发病的高危因素。

2. ARDS 的诊断标准　除 PaO_2/FiO_2≤200 之外，其他标准与 ALI 相同。

3. 高原地区的诊断标准　ALI：PaO_2/FiO_2≤200；ARDS：PaO_2/FiO_2≤150。

为了提高 ARDS 的临床诊断正确率，ARDS 的诊断标准不断得到更新。2012 年，国际上的共识定义和 ARDS 严重程度的分级标准发布，即"柏林标准"：明确诱因下，一周内出现的急性或进展性呼吸困难；X 线胸片或胸部 CT 显示双肺浸润影，不能完全用胸腔积液、肺不张、结节影解释；呼吸衰竭不能完全用心力衰竭、体液负荷过重解释（如果临床不存在危险因素，需用客观指标如超声心动图来评价是否存在心源性肺水肿）。根据 PaO_2/FiO_2 确认 ARDS 诊断，并按照严重程度分为轻度、中度和重度三种，轻度：200 mmHg < PaO_2/FiO_2 ≤ 300 mmHg 和 PEEP 或 CPAP ≥ 5 cmH_2O；中度：100 mmHg < PaO_2/FiO_2 ≤ 200 mmHg 和 PEEP ≥ 5 cmH_2O；重度：PaO_2/FiO_2 ≤ 100 mmHg 和 PEEP ≥ 5 cmH_2O。

二、治疗原则

ARDS 是一种需要在严密监护下进行综合治疗的急性呼吸系统危重症。治疗目标包括改善肺氧合功能，纠正缺氧，保护器官功能，防止并发症和治疗原发病。

1. 纠正缺氧　根据病情可采用面罩给氧、无创正压通气或有创机械通气，使 PaO_2 ≥ 60 mmHg 或 SaO_2 ≥ 90%。采用机械通气时应注意防止肺损伤的加重，可适当使用呼气末正压（PEEP）、小潮气量（允许性高碳酸血症）的通气治疗方案。

2. 注意体液和酸碱平衡，控制肺水肿　在液体管理方面，在血压稳定的前提下，液体出入量宜轻度负平衡，必要时做 PAWP 监护，并注意所使用液体的性质。

3. 积极防治原发病　如控制感染、抗休克、创伤处理和 DIC 的防治等；必要时连续监测 PaO_2 有助于 ALI/ARDS 的早期发现。对感染患者作抗生素治疗应强调病原学诊断和药敏试验，正确选用有效药物。

4. 营养支持和监护　高能营养治疗应在呼吸治疗开始 72 h 内进行。应提倡全胃肠营养以预防肠道菌群移位。在 ICU 中动态监测呼吸、循环、水电解质和酸碱平衡等，适时、适当地调整治疗方案。

5. 其他治疗　糖皮质激素、表面活性物质替代治疗和吸入 NO 等，在 ALI/ARDS 治疗中有一定价值。

（黄　莺）

数字课程学习

⬇ 教学PPT　　　✐ 自测题

第八章

呼吸系统疾病的症状学

关键词

咳嗽	咳痰	干咳
咯血	胸痛	放射痛
呼吸困难	心源性呼吸困难	中毒性呼吸困难
神经精神性呼吸困难	血源性呼吸困难	发绀

呼吸系统疾病时常见症状有咳嗽、咳痰、咯血、胸痛和呼吸困难等。掌握和熟悉这些症状的病因、发生机制、临床表现特点、伴随症状和问诊要点，运用这些知识于临床实践，将便于准确地采集病史和对疾病的性质与严重程度做出基本估计，也能为进一步诊治方案的确定提供有用的线索。观察患者治疗中症状的改善程度，也有利于了解治疗效果和对疾病预后有所估计。

第一节　咳嗽与咳痰

思维导图:

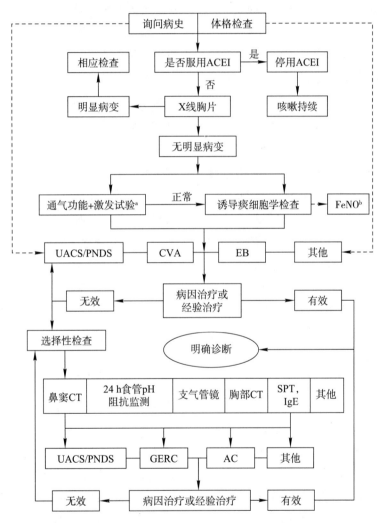

注:（1）ACEI: 血管紧张素转换酶抑制剂；FeNO: 呼出气一氧化氮；UACS: 上气道咳嗽综合征；PNDS: 鼻后滴流综合征；CVA: 咳嗽变异性哮喘；EB: 嗜酸性粒细胞性支气管炎；纤支镜: 纤维支气管镜；SPT: 过敏原皮试；IgE: 免疫球蛋白 E；GERC: 胃食管反流性咳嗽；AC: 变应性咳嗽。（2）^{a} PEF 平均变异率 > 10%，或支气管舒张试验阳性亦可作为诊断标准。^{b} FeNO 检查不可作为病因的确诊依据，但可以作为嗜酸性粒细胞验证相关咳嗽的参考指标

咳嗽（cough）和咳痰（expectoration）是临床最常见的症状之一。咳嗽是一种反射性防御动作，通过咳嗽可以清除呼吸道分泌物及气道内异物。但咳嗽也有不利的一面，例如咳嗽可使呼吸道内感染

扩散，剧烈的咳嗽可导致呼吸道出血，甚至诱发自发性气胸等。因此如果频繁地咳嗽影响工作与休息，则为病理状态。痰是气管、支气管的分泌物或肺泡内的渗出液，借助咳嗽将其排出称为咳痰。

（一）发生机制

咳嗽可以自主控制，但常常是由于延髓咳嗽中枢受到刺激而引起的不自主运动。来自耳、鼻、咽、喉、支气管、胸膜等感受区的刺激传入延髓咳嗽中枢，该中枢再将冲动传向运动神经，即喉下神经、膈神经和脊髓神经，分别引起咽肌、膈肌和其他呼吸肌的运动来完成咳嗽动作，表现为快速深吸气后，声门关闭，继以突然剧烈的呼气，冲出狭窄的声门裂隙产生咳嗽动作和发出声音。

咳痰是一种病态现象。正常支气管黏膜腺体和杯状细胞只分泌少量黏液，每天100～150 mL，以保持呼吸道黏膜的湿润。当呼吸道发生炎症时，黏膜充血、水肿，黏液分泌增多，毛细血管壁通透性增加，浆液渗出。此时含红细胞、白细胞、巨噬细胞、纤维蛋白等的渗出物与黏液、吸入的尘埃和某些组织坏死物等混合而成痰，通过支气管黏膜上皮细胞的纤毛运动、支气管平滑肌的收缩及咳嗽时气流的冲力而排出口腔。在发生呼吸道感染和肺寄生虫病时，痰中可查到病原体。另外，在肺淤血和肺水肿时，肺泡和小支气管内有不同程度的浆液漏出，也可引起咳痰。

（二）病因

1. 呼吸道疾病　当鼻咽部至小支气管整个呼吸道黏膜受到刺激时，均可引起咳嗽。刺激效应以喉部杓状间隙和气管分叉部黏膜最敏感。

（1）呼吸道感染或受刺激：当肺泡内有分泌物、渗出物、漏出物进入小支气管即可引起咳嗽，或某些化学刺激物刺激分布于肺的C纤维末梢亦可引起咳嗽。例如，咽喉炎、喉结核、喉癌等可引起干咳；气管－支气管炎、支气管哮喘、支气管内膜结核及各种物理（包括异物）、化学（如吸烟烟雾）、过敏因素（如灰尘）对气管、支气管的刺激以及肺部细菌、结核菌、真菌、病毒、支原体或寄生虫感染。呼吸道感染是引起咳嗽、咳痰最常见的原因。

（2）原发或转移的肺部肿瘤。

（3）全身性疾病引起的肺部病变　如风湿性疾病等。

2. 胸膜疾病　各种原因所致的胸膜炎、胸膜间皮瘤、自发性气胸或胸腔穿刺等均可引起咳嗽。

3. 心血管疾病　各种原因所致左心衰竭引起肺淤血或肺水肿时，因肺泡及支气管内有浆液性或血性渗出物，可引起咳嗽。另外，右心或体循环静脉栓子脱落造成肺栓塞时也可引起咳嗽。

4. 中枢神经因素　从大脑皮质发出冲动传至延髓咳嗽中枢，人可随意引起咳嗽反射或抑制咳嗽反射。如皮肤受冷刺激或三叉神经分布的鼻黏膜及舌咽神经支配的咽峡部黏膜受刺激时，可反射性引起咳嗽。脑炎、脑膜炎时也可出现咳嗽。

5. 其他原因　胃－食管反流和血管紧张素转换酶抑制剂（ACEI）应用也可引起咳嗽。

（三）临床症状分析

1. 咳嗽的性质

（1）干咳：见于急性或慢性咽喉炎、喉癌、急性支气管炎初期、气管受压、支气管异物、支气管肿瘤、胸膜疾病等。

（2）咳痰

1）根据咳痰性质分析：①黏液性痰：急性支气管炎、支气管哮喘及肺炎的初期、慢性支气管炎、肺结核等；②脓性痰：化脓性细菌性下呼吸道感染；③血性痰：肺癌等；④恶臭痰：厌氧菌感染；⑤痰白黏稠且牵拉成丝难以咳出：真菌感染等；⑥大量稀薄浆液性痰中含粉皮样物：包虫病。

2）根据痰液颜色分析：①铁锈色痰：肺炎球菌肺炎；②黄绿色：铜绿假单胞菌感染或黄疸；③粉红色泡沫痰：肺水肿；④红棕色胶冻样痰：克雷伯杆菌肺炎。

3）根据痰量分析：①痰量大：支扩、肺脓肿和支气管胸膜瘘（且排痰与体位有关，静置后可出现分层现象）；②数百至上千毫升浆液泡沫痰：考虑肺泡癌可能。

2. 咳嗽的时间与规律

（1）突发性咳嗽：吸入刺激性气体或异物引起。

（2）发作性咳嗽：多见于百日咳、支气管内膜结核及咳嗽变异性哮喘等。

（3）长期慢性咳嗽：慢性支气管炎、支气管扩张症、肺结核。

（4）晨起咳嗽：上呼吸道慢性炎症、慢性支气管炎、支气管扩张症等。

（5）夜间咳嗽：左心衰竭、过敏性咳嗽、肺结核患者等。

3. 咳嗽的音色

（1）咳嗽声嘶：声带炎症、喉返神经受压迫等。

（2）鸡鸣样咳嗽：百日咳、会厌、喉部疾患或气管受压。

（3）金属音咳嗽：纵隔肿瘤、主动脉瘤或支气管癌直接压迫气管。

（4）咳嗽声音低微无力：肺气肿、声带麻痹、极度衰弱。

4. 伴随症状

（1）伴发热：急性上、下呼吸道感染、肺结核、胸膜炎等。

（2）伴胸痛：肺炎、胸膜炎、支气管肺癌、肺梗死和自发性气胸等。

（3）伴呼吸困难：喉肿瘤、支气管哮喘、慢性阻塞性肺病、肺结核、大量胸腔积液、气胸、肺淤血、肺水肿及气管或支气管异物和重症肺炎。

（4）伴咯血：支气管扩张症、肺结核、肺脓肿、支气管肺癌、二尖瓣狭窄、支气管结石、肺含铁血黄素沉着症等。

（5）伴大量脓痰：支气管扩张症、肺脓肿、肺囊肿合并感染和支气管胸膜瘘。

（6）伴哮鸣音：支气管哮喘、慢性阻塞性肺病急性加重、心源性哮喘、弥漫性泛细支气管炎、气管与支气管异物等。

（7）伴有杵状指（趾）：多见于支气管扩张症、慢性肺脓肿、支气管肺癌和脓胸。

第二节 咯 血

思维导图：

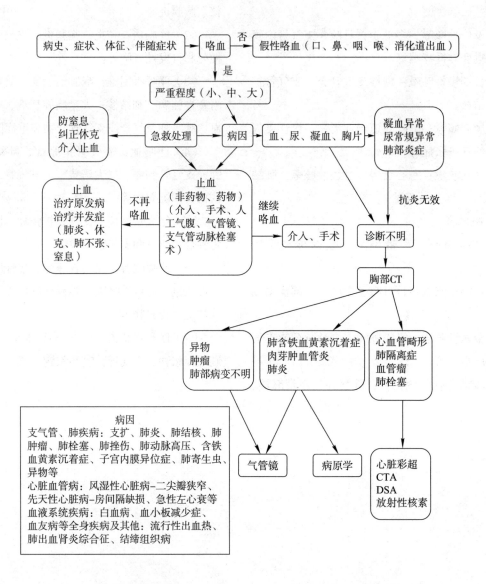

喉及喉部以下的呼吸道任何部位的出血，经口腔咯出称为咯血（hemoptysis）。少量咯血有时仅表现为痰中带血，大咯血时血液可从口鼻腔涌出，常阻塞呼吸道，造成窒息死亡。一旦出现经口腔排血首先须鉴别究竟是口腔、鼻腔、上消化道的出血还是咯血。其次，还需要与呕血进行鉴别。呕血（hematemesis）是指上消化道出血经口腔呕出，出血部位多见于食管、胃及十二指肠。对于咯血与呕血，可根据病史、体征及其他检查方法进行鉴别

（表 1-8-1）。

（一）病因与发生机制

咯血原因很多，主要见于呼吸系统和心血管疾病。

1. 支气管疾病 常见有支气管扩张症、支气管肺癌、支气管内膜结核和慢性支气管炎等；少见的有支气管结石、支气管腺瘤、支气管黏膜非特异性溃疡等。

表1-8-1　咯血与呕血的鉴别

鉴别点	咯血	呕血
病因	肺结核、支气管扩张症、肺癌、肺炎、肺脓肿、心脏病	消化性溃疡、肝硬化、急性胃黏膜病变、胆道出血、胃癌等
出血前症状	喉部痒感、胸闷、咳嗽等	上腹部不适、恶心、呕吐等
出血方式	咯出	呕出，可为喷射状
出血的血色	鲜红	暗红色、棕色、有时为鲜红色
血中混有物	痰、泡沫	食物残渣、胃液
酸碱反应	碱性	酸性
黑便	无，若咽下血液量较多进可有	有，可为柏油样便，呕血停止后仍可持续数日
出血后痰的性状	常有血痰数日	无痰

2. 肺部疾病　常见有肺结核、肺炎、肺脓肿等；也见于肺淤血、肺栓塞、肺寄生虫病、肺真菌病、肺含铁血黄素沉着症和肺出血肾炎综合征等。其中肺炎主要为肺炎球菌肺炎、金黄色葡萄球菌肺炎、肺炎杆菌肺炎和军团菌肺炎，支原体肺炎有时也可出现痰中带血。在我国，引起咯血的首要原因仍为肺结核。

3. 心血管疾病　较常见于二尖瓣狭窄，其次为先天性心脏病所致肺动脉高压或原发性肺动脉高压，另有肺栓塞、肺血管炎、高血压病等。心血管疾病引起咯血可表现为小量咯血或痰中带血、大量咯血、粉红色泡沫样血痰和黏稠暗红色血痰。

4. 其他　血液病（如白血病、血小板减少性紫癜、血友病、再生障碍性贫血等）、某些急性传染病（如流行性出血热、肺出血型钩端螺旋体病等）、风湿性疾病（如结节性多动脉炎、系统性红斑狼疮、Wegener肉芽肿、白塞综合征等）或气管、支气管子宫内膜异位症等均可引起咯血。

（二）临床症状分析

1. 年龄

（1）儿童：慢性咳嗽伴少量咯血与低色素贫血，注意特发性含铁血黄素沉着症。

（2）青壮年：肺结核、支气管扩张症、二尖瓣狭窄等。

（3）40岁以上：长期吸烟史，注意支气管肺癌可能。

2. 咯血量

（1）痰中带血：多见于支气管肺癌、肺结核、支气管扩张。

（2）大量（每天大于500 mL或一次咯血量100~500 mL）：空洞性肺结核、支气管扩张症、慢性肺脓肿、肺癌。

3. 颜色和性状

（1）鲜红色：肺结核、支气管扩张症、肺脓肿和出血性疾病。

（2）暗红色：二尖瓣狭窄。

（3）铁锈色血痰：肺炎球菌肺炎，肺吸虫病和肺泡出血。

（4）砖红色胶冻样痰：肺炎克雷伯菌肺炎。

（5）浆液性粉红色泡沫痰：左心衰竭。

（6）黏稠暗红色血痰：肺栓塞。

4. 伴随症状

（1）伴发热：肺结核、肺炎、肺脓肿、流行性出血热、肺出血型钩端螺旋体病、支气管肺癌。

（2）伴胸痛：肺炎球菌肺炎、肺结核、肺梗死、支气管肺癌。

（3）伴呛咳：多见于支气管肺癌。

（4）伴皮肤黏膜出血：血液病、风湿病及肺出血型钩端螺旋体病和流行性出血热等。

（5）伴杵状指：支气管扩张症、肺脓肿、支气管肺癌等。

（6）伴黄疸：钩端螺旋体病、重症肺炎、肺栓塞等。

第三节　胸　痛

胸痛（chest pain）是临床上常见的症状，主要由胸部疾病所致，少数由其他疾病引起。胸痛的程度因个体痛阈的差异而不同，也与病情轻重程度不完全一致。

（一）病因与发生机制

引起胸痛的原因主要为胸部疾病，常见的有：

1. 胸壁疾病　急性皮炎、皮下蜂窝织炎、带状疱疹、肋间神经炎、肋软骨炎、流行性肌炎、肋骨骨折、多发性骨髓瘤、急性白血病等。

2. 心血管疾病　冠状动脉硬化性心脏病（心绞痛、心肌梗死）、心肌病、二尖瓣或主动脉瓣病变、急性心包炎、胸主动脉瘤（夹层动脉瘤）、肺栓塞、肺动脉高压等。

3. 呼吸系统疾病　胸膜炎、胸膜肿瘤、自发性气胸、血胸、支气管炎、支气管肺癌、肺炎累及胸膜等。

4. 纵隔疾病　纵隔炎、纵隔气肿、纵隔肿瘤等。

5. 其他　食管裂孔疝、膈下脓肿、过度通气综合征、痛风、食管炎、食管癌、肝脓肿、脾梗死等。各种化学、物理因素及刺激因子均可刺激胸部的感觉神经纤维产生痛觉冲动，并传至大脑皮质的痛觉中枢引起胸痛。胸部感觉神经纤维有：①肋间神经感觉纤维；②支配主动脉的交感神经纤维；③支配气管与支气管的迷走神经纤维；④膈神经的感觉纤维。另外，除患病器官的局部疼痛外，还可见远离该器官某部体表或深部组织疼痛，称放射痛（radiating pain）或牵涉痛。原因是内脏病变与相应区域体表的传入神经进入脊髓同一节段并在后角发

生联系，故来自内脏的感觉冲动可直接激发脊髓体表感觉神经元，引起相应体表区域的痛感：如心绞痛时除出现心前区、胸骨后疼痛外也可放射至左肩、左臂内侧或左颈、左侧面颊部。

（二）临床症状分析

1. 年龄

（1）青壮年：胸膜疾病、心肌炎、心肌病、风湿性心瓣膜病、肺部感染等。

（2）40岁以上：心绞痛、心肌梗死和支气管肺癌等。

2. 胸痛部位

（1）胸骨后方和心前区或剑突下：心绞痛及心肌梗死（可向左肩、左臂内侧或左颈面颊部放射）。

（2）胸骨后：食管及纵隔病变。

（3）胸背部：夹层动脉瘤（放射至下腹、腰部与两侧腹股沟和下肢）。

（4）胸侧部：胸膜炎。

（5）右下胸：肝胆疾病及膈下脓肿（可放射至右肩）。

（6）肩部、腋下：肺尖部肺癌（向上肢内侧放射）。

（7）第一、二肋软骨处：肋软骨炎（隆起，局部压痛、无红肿）。

（8）水泡沿肋间神经分布伴剧痛：带状疱疹所致胸痛。

（9）胸痛固定在病变部位，且局部有压痛：胸壁疾病（若为胸壁皮肤的炎症性病变，局部可有红、肿、热、痛表现）。

3. 胸痛性质

（1）刀割样或灼热样剧痛：带状疱疹。

（2）阵发性灼痛或刺痛：肋间神经痛。

（3）胸骨后烧灼痛：食管炎。

（4）绞榨样痛：心肌梗死、心绞痛。

（5）撕裂样疼痛：气胸初期。

（6）突发胸背部撕裂样剧痛：夹层动脉瘤、贲门食管撕裂（常有剧烈呕吐）、肺栓塞（伴发绀、呼吸困难）。

（7）钝痛：胸膜炎。

4. 疼痛持续时间　炎症、肿瘤、梗阻或梗死所致疼痛呈持续性。

5. 影响因素

（1）劳累或精神紧张诱发：心血管相关的胸痛。

（2）进食加重，抗酸剂和促动力药物可缓解：食管疾病。

6. 伴随症状

（1）伴咳嗽、咳痰和（或）发热：气管、支气管和肺部疾病。

（2）伴呼吸困难：大叶性肺炎、自发性气胸、渗出性胸膜炎和肺栓塞等。

（3）伴咯血：肺栓塞、支气管肺癌。

（4）伴休克症状：心肌梗死、夹层动脉瘤破裂、主动脉窦瘤破裂和大块肺栓塞。

（5）伴吞咽困难：食管疾病，反流性食管炎等。

第四节　呼吸困难

呼吸困难（dyspnea）是指患者主观感到空气不足、呼吸费力，客观上表现呼吸运动用力，严重时可出现张口呼吸、鼻翼扇动、端坐呼吸，甚至发绀、呼吸辅助肌参与呼吸运动，并且可有呼吸频率、深度、节律的改变。

（一）病因

引起呼吸困难的原因繁多，主要为呼吸系统和心血管系统疾病。

1. 呼吸系统疾病　常见于：①气道阻塞：如喉、气管、支气管的炎症、水肿、肿瘤或异物所致的狭窄或阻塞及支气管哮喘、慢性阻塞性肺疾病等；②肺部疾病：如肺炎、肺脓肿、肺结核、肺不张、肺淤血、肺水肿、弥漫性肺间质疾病、细支气管肺泡癌等；③胸壁、胸廓、胸腔疾病：如胸壁炎症、严重胸廓畸形、胸腔积液、自发性气胸、广泛胸膜粘连、结核、外伤等；④神经肌肉疾病累及呼吸肌群：如脊髓灰质炎病变累及颈髓、急性多发性神经根神经炎和重症肌无力累及呼吸肌，药物导致

呼吸肌麻痹等；⑤膈运动障碍：如膈麻痹、大量腹腔积液、腹腔巨大肿瘤胃扩张和妊娠末期。

2. 循环系统疾病　常见于各种原因所致的左心和（或）右心衰竭、心包炎、肺栓塞和原发性肺动脉高压等。

3. 中毒　如糖尿病酮症酸中毒、吗啡类药物中毒、有机磷杀虫药中毒、硫化物中毒、亚硝酸盐中毒和急性一氧化碳中毒等。

4. 神经精神性疾病　如脑出血、脑外伤、脑肿瘤、脑炎、脑膜炎、脑脓肿等颅脑疾病引起呼吸中枢功能障碍，精神因素所致的呼吸困难，如癔症等。

5. 血液病　常见于重度贫血、高铁血红蛋白血症、硫化血红蛋白血症等。

（二）发生机制

根据发生机制及临床表现特点，将呼吸困难归纳分为以下 5 种类型。

1. 肺源性呼吸困难　主要是呼吸系统疾病引起的通气、换气功能障碍导致缺氧和（或）二氧化碳潴留所致。临床上常分为三种类型：

（1）吸气性呼吸困难：主要特点表现为吸气显著费力，严重者吸气时可见"三凹征"（three depression sign），表现为胸骨上窝、锁骨上窝和肋间隙明显凹陷，此时亦可伴有干咳及高调吸气性喉鸣。三凹征的出现主要是由于呼吸肌极度用力，胸腔负压增加所致。常见于喉部、气管、大支气管的狭窄与阻塞。

（2）呼气性呼吸困难：主要特点表现为呼气费力、呼气缓慢、呼气时间明显延长，常伴有呼气期哮鸣音。主要是由于肺泡弹性减弱和（或）小支气管的痉挛或炎症所致，常见于慢性支气管炎（喘息型）、慢性阻塞性肺气肿、支气管哮喘、弥漫性泛细支气管炎等。

（3）混合性呼吸困难：主要特点表现为吸气期及呼气期均感呼吸费力、呼吸频率增快、深度变浅，可伴有呼吸音异常或病理性呼吸音。主要是由于肺或胸膜腔病变使肺呼吸面积减少导致换气功

能障碍所致。常见于重症肺炎、重症肺结核、大面积肺梗死、弥漫性肺间质疾病、大量胸腔积液、气胸、广泛性胸膜增厚等。

2. 心源性呼吸困难　主要是由于左心和（或）右心衰竭引起，尤其是左心衰竭时呼吸困难更为严重。

左心衰竭引起的呼吸困难特点为：①有引起左心衰竭的基础病因，如风湿性心脏病、高血压心脏病、冠状动脉硬化性心脏病等；②呈混合性呼吸困难，活动时呼吸困难出现或加重，静息时减轻或消失，卧位明显，坐位或立位时减轻，故而当患者病情较重时，往往被迫采取半坐位或端坐体位呼吸（orthopnea）；③两肺底部或全肺出现湿啰音；④应用强心剂、利尿剂和血管扩张剂改善左心功能后呼吸困难症状随之好转。

急性左心衰竭时，常可出现夜间阵发性呼吸困难，表现为夜间睡眠中突感胸闷气急，被迫坐起，惊恐不安。轻者数分钟至数十分钟后症状逐渐减轻、消失；重者可见端坐呼吸、面色发绀、大汗、有哮鸣音、咳浆液性粉红色泡沫痰，两肺底有较多湿性啰音，心率加快，可有奔马律，此种呼吸困难称“心源性哮喘”（cardiac asthma）。

右心衰竭严重时也可引起呼吸困难，但程度较左心衰竭轻，其主要原因为体循环淤血所致。临床上主要见于慢性肺源性心脏病、某些先天性心脏病或由左心衰竭发展而来。另外，也可见于各种原因所致的急性或慢性心包积液。

3. 中毒性呼吸困难　代谢性酸中毒可导致血中酸性代谢产物增多，刺激颈动脉体、主动脉体化学感受器或直接兴奋刺激呼吸中枢引起呼吸困难。其主要表现为：①有引起代谢性酸中毒的基础病因，如尿毒症、糖尿病酮症等；②出现深长而规则的呼吸，可伴有鼾音，称为酸中毒大呼吸（Kussmaul 呼吸）。

某些药物如吗啡类、巴比妥类等中枢抑制药物和有机磷杀虫药中毒时，可抑制呼吸中枢引起呼吸困难。其主要特点为：①有药物或化学物质中毒史；②呼吸缓慢、变浅伴有呼吸节律异常的改变，如 Cheyne-Stokes 呼吸（潮式呼吸）或 Biot 呼吸（间停呼吸）。

化学毒物中毒可导致机体缺氧引起呼吸困难，常见于一氧化碳中毒、亚硝酸盐和苯胺类中毒、氰化物中毒。

4. 神经精神性呼吸困难　神经性呼吸困难主要是由于呼吸中枢受增高的颅内压和供血减少的刺激，使呼吸变为慢而深，并常伴有呼吸节律的改变，如双吸气（抽泣样呼吸）、呼吸遏制（吸气突然停止）等。临床上常见于重症颅脑疾患，如脑出血、脑炎、脑膜炎、脑脓肿、脑外伤及脑肿瘤等。

精神性呼吸困难主要表现为呼吸频率快而浅，伴有叹息样呼吸或出现手足搐搦。临床上常见于癔症患者，患者可突然发生呼吸困难。其发生机制多为过度通气而发生呼吸性碱中毒所致，严重时也可出现意识障碍。

5. 血源性呼吸困难　多由红细胞携氧量减少，血氧含量降低所致。表现为呼吸浅，心率快。临床常见于重度贫血、高铁血红蛋白血症、硫化血红蛋白血症。除此以外，大出血或休克时，因缺氧和血压下降，刺激呼吸中枢，也可使呼吸加快。

（三）临床症状分析

呼吸困难临床症状分析见图 1-8-1。

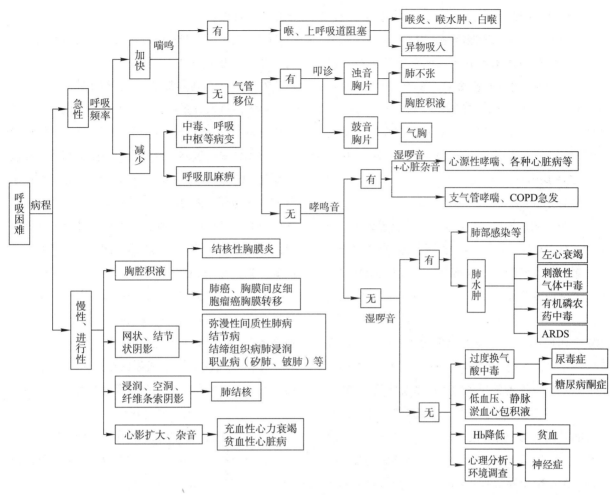

图 1-8-1 呼吸困难临床症状分析

（邵 莉 张颖颖）

第五节 发 绀

发绀（cyanosis）是指血液中还原血红蛋白增多使皮肤和黏膜呈青紫色改变的一种表现，也可称紫绀。这种改变常发生在皮肤较薄、色素较少和毛细血管较丰富的部位，如口唇、指（趾）、甲床等。

（一）发生机制

发绀是由于血液中还原血红蛋白的绝对量增加所致。还原血红蛋白浓度可用血氧的未饱和度来表示。正常血液中含血红蛋白为 15 g/dL，能携带 20 vol/dL 的氧，此种情况称为 100% 氧饱和度。正常从肺毛细血管流经左心至体动脉的血液，其氧饱和度为 96%（19 vol/dL），而静脉血液的氧饱和度为 72%～75%（14～15 vol/dL），氧未饱和度为 5～6 vol/dL，在周围循环毛细血管血液中，氧的未饱和度平均约为 3.5 vol/dL。当毛细血管内的还原血红蛋白超过 50 g/L（5 g/dL）时（即血氧未饱和度超过 6.5 vol/dL）皮肤黏膜可出现发绀。但临床实践资料表明，此说法并非完全可靠，因为以正常血红蛋白浓度 150 g/L 计，50 g/L 为还原血红蛋白时，提示已有 1/3 血红蛋白不饱和。当动脉血氧饱和度（SaO_2）66% 时，相应动脉血氧分压（PaO_2）已降低至此 34 mmHg（4.5 kPa）的危险水平。事实上，在血红蛋白浓度正常的患者，如 SaO_2 < 85% 时，发绀已明确可见。但近年来有些临床观察资料显

示：在轻度发绀患者中，$SaO_2 > 85\%$ 占 60% 左右。此外，假若患者吸入氧能满足 120 g/L 血红蛋白氧合时，病理生理上并不缺氧。而若患者血红蛋白增多达 180 g/L 时，虽然 $SaO_2 > 85\%$ 亦可出现发绀。而严重贫血（Hb < 60 g/L）时，虽 SaO_2 明显降低，但常不能显示发绀。故而，在临床上所见发绀，并不能全部确切反映动脉血氧下降的情况。

（二）病因与分类

根据引起发绀的原因可将其做如下分类：

1. 血液中还原血红蛋白增加（真性发绀）

（1）中心性发绀：此类发绀的特点表现为全身性，除四肢及颜面外，也累及躯干和黏膜的皮肤，但受累部位的皮肤是温暖的。发绀的原因多由心、肺疾病引起呼吸功能衰竭、通气与换气功能障碍、肺氧合作用不足导致 SaO_2 降低所致。一般可分为①肺性发绀：即由于呼吸功能不全、肺氧合作用不足所致。常见于各种严重的呼吸系统疾病，如喉、气管、支气管的阻塞、肺炎、阻塞性肺气肿、弥漫性肺间质纤维化、肺淤血、肺水肿、急性呼吸窘迫综合征、肺栓塞、原发性肺动脉高压等；②心性混合性发绀：由于异常通道分流，使部分静脉血未通过肺进行氧合作用而入体循环动脉，如分流量超过心输出量的 1/3，即可出现发绀。常见于发绀型先天性心脏病，如法洛四联症、Eisenmenger 综合征等。

（2）周围性发绀：此类发绀常由于周围循环血流障碍所致。其特点表现在发绀常出现于肢体的末端与下垂部位。这些部位的皮肤是冷的，但若给予按摩或加温，使皮肤转暖，发绀可消退。此特点亦可作为与中心性发绀的鉴别点。此型发绀可分为：①淤血性周围性发绀：常见于引起体循环淤血、周围血流缓慢的疾病，如右心衰竭、渗出性心包炎心包压塞、缩窄性心包炎、血栓性静脉炎、上腔静脉阻塞综合征、下肢静脉曲张等；②缺血性周围性发绀：常见于引起心排出量减少的疾病和局部血流障碍性疾病，如严重休克、暴露于寒冷中和血栓闭塞性脉管炎、雷诺（Raynaud）病、肢端发绀症、冷

球蛋白血症等。

（3）混合性发绀：中心性发绀与周围性发绀同时存在。可见于心力衰竭等。

2. 血液中存在异常血红蛋白衍生物

（1）高铁血红蛋白血症：由于各种化学物质或药物中毒引起血红蛋白分子中二价铁被三价铁所取代，致使失去与氧结合的能力。当血中高铁血红蛋白量达到 30 g/L（3 g/dL）时可出现发绀。常见于苯胺、硝基苯、伯氨喹、亚硝酸盐、磺胺类等中毒所致发绀，其特点是发绀出现急剧，抽出的静脉血呈深棕色，虽给予氧疗但发绀不能改善，只有给予静脉注射亚甲蓝或大量维生素 C，发绀方可消退，用分光镜检查可证实血中高铁血蛋白存在。由于大量进食含亚硝酸盐的变质蔬菜面引起的中毒性高铁血红蛋白血症，也可出现发绀，称"肠源性发绀"。

（2）先天性高铁血红蛋白血症：自幼即有发绀，而无心、肺疾病及引起异常血红蛋白的其他原因，有家族史，身体一般状况较好。

（3）硫化血红蛋白血症：为后天获得性。服用某些含硫药物或化学品后，使血液中硫化血红蛋白达到 5 g/L（0.5 g/dL）即可发生发绀。但一般认为本病患者须同时有便秘或服用含硫药物在肠内形成大量硫化氢为先决条件。发绀的特点是持续时间长，可达数月以上，血液呈蓝褐色，分光镜检查可证明有硫化血红蛋白的存在。

（三）伴随症状

1. 发绀伴呼吸困难　常见于重症心、肺疾病及急性呼吸道梗阻、大量气胸等，而高铁血红蛋白血症虽有明显发绀，但一般无呼吸困难。

2. 发绀伴杵状指（趾）　提示病程较长。主要见于发绀型先天性心脏病及某些慢性肺部疾病。

3. 发绀伴意识障碍及衰竭　主要见于某些药物或化学物质中毒、休克、急性肺部感染或急性心功能衰竭等。

（四）问诊要点

1. 发病年龄与性别　自出生或幼年即出现发绀者，常见于发绀型先天性心脏病，或先天性高铁

血红蛋白血症。特发性阵发性高铁血红蛋白血症可见于育龄女性，且发绀出现多与月经周期有关。

2. 发绀部位及特点　用以判断发绀的类型。如为周围性，则须询问有无心脏和肺部疾病症状，如心悸、晕厥、胸痛、气促、咳嗽等。

3. 发病诱因及病程　急性起病又无心肺疾病

表现的发绀，须询问有无摄入相关药物、化学物品、变质蔬菜以及在有便秘情况下服用含硫化物病史。

（张　旻）

数字课程学习

⬇ 教学PPT　　　📝 自测题

第九章

肺部的体格检查

关键词

体表标志	自然陷窝	胸壁	皮下气肿	胸廓
肋间隙	扁平胸	桶状胸	视诊	触诊
叩诊	听诊	胸式呼吸	腹式呼吸	呼吸频率
呼吸过速	呼吸过缓	呼吸节律	潮式呼吸	间停呼吸
叹息样呼吸	胸廓扩张度	语音震颤	胸膜摩擦感	肺界
浊音	实音	清音	过清音	鼓音
异常呼吸音	啰音	语音共振		

胸部（chest）检查中胸壁、胸廓检查主要经视诊和触诊来完成，心肺检查则需按视诊、触诊、叩诊和听诊的顺序进行。胸部检查的顺序为从前胸部开始到侧胸部，最后检查背部。与常见肺部疾病相关的一般情况主要表现：气急或呼吸困难，可见于任何肺或胸膜、胸壁等病因所引起的缺氧。

第一节 胸部的体表标志

胸部体表标志包括骨骼标志、自然陷窝和人工画线或分区等，可用来标记胸部脏器的位置和轮廓，也可用于描述体征的位置和范围，还可用于指示穿刺或手术的部位（表 1-9-1，图 1-9-1）。

表 1-9-1 胸部常用的体表标志

胸部	主要体表标志
前胸	胸骨上切迹、胸骨柄、胸骨角、腹上角、肋骨、前正中线、锁骨中线（左、右）、前正中线、剑突、肋间隙
侧胸	腋前线、腋中线、腋后线和腋窝
背部	肩胛骨、脊柱棘突、肩胛线、后正中线

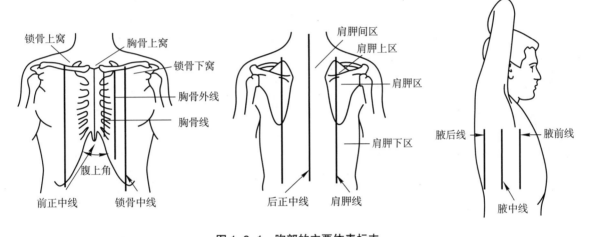

图 1-9-1 胸部的主要体表标志

一、骨骼标志

1. 胸骨上切迹（suprasternal notch） 位于胸骨柄的上方。正常情况下气管位于切迹正中。

2. 胸骨柄（manubrium sterni） 为胸骨上端略呈六角形的骨块。其上部两侧与左右锁骨的胸骨端相连接，下方则与胸骨体连接。

3. 胸骨角（sternal angle） 又称 Louis 角。为胸骨柄与胸骨体的连接处。其两侧分别与左右第 2 肋软骨相连接，胸骨角还标志气管分叉、心房上缘和上下纵隔交界及相当于第 4 胸椎下缘水平。

4. 剑突（xiphoid process） 位于胸骨体下端，呈三角形，其底部与胸骨体相连，正常人剑突的长短差异很大。

5. 腹上角 为左右肋弓（由两侧的第 7～10 肋软骨相互连接而成）在胸骨下端会合处所形成的夹角，又称胸骨下角（infrasternal angle）。正常为 70°～110° 角，体型瘦长者较小，矮胖者较大，深呼气时可稍增宽。其后为肝左叶、胃及胰腺所在区域。

6. 肋骨（rib） 共 12 对。肋骨除被锁骨和肩胛骨掩盖部分外，大多能在胸壁触及。在背部与相应的胸椎相连，由后上方向前下方倾斜。其倾斜度上方略小，下方稍大。第 1～7 肋骨在前胸部通过各自的肋软骨与胸骨相连。而第 8、9、10 肋软骨通过上一肋软骨相连。第 11 和 12 肋骨不与胸骨相连，称为浮肋（free ribs）。

7. 肋间隙（intercostal space） 为两个肋骨之

间的空隙，第 1 肋骨下面的间隙为第 1 肋间隙，第 2 肋骨下面的间隙为第 2 肋间隙，其余以此类推。

8. 肩胛骨（scapula） 位于后胸壁第 2～8 肋骨之间。肩胛冈及其肩峰端均易触及。肩胛骨呈三角形，其下部尖端称肩胛下角。被检查者取坐位或直立位两上肢自然下垂时，肩胛下角平第 7 肋骨水平或第 7 肋间隙，或相当于第 8 胸椎的水平。

9. 脊柱棘突（spinous process） 是后正中线的标志。位于颈根部的第 7 颈椎棘突最为突出，其下为第 1 胸椎，常以此作为计数胸椎的标志。

10. 肋脊角（costovertebra angle） 为第 12 肋骨与脊柱构成的夹角。其前为肾脏和输尿管上端所在的区域。

胸壁的垂直定位大都以肋骨和肋间隙为标志。前肋一般根据胸骨角定位第 2 肋软骨，然后以此类推。后肋可以根据第 7 颈椎棘突或第 12 肋计数。

二、垂直线标志

1. 前正中线（anterior midline） 即胸骨中线。为通过胸骨的正中线。即上端位于胸骨柄上缘的中点，向下通过剑突中央的垂直线。

2. 胸骨线（sternal line）（左、右） 为沿胸骨边缘与前正中线平行的垂直线。

3. 胸骨旁线（parasternal line）（左、右） 胸骨线与锁骨中线中点的垂直线。

4. 锁骨中线（midclavicular line）（左、右） 为通过锁骨的肩峰端与胸骨端两者中点所作与前正中线平行的直线。即通过锁骨中点向下的垂直线。

5. 腋前线（anterior axillary line）（左、右） 上肢向外侧方平举，与躯体成 90° 以上角时，通过腋窝前皱襞沿前侧胸壁向下的垂直线。

6. 腋后线（posterior axillary line）（左、右） 为通过腋窝后皱襞沿后侧胸壁向下的垂直线。

7. 腋中线（midaxillary line）（左、右） 为自腋窝顶于腋前线和腋后线之间向下的垂直线。它与腋前线和腋后线距离相等。

8. 后正中线（posterior midline） 即脊柱中线，为通过椎骨棘突或沿脊柱正中下行的垂直线。

9. 肩胛线（scapular line）（左、右） 为双臂下垂时通过肩胛下角所作与后正中线平行的垂直线。故亦称肩胛下角线。

三、自然陷窝和解剖区域

1. 腋窝（axillary fossa）（左、右） 为上肢内侧与胸壁相连的凹陷部。

2. 胸骨上窝（suprasternal fossa） 为胸骨柄上方的凹陷部，正常气管位于其后。

3. 锁骨上窝（supraclavicular fossa）（左、右） 为锁骨上方的凹陷部，相当于两肺尖的上部。

4. 锁骨下窝（infraclavicular fossa）（左、右） 为锁骨下方的凹陷部，下界为第 3 肋骨下缘，相当于两肺上叶肺尖的下部。

5. 肩胛上区（suprascapular region）（左、右） 为肩胛冈以上的区域，其外上界为斜方肌的上缘。相当于上叶肺尖的下部。

6. 肩胛下区（infrascapular region）（左、右） 为两肩胛下角的连线与第 12 胸椎水平线之间的区域。后正中线将此区分为左右两部分。

7. 肩胛区（scapular region）（左、右） 为肩胛冈以下、肩胛下角水平以上、肩胛骨内缘以外的区域，后正中线将此区分为左右两部分。

8. 肩胛间区（interscapular region）（左、右） 两肩胛骨内缘之间的区域。后正中线将此区分为左右两部分。

四、肺和胸膜的体表投影

1. 肺尖 位于锁骨之上，其最高点偏内，近锁骨的胸骨端，达第 1 胸椎的水平，在锁骨上约 3 cm。

2. 肺上界 始于胸锁关节，向上至第 1 胸椎水平，然后转折向下至锁骨中 1/3 与内 1/3 交界处。呈一向上凸起之弧线。

3. 肺外侧界 由肺上界向下延伸而成，几乎与侧胸壁的内表面相接触。

4. 肺内侧界　自锁骨关节处下行，于胸骨角处左右两肺的前内界几乎相遇。然后分别沿前正中线两旁下行，至第4肋软骨水平处分开，右侧几乎呈直线继续向下，至第6肋软骨水平处垂直向右，下行与右肺下界连接。左侧于第4肋软骨水平处向左侧达第4肋骨前端，沿第4~6肋骨的背面向下，至第6肋软骨水平处再向左，与左肺下界连接。

5. 肺下界　左右两侧肺下界的位置基本相似。前胸部的肺下界始于第6肋骨，向两侧斜行向下，于肋骨中线处达第6肋间隙，至腋中线处达第8肋间隙。后胸壁的肺下界几乎呈一水平线，于肩胛线处位于第10肋间隙水平。

6. 胸膜　可分为脏胸膜（visceral pleura）和壁胸膜（parietal pleura）。其中脏胸膜覆盖在肺的表面，壁胸膜则覆盖在胸廓内表面、膈上面及纵隔面。

7. 叶间隙（interlobar fissures）　肺叶之间有脏胸膜分开。

8. 肋膈隐窝（costodiaphragmatic recess）　肋胸膜与膈胸膜在肺下界以下的转折处。由于其位置最低，胸腔积液易积于此处。

第二节　胸壁和胸廓的检查

胸壁（chest wall）和胸廓的检查主要由视诊和触诊来完成。主要观察和检查的征象见表1-9-2。

表1-9-2　胸壁和胸廓视诊和触诊主要观察的征象

部位	主要征象
胸壁	胸壁静脉有无明显显露、皮下组织有无气体积存、胸壁有无压痛、肋间隙有无狭窄或饱满
胸廓	胸廓外形的改变

一、胸壁

（一）静脉

正常胸壁静脉多无明显显露。胸壁静脉显露、扩张或曲张的原因如下：

（1）胸侧壁静脉扩张，腹壁静脉也可能扩张，血流方向脐以上者向上，脐以下者向下，可能为门静脉高压。如血流均向上，可能为下腔静脉阻塞。

（2）前壁静脉扩张，血流方向向下，见于上腔静脉阻塞。如仅一侧胸壁静脉扩张，可能为头臂静脉阻塞。

（3）胸骨柄前小静脉扩张，可能为胸骨后甲状腺肿大。

（二）皮下气肿

皮下气肿（subcutaneous emphysema）是指胸部皮下组织有气体积存。视诊可见胸壁外观肿胀，触诊可引起气体在皮下组织内移动，有捻发感或握雪感。皮下气肿，多由以下原因引起：

（1）胸部外伤。

（2）肋骨骨折骨折断端刺破胸膜及肺组织，可引起气胸和胸部皮下气肿。

（3）肺部疾病如肺结核、慢性支气管炎、支气管哮喘、肺硅沉着病（矽肺）和肺癌的并发症。

（4）胸腔闭式引流术和胸腔穿刺术的并发症。

（5）人工气胸疗法或人工气胸检查的并发症。

（6）偶见于局部产气杆菌感染。

（三）胸壁压痛

正常情况下胸壁无压痛（tenderness）。肋间神经炎、肋软骨炎、胸壁软组织炎及肋骨骨折的患者，受累的局部可有胸壁压痛。骨髓异常增生者，常有胸骨压痛和叩击痛，见于白血病患者。

（四）肋间隙

肋间隙（intercostal space）有无狭窄或饱满。吸气时肋间隙回缩提示呼吸道阻塞。使吸气时气体不能顺利地进入肺内。常与胸骨上窝和锁骨上窝同时发生凹陷，即"三凹征"。肋间隙膨隆见于大量胸腔积液、张力性气胸或严重肺气肿患者。此外，胸壁肿瘤、主动脉瘤或婴儿和儿童心脏明显增大者，其相应局部的肋间隙亦常膨出。

二、胸廓

胸廓检查时患者取坐位或立位，裸露全部胸廓，平静呼吸。检查者从前、后、左、右对患者胸廓形态进行全面、详细的视诊检查，必要时可配合触诊，要两侧对比观察。

正常胸廓两侧大致对称，呈椭圆形。双肩基本在同一水平上。锁骨稍突出，锁骨上下稍凹陷。惯用右手的人右侧胸大肌常较左胸发达，惯用左手者则相反。成年人胸廓的前后径较左右径为短，两者的比例约为1:1.5。小儿和老年人胸廓的前后径略小于左右径或几乎相等，故呈圆柱形。

1. 扁平胸（flat chest）　胸廓呈扁平，前后径不及左右径的一半。肋骨斜度变大，肋间隙较窄；腹上角呈锐角；锁骨突出，锁骨上下凹明显；两肩高耸；颈细长而前伸，可见于瘦长体型，也可见于慢性消耗性疾病如肺结核等。

2. 桶状胸（barrel chest）　胸廓前后径增加，有时与左右径几乎相等甚至超过左右径，故呈圆桶状。肋骨的斜度变小，其与脊柱的夹角常大于45°。肋间隙增宽且饱满，腹上角增大。可见于婴幼儿、老年或矮胖体型者，也可见于肺气肿或哮喘发作期。

3. 佝偻病胸（rachitic chest）　为佝偻病所致的胸廓改变，多见于儿童。前胸部各肋软骨与肋骨连接处常隆起，形成串珠状，谓之佝偻病串珠（rachitic rosary）。下胸部前面的肋骨常外翻，沿膈附着的部位胸壁向内凹陷形成肋膈沟（costophrenic groove）。胸廓前后径略长于左右径，侧壁向内凹陷，胸骨向前突出，形如鸡的胸廓，称为鸡胸（pigeon chest）。

4. 漏斗胸（funnel chest）　胸前壁正中凹陷，形如漏斗状，谓之漏斗胸，以胸骨下段和剑突处凹陷多见，多为先天性。

5. 胸廓一侧变形、胸廓一侧膨隆　可见于大量胸腔积液、气胸、一侧严重代偿性肺气肿、巨大肺囊肿、肿瘤、膈疝等。胸廓一侧平坦或下陷常见于肺不张、肺纤维化、广泛性胸膜增厚和粘连等。

6. 胸廓局部隆起　可能为胸壁局部肿块结节或胸内病变所致，常见原因如下：

（1）胸壁皮肤肿块结节如神经纤维瘤、脂肪瘤、肋骨结核的寒性脓肿、带状疱疹等。

（2）肋软骨隆起见于肋软骨炎、软骨肿瘤。两侧多发性对称性的肋骨与软骨连接部隆起，称为"肋骨串珠"，见于佝偻病。

（3）肋骨肿块见于肋骨骨折、肿瘤、结核、化脓性骨髓炎、嗜酸性肉芽肿和先天性畸形等。

（4）胸骨柄或胸骨上凹隆起可能为主动脉瘤。

（5）心前区隆起多见于先天性心脏病、心脏肥大、心包积液等。

7. 脊柱畸形　脊柱前凸、后凸或侧凸，导致两侧胸廓不对称，可见于先天性畸形，脊柱外伤和结核等。

第三节　肺和胸膜的检查

肺和胸膜的检查是胸部检查的重点之一。检查环境要温暖，受检者一般取仰卧位或坐位，充分暴露胸部。仰卧位时，光线应从上方直接照射在患者的胸部，其他部位如背部、侧胸部亦要求上方光线直接照射。肺和胸膜的检查一般包括视诊、触诊、叩诊和听诊四个部分。

一、视诊

（一）呼吸运动

1. 胸式呼吸（thoracic breathing）和腹式呼吸（abdominal breathing）　正常成年男性和儿童以腹式呼吸为主，女性以胸式呼吸为主。生理状态实际上两种呼吸共存，程度不同而已。

胸式呼吸减弱而腹式呼吸增强：见于肺及胸膜胸壁的病变，如广泛肺炎、中、重症肺结核、大量胸腔积液和气胸、肋间神经痛和肋骨骨折等。

腹式呼吸减弱而胸式呼吸增强：见于腹部的各种病变，如腹膜炎、大量腹水、肝脾极大、腹腔内巨大肿瘤及妊娠晚期。

2. 胸腹矛盾呼吸（paradoxical thoracoabdominal motion）　正常人吸气时胸廓扩张伴有腹壁膨隆。胸腹矛盾呼吸时吸气相胸廓扩张而腹壁反而塌陷，见于膈肌麻痹或疲劳时，吸气相胸腔负压增加，膈肌收缩无力，反而被负压吸引上升，故使腹壁下陷。

3. 呼吸困难（dyspnea）　根据呼吸困难主要出现在吸气相还是呼气相，可以分为吸气性呼吸困难、呼气性呼吸困难或混合性呼吸困难。吸气性呼吸困难一般由大气道阻塞引起，呼气性呼吸困难多见于小气道阻塞性疾病，在临床上，呼吸系统病变时多出现混合性呼吸困难。

（二）呼吸频率

呼吸频率一般要求测量 1 min，至少 30 s，正常成人静息状态下，呼吸为 12～20 次／分，呼吸与脉搏之比为 1：4。

1. 呼吸过速（tachypnea）　呼吸频率超过 24 次／分称为呼吸过速。见于发热、疼痛、贫血、甲状腺功能亢进及心力衰竭。一般体温每升高 1℃，呼吸大约增加 4 次／分。

2. 呼吸过缓（bradypnea）　呼吸频率低于 12 次／分称为呼吸过缓。呼吸浅慢见于麻醉剂或镇静剂过量和颅内压增高等。

（三）呼吸深度

1. 呼吸变浅　见于呼吸中枢抑制、腹水和肥胖以及肺部疾病如广泛肺炎、肺水肿、大量胸腔积液和气胸。作为代偿，常常有呼吸频率加快。

2. 呼吸变深　常见于剧烈运动、情绪激动或过度紧张时。糖尿病酮症酸中毒和尿毒症酸中毒时，常见到呼吸加深，称为 Kussmaul 呼吸。由于体液 pH 降低，刺激呼吸中枢，使通气增加所致。一般表现为深快，但有时也表现为深慢或单纯变深。

（四）呼吸节律和幅度

正常人静息状态下呼吸节律整齐，幅度均匀。病理状态下，可出现呼吸节律和幅度的变化。

1. 潮式呼吸（tidal breathing）　又称 Cheyne-Stokes 呼吸，既有呼吸节律变化，又有呼吸幅度变化。由浅慢逐渐变为深快，然后再由深快转为浅慢，随之出现一段呼吸暂停，如此周而复始。每个潮式呼吸周期长达 30 s～2 min，呼吸暂停可持续 5～30 s，需足够长的观察时间。此种呼吸的出现是呼吸中枢兴奋性降低，呼吸中枢对呼吸节律的调节失常的表现，大多示病情危重和预后不良。可见于中枢神经系统的疾病，如脑炎、脑膜炎、脑出血、脑脓肿、脑肿瘤、脑外伤、脑血管痉挛、脑栓塞等，也可见于尿毒症、糖尿病酮症酸中毒和巴比妥中毒等。

2. 间停呼吸（meningitic breathing）　又称 Biots 呼吸，表现为有规律地均匀呼吸几次后，停止一段时间又开始均匀呼吸，即周而复始的间停呼吸。该呼吸与潮式呼吸不同，它每次呼吸深度相等，而非深浅起伏，呼吸暂停时间比潮式呼吸长，呼吸次数也明显减少。间停呼吸发生机制与潮式呼吸大致相同，但患者呼吸中枢抑制比潮式呼吸者更重，多在呼吸完全停止前出现，预后不良。引起间停呼吸的疾病与潮式呼吸大致相同。

3. 叹息样呼吸（sighing breathing）　表现在一段正常呼吸中插入一次深大呼吸，并常伴有叹息声，多为功能性改变，见于神经衰弱、精神紧张或抑郁症。

二、触诊

触诊一般注意皮肤温度、湿度、压痛及肿块，重点检查胸廓扩张度、两侧对称性、语音震颤及胸膜摩擦感。

（一）胸廓扩张度

1. 一侧胸廓扩张度增强　一侧胸廓扩张度增强见于对侧肺扩张受限，如对侧膈肌麻痹、广泛肺炎、肺结核、肺不张或肋骨骨折等。

2. 一侧胸廓扩张度减弱　由于一侧肺弹性降低或含气量减少，胸膜肥厚影响肺的膨胀，或一侧肋骨或胸壁软组织病变影响了胸廓扩张所致。此时应考虑以下疾病：

（1）肺部疾病：广泛肺炎、肺不张、肺结核、肺部肿瘤、肺纤维化和肺大泡等。

（2）胸膜病变：各种胸膜炎、胸腔积液、胸腔积气、胸膜肥厚粘连和胸膜肿瘤等。

（3）肋骨病变：肋骨骨折、肋骨骨髓炎、肋骨结核、肋骨肿瘤、肋骨关节炎及肋软骨钙化，使肋骨固定不能移动。

（4）胸壁软组织病变。

（5）膈肌病变：如一侧膈麻痹时则患侧胸廓扩张度减弱。

3. 两侧胸廓扩张度均增强　两侧胸廓扩张度均增强多见于膈肌在吸气时向下运动障碍，使腹式呼吸减弱所致，如腹水、肝脾大、腹内巨大肿瘤、急性腹膜炎、膈下脓肿等。

4. 两侧胸廓扩张度均减弱　两侧胸廓扩张度均减弱可见于中枢神经系统病变或周围神经病变，呼吸肌无力或广泛肺部病变等。

（二）语音震颤

正常人语音震颤（vocal fremitus）的强度受发音的强弱、音调的高低、胸壁的厚薄及支气管至胸壁距离等因素的影响。一般而言，两侧震颤强度对称。

许多肺及胸膜等的病变会导致语音震颤的减弱或增强（表1-9-3）。

表1-9-3　语音震颤的改变及其病因

语音震颤	病因
减弱	肺泡内含气量过多：如肺气肿、支气管哮喘发作
	支气管阻塞：如支气管肺癌、支气管结核和支气管分泌物增多引起气道阻塞，甚至肺不张
	胸膜病变：大量胸腔积液或气胸；胸膜高度增厚粘连
	胸壁病变：胸壁皮下气肿或皮下水肿
增强	肺泡炎症浸润肺组织实变使语音传导良好：如大叶肺炎实变期和肺栓塞等
	接近胸膜的肺内巨大空腔：如空洞性肺结核、肺脓肿等
	压迫性肺不张：如胸腔积液压迫引起肺组织变致密

（三）胸膜摩擦感

当各种原因引起胸膜炎症时可触及胸膜摩擦感（pleural friction fremitus），一般在前胸下前侧部或腋中线第5、6肋间最易触及。通常于呼吸两相均可触及，以吸气末与呼气初较明显；若屏住呼吸，则此感觉消失。检查时，受检者取仰卧位，令受检者反复作深慢呼吸运动，检查者用手掌轻贴患者胸壁，并感觉有无两层胸膜相互摩擦的感觉。胸膜摩擦感可见于下列疾病：①胸膜炎症如结核性胸膜炎、化脓性胸膜炎以及其他原因引起的胸膜炎。②胸膜原发或继发肿瘤。③胸膜高度干燥如严重脱水。④肺部病变累及胸膜如肺炎、肺脓肿、肺栓塞。⑤其他如糖尿病、尿毒症等。

三、叩诊

（一）正常肺叩诊音

为清音，但各部位略有不同。前胸上部较下部稍浊，右上肺叩诊较左上肺稍浊，右侧心缘旁稍浊，左腋前线下方因靠近胃泡叩诊呈鼓音，右下肺受肝脏影响叩诊稍浊，背部较前胸稍浊。

（二）肺界的叩诊

正常人肺界的位置见表1-9-4。

1. 肺上界　一侧肺上界显著变小提示该侧肺尖有肺结核、肺炎、肺肿瘤、胸膜肥厚或胸膜顶包裹性积液等。肺上界增宽见于肺气肿、气胸、肺尖部的肺大泡等。

2. 肺前界　当心脏扩大、心包积液、主动脉瘤、肺门淋巴结明显肿大时，可使左右两肺前界间

表1-9-4　正常成人的肺界叩诊

肺界	位置
肺上界	其内侧为颈肌，外侧为肩胛带，肺尖的宽度，正常人为4~6 cm
肺前界	相当于心脏的浊音界
肺下界	锁骨中线、腋中线和肩胛线上，肺下界分别是第6、第8和第10肋间隙

的浊音区扩大，肺气肿时则可使其缩小。

3. 肺下界　肺下界降低见于肺气肿、肺大泡、腹腔内脏下垂。肺下界上升见于肺不张和胸腔积液，也可见于腹内压升高使横膈上升，如鼓肠、腹水、气腹、肝脾大、腹腔内巨大肿瘤及膈麻痹等。

4. 肺下界移动度　正常人肺下界移动度6～8 cm。肺下界移动度减少见于肺气肿、肺不张、肺纤维化、肺水肿和肺部炎症等。气胸、胸腔积液、胸膜肥厚或膈肌麻痹时肺下界移动度也减少。

（三）异常胸部叩诊音

在正常肺的清音区范围内，如出现浊音、实音、过清音或鼓音即为异常叩诊音，提示肺、胸膜、膈或胸壁有病理改变存在。异常叩诊音的类型取决于病变的性质、范围的大小及部位的深浅而定。深部病灶或直径小于3 cm的病灶或少量胸腔积液，叩诊常无异常发现。

1. 异常浊音或实音　是由于肺组织含气量减少、不含气的肺病变、胸膜病变或胸壁组织局限性肿胀所致。常见于以下疾病：

（1）肺部病变：肺炎、肺结核、肺栓塞、肺脓肿、肺部肿瘤、肺水肿、肺部广泛纤维化和肺包囊虫病等。

（2）胸膜病变：胸腔积液、胸膜肿瘤和胸膜肥厚等。

（3）胸壁病变：胸壁水肿、胸壁结核和胸壁肿瘤等。

2. 过清音　见于肺弹性减弱而含气量增多时，如肺气肿等。

3. 鼓音　见于肺内含气量明显增加，如肺大泡和大空洞等，或胸膜腔内积气。常见疾病如下：

（1）肺部疾病：如肺结核巨大空洞、肺脓肿、肺部肿瘤或肺囊肿破溃形成的空洞、肺大泡等。

（2）其他疾病：气胸、膈疝等。

四、听诊

肺部听诊时顺序一般由肺尖开始，自上而下，由前胸到侧胸（由腋窝向下），最后检查背部，左右对称进行。肺部听诊一般用膜型胸件听诊，置于胸壁肋间隙，适当加压，以贴紧胸壁。锁骨上窝宜用钟形胸件。肺部听诊，每处至少听1～2个呼吸周期。

（一）正常呼吸音

肺部正常呼吸音分为3种，支气管呼吸音（bronchial breath sound）、肺泡呼吸音（vesicular breath sound）、支气管肺泡呼吸音（bronchovesicular breath sound），见表1-9-5。

表1-9-5　肺部正常呼吸音及其特点

正常呼吸音种类	产生机制及特点和听诊部位
支气管呼吸音	呼吸气流在声门、气管或主支气管形成湍流所产生的声音 支气管呼吸音调高，音响强。吸呼气相比，呼气音较吸气音音响强、音调高且时间较长 正常人在喉部、胸骨上窝、背部第6、7颈椎和第1、2胸椎附近可闻及
肺泡呼吸音	呼吸气流在细支气管和肺泡内进出所致 音调较低，音响较弱。吸呼气相比，吸气音比呼气音音响强、音调较高且时间较长 正常人胸部除支气管呼吸音部位和支气管肺泡呼吸音部位外其余部位均可闻及
支气管肺泡呼吸音	呼吸气流在中等大小支气管镜出所致 吸气音和肺泡呼吸音相似，但音调较高且较亮。呼气音和支气管呼吸音相似，但强度较弱，音调较低，时间较短 正常人在胸骨两侧第1、2肋间，肩胛间区的第3、4胸椎水平及右肺尖可听到

（二）异常呼吸音

1. 异常肺泡呼吸音　由于病理或生理变化引起肺泡呼吸音强度、性质或时间的变化，称为异常肺泡呼吸音。

（1）肺泡呼吸音减弱或消失：见于气胸、胸腔积液和胸膜肥厚。双侧者可见于双侧气胸、双侧胸腔积液和双侧胸膜肥厚，局限性肺泡呼吸音减弱可见于局限性气胸、包裹性胸腔积液和局限性胸膜肥厚。

1）影响胸廓或肺的扩张：单侧肺泡呼吸音减弱可见于全肺不张、气管插管深入一侧主支气管、肋骨骨折。双侧者可见于妊娠晚期、大量腹水和腹腔巨大肿瘤。局限性者可见于肺叶不张。

2）通气动力不足：单侧肺泡呼吸音减弱可见于膈肌麻痹，双侧者可见于呼吸中枢抑制，麻醉剂或镇静剂过量、低钾血症、呼吸肌无力或疲劳。

3）通气阻力增加：单侧肺泡呼吸音减弱可见于中央型肺癌和淋巴瘤。双侧者可见于慢性支气管炎、哮喘、阻塞性肺气肿。局限性者可见于支气管结核、支气管异物和肿瘤等。

（2）肺泡呼吸音增强：主要由于病理或生理因素而引起呼吸运动增强，导致肺泡通气增加、流量增加或流速增快。或因胸壁较薄，有利于声音传导。常见于以下情况：

1）生理性肺泡呼吸音增强：见于婴幼儿或胸壁较薄的成人及体力活动。

2）病理性肺泡呼吸音增强：见于发热、代谢亢进，贫血和酸中毒等。肺泡呼吸音增强一般是双侧性的，但一侧肺或胸膜病变时，其对侧可出现代偿性肺泡呼吸音增强，如肺结核、肺炎、肺肿瘤、气胸、胸腔积液和胸膜肥厚等。

（3）呼气音延长：见于慢性支气管炎和支气管哮喘发作期。

（4）断续性呼吸音：肺内局部性炎症或支气管狭窄，使空气不能均匀地进入肺泡，可引起断续性呼吸音。可见于肺炎患者，若在肺尖出现，提示肺尖部结核。另应注意在寒战、疼痛、精神紧张等情况下呼吸肌有断续不均匀的收缩，也可听到类似的声响，但并非呼吸音，因此与呼吸运动无关。

（5）粗糙性呼吸音：见于支气管或肺部炎症的早期。

2. 异常支气管呼吸音　如在正常人应当闻及肺泡呼吸音的部位听到支气管呼吸音，则为异常的支气管呼吸音，亦称管样呼吸音。由于气流通过声门、气管和支气管的湍流声，通过实变的肺组织的良好传导或大空洞的共鸣而传至胸壁，故在肺泡呼吸音的部位听到了支气管呼吸音。当然，支气管与肺组织实变区或空洞之间必须通畅，病变的范围较大且接近胸壁表面，否则在胸壁无法听到支气管呼吸音。

（1）肺组织实变：常见于大叶性肺炎的实变期、肺栓塞、干酪性肺炎等。

（2）肺内大空腔：常见于肺脓肿或空洞性肺结核的患者。

（3）压迫性肺不张：常见于胸腔积液或大量心包积液。

3. 异常支气管肺泡呼吸音　肺部实变区域较小且与正常含气肺组织混杂存在，或肺实变部位较深且被正常肺组织所覆盖，故在正常肺泡呼吸音的区域内听到支气管肺泡呼吸音，常见于支气管肺炎、肺结核、大叶性肺炎初期或在胸腔积液上方肺膨胀不全的区域。

（三）啰音

啰音（rales）是呼吸音以外的附加音（adventitious sound），正常人一般并无啰音存在。按性质的不同可分为湿啰音、干啰音和胸膜摩擦音。

1. 湿啰音（moist rale）　系由于吸气时气体通过呼吸道内的稀薄分泌物如渗出液、痰液、血液、黏液和脓液等，形成水泡并破裂所产生的声音，故又称水泡音（bubble sound）。或认为由于小支气管壁因分泌物黏着而陷闭，当吸气时突然张开重新充气所产生的爆裂音（inspiratory crackle）。宛如水煮沸时冒泡音或用小管插入水中吹水的声响。

按性质湿啰音可分为粗、中、细湿啰音和捻发音，其特点和病因见表1-9-6。

表1-9-6 湿啰音的分类、特点及主要病因

湿啰音	特点及病因
粗湿啰音	发生于气管、主支气管或空洞部位，多出现在吸气早期。见于支气管扩张、严重肺水肿及肺结核或肺脓肿空洞。昏迷或濒死的患者
中湿啰音	发生于中等大小的支气管，多出现于吸气的中期。见于支气管炎和支气管肺炎等
细湿啰音	发生于小支气管，多在吸气后期出现。常见于细支气管炎、支气管肺炎、肺淤血和肺梗死等
捻发音	常见于细支气管和肺泡炎症或充血，如肺淤血、肺炎早期和肺泡炎等

湿啰音按部位还可分为局部性或两侧弥漫性。局限性固定不变的湿性啰音，提示局部有病灶，如肺部炎症、肺结核、支气管扩张症、肺脓肿或肺癌继发肺炎等。两侧肺底部湿啰音见于心功能不全导致的肺淤血。双肺广泛性湿啰音见于急性肺水肿、支气管肺炎、慢性支气管炎等。肺尖湿啰音，多见于肺结核。心功能不全时湿啰音的分布部位往往与体位有关，平卧时两肺底为多，侧卧位时靠床朝下的一侧为多，随体位变动而异。

2. 干啰音（dry rale，rhonchi） 由于气管、支气管或细支气管狭窄或部分阻塞，空气吸入或呼出时发生湍流所产生的声音。呼吸道狭窄或不完全阻塞或炎症引起的黏膜充血水肿和分泌物增加、支气管平滑肌痉挛、管腔内肿瘤或异物阻塞及管壁被管外肿大的淋巴结或纵隔肿瘤压迫等。

（1）干啰音的特点：干啰音为一种持续性乐音的呼吸附加音，音调较高，基音频率为300～500 Hz。持续时间较长，吸气及呼气时均可听及，以呼气时为明显。干啰音的强度和性质易改变，部位易改变，在瞬间内数量可明显增减。发生于主气管以上的干啰音，有时不用听诊器亦可听及。

（2）干啰音的分类

1）根据音调分类：可分为高调干啰音和低调干啰音。①高调干啰音（sibilant rhonchi）：多源于较小的支气管或细支气管，常见于支气管哮喘急性发作或COPD急性加重等；②低调干啰音（sonorous rhonchi）：又称鼾音，多发生于气管或主支气管的部分阻塞。

2）根据部位分类：可分为弥漫性干啰音和局限性干啰音。①弥漫性干啰音：见于慢性支气管炎、支气管哮喘、阻塞性肺气肿和心源性哮喘等。②局限性干啰音：可见于支气管内膜核、肺癌和支气管异物等。

（四）语音共振

语音共振（vocal resonance）的检查方法与语音震颤基本相同，其临床意义同语音震颤。

1. 支气管语音（bronchophony） 为语音共振的强度和清晰度均有增加，常同时伴有语音震颤增强、叩诊浊音和听到异常支气管呼吸音，见于肺实变的患者。

2. 胸语音（pectoriloquy） 是一种更强、更响亮的支气管语音，言词清晰可辨。见于大范围的肺实变区域。

3. 羊鸣音（egophony） 不仅语音的强度增加，而且其性质发生改变，带有鼻音性质，颇似"羊叫声"。常在中等量胸腔积液的上方肺受压的区域听到，亦可在肺实变伴有少量胸腔积液的部位听及。

4. 耳语音（whispered pectoriloquy） 为了提高语音共振检查的灵敏度，检出较轻的病变，可作耳语音检查。即嘱被检查者用耳语发"一、二、三"音，在胸壁上听诊时，正常人只能听及极微弱极含糊的音响。但当肺实变时，则可听到增强的清晰的耳语音。故对诊断肺实变具有一定的价值。

（五）胸膜摩擦音

当胸膜面由于炎症而变得粗糙时，随着呼吸便可出现胸膜摩擦音（pleural friction rub），胸膜摩擦音最常听到的部位是前下侧胸壁，因该区域的呼吸运动度最大。当胸腔积液较多时，因两层胸膜被分开，摩擦音可消失。在胸腔积液吸收过程中当两层胸膜接近时，可再出现。纵隔胸膜炎症时，随呼吸及心脏搏动时均可听到摩擦音，称为胸膜心包摩擦

音。应考虑以下疾病：

（1）胸膜炎症如结核性胸膜炎、化脓性胸膜炎以及其他原因引起的胸膜炎症。

（2）胸膜原发性或继发性肿瘤。

（3）胸膜高度干燥，如严重脱水等。

（4）肺部病变累及胸膜，如肺炎、肺梗死等。

（5）其他，如尿毒症等。

（邵 莉 张颖颖）

数字课程学习

📥教学PPT 📝自测题

第十章
呼吸系统异常发现及诊断

关键词

肺实变　　肺气肿　　肺不张　　胸腔积液　　气胸

病因　　　体征　　　鉴别

第一节　肺　实　变

肺实变（consolidation of lung）是指任何原因引起的以肺泡腔内积聚浆液、纤维蛋白和细胞成分等，从而使肺泡含气量减少、肺质地致密化的一种病变。肺体积并不缩小，可不变或增大。

（一）病因

1. 损伤因子所引起的肺实变

（1）肺炎据病原体可分为细菌性肺炎、病毒性肺炎、支原体性肺炎、肺部真菌感染、衣原体性肺炎等，为引起肺实变最常见的病因。结核杆菌引起的干酪性肺炎也可表现为肺实变。

（2）肺寄生虫病如肺吸虫病、血吸虫病及卡氏肺孢子虫病等。

（3）理化因素所致者如放射性肺炎和氧中毒等。

2. 免疫反应异常　如变态反应性肺浸润（过敏性肺炎、肺出血肾炎综合征等）。

3. 肺循环功能障碍　如心源性肺水肿，肺栓塞。

4. 其他　如急性呼吸窘迫综合征（ARDS）、肺泡蛋白沉积症等。

（二）体征

肺实变的体征见表1-10-1。

表1-10-1　肺实变的体征

肺实变	体征
视诊	胸廓对称、病侧呼吸运动减弱
触诊	语音震颤增强
叩诊	浊音
听诊	支气管呼吸音和响亮的湿啰音语音共振增强，累及胸膜者可闻及胸膜摩擦音

（三）鉴别要点

1. 病史

（1）年龄：年轻患者以肺结核常见，中青年可能为肺炎球菌肺炎。

（2）既往病史：有原发性高血压、冠状动脉粥样硬化性心脏病、风湿性心脏病史，可能为心源性肺水肿。有外伤、休克、严重感染、大量吸入有害气体或高浓度氧吸入史可能为非心源性肺水肿。术后长期卧床、有下肢静脉血栓形成者，可能为肺梗死。有放射治疗史，要考虑放射性肺炎。有系统性红斑狼疮、类风湿关节炎者，可能是上述病变致肺浸润。免疫功能抑制患者可能患肺结核、肺真菌感染或卡氏肺孢子虫肺炎。

（3）接触史：有疫区居住史要警惕肺寄生虫病，有过敏原接触要考虑变态反应性肺浸润，长期接触有害粉尘者要考虑尘埃沉着症。

2. 伴随症状

（1）寒战、高热、胸痛、咳铁锈色痰提示大叶性肺炎。

（2）高热、咳大量脓臭痰可能为肺脓肿。

（3）午后低热、盗汗、消瘦、痰血可能为肺结核。

（4）突发胸痛、咯血、心慌，呼吸困难可能为肺栓塞。

3. 伴随体征

（1）急性病容，口唇疱疹，可见于大叶性肺炎。

（2）可平卧、口唇发绀，呼吸窘迫，可能是ARDS。

（3）面部蝶形红斑提示系统性红斑狼疮。

（4）指间关节畸形可能为类风湿关节炎。

（5）心浊音界扩大，肺动脉瓣听诊区第二心音亢进，可见于肺梗死。

（6）端坐呼吸、心动过速、奔马律、两肺广泛湿啰音可见于心源性肺水肿。

第二节　肺　气　肿

肺气肿（pulmonary emphysema）表现为终末细支气管远端气腔扩大，并伴有弹性结构的破坏。肺气肿按病因及发病机制的不同，可分为阻塞性肺气肿和非阻塞性肺气肿两种类型。

（一）病因

1. 阻塞性肺气肿　可由吸烟、慢性支气管炎、支气管哮喘、支气管扩张、肺硅沉着病（矽肺）和α1-抗胰蛋白酶缺乏症等引起。

2. 非阻塞性肺气肿　可见于老年人肺气肿、肺叶切除术后、肺不张及胸廓畸形等。

（二）体征

肺气肿的典型体征见表 1-10-2。

表 1-10-2　肺气肿的典型体征

肺气肿	体征
视诊	桶状胸、呼吸运动减弱、肋间隙增宽
触诊	气管居中、双侧语音震颤减弱
叩诊	两肺过清音，肺下界降低、肺下界移动度减少、心浊音界缩小、肝浊音界下移
听诊	肺泡呼吸音减弱、呼气延长、语音共振减弱，心音遥远

（三）鉴别要点

1. 病史

（1）年龄：自幼出现发作性气喘者要考虑哮喘，自幼因麻疹、百日咳或肺炎后出现咳嗽咳痰者考虑支气管扩张症。老年人平素无呼吸系统疾病不吸烟者可能是老年性肺气肿。

（2）吸烟者要考虑阻塞性肺气肿。

（3）肺切除术后考虑代偿性肺气肿。

（4）有职业性粉尘或有害气体接触史者应考虑职业性肺病。

2. 伴随症状

（1）反复冬春季节咳嗽、咳白痰者多见于慢支。大量脓痰可见于支扩。

（2）痰血、咯血多见于支扩和肺结核。

（3）低热、盗汗、乏力、食欲缺乏、消瘦见于肺结核。

3. 伴随体征

（1）两肺散在或广泛干湿啰音考虑慢性支气管炎。

（2）两肺发作性呼气相哮鸣音可见于哮喘。

（3）胸廓畸形或肺不张应考虑代偿性肺气肿。

（4）固定性湿啰音考虑支气管扩张。

第三节　肺　不　张

肺不张（atelectasis）是指肺充气减少，伴容积缩小的一种病理改变。包括先天性与后天性两类，前者是婴儿在出生时肺部有较多未充气的肺泡存在，出生后因呼吸运动障碍而未能迅速充气导致病变。后者为后天发生。肺不张可分局限性或广泛性、不完全性或完全无充气。肺不张可发生在肺的一侧、一叶、一段或亚段。当病变范围有一定大小，且充气减少到一定程度，体检才能发现肺不张征。

（一）病因

1. 阻塞性肺不张　常见于支气管内肿瘤和支气管结核，或因黏痰、血块、异物阻塞气道等。也见于肺癌或肿大淋巴结从管外压迫气道引起阻塞。

2. 外压性肺不张　多见于大量气胸或胸腔积液。

3. 其他　肺表面活性物质减少，见于 ARDS。

（二）体征

典型的肺不张的体征见表 1-10-3。

表 1-10-3　肺不张的体征

肺不张	体征
视诊	胸廓塌陷，肋间隙变窄，呼吸运动减弱
触诊	气管向患侧移位，语音震颤减弱
叩诊	浊音或实音，心脏向患侧移位
听诊	呼吸音减弱或消失，语音共振减弱或消失

（三）鉴别要点

1. 病史

（1）年龄、性别：新生儿肺不张多为先天性肺不张、或新生儿透明膜肺。儿童及青年多见支气管结核或支气管异物，老年男性可能为支气管肺癌。

（2）有无神经肌肉疾病和有无痰液黏稠：因为呼吸肌无力，咳痰不畅，可引起痰液阻塞气道。

（3）有无异物吸入史：异物阻塞气道是儿童肺不张的常见原因。

（4）有无咯血：咯血者发生肺不张多考虑血块阻塞气道。

（5）有无手术史：手术后肺不张常因气道分泌物引流不畅引起。

2. 伴随症状

（1）发热：可见于肺炎、肺结核、支气管肺癌和恶性淋巴瘤等。

（2）咳嗽：刺激性干咳多为支气管腔内肿瘤或异物。

（3）咯血：见于支气管结核、支气管肺癌等。

3. 伴随体征

（1）颈淋巴结肿大：可见于肺癌转移、颈淋巴结核或恶性淋巴瘤。

（2）体形消瘦、营养不良：可能为肺癌晚期或肺结核。

（3）四肢肌力减退、腱反射弱：可见于神经肌肉病变。

第四节　胸腔积液

正常情况下，胸腔液体不断产生，又不断吸收，处于动态平衡。任何病理因素使其产生加速和（或）吸收减少时，就会形成胸腔积液（pleural effusion）。

（一）病因

引起胸腔积液的疾病，按其发生机制，归纳如下：

1. 胸膜毛细血管静水压增高　如充血性心力衰竭、缩窄性心包炎、上腔静脉或奇静脉受阻。

2. 胸膜毛细血管壁通透性增加　如胸膜炎症（结核性、化脓性）、结缔组织病（系统性红斑狼疮、类风湿关节炎）、胸膜肿瘤（原发性胸膜间皮瘤或转移性肿瘤）、肺梗死、膈下疾病（急性胰腺炎、膈下脓肿、阿米巴肝脓肿）等。

3. 胸膜毛细血管内胶体渗透压降低　如低蛋白血症、肝硬化、肾病综合征、肾炎、黏液性水肿等。

4. 壁层胸膜淋巴引流功能障碍　如癌性淋巴管受阻、淋巴管发育异常。

5. 损伤　如肋骨骨折、主动脉瘤破裂、食管破裂、胸导管破裂等。

（二）体征

胸腔积液的典型体征见表 1-10-4。

表 1-10-4　胸腔积液的典型体征

胸腔积液	体征
视诊	喜患侧卧，患侧胸廓饱满、肋间隙增宽、呼吸运动受限，心尖冲动向健侧移位
触诊	气管移向健侧，呼吸运动减弱，语音震颤减弱或消失
叩诊	浊音或实音，左侧胸腔积液时心界叩不出、右侧胸腔积液时，心界向左侧移位
听诊	呼吸音减弱或消失，语音共振减弱或消失，积液上方可闻及减弱的支气管呼吸音

（三）鉴别要点

1. 病史

（1）年龄、性别：年轻人多考虑结核性胸膜炎，老年人患癌性胸腔积液的可能性增加。女性还应想到胶原系统疾病，如系统性红斑狼疮。

（2）有无痰结核菌阳性患者密切接触史：结核性胸膜炎是最常见的渗出性胸膜炎。

（3）有无心力衰竭、肝硬化、肾病综合征、肾衰竭和严重营养不良等。

（4）有无结缔组织病史。

（5）有无肺炎、气胸、膈下脓肿、胰腺炎等，这些疾病可引起反应性胸腔积液。

（6）有无外伤、穿刺或手术史。

（7）有无肿瘤病史：肺癌或乳腺癌胸膜转移是癌性胸腔积液的常见原因。

（8）有无生食蟹、虾和喇蛄等：卫氏并殖吸虫感染可合并胸腔积液。

（9）手术后或长期卧床，尤其在下肢静脉血栓形成者，应除外肺栓塞。

（10）职业性接触石棉者要想到恶性胸膜间皮瘤。

2. 伴随症状

（1）发热：高热者应考虑化脓性胸膜炎，午后低热伴盗汗，提示可能为结核性胸膜炎。

（2）咳嗽：有刺激性干咳，要考虑支气管肺癌、肺结核。

（3）咳痰伴大量脓臭痰：应考虑肺脓肿合并胸腔积液、或支气管胸膜瘘，伴痰血，应注意肺结核或肺癌。

（4）咯血：要考虑肺结核、肺癌和肺梗死等。

（5）剧烈胸痛：应考虑胸部外伤、胸膜间皮瘤或胸膜转移癌。

（6）关节肿痛、皮肤红斑：应考虑胶原系统疾病的胸膜损害。

（7）血尿：可能为肾小球肾炎。

（8）上腹部疼痛：要注意膈下疾病，如胰腺炎、肝脓肿。

3. 伴随体征

（1）浅表淋巴结肿大：可见于结核病、淋巴瘤或恶性肿瘤转移。

（2）黄疸、肝掌、蜘蛛痣、腹壁静脉曲张和肝大：提示肝硬化。

（3）颈静脉怒张、肝大压痛和肝颈回流征阳性：提示右心衰竭。

（4）颜面蝶形红斑、关节肿痛畸形、皮下结节等：应除外结缔组织疾病。

（5）乳房包块：应考虑乳腺癌的可能。

（6）盆腔检查卵巢有肿瘤：可能为 Meigs 综合征。

（7）皮肤可凹性水肿或合并有心包积液（心界扩大、心音低远）或腹水（移动性浊音）等体征：提示胸腔积液可能为漏出液。

第五节 气 胸

任何原因使胸膜破损，气体进入胸膜腔，称为气胸（pneumothorax）。外伤引起者，称为外伤性气胸。因检查或治疗操作而引起者，称为医源性气胸。用人工方法将气体注入胸腔者称为人工气胸。无外伤或人为因素发生的气胸称为自发性气胸。在自发性气胸中，因气道或肺部疾病引起者，称为继发性自发性气胸。无支气管或肺部疾病者，称为特发性自发性气胸。

（一）分类

气胸可分为三种类型：

1. 闭合性气胸　气胸发生后，由于肺受压回缩，胸膜破裂口自行封闭，气体不再经破裂口进入胸膜腔，称为闭合性气胸。

2. 张力性气胸　吸气时气体经过活瓣性胸膜破口进入胸膜腔，而呼气时气体不能经破口返回呼吸道而排出。结果使胸膜腔内气体愈积愈多，形成高压，使肺脏受压。

3. 交通性（开放性）气胸　气体经过持续开放的胸膜破口自由进出胸膜腔。

（二）病因

1. 外伤或医源性损伤　针灸、静脉穿刺、外科手术、胸部刀伤或枪炮伤等。

2. 继发性气胸　慢性阻塞性肺疾病、肺大疱、哮喘、肺结核、肺癌、金葡菌肺炎、肺脓肿、肺尘埃沉着症、弥漫性肺间质病变、子宫内膜异位症等。

3. 其他　特发性自发性气胸、机械通气气压伤或人工气腹等。

（三）体征

少量气胸常无明显体征，胸腔积气较多时体征见表 1-10-5。

（四）鉴别要点

1. 病史

（1）年龄、性别：婴儿考虑新生儿气胸，儿童

表 1-10-5　气胸的典型体征

气胸	体征
视诊	胸廓饱满，肋间隙增宽，呼吸运动减弱
触诊	气管向健侧移位，语音震颤消失
叩诊	鼓音，右侧气胸时肝浊音界下移。左侧气胸时，心浊音区变小或叩不出
听诊	呼吸音消失，语音共振减弱或消失

发病多为肺部感染，如肺结核或金黄色葡萄球菌肺炎，老年人应考患慢性阻塞性肺病或肺部肿瘤等。生育期妇女在月经期发生气胸要警惕子宫内膜异位症。

（2）有外伤患者应考虑外伤性气胸。

（3）有外科手术、静脉穿刺、邻近部位针灸患者要考虑医源性气胸。

（4）有职业接触史要考虑尘肺。

（5）有无慢性阻塞性肺疾病、哮喘、弥漫性肺间质病变等气道或肺部疾病。

2. 伴随症状

（1）发热：低热要警惕肺结核或肺部肿瘤等，高热要注意金黄色葡萄球菌肺炎、肺脓肿等。

（2）咳嗽：刺激性干咳可能为肺癌。

（3）咳痰：脓性痰可见于肺脓肿。

（4）咯血：可见于肺结核、肺癌、肺梗死等。

（5）气急、发绀、大汗、烦躁不安：应警惕张力性气胸。

3. 伴随体征

（1）无力体型：可见于肺结核、肺部肿瘤、特发性自发性气胸。

（2）颈部淋巴结肿大：可能为肺部肿瘤或肺结核。

（3）肢体过长，蜘蛛样足：见于 Marfan 综合征。

（4）面色苍白、脉搏细弱、血压偏低：可能为血气胸。

（5）两肺哮鸣音：可能为哮喘、慢性阻塞性肺疾病。

（6）局限性喘鸣音：可见于肺部肿瘤。

（7）杵状指：可能为支气管扩张、支气管肺癌或慢性肺脓肿。

（邵　莉）

数字课程学习

⬇ 教学PPT　　　📝 自测题

第十一章

呼吸系统常用药物

关键词

平喘药	肾上腺素受体激动剂	茶碱
M 胆碱受体阻断药	肾上腺皮质激素	肥大细胞膜稳定药
镇咳药	祛痰药	抗生素
β- 内酰胺类	青霉素	头孢菌素
碳青霉烯类	大环内酯类	氨基糖苷类
喹诺酮类	抗结核药物	抗病毒药物
抗真菌药物	抗肿瘤药物	化学药物
分子靶向药物	免疫治疗药物	

第一节　平　喘　药

喘息是呼吸道疾病的常见症状，多由呼吸系统疾病引起。支气管哮喘是一种气道慢性炎症性疾病，其主要症状是发作性胸闷、喘息。治疗支气管哮喘的药物分为两大类，缓解药（reliever medications）和控制药（controller medications）。缓解药是按需使用的药物，通过迅速解除支气管痉挛而缓解哮喘症状，包括：速效吸入 β_2 受体激动剂、全身应用皮质激素、抗胆碱能药、短效口服 β_2 受体激动剂、短效氨茶碱。控制药主要有吸入糖皮质激素、色甘酸钠、缓释茶碱、长效 β_2 受体激动剂、抗过敏药及白三烯调节剂。平喘药按药理作用机制分为肾上腺素受体激动药、茶碱、M 胆碱受体阻断药、肾上腺皮质激素、肥大细胞膜稳定药和白三烯调节剂等。平喘药除了治疗支气管哮喘外，还广泛用于各种疾病引起的喘息，如慢性阻塞性肺疾病，心力衰竭等。

一、肾上腺素受体激动药

本类药物因激动 β 受体，激活腺苷酸环化酶而增加平滑肌细胞内环磷酸腺苷（cAMP）浓度，从而使平滑肌松弛。其对各种刺激引起支气管平滑肌痉挛有强大的舒张作用，也能抑制肥大细胞释放过敏介质，但对炎症过程并无影响。长期应用可使支气管平滑肌细胞 β_2 受体减少，对各种刺激反应性增高，发作加重。目前主要发展对 β_2 受体有高度选择性的药物，并以吸入给药，用于哮喘急性发作治疗和发作前预防用药。

（一）肾上腺素

肾上腺素（adrenaline）对 α 和 β（β_1 和 β_2）受体都有强大激动作用。其舒张支气管主要由于激动 β_2 受体。α 受体激动可使支气管黏膜血管收缩，减轻水肿，有利气道畅通。但 α 受体激动也收缩气道平滑肌，并使肥大细胞释放活性物质，有不利影响。本药仅作皮下注射，以缓解支气管哮喘急性发作。

（二）麻黄碱

麻黄碱（ephedrine）是从中药麻黄中提取的生物碱，作用与肾上腺素相似，但缓慢、温和、持久。口服有效。中枢兴奋作用显著，可产生快速耐药性。用于轻症哮喘和预防哮喘发作。滴鼻溶液可消除鼻黏膜充血引起的鼻塞。

（三）异丙肾上腺素

异丙肾上腺素（isoprenaline）选择作用于 β 受体，对 β_1 和 β_2 受体无选择性，对 α 受体几乎无作用。平喘作用强大，可吸入给药。由于同时对心肌 β_1 受体有强大的激动作用，心率增快、心悸、肌震颤等不良反应较多。对哮喘患者如有严重缺氧或剂量太大易致心律失常，甚至心室颤动、突然死亡。

（四）β_2 受体激动剂

本类药物对 β_2 受体有较强选择性，对 α 受体无作用。肾上腺素、麻黄素和异丙肾上腺素因心血管不良反应较多而逐渐被高选择性的 β_2 受体激动剂所代替。可分为长效 β_2 受体激动药和短效 β_2 受体激动药。口服有效，作用维持 $4 \sim 6$ h。采用吸入给药法很少有心血管系统不良反应。但剂量过大，仍可引起心悸、头晕、头痛和手指震颤（激动骨骼肌 β_2 受体）等。β_2 受体激动剂主要通过激动呼吸道的 β_2 受体，激活腺苷酸环化酶，使细胞内的 cAMP 含量增加，游离 Ca^{2+} 减少，从而松弛支气管平滑肌，是控制哮喘急性发作症状的首选药物。

β_2 受体激动剂的用药方法可采用手持定量雾化（MDI）吸入、口服或静脉注射。多用吸入法，可达到高浓度直接吸入气道，作用迅速，全身副作用少。儿童或重症患者可在 MDI 上加储雾瓶，雾化释出的药物在瓶中停留数秒，患者可从容吸入，并可减少雾滴在口咽部沉积引起刺激。口服 β_2 受体激动剂如沙丁胺醇或特布他林一般用量 $2 \sim 2.5$ mg，每日 3 次，$15 \sim 30$ min 起效，维持 $4 \sim 6$ h，但心悸、骨骼肌震颤等不良反应较多。β_2 受体激动剂的缓释型及控制型制剂疗效维持时间较长，用于防治反复发作性哮喘和夜间哮喘。临床常用的 β_2 受体激动剂有：

1. 沙丁胺醇（salbutamol） 对 β_2 受体作用强于 β_1 受体，兴奋心脏作用仅为异丙肾上腺素的 1/10。口服 30 min 起效，维持 4~6 h。气雾吸入 3 min 起效，维持 4~6 h。近年来有缓释和控释剂型，可使作用时间延长，适用于夜间哮喘发作。

2. 特布他林（terbutaline） 作用与沙丁胺醇相似，有口服和气雾剂剂型。

3. 福莫特罗（formoterol）、丙卡特罗（procaterol）、班布特罗（bambuterol）和沙美特罗（salmeterol） 均为长效选择性 β_2 受体激动药，作用强而持久。福莫特罗（formoterol）吸入后约 3 min 起效，2 h 达高峰，持续 12 h；沙美特罗（salmeterol）在吸入后 15 min 起效，3~4 h 达高峰，持续 12 h 以上。主要用于慢性哮喘及慢性阻塞性肺病，特别适用于哮喘夜间发作患者，对哮喘患者建议与吸入激素联合应用。不良反应与其他 β_2 受体激动剂相似。

二、茶碱

茶碱（theophylline）能松弛平滑肌，兴奋心肌，兴奋中枢，并有利尿作用。其松弛平滑肌的作用对处于痉挛状态的支气管更为突出。对急、慢性哮喘，不论口服、注射或直肠给药，均有疗效；由于它能兴奋骨骼肌，可增强呼吸肌收缩力和减轻患者呼吸肌疲劳的感觉。茶碱有抑制磷酸二酯酶作用，提高平滑肌细胞内的 cAMP 浓度。茶碱短期应用能促进肾上腺分泌肾上腺素。腺苷可引起哮喘患者支气管平滑肌收缩，而茶碱有阻断腺苷受体的作用。茶碱能抑制白介素 –5（IL–5）介导的嗜酸性粒细胞积聚，能降低抗原和丝裂原刺激 T 细胞增殖，可减少炎症细胞向支气管浸润，具有抗炎作用。茶碱还能增强气道纤毛清除功能，是目前治疗哮喘的有效药物，长效茶碱可控制夜间哮喘。

口服氨茶碱一般剂量为控释型茶碱 200~400 mg/d。静脉注射首次剂量为 4~6 mg/kg，而且应缓慢注射，注射时间应大于 20 min，静脉滴注维持量为 0.8~1.0 mg/kg，日注射量一般不超过 0.8 g。静脉给药主要应用于重、危症哮喘。茶碱难溶于水，为提高水溶性，与乙二胺或胆碱制成复盐为氨茶碱（aminophylline）或胆茶碱（choline theophylline）等供临床应用。二羟丙茶碱临床应用较多。

茶碱的主要副作用为胃肠道症状（恶心、呕吐）、心血管症状（心动过速、心律失常、血压下降），偶可兴奋呼吸中枢，严重者可引起抽搐乃至死亡。茶碱由肝代谢，半衰期个体差异大，影响因素多，因此安全范围较小。最好用药中监测血浆氨茶碱浓度，安全浓度为 6~15 μg/mL。发热、妊娠、小儿或老年患者，患有肝、心、肾功能障碍及甲状腺功能亢进者尤须慎用。合用西咪替丁（甲氰咪胍）、喹诺酮类、大环内酯类药物等可影响茶碱代谢而使其排泄减慢，应减少用药量。而吸烟、饮酒、利福平等可加快茶碱的清除。

三、M 胆碱受体阻断药

M 胆碱受体阻断剂能阻断乙酰胆碱的作用。阻断节后迷走神经通路，降低迷走神经兴奋性，阻断因吸入刺激物引起的反射性支气管收缩而起舒张支气管作用。例如异丙基阿托品（ipratropium），有明显扩张支气管作用，增加第 1 秒最大呼气量，而不影响痰液分泌，也无明显全身性不良反应，少数患者有口苦或口干感。可用 MDI，每日 3 次，每次 40~80 μg，约 5 min 起效，维持 4~6 h。主要用于慢性阻塞性肺病。

四、肾上腺皮质激素

糖皮质激素是目前最有效的抗炎药物。此作用与其抗炎和抗过敏作用有关，它能抑制前列腺素和白三烯等生成；减少炎症介质的产生和反应；抑制炎症细胞的迁移和活化；能使小血管收缩，渗出减少，增强平滑肌细胞 β_2 受体的反应性。由于哮喘的病理基础是慢性非特异性炎症，糖皮质激素是目前治疗哮喘的重要药物，也用于治疗中、重度慢性阻塞性肺部疾病。近年应用吸入治疗方法，充分发挥了糖皮质激素对气道的抗炎作用，也避免了全身性不良反应。可分为吸入、口服和静脉用药。

1. 吸入用药 常用的有三种，即二丙酸倍氯米松（beclomethasone dipropionate）、布地奈德（budesonide）和丙酸氟替卡松（fluticasone propionate）。借助 MDI 或干粉剂吸入，有较强的局部抗炎作用，通常需连续、规律吸入一周方能生效。吸入治疗药物作用于呼吸道局部，所用剂量较小，药物进入血液循环后在肝脏迅速灭活，全身性不良反应少。少数患者可引起口咽念珠菌感染、声音嘶哑或呼吸道不适，喷药后用清水漱口可减轻局部反应和胃肠吸收。吸入剂是目前推荐长期抗炎治疗哮喘的最常用药。不管用何种糖皮质激素吸入剂均应注意预防不良反应。一般认为剂量 > 1 mg/d 长期使用可引起骨质疏松等全身不良反应。为减少吸入糖皮质激素不良反应，可联合使用低剂量糖皮质激素与长效 β_2 受体激动剂。

（1）倍氯米松（beclomethasone）：为地塞米松衍化物。局部抗炎作用比地塞米松强数百倍。长期应用也不抑制肾上腺皮质功能。对皮质激素依赖者，可代替皮质激素的全身给药，并使肾上腺皮质功能得到恢复。

（2）布地奈德（budesonide）：是一种不含卤素的局部用糖皮质激素，局部抗炎作用及不良反应与倍氯米松相同。

2. 口服用药 有泼尼松（强的松）、泼尼松龙（强的松龙）。用于吸入糖皮质激素无效的重度哮喘患者，或哮喘轻中度发作患者。急性发作时口服泼尼松 30 ~ 40 mg/d，5 ~ 7 日停用后改用吸入剂。

3. 静脉用药 重度至严重哮喘发作时应及早应用琥珀酸氢化可的松，常用量 400 ~ 1 000 mg/d，或甲泼尼龙（甲基强的松龙，80 ~ 160 mg/d）。症状缓解后逐渐减量，然后改为口服和吸入雾化剂维持。

五、肥大细胞膜稳定药

（一）色甘酸钠

1. 药理作用 色甘酸钠（sodium cromoglicate）是一种非糖皮质激素抗炎药物，无松弛支气管及其他平滑肌的作用，也没有对抗组胺或白三烯等过敏介质的作用。但可部分抑制 IgE 介导的肥大细胞释放介质，对其他炎症细胞释放介质亦有选择性抑制作用。在接触抗原前用药，可预防 I 型变态反应所致的哮喘，也能预防运动或其他刺激所致的哮喘。这一作用有种属及器官选择性，人支气管肺泡洗液中的肥大细胞最为敏感。其作用发生与受刺激肥大细胞内 Ca^{2+} 浓度的降低有关。它还能逆转哮喘患者白细胞功能改变，能预防变应原引起速发和迟发反应，以及运动和过度通气引起的气道收缩。

2. 体内过程 口服吸收仅 1%，治疗支气管哮喘主要用其微粒粉末（直径约 6 μm）吸入给药。约 10% 达肺深部组织并吸收入血，15 min 达血药浓度峰值。血浆蛋白结合率 60% ~ 75%。半衰期 45 ~ 100 min。以原形从胆汁和尿排出。本品体内无积蓄作用。

3. 临床应用 主要用于支气管哮喘的预防性治疗。能防止变态反应或运动引起的速发和迟发型哮喘反应。应用 2 ~ 3 日，能降低支气管的高反应性。也可用于过敏性鼻炎、溃疡性结肠炎及其他胃肠道过敏性疾病。雾化吸入 3.5 ~ 7 mg 或干粉吸入 20 mg，每日 3 ~ 4 次。

4. 不良反应 毒性很低。少数患者因粉末的刺激可引起呛咳、气急，甚至诱发哮喘，与少量异丙肾上腺素合用可以预防。亦有咽喉不适、胸闷、偶见皮疹，孕妇慎用。

（二）奈多罗米

奈多罗米（nedocromil）能抑制支气管黏膜炎症细胞释放多种炎症介质，作用比色甘酸钠强。吸入给药能降低哮喘患者的气道反应，改善症状和肺功能。可预防性治疗哮喘、喘息性支气管炎。偶有头痛。儿童、妊娠期妇女慎用。

六、其他平喘药

随着对哮喘发病机制研究的深入，新型的炎性介质抑制剂可能成为平喘药的亮点。本类药物有抑制 IgE 生成剂，5- 脂氧酶（5-LOX）抑制剂，血小板活化因子（PAF）拮抗剂等。白三烯是哮喘发病过程中重要的炎症介质，它不仅能收缩气道平滑肌，且能促进炎症细胞在气道聚集及促进气道上皮、成纤维细胞等增殖，从而参与气道炎症和重构的过程。白三烯调节剂有 5- 脂氧酶抑制剂和半胱氨酰白三烯受体拮抗剂，口服吸收良好。孟鲁司特（montelukast）10 mg，每日 1 次。主要不良反应是胃肠道症状，通常较轻微，少数有皮疹、血管性水肿、转氨酶升高，停药后可恢复正常。

（邵 莉）

第二节 镇 咳 药

镇咳药可作用于中枢，抑制延脑咳嗽中枢；也可作用于外周，抑制咳嗽反射弧中的感受器和传入神经纤维的末梢。

1. 可待因（codeine） 为阿片生物碱之一。与吗啡相似，有镇咳、镇痛作用，对咳嗽中枢的作用为吗啡的 1/4，镇痛作用为吗啡的 1/10 ~ 1/7。镇咳剂量不抑制呼吸，成瘾性也较吗啡弱。临床主要用于剧烈的刺激性干咳，也用于中等强度的疼痛。作用持续 4 ~ 6 h。久用也能成瘾，应控制使用。可待因能抑制纤毛活动，降低黏液清除，少数还能发生便秘、恶心、呕吐，大剂量可致呼吸中枢抑制、中枢兴奋、烦躁不安。

2. 右美沙芬（dextromethorphan） 又称右甲吗喃，为中枢性镇咳药，强度与可待因相等，但无成瘾性，无镇痛作用。用于干咳。偶有头晕、嗳气。中毒量时有呼吸中枢抑制作用。

3. 喷托维林（pentoxyverine） 即咳必清，为人工合成的非成瘾性中枢性镇咳药。选择性抑制咳嗽中枢，强度为可待因的 1/3。并有阿托品样作用和局部麻醉作用，能松弛支气管平滑肌和抑制呼吸道感受器。适用于上呼吸道感染引起的急性咳嗽。偶有轻度头痛、头昏、口干、便秘等。因有阿托品样作用，青光眼患者禁用。

4. 苯丙哌林（benproperine） 为非成瘾性镇咳药。能抑制咳嗽中枢，也能抑制肺及胸膜牵张感受器引起的肺 - 迷走神经反射，且有平滑肌解痉作用。是中枢性和末梢性双重作用的强效镇咳药，其镇咳作用比可待因强。口服后 10 ~ 20 min 生效，镇咳作用维持 4 ~ 7 h，可用于各种原因引起的刺激性干咳。有轻度口干、头晕、胃部烧灼感和皮疹等不良反应。

（邵 莉）

第三节 祛 痰 药

能使痰液变稀易于排出的药物称祛痰药（expectorants）。气道上的痰液刺激气管黏膜而引起咳嗽。黏痰积于小气道内可使气道狭窄而致喘息。因此，祛痰药还能起到镇咳、平喘作用。

1. 氯化铵（ammonium chloride） 口服对胃黏膜产生局部刺激作用，反射性地引起呼吸道腺体的分泌，使痰液变稀，易于咳出。本品很少单独应用，常与其他药物配伍制成复方。应用于急、慢性呼吸道炎症而痰多不易咳出的患者。氯化铵吸收后可使体液及尿呈酸性，可用于酸化尿液及某些碱血症。溃疡病与肝、肾功能不全者慎用。

2. 乙酰半胱氨酸（acetylcysteine） 其性质不稳定，能使黏痰中连接黏蛋白肽链的二硫键断裂，变成小分子的肽链，从而降低痰的黏滞性，易于咳出。雾化吸入用于治疗黏稠痰阻塞气道，咳嗽困难者。紧急时气管内滴入，可迅速使痰变稀，便于吸引排痰。有特殊臭味，可引起恶心、呕吐。对呼吸道有刺激性，可致支气管痉挛，加用异丙肾上腺素可以避免。支气管哮喘患者慎用。滴入气管可产生大量分泌液，故应及时吸引排痰。雾化吸入不宜与铁、铜、橡胶和氧化剂接触，应以玻璃或塑料制品作喷雾器。也不宜与青霉素、头孢菌素、四环素混合，以免降低抗生素活性。

3. 溴己新（bromhexine）　即溴己铵，可裂解黏痰中的黏多糖，并抑制其合成，使痰液变稀。也有镇咳作用。适用于慢性支气管炎、哮喘及支气管扩张症痰液黏稠不易咳出患者。少数患者可感胃部不适，偶见转氨酶升高。消化性溃疡、肝功能不良者慎用。

4. 氨溴索（ambroxol HCl）　可减少呼吸道黏膜黏液腺的分泌，增加浆液腺分泌，降低痰液黏度，促使肺表面活性物质的分泌，增加支气管黏膜纤毛运动，促进呼吸道内黏液分泌物的排除。该药具有良好的耐受性，可长期使用。适用于伴有痰液分泌异常及排痰困难的急性、慢性呼吸道疾病。偶见轻微胃肠道反应，过敏反应极少见。

（邵　莉）

第四节　抗 菌 药 物

呼吸系统感染是感染性疾病中最为常见的疾病之一，从病毒到寄生虫，各种病原体均可引起呼吸系统感染。除急性上呼吸道感染和急性气管－支气管炎以病毒感染为主外，其他类型的呼吸系统感染病原体以细菌为主。本节着重介绍抗生素的基本知识，对治疗其他病原微生物感染的药物作简要介绍。

一、抗生素

（一）β-内酰胺类

β-内酰胺类抗菌药物是指主核结构上含有β-内酰胺环的一大类抗菌药物。该类药物均为杀菌剂，对人体重要脏器的毒性低，其杀菌活力主要与细菌接触有效药物浓度（即药物浓度超过其最低抑菌浓度 MIC）的时间有关，属于时间依赖性抗菌药物，大多数β-内酰胺类

药物临床上需一日多次给药，使药物浓度超过该药对细菌 MIC 的时间（即 T > MIC）尽可能长，达到清除致病菌的目的，起到临床治疗效果。

1. 青霉素类　按照其抗菌作用可分为：

（1）自然青霉素：包括青霉素 G 和青霉素 V 两种，抗菌谱为肺炎链球菌、溶血性链球菌所致的急性咽炎和扁桃体炎、中耳炎、脑膜炎、肺炎等，草绿色链球菌所致的心内膜炎，梭状芽孢杆菌所致的破伤风或气性坏疽等。青霉素也可用于治疗流行性脑脊髓膜炎、李斯特菌感染、梅毒、淋病、钩端螺旋体病、放线菌病等。

（2）氨基青霉素：为青霉素基础结构的侧链 β-酰基上加上氨基。常用的有氨苄西林、阿莫西林等，此类青霉素对 β-内酰胺酶不稳定。对流感嗜血杆菌、肠类球菌、大肠埃希具有活性，但对铜绿假单胞菌、克雷伯杆菌、肠杆菌等无抗菌作用。

（3）耐青霉素酶的半合成青霉素：用于耐青霉素酶的金葡菌等葡萄球菌属感染，而对厌氧和需氧的革兰氏阴性菌均无效。主要品种包括甲氧西林、苯唑西林、氯唑西林等。

（4）抗铜绿假单胞菌青霉素类：主要用于肠杆菌科细菌和铜绿假单胞菌等革兰氏阴性杆菌所致血流感染、呼吸道、尿路、胆道等感染。常用的有替卡西林、哌拉西林、阿洛西林等。

（5）其他新型青霉素：包括有美洛西林，对肠杆菌科革兰氏阴性杆菌有很强的抗菌活性，对革兰氏阳性菌、铜绿假单胞菌等作用较弱；福米西林，对肠杆菌科细菌和铜绿假单胞菌有很强的抗菌活性，对 β-内酰胺酶高度稳定；阿洛西林，对革兰氏阳性菌、革兰氏阴性菌均具有很强的抗菌活性。

青霉素类抗菌药物是所有抗菌药中毒性较低的一类药物，最主要的不良反应是过敏反应，从轻度皮疹到速发过敏反应，甚至发生休克，因此所有患者在使用青霉素治疗前必须进行青霉素过敏试验（皮试）。

2. 头孢菌素类　是分子中含有头孢烯和头酶

烯两类 β- 内酰胺类的半合成抗菌药物，通过破坏细菌的细胞壁成分，并在繁殖期杀菌。本类药物可分为第一、第二、第三和第四代。

（1）第一代头孢菌素：能抑制链球菌 A、B、C 和 G 组，对肺炎链球菌和表皮葡萄球菌的作用较第二、三代为强。对革兰氏阴性菌的作用远比第二、三代为弱，对沙雷菌属、产气杆菌、拟杆菌、普通变形杆菌和铜绿假单胞菌无效，对 β- 内酰胺酶稳定性较第二、三代为差。对肠杆菌属、大肠埃希菌、肺炎克雷伯杆菌有抑制作用。静脉制剂具有不同程度的肾毒性，并不易透过血脑屏障。常用的静脉制剂有头孢唑啉、头孢噻吩、头孢拉定等，口服制剂有头孢氨苄、头孢拉定和头孢羟氨苄等。

（2）第二代头孢菌素：抗菌谱较第一代广，对革兰氏阳性菌的活性与第一代相仿或略低，但对肠球菌属耐药。对肠杆菌科和克雷伯杆菌的作用较第一代为强，对流感嗜血杆菌的活性也较强，并对 β- 内酰胺酶部分稳定。对铜绿假单胞菌及大多数肠杆菌、沙雷菌、不动杆菌等无效。静脉制剂肾毒性较第一代低，血脑屏障穿透性亦较第一代好。常用的静脉制剂有头孢呋辛、头孢替安、头孢孟多等，口服制剂有头孢呋辛酯、头孢克洛、头孢丙烯等。

（3）第三代头孢菌素：对革兰氏阳性菌的作用不如第一代，肠球菌属对之耐药。对绝大多数革兰氏阴性杆菌具有强大的抗菌活性，对吲哚阳性变形杆菌、肠杆菌、枸橼酸杆菌、沙雷菌、铜绿假单胞菌、不动杆菌等均有活性，对大多数厌氧菌有抗菌活性。本类抗菌药物对大多数 β- 内酰胺酶（包括青霉素酶和头孢菌素酶）高度稳定，但细菌产生的超广谱酶（ESBLs）能破坏其结构。注射制剂无明显肾毒性，除头孢哌酮外大多数能透过血脑屏障。常用的静脉制剂有头孢噻肟、头孢曲松、头孢他啶、头孢哌酮、头孢唑肟等，口服制剂有头孢克肟、头孢泊肟酯、头孢特仑酯、头孢地尼等。

（4）第四代头孢菌素：与第三代头孢菌素相比抗菌谱更广，能迅速透过细胞外膜而起到强力的杀菌作用，对革兰氏阴性菌（包括铜绿假单胞菌、不动杆菌）有强大的抗菌活性，相当于或优于第三代头孢菌素，对铜绿假单胞菌和肠杆菌科细菌及革兰氏阳性球菌和肠球菌的作用均比其他头孢菌素强。虽然本类抗菌药物对革兰氏阳性菌（包括产青霉素酶的金葡菌）有一定的抗菌活性，但对厌氧菌和耐甲氧西林的金黄色葡萄球菌效果仍不理想。对 β- 内酰胺酶，包括诱导产生的染色体酶十分稳定。主要品种有头孢吡肟、头孢匹罗。

3. 碳青霉烯类　本类抗生素容易进入细菌外膜，与细菌中所有青霉素结合蛋白（PBPs）具有较强大亲和力，特别是与 PBP2 优先结合。有极强的 β- 内酰胺酶稳定性，有明显的抗生素后作用（PAE），具有快速杀菌作用。目前在临床常用的有亚胺培南 – 西司他丁、美罗培南、帕尼培南 – 倍他米隆、比阿培南和厄他培南等，大部分此类药物对肠杆菌科细菌具有强大抗菌作用，包括产 ESBLs 和 AmpC 酶菌株，对铜绿假单胞菌、不动杆菌属等非发酵革兰氏阴性杆菌亦具有良好作用，对甲氧西林敏感金葡菌和凝固酶阴性葡萄球菌、溶血性链球菌、草绿色链球菌、肺炎链球菌、李斯特菌、芽孢杆菌等革兰氏阳性菌亦具有良好抗菌活性，但对肠球菌属仅具有轻度抑菌作用，对多数厌氧菌包括脆弱拟杆菌具有强大抗菌作用，但甲氧西林耐药葡萄球菌属、嗜麦芽窄食单胞菌、多数黄杆菌属对之耐药。

4. 其他 β- 内酰胺类

（1）头霉素类：头孢美唑、头孢西丁属于此类。其抗菌谱和抗菌活性与第二代头孢菌素相仿，并对脆弱类拟杆菌等厌氧菌亦具有良好抗菌作用，对多数 β- 内酰胺酶包括 ESBLs 稳定，其适应证与第二代头孢菌素相仿，并可用于需氧菌与厌氧菌的混合感染。

（2）氧头孢烯类：有拉氧头孢和氟氧头孢，其抗菌谱和抗菌活性与第三代头孢菌素相仿，对多数肠杆菌科细菌和脆弱类拟杆菌产生的 β- 内酰胺酶稳定，因此对肠杆菌科细菌和厌氧菌均具有良好抗菌作用，对铜绿假单胞菌的抗菌活性较弱。

（3）β内酰胺类与β内酰胺酶抑制剂复方制剂：加入β-内酰胺酶抑制剂后可扩大某些对β-内酰胺酶不稳定的青霉素类或头孢菌素类的抗菌谱，使之对脆弱类拟杆菌和产青霉素酶金葡菌等的抗菌活性增强。目前临床常用的包括有氨苄西林-舒巴坦、阿莫西林-克拉维酸、替卡西林-克拉维酸、哌拉西林-他唑巴坦和头孢哌酮-舒巴坦，后三者对铜绿假单胞菌有抗菌活性，含舒巴坦的复方制剂对不动杆菌作用增强。

（二）大环内酯类

大环内酯类抗菌药物在多种细胞中能进入细胞内发挥抗菌作用，包括巨噬细胞、多形核白细胞等。其抗菌谱与青霉素 G 相似，属窄谱抗菌药物，对革兰氏阳性球菌如葡萄球菌属、链球菌属、李斯特菌属、炭疽杆菌等较强抗菌活性，对肠球菌属也有一定作用，对革兰氏阴性杆菌的作用较差，支原体和衣原体属对本类抗菌药物特别敏感，大多数厌氧菌对本类药物敏感，脆弱类杆菌虽也有敏感株，但耐药者多。临床上本类药物包括红霉素及新型大环内酯类如罗红霉素、阿奇霉素、克拉霉素等。

（三）氨基糖苷类

氨基糖苷类的抗菌作用主要是需氧和兼性厌氧的革兰氏阴性杆菌和金葡菌，对链球菌属作用较差，肠球菌多耐药，对革兰氏阴性球菌、脑膜炎奈瑟菌作用较弱，对厌氧菌无效。临床常用的品种包括链霉素、庆大霉素、妥布霉素、阿米卡星、奈替米星、异帕米星、依替米星等。链霉素对结核分枝杆菌有强大的抗菌作用，是一线的抗结核治疗药物；妥布霉素、阿米卡星、异帕米星、依替米星等对铜绿假单胞菌有一定的抗菌活性，通常可与另一种抗铜绿假单胞菌药物联合应用。本类药物有较强的抗生素后续作用，每日一次给药即可。临床应用中需注意本类药物的神经肌肉阻滞作用、耳毒性和肾毒性等不良反应。

（四）喹诺酮类

喹诺酮是一类合成药物，为杀菌药。喹诺酮不仅对革兰氏阴性杆菌有强大的活性，而且对革兰氏阳性菌也有较好活性，其中部分产品对厌氧菌和诸如分枝杆菌、军团菌及包括肺炎支原体、肺炎衣原体在内的非典型病原体亦有良好活性。喹诺酮类共分四代，第一代喹诺酮类主要对革兰氏阴性菌效果良好，临床常用于治疗无合并症的尿路感染，不能用于全身系统性感染，代表药物有奈啶酸、吡哌酸，都仅有口服制剂，现已很少使用。第二代喹诺酮类，诺氟沙星仅有口服制剂，用于治疗无合并症的尿路感染，不能用于全身系统性感染；第三代喹诺酮类，氧氟沙星、环丙沙星和依诺沙星既有口服制剂又有静脉制剂，对非典型病原体有效。环丙沙星还具有对铜绿假单胞菌的抗菌活性，临床可用于复杂性尿路感染和导管相关性感染、伴有严重腹泻的胃肠道感染，但对肺炎链球菌不敏感。第三代喹诺酮保持第二代的抗菌谱、活性强、组织渗透性好的优点外，抗菌谱亦进一步扩大，包括对抗胞内繁殖的病原体（结核分枝杆菌、衣原体、支原体等），同时对肺炎球菌作用亦增强。代表性药物有左氧氟沙星、司帕沙星、妥舒沙星等，有口服和静脉制剂两种类型。第四代喹诺酮类，其抗菌谱更广，增加了对革兰氏阳性菌的作用，并对厌氧菌有效。代表性药物莫西沙星，有口服和静脉制剂两种类型。第三、四代喹诺酮共同提高了对革兰氏阳性球菌特别是肺炎链球菌的活性，故又称为呼吸喹诺酮。

喹诺酮类药物可引起幼龄动物关节软骨的损伤，故此类药物不推荐用于儿童及骨骼生长期的患儿，同时对孕妇及哺乳期妇女禁用；对肾功能不全患者用药时需调整剂量；某些喹诺酮类可产生 QT 间期延长、室内传导阻滞和尖端扭转型室性心动过速。

（五）多肽类

1. 万古霉素和去甲万古霉素　对甲氧西林耐药葡萄球菌、肠球菌属、草绿色链球菌等具强大抗菌作用。本类药物有一定肾、耳毒性，临床使用时应严密监测，并进行血药浓度监测，据以调整剂量。主要用于严重革兰氏阳性菌感染，尤其宜于耐其他抗菌药物的金葡菌、表皮葡萄球菌或肠球菌感染的治疗。

2. 替考拉宁　对葡萄球菌（包括产酶菌和甲氧西林耐药葡萄球菌）、链球菌属，肠球菌和难辨梭状芽孢杆菌等革兰氏阳性需氧菌和厌氧菌均有抗菌活性，与万古霉素相近或稍强。耳肾毒性较小，主要用于耐药革兰氏阳性球菌，对革兰氏阴性杆菌无作用。

3. 多黏菌素类　临床上常见的有多黏菌素 B 和多黏菌素 E，但该类药物肾毒性和神经毒性较明显。本类药物对肠杆菌科细菌和铜绿假单胞菌具有良好抗菌作用。

（六）林可霉素类

林可霉素类包括林可霉素和克林霉素，这两类药物抗菌谱完全相同，有完全交叉耐药性，克林霉素的抗菌作用较林可霉素强。两者对金葡菌（包括产酶株）、表皮葡萄球菌、溶血性链球菌、肺炎链球菌和草绿色链球菌均具有强大抗菌活性，但肠球菌属对之大多耐药。革兰氏阴性杆菌多对本类耐药。

（七）四环素类

四环素类临床常用的包括四环素、多西环素、米诺环素等。本类药物原本对革兰氏阳性和阴性菌均有强大抗菌活性，但近年来耐药现象逐渐增加，而对多西环素、米诺环素耐药菌株尚少，所以它们已成为四环素类抗菌药物的主要应用品种。临床主要用于治疗呼吸道肺炎支原体、嗜肺军团菌和鹦鹉热衣原体感染。

（八）甲硝唑和甲硝磺酰咪唑类

甲硝唑原为治疗原虫感染的药物，后发现本品对厌氧菌具有强大杀菌作用，故现为治疗厌氧菌感染的重要药物之一。甲硝磺酰咪唑（替硝唑）与甲硝唑同为硝基咪唑类药物，对原虫和厌氧菌有较高活性，但对兼性厌氧菌效果差。该类药物常用于治疗肺脓肿或坏死性肺炎，一般不单独使用。

（九）磺胺类

由于病原体对磺胺类药物的耐药性增高，以

及本类药物不良反应较多见，临床应用已大为减少。其中磺胺甲基异噁唑（SMZ）和甲氧苄胺嘧啶（TMP）按 5∶1 配方组成的复方新诺明，是目前治疗肺孢子菌病的首选用药，该药对诺卡菌感染亦有很好的疗效。

（十）利奈唑胺

利奈唑胺为噁唑烷酮类抗菌药物，对革兰氏阳性菌（包括对其他抗菌药物耐药的细菌）有效，对分枝杆菌感染亦有效。大肠埃希菌和革兰氏阴性杆菌通常对本品耐药。

（十一）替加环素

替加环素是一类具有超广谱抗菌活性的药物，对革兰氏阳性或革兰氏阴性需氧菌、非典型致病菌以及厌氧菌，特别是耐药致病菌，如：耐甲氧西林的金黄色葡萄球菌（MRSA）、青霉素耐药肺炎链球菌（PRSP）、万古霉素中介和耐药肠球菌（VRE）和对多肽类抗菌药物敏感性降低的葡萄球菌等，有较高的抗菌活性。替加环素对产超广谱 β- 内酰胺酶（ESBLs）的大肠埃希菌、肺炎克雷伯菌和产酸克雷伯菌及大部分脆弱拟杆菌在内的多数肠杆菌属也具有活性。

（十二）达托霉素

达托霉素属环酯肽类抗菌药物，具有在体外抗绝大多数革兰氏阳性菌的作用，主要用于耐药菌，如耐万古霉素的肠球菌（VRE）、耐甲氧西林的金黄色葡萄球菌（MRSA）、糖肽类敏感的金葡菌（GISA）、凝固酶阴性的葡萄球菌（CNS）和青霉素耐药肺炎链球菌（PRSP）。

二、其他抗菌药物

（一）抗结核分枝杆菌药物

结核分枝杆菌对各种抗结核药物单用时易产生耐药性，临床上必须采用联合用药。

1. 一线抗结核药物

（1）异烟肼：又名雷米封，对各型结核分枝杆菌都有高度选择性抗菌作用，对繁殖期和静止期细菌均有强大杀菌作用，对细胞内、外结核菌都能杀灭。

（2）利福平：本品抗菌谱广、抗菌作用强，对细胞内外繁殖期和偶尔繁殖的结核分枝杆菌均有杀菌作用。本品口服后能使尿液、粪便、唾液、泪液、痰等呈橙红色。

（3）吡嗪酰胺：在酸性环境下具有杀菌作用，对巨噬细胞内及干酪病灶等酸性环境中的结核菌具有杀菌作用，但对细胞外及在中性或碱性环境中的结核菌无作用。

（4）乙胺丁醇：对结核菌具有抑制作用，仅对繁殖期结核菌有效，对静止期细菌无效。不良反应主要为球后视神经炎。

（5）链霉素：本品口服不吸收，必须注射，对细胞外结核菌有杀灭作用，但对细胞内及生长代谢低下的结核菌无作用。

2. 二线抗结核药物　包括有卡那霉素、卷曲霉素、对氨水杨酸、乙硫异烟胺、丙硫异烟胺、环丝氨酸、利福喷汀、喹诺酮类等。

（二）抗真菌药物

治疗系统性真菌感染的药物主要包括多烯类、氟胞嘧啶、吡咯类和棘白菌素类。

1. 多烯类　包括两性霉素 B 和两性霉素 B 脂质体

两性霉素 B 对深部真菌病的多种病原菌有良好的抗菌作用，可用于念珠菌病、隐球菌病、组织胞浆菌病、球孢子菌病、副球孢子菌病、皮炎芽生菌病、曲霉病、孢子丝菌病、毛霉菌病、青霉菌病等的治疗。但该药的毒性大，尤其是肾毒性大，不良反应多见，使临床应用受到一定限制。为了减少该药的不良反应，两性霉素 B 脂质体被研发，其具有与两性霉素 B 相等的临床疗效，在体内该制剂主要分布于网状内皮系统丰富的脏器如肝、脾、肺组织等，在肾组织分布少，因而肾毒性大大降低。

2. 氟胞嘧啶　本品对隐球菌属、念珠菌属均有良好抗菌作用，但多数曲霉对其耐药。本品单用易导致耐药菌的产生，通常需与两性霉素 B 联合使

用以治疗播散性真菌病。

3. 吡咯类　本类药物包括有咪唑类和三唑类。

（1）咪唑类：以酮康唑应用为多，由于其肝毒性现很少口服，多局部用药以治疗皮肤癣病。其他咪唑类药物还包括有克霉唑、米糠唑等，均主要作为局部用药。

（2）三唑类：包括有氟康唑、伊曲康唑、伏立康唑和泊沙康唑。氟康唑对多数新生隐球菌、念珠菌属中的白念珠菌、热带念珠菌、近平滑念珠菌等具有良好的抗菌作用，但对部分非白念珠菌如克柔念珠菌、光滑念珠菌等作用较差，曲霉属对之多数耐药。有口服和静脉制剂，口服吸收完全，可透过血脑屏障。伊曲康唑具有广谱抗真菌作用，其胶囊剂口服吸收差，口服液生物利用度可达到55%，静脉制剂可用于肺及肺外芽生菌病、组织胞浆菌病，以及不能耐受两性霉素 B 或两性霉素 B 治疗无效的肺曲霉病。伏立康唑亦具有广谱抗真菌作用，对曲菌属具杀菌作用，适用于侵袭性曲霉病的治疗，也可用于不能耐受其他抗真菌药物或其他抗真菌治疗无效的赛多孢菌属、镰刀霉属所致的严重感染。可口服或静脉给药，口服吸收完全，生物利用度达96%。泊沙康唑对念珠菌、新生隐球菌、曲霉菌、毛孢子菌、结合菌、组织胞浆菌、镰刀霉菌等具有较好的抗真菌活性，但对光滑念珠菌、克柔念珠菌疗效差。

4. 棘白菌素类　本类药物包括有卡泊芬净、米卡芬净，具有广谱抗真菌活性，对曲霉菌属、念珠菌属和肺孢子菌有良好活性，但对隐球菌属作用差，口服不吸收，需静脉给药。卡泊芬净可用于治疗播散性念珠菌属感染，也可用于经其他抗真菌药物无效或不能耐受的侵袭性曲霉病，以及粒细胞减低伴发热可能为真菌感染患者的经验用药。米卡芬净可用于念珠菌食管炎和同种异体干细胞移植受者预防念珠菌属感染。

（三）抗病毒药物

1. 神经氨酸酶抑制剂　神经氨酸酶和血凝素是流感病毒表面两个高度保守的膜蛋白，在病毒复

制中起重要作用。神经氨酸酶抑制剂包括磷酸奥司他韦、扎那米韦，是用于治疗和预防流行性感冒的主要药物。奥司他韦口服迅速吸收，在症状发作后48 h 内用药。扎那米韦口服生物利用度低，主要是经口吸入，将药物直接释放到气道内病毒感染和复制的部位，出现症状后 48 h 内给药。

2. 利巴韦林　具有广谱抗病毒作用，该药雾化吸入最初用于治疗婴幼儿呼吸道合胞病毒所致细支气管炎及肺炎。该药治疗流感病毒无效。静脉应用利巴韦林可用于治疗拉沙热、伴肾病综合征的出血热、汉坦病毒感染及免疫缺陷儿童的严重腺病毒感染。

3. 阿昔洛韦　又名无环鸟苷，属核苷酸类抗病毒药物。阿昔洛韦抗病毒作用取决于在感染细胞中的磷酸化过程，该过程的激活需要胸苷激酶，疱疹病毒类能编码此酶，因此阿昔洛韦对疱疹病毒效果良好，但对单纯疱疹病毒的潜伏感染和复发无明显效果，不能根除病毒。对巨细胞病毒和 EB 病毒也有抑制作用。对柯萨奇病毒、腮腺炎病毒、呼吸道合胞病毒、乙型脑炎病毒、风疹病毒等 RNA 病毒的疗效尚需进一步大规模研究证实。

4. 更昔洛韦　是去氧鸟苷类化合物，亦属核苷类抗病毒药物，其结构与阿昔洛韦相似。对巨细胞病毒的作用显著优于阿昔洛韦，适用于免疫缺陷患者并发巨细胞病毒视网膜炎诱导期和维持期治疗，亦可用于接受器官移植患者预防巨细胞病毒感染，用于巨细胞病毒血清实验阳性的艾滋病患者预防发生巨细胞病毒疾病。本品对疱疹病毒亦有抑制作用。

（包志瑶　周　新）

第五节　抗肿瘤药物

肺癌的药物治疗包括化学药物治疗（化疗）、分子靶向药物治疗和免疫治疗。

一、化学药物

（一）烷化剂

1. 环磷酰胺　是细胞周期非特异性药物，对G1 期及 M 期肿瘤细胞最敏感。体外无抗肿瘤活性，进入人体后被肝或肿瘤内的磷酰胺酶或磷酸酶水解为磷酰胺氮芥，后者作为一种烷化剂，与脱氧核糖核酸发生烷化作用，即与 DNA 发生交叉连结，抑制 DNA 合成，从而抑制肿瘤细胞有丝分裂，具较强的细胞毒作用，同时也可以干扰RNA 的功能，抗癌谱较广。静脉给药后血浆半衰期成人为 4~7 h，主要经肾排出，48 h 内经肾排出50%~70%。

白细胞减少较常见，最低值常出现在用药后1~2 周，多在 2~3 周后恢复。本品肝浓度较高，故对肝功能有一定影响。胃肠道反应常见食欲减退、恶心及呕吐，一般停药 1~3 天可消失。大剂量静脉滴注可致出血性膀胱炎，是由于代谢产物丙烯醛刺激膀胱所致，可通过水化、利尿改善，同时应给予尿路保护剂美司钠。环磷酰胺可使血清中假胆碱酯酶减少，增加血清尿酸水平，必要时可加用抗痛风药。大剂量使用时还需注意出血性心肌坏死。其他不良反应有：脱发、口腔炎、肺纤维化。

2. 异环磷酰胺　是环磷酰胺的合成类似物，在体内经肝脏活化后形成烷化剂异环磷酰胺芥，与脱氧核糖核酸发生烷化作用，从而干扰 DNA 合成。异环磷酰胺是环磷酰胺的异构体，同样需经肝内酶羟化开环后才具有抗肿瘤活性的药物。与环磷酰胺有部分交叉耐药性。用药剂量与血浆药物浓度具有线性关系，单次静脉注射 3.8~5 g/m^2，半衰期为 15 h，单次静脉注射 1.6~2.4 g/m^2，半衰期为 7 h。可经肝降解，活性代谢产物仅少量通过血 - 脑屏障，经肾排出 70%~80%，静脉注射 5.0 g/m^{2}时，61% 以原型排出，静脉注射 1.2~2.4 g/m^2，仅12%~18% 以原型排出。

用药后出现骨髓抑制、肝功能及胃肠道的不良反应同环磷酰胺，膀胱毒性较环磷酰胺严重。可发生中枢神经系统不良反应，通常表现为焦虑、慌乱、幻觉及乏力等，少见晕厥、癫痫样发作甚至昏迷，多与剂量呈正相关。

3. 替莫唑胺　为咪唑并四嗪类具有抗肿瘤活性的烷化剂。在体循环生理 pH 状态下不直接发挥作用，它经非酶途径迅速转化为活性化合物 MTIC ［3 甲基（三嗪 –1）咪唑 4 甲酰胺］。MTIC 的细胞毒作用主要表现为 DNA 分子上鸟嘌呤第 6 位氧原子上的烷基化以及第 7 位氮原子的烷基化。口服完全吸收，约 1 h 达血浆峰浓度。食物可降低替莫唑胺吸收的速率和程度。当进食改良高脂早餐后服用替莫唑胺，平均血浆峰浓度及 AUC 值分别减少 32% 和 9%，T_{max} 增至 2 倍（1.1 ~ 2.25 h）。替莫唑胺可被迅速消除，其平均消除半衰期为 1.8 h，其与人体血浆蛋白结合较弱，替莫唑胺在生理 pH 状态下自然水解为活性物 MTIC 和替莫唑胺酸性代谢物，主要经粪便排泄，少量经尿液排泄。常出现的不良反应为胃肠功能紊乱，分别为恶心 43%，呕吐 36%。这些反应通常为 12 级（轻中度），为自限性或经标准止吐治疗后可很快控制。严重恶心呕吐的发生率为 4%。其他经常报道的不良反应包括：疲劳 22%，便秘 17%，头痛 14%，厌食 11%，腹泻 8%，皮疹、发热、无力、嗜睡分别为 6%。

（二）抗代谢药

1. 培美曲塞　为抗叶酸代谢制剂，通过结构中的吡咯嘧啶基团，抑制胸苷酸合成酶、二氢叶酸还原酶和干氨酰胺核苷酸甲酰转移酶的活性，破坏细胞内叶酸合成，影响叶酸依赖性的正常细胞代谢，从而抑制肿瘤细胞复制。用药 24 h 内，70% ~ 90% 以原型从肾排泄，半衰期为 3.5 h，肾功能降低时清除率会降低。常见不良反应为骨髓抑制和胃肠道反应，补充叶酸和维生素 B_{12} 可减轻骨髓抑制和胃肠道反应，预服糖皮质激素（地塞米松）可有效降低皮疹的发生率及严重程度。药物过量可使用亚叶酸钙解救。

2. 吉西他滨　胞嘧啶核苷衍生物，通过核苷激酶的作用转化为具有活性的二磷酸及三磷酸核苷，二磷酸核苷抑制核苷酸还原酶活性，使合成 DNA 必需的三磷酸脱氧核苷的产生受抑制。同时，吉西他滨可掺入 DNA 链后可抑制 DNA 链的继续延长，引起细胞凋亡。属于细胞周期特异性抗肿瘤药物，主要作用于处于 S 期（DNA 合成）的肿瘤细胞，在一定条件下可阻止肿瘤细胞从 G1 期向 S 期进展。吉西他滨的蛋白结合率可忽略，被胞苷脱氨酶在肝、肾、血液和其他组织中快速代谢，以不到 10% 的原型药物经肾排泄。终末消除半衰期 0.7 ~ 12 h，99% 代谢为无活性产物经尿排泄，剂量的 1% 通过粪便排泄。常见的不良反应为骨髓抑制，包括贫血、白细胞降低和血小板减少。胃肠道反应中常见恶心、呕吐、腹泻及口腔炎。其他不良反应有肝功能异常、轻度尿蛋白及血尿、皮疹、气喘（支气管痉挛）、流感样症状等。

3. 氟尿嘧啶　是尿嘧啶 5 位上的氢被氟取代后的衍生物，在细胞内转变为 5– 氟尿嘧啶脱氧核苷酸，抑制脱氧胸苷酸合成酶，阻止脱氧鸟苷酸甲基化为脱氧胸苷酸，从而抑制 DNA 的合成，同时还可以转化为 5– 氟尿嘧啶核苷，掺入 RNA 中干扰蛋白质合成。主要抑制 S 期的肿瘤细胞，对其他各期也有一定作用。主要经肝脏代谢灭活，分解为二氧化碳和尿素分别经呼吸道和肾脏排出。大剂量可透过血脑屏障。$t_{1/2\alpha}$ 为 10 ~ 20 min，$t_{1/2\beta}$ 为 20 h。对骨髓和消化道毒性较大，常见白细胞减少，多在疗程开始后 2 ~ 3 周；长期应用可导致中枢神经系统毒性，如小脑共济失调及器质性脑病；可发生脱发、皮肤色素沉着；偶见肝肾功能损害和心肌缺血。

（三）抗肿瘤抗生素

1. 丝裂霉素　为细胞周期非特异性药物，在组织中经活化后产生乙撑亚胺及氨甲酰酯基团，具有烷化作用，可与 DNA 发生交叉联结，抑制 DNA 合成，对 RNA 及蛋白合成也有一定抑制作用。主要在肝中生物转化，不能透过血脑屏障。半衰期分别为 5 ~ 10 min 及 50 min，主要通过肾排泄。不良反应主要为明显且持久的骨髓抑制，可致白细胞及血小板减少，用药数月后仍应随访血常规。其次为恶心、呕吐，注射局部刺激性较大，可引起局部疼痛、坏死和溃疡；少见间质性肺炎、肾衰竭、心脏毒性。

2. 多柔比星　属于细胞周期非特异性药物，对各期细胞均有作用，其中对 S 期细胞最为敏感，M 期次之。含有脂溶性的蒽环配基、水溶性的柔红糖胺基、酸性酚羟基和碱性氨基，可嵌入 DNA 的碱基对之间，使 DNA 链裂解，阻碍 DNA 及 RNA 合成。同时，多柔比星在酶的作用下还原为半醌自由基，具有破坏细胞膜结构及功能的特殊作用。静脉给药后与血浆蛋白结合率很低，迅速分布于心、肾、肝、脾、肺组织，不能透过血脑屏障。主要经肝代谢，胆汁排泄，50% 以原型排出，6 h 内仅 5% ~ 10% 从尿液中排泄。体内清除呈多相，三项半衰期分别为 0.5 h、3 h 和 40 ~ 50 h。最常见及严重的不良反应为心脏毒性，表现为心肌退行性病变和心肌间质水肿，与剂量密切相关，可预防性使用右雷佐生以减少本药引起的心脏毒性的发生率和严重程度。此外还有骨髓抑制、消化道反应、黄疸、皮肤色素沉着及脱发等不良反应。

（四）植物来源的抗肿瘤药物

1. 长春新碱　为夹竹桃科植物长春花中提取的有效成分，其抗肿瘤作用靶点为微管，主要抑制微管蛋白的聚合而影响微管的形成，使有丝分裂停止于中期。同时还可干扰蛋白质代谢及抑制 RNA 多聚酶的活力，并抑制细胞膜类脂质的合成和氨基酸在细胞膜的转运。长春新碱静脉注射后迅速分布于各组织，神经细胞内浓度较高，很少透过血脑屏障，脑脊液浓度是血浆浓度的 1/30 ~ 1/20。蛋白结合率 75%。在成人，$t_{1/2\alpha}$ 小于 5 min，$t_{1/2\beta}$ 为 50 ~ 155 min，消除相 $t_{1/2\gamma}$ 长达 85 h。在肝内代谢，在胆汁中浓度最高，主要随胆汁排出，粪便排泄 70%，尿中排泄 5% ~ 16%。最常见的不良反应为神经系统毒性，呈剂量限制性毒性，主要引起外周神经症状，如手指神经毒性等，与累积量相关。此外引起的骨髓抑制和消化道反应较轻，静脉反复注

药可致血栓性静脉炎，注射时漏至血管外可造局部组织坏死等不良反应。

2. 长春瑞滨　为长春碱半合成衍生物，主要通过阻止微管蛋白聚合形成微管和诱导微管的解聚，使细胞分裂停止于有丝分裂中期，是一细胞周期特异性的药物。静脉给药后，蛋白结合率可达到 50% ~ 80%，血浆动力学符合三室模型，终末相平均半衰期为 40 h，血浆清除率较高。主要从粪便排泄。不良反应主要包括骨髓抑制（剂量相关性）、神经毒性、消化道反应、呼吸道反应及注射局部刺激等。

3. 依托泊苷　为细胞周期特异性抗肿瘤药物，作用于晚 S 期或 G2 期，其作用位点是拓扑异构酶 Ⅱ，形成一种药物 – 酶 –DNA 三者之间稳定的可裂性复合物，干扰 DNA 拓扑异构酶 Ⅱ，致使受损的 DNA 不能修复。拓扑异构酶 Ⅱ 插入 DNA 中，产生一般细胞功能所需的断裂反应。静脉给药后，其 $t_{1/2\alpha}$ 为 1.4 h ± 0.4 h，$t_{1/2\beta}$ 为 5.7 h ± 1.8 h，血浆蛋白结合率为 74% ~ 90%，脑脊液中药物浓度仅为血中的 2% ~ 10%，主要分布在胆汁、腹水、尿、胸腔积液和肺组织中。依托泊苷主要经尿排出，72 h 内排出 45%，其中 15% 为代谢产物，仅有 1.5% ~ 16% 从粪便排泄。不良反应包括：①骨髓抑制：白细胞和血小板减少，贫血，此为剂量限制性毒性；②胃肠道反应：恶心，呕吐，食欲不振，口腔炎，腹泻；偶有腹痛，便秘；③过敏反应：有时可出现皮疹，红斑，瘙痒等过敏症；④皮肤反应：脱发较明显，有时发展至全秃，但具可逆性；⑤神经毒性：手足麻木，头痛等。

4. 伊立替康　为喜树碱的半合成衍生物，是一种作用于 S 期的周期特异性肿瘤治疗药。该药及其活性代谢产物通过抑制拓扑异构酶 Ⅰ 诱导单链 DNA 损伤、阻断 DNA 复制，从而产生细胞毒性。人体静脉注射本品后，伊立替康的血浆浓度呈常指数消除。平均消除半衰期为 6 ~ 12 h，活性代谢产物的消除半衰期为 10 ~ 20 h。伊立替康与血浆蛋白的结合率为 30% ~ 68%，明显低于活性代谢产

物与血浆蛋白的结合率（约95%），伊立替康主要在肝内由羧酸酯酶转化为活性代谢产物SN-38，后者代谢为葡萄糖苷酸，活性为SN-38的150~1 100倍。药物及代谢产物经尿排泄：伊立替康为11%~20%，SN-38<1%，SN-38糖苷约3%。给药48 h后胆汁蓄积和经尿排泄的药为25%~50%。主要不良反应为乙酰胆碱综合征，给予阿托品可缓解；延迟性腹泻为剂量限制性毒性，大剂量洛哌丁胺治疗有效。中性粒细胞减少也较常见。

5. 拓扑替康　为半合成喜树碱衍生物，是一种细胞周期特异性肿瘤治疗药，主要作用于S期细胞。通过与拓扑异构酶DNA复合物结合，阻断断裂DNA单链的重新连接，从而起到肿瘤治疗作用。静脉滴注拓扑替康（30 min内滴入1.5 mg/m²）后，在体内呈二室模型，分布迅速，容易分布至肝、肾等血流灌注好的组织，可进入并蓄积于脑脊液中。其分布半衰期为4.1~8.1 min，与血浆蛋白结合率为6.6%~21.3%，大部分（26%~80%）经肾排泄，其中90%在用药后12 h排泄，小部分经胆汁排泄。代谢产物的消除半衰期为17~84 h，总拓扑替康的消除半衰期为2.3~4.3 h。肾功能不全的患者清除率降低，其最大耐受剂量亦降低，肝功能不全患者对本药的代谢和毒性与正常人无明显差异。其不良反应主要包括：骨髓抑制，表现为中性粒细胞下降、血小板减少、贫血等；胃肠道不良反应、脱发、疲劳、发热等。

6. 紫杉醇　是从短叶紫杉树皮中提取的具有抗癌活性的物质。与其他抗微管药物（长春新碱）不同，后者主要促进微管拆卸并导致微管分解。紫杉醇则通过促进微管蛋白聚合、抑制解聚而保持蛋白微管稳定、抑制肿瘤细胞的有丝分裂。静脉给予紫杉醇，蛋白结合率为89%~98%，主要在肝脏代谢，随胆汁进入肠道，经粪便排出体外（>90%）经肾清除只占总清除的1%~8%，肾功能不全一般不影响紫杉醇的使用。不良反应包括：①过敏反应：发生率为39%，多数为Ⅰ型变态反应，表现为支气管痉挛性呼吸困难、荨麻疹和低血压。几乎所有的反应都发生在用药后最初10 min内，严重反应常发生在用紫杉醇后2~3 min。②骨髓抑制为主要的剂量限制性毒性，表现为中性白细胞减少，血小板减少较少见，一般在用药后8~10日、15~21日后恢复。③周围神经病变的发生率为52%，表现为轻度麻木及感觉异常。剂量>170 mg/m²时，治疗2~5日后会发生瞬间肌痛；剂量>250 mg/m²，且与顺铂联合时多有肌病发生。④心血管毒性：可有低血压和无症状的短时间心动过缓，后者发生率约29%。⑤关节及肌肉痛：常出现于用药后的2~3日，数日内恢复。⑥胃肠道反应：恶心和呕吐、腹泻、黏膜炎。⑦其他：肝毒性、脱发，既往照射部位可能有炎症性皮肤反应。

7. 多西他赛　通过促进小管聚合成稳定的微管并抑制其解聚，从而使游离小管的数量显著减少。多西他赛及其代谢产物主要从粪便排泄。经粪便和尿排出的量分别约占所给剂量的75%和6%，仅有少部分以原型排出。体外研究表明，多西他赛的血浆蛋白结合率超过94%~97%。单药治疗最常见的不良反应为中性粒细胞减少［可逆转且不蓄积，减少至最低点的中位时间为7日，发生重度中性粒细胞减少（<500/mm³）的中位持续时间为7日］、贫血、脱发、恶心、呕吐、口腔炎、腹泻和虚弱。当多西他赛与其他化疗药物联合使用时可增加多西他赛不良事件的严重程度。

（五）铂类抗肿瘤药物

1. 顺铂　为金属铂类络合物，能与DNA结合形成交叉键，干扰DNA复制，高浓度时也抑制RNA及蛋白质的合成，属周期特异性药物。顺铂静脉给药后迅速吸收，分布于全身各组织：肾、肝、卵巢、子宫、皮肤、骨等含量较多。大部分和血浆蛋白结合，代谢呈双相性：$t_{1/2\alpha}$为25~49 min，$t_{1/2\beta}$为58~73 h。药物自体内消除缓慢，主要经肾排泄，5日内尿中回收铂为给药量的27%~54%，胆道也可少量排出。常见的不良反应有：①消化道反应：顺铂是目前致吐性最强的化疗药物之一。可出现食欲减退、恶心、呕吐、腹泻等，与剂量有关。用药期间给予 NK-1 受体拮抗剂、地塞米松及 5-HT3 受体拮抗剂联合止吐可抑制或减轻消化道反应。②肾毒性是最严重的毒性反应，也是剂量限制性毒性。表现为血尿及肾功能损伤，血清肌酐升高及清除率降低，与用药剂量有关。急性损害常发生于给药后 10 ~ 15 天。为预防肾脏毒性，顺铂用药期间，特别是大剂量给药时，可给予水化、利尿措施，补充电解质。③耳毒性主要表现为耳鸣、耳聋、不可逆的高频听力丧失等，应避免联合使用耳毒性药物。

2. 卡铂 为周期非特异性抗癌药，直接作用于 DNA，主要与细胞 DNA 的链间及链内交联，破坏 DNA 而抑制肿瘤的生长。为第二代铂类肿瘤治疗药，作用与顺铂相似，但肾毒性消化道反应及耳毒性较低。卡铂在体内与血浆蛋白结合较少，呈二室开放模型，主要经肾脏排泄。卡铂在人血浆中半衰期较长，为 29 h。主要的不良反应包括：①骨髓抑制：骨髓抑制较顺铂严重，为剂量限制性毒性；②消化道反应：常见但仅为轻度到中度，呕吐较顺铂轻；③肾功能损害：无剂量依赖性，肾毒性较顺铂轻；④过敏反应：与铂类化合物所致过敏反应相似。

3. 奈达铂 为顺铂类似物，作用机制与顺铂相同，即与 DNA 结合形成交叉键，干扰 DNA 复制，高浓度时也抑制 RNA 及蛋白质的合成，属周期特异性药物。奈达铂单次静脉滴注后，血浆中铂浓度呈双相性减少，$t_{1/2\alpha}$ 为 0.1 ~ 1 h，$t_{1/2\beta}$ 为 2 ~ 13 h，本品在肾及膀胱分布较多，组织浓度高于血浆浓度。奈达铂的排泄以尿排泄为主，24 h 尿中铂的回收率在 40% ~ 69%。严重不良反应有骨髓抑制、过敏性休克、肾功能异常、耳神经系统毒性反应、间质性肺炎、抗利尿激素分泌失调综合征等。

二、分子靶向药物

分子靶向治疗是以肿瘤组织或细胞中所具有的特异性分子为靶点，利用分子靶向药物特异性阻断该靶点的生物学功能，选择性从分子水平逆转肿瘤细胞的恶性生物学行为，从而达到抑制肿瘤生长甚至消退的目的。包括以表皮生长因子受体（EGFR）为靶点的吉非替尼、厄洛替尼等和以肿瘤血管生成为靶点的贝伐单抗。

（一）表皮生长因子受体拮抗剂

1. 吉非替尼 系苯胺喹唑啉衍生物，是一种选择性的表皮生长因子受体 - 酪氨酸激酶抑制剂，可妨碍肿瘤的生长、转移和血管的生成，并增加肿瘤细胞的凋亡。静脉给药后，吉非替尼迅速清除，分布广泛，平均清除半衰期为 48 h。癌症患者口服给药后，吸收较慢，平均终末半衰期为 41 h。其血浆蛋白结合率为 90%，经肝酶代谢特别是和 CYP3A4 酶的活性相关，单次口服后 10 日内有 90% 主要经粪便排泄，尿中排出量不足 4%。最常见的不良反应为腹泻、皮疹、瘙痒、皮肤干燥和痤疮，发生率 20% 以上，一般见服药后 1 个月内，通常是可逆的。乏力、结膜炎和睑炎、指甲毒性、脱发、肝功能异常及可逆性角膜糜烂较为常见，发生率 ≤10%。

2. 厄洛替尼 为小分子表皮生长因子受体（EGFR）酪氨酸肌酶抑制剂，可通过抑制 EGFR 酪氨酸肌酶胞内磷酸化发挥肿瘤治疗的作用。口服给药后大约有 60% 被吸收，食物可显著提高生物利用度，几乎达到 100%。其半衰期大约为 36 h，主要通过肝脏代谢，经亲环素 3A4 代谢途径清除，代谢产物 83% 通过粪便，8% 通过尿液排出。常见的不良反应包括：①肺毒性，间质性肺病的发生率大约是 0.6%，如果确诊为间质性肺病，厄洛替尼应停用，并给予糖皮质激素对症治疗；②皮疹和腹泻，是最常见的不良反应，腹泻通常可用洛哌丁胺处理，皮疹可应用保湿润肤霜涂抹，防止皮肤干燥；③肝毒性肝功能异常也有发生，应定期监测肝功能。

3. 埃克替尼 是一个强效的 EGFR 酪氨酸激酶抑制剂，可抑制 EGF 诱导、EGFR 酪氨酸激酶介导的细胞内蛋白酪氨酸磷酸化。埃克替尼经口服给药后血浆消除半衰期为 2.16 ~ 5.6 h，在各组织中分布广泛，主要分布于胃肠道、膀胱、胃壁、小肠、卵巢、肝和脂肪组织中，埃克替尼血浆蛋白结合率平均98.5%，主要以原型、羟基化代谢物和开环代谢物的形式由粪中排泄，在尿中主要检测到羟基化代谢物和开环代谢物，在胆汁中主要检测到原型。其最常见的不良反应为皮疹和腹泻，常见的不良反应为一过性肝功能损伤，表现为转氨酶的升高和（或）胆红素的异常。

4. 阿法替尼 与EGFR（ErbB1）、HER2（ErbB2）和HER4（ErbB4）的激酶区域共价结合，不可逆地抑制酪氨酸激酶自磷酸化，导致ErbB信号下调。抑制自体磷酸化，对部分细胞系的体外增殖表现出抑制作用，这些细胞系表达野生型EGFR、或表达选择性EGFR外显子19缺失突变或外显子21 L858R突变（包括某些表达继发T790M突变的细胞系）。此外阿法替尼还抑制HER2过表达细胞系的体外增殖。阿法替尼在体内的酶促代谢反应可忽略，主要循环代谢物是蛋白质共价加合物。其主要通过胆汁/粪便途径排泄。表观终末半衰期是37 h。最常见的不良反应为腹泻和皮肤相关不良事件、口腔炎和甲沟炎。总体而言，降低剂量可使常见不良反应的发生率降低。

5. 奥希替尼 是表皮生长因子受体（EGFR）的激酶抑制剂，与EGFR某些突变体（T790M、L858R和外显子19缺失）不可逆性结合的浓度较野生型低约9倍。奥希替尼终末半衰期约为48 h，药物在组织内有广泛分布，由于不稳定性，无法对血浆蛋白结合进行检测，但是根据本品的理化性质，血浆蛋白的结合率可能会较高。奥希替尼主要通过CYP3A4和CYP3A5代谢。其中CYP3A4介导的代谢可能为次要途径，其主要经尿液和粪便排泄。本品治疗组患者中最常见（>20%）不良事件为腹泻（42%）、皮疹（41%）、皮肤干燥（31%）和指（趾）甲毒性（25%）。

6. 克唑替尼 为酪氨酸激酶受体抑制药。ALK基因可影响致癌融合蛋白的表达。ALK融合蛋白的形成可引起基因表达和信号的激活和失调，进而促使表达这些蛋白的肿瘤细胞增殖和存活。静脉给予50 mg后，平均半衰期为42 h，广泛分布于组织，在体外血浆蛋白的结合率为91%。克唑替尼为P糖蛋白（PP）底物，主要经CYP3A4/5代谢。主要经粪便和尿液排泄。不良反应包括：肝毒性、间质性肺病/非感染性肺炎、QT间期延长、心动过缓、严重视力丧失等。

（二）单克隆抗体

1. 西妥昔单抗 为人鼠重组单克隆抗体，由抗EGFR抗体Fv区域与人IgG1重链和KAPPA轻链区域相连接，西妥昔单抗可与正常细胞和肿瘤细胞的表皮生长因子受体（EGFR）特异性结合，而竞争性抑制表皮生长因子和转化生长因子-α结合，使细胞不能生长而凋亡。动物实验证实，西妥昔单抗可使EGFR过度表达的肿瘤细胞无法生长和存活减少。西妥昔单抗与放化疗合并使用有协同作用，与CPT-11和5-FU合用，使其抗肿瘤作用明显增加。与ADM、GEM、DDP、PIX和TXT也有协同作用。在20~400 mg/m^{2}剂量内，AUC增加，清除率随剂量增加而下降。表观分布容积为2~3 L/m^2，消除半衰期约为114 h（75~188 h）。不良反应有腹泻、恶心、呕吐、肠道和口腔炎症、发热、脱发、角膜炎和白细胞减少。过敏反应有发热、寒战、恶心、皮疹和呼吸困难。严重过敏反应的发生率为2%~5%，表现为严重呼吸困难、低血压、声音嘶哑、说话困难或伴发展迅速的风疹块和晕厥，此时应立即停止西妥昔单抗治疗，以后不应再次使用。

2. 贝伐珠单抗 作为一种重组人单克隆抗体，是目前被研究最多的抗血管生成药物，其作用机制是通过与VEGF结合，从而阻止VEGF与其自然受体VEGFR结合，抑制血管内皮细胞增殖和活化，从而发挥抗血管生成和抗肿瘤作用。贝伐珠单抗的代谢与消除与内源性IgG相似，即主要通过人体包括内皮细胞的蛋白水解分解代谢，不是主要通过肾脏和肝脏的消除，具有长的终末半衰期。不良反应主要包括：胃肠道穿孔、出血、动脉血栓栓塞、高血压等。

三、免疫治疗药物

免疫治疗主要是指给机体输注外源性免疫效应物质，由这些外源的效应物质在机体发挥抗肿瘤作用。特点是效应快，不需要经过潜伏期，可较快获得免疫力，但维持时间短，因此适用于没有时间或能力产生初始免疫应答的晚期肿瘤患者。

纳武利尤单抗是一种人源性抗 PD-1 的 IgG4 单克隆抗体，可与 PD-1 受体结合，阻断其与 PD-L1 和 PD-L2 之间的相互作用，阻断 PD-1 通路介导的免疫抑制反应，包括抗肿瘤免疫反应。在同源小鼠肿瘤模型中，阻断 PD-1 活性可抑制肿瘤生长。预期纳武利尤单抗采用与内源性 IgG 相同的方式，通过代谢途径被降解成小肽和氨基酸。轻度或中度肾损伤患者和肾功能正常患者之间纳武利尤单抗的体内清除没有临床重要差异。重度肾损伤患者的数据有限。最常见的不良反应（≥10%）为疲劳（30%）、皮疹（17%）、瘙痒（13%）、腹泻（13%）和恶心及食欲缺乏（12%），与免疫功能相关的不良反应包括间质性肺炎、白癜风、结肠炎、肝炎、下垂体炎和甲状腺炎，大多数不良反应为轻至中度。

（任　涛）

数字课程学习

📥 教学PPT　　　📝 自测题

第十二章

肺功能检查

肺功能检查内容包括肺容积、通气、换气、血流和呼吸动力等。通过肺功能检查可对受检者呼吸生理功能的基本状况作出质和量的评价，明确肺功能障碍的程度和类型。肺功能检查对研究疾病的发病机制、明确诊断、指导治疗、判断疗效、劳动力的鉴定及评估胸腹部大手术的耐受性等都有重要意义。以下简述临床常用肺功能检查项目。

第一节　通气功能检查

一、肺容积

肺通气功能检查是呼吸功能检查中最基本的检查项目。这项检查包括肺泡的含气量、气流在气道中的流速。肺泡内含气量受肺与胸部扩张或回缩的影响发生相应改变并形成四种基础肺容积（lung volume）和四种肺容量（lung capacity）。

肺容积是指安静状态下，测定一次呼吸所出现的呼吸气量变化，不受时间限制，具有静态解剖学意义。具体内容见第二章第一节。

肺容量由两个或两个以上的基础肺容积组成（见图1-2-5）。四种基础肺容量包括深吸气量、功能残气量、肺活量、肺总量。肺容量与年龄、性别和体表面积有关，肺容量大小对气体交换有一定影响。

测定方法：首先以体温、大气压、饱和水蒸气压（body temperature, pressure, saturated water vapor pressure, BTPS）校正肺量计。肺量计校正后嘱受检者取坐位，上鼻夹，含口器与肺量计相连，平静呼吸5次后测定肺活量。

1. 深吸气量（inspiratory capacity, IC）　是指平静呼气末尽最大力量吸气所吸入的最大气量，即潮气量加补吸气容积（V_T+IRV）。正常成人参考值：男性为（$2\,617\pm548$）mL，女性为（$1\,970\pm381$）mL。一般情况下，正常IC应占肺活量的2/3或4/5。当呼吸功能不全时，尤其是吸气肌功能障碍以及胸廓、肺活动度减弱和气道阻塞时IC均降低。

2. 肺活量（vital capacity, VC）　是指尽力吸气后缓慢而又完全呼出的最大气量，即深吸气量加补呼气量（IC+ERV）或潮气量加补吸气量加补呼气量（$V_T+IRV+ERV$）。右肺肺活量占全肺肺活量的55%。

（1）测定方法：一期肺活量是指深吸气末尽力呼气所呼出的全部气量（即深吸气量加补呼气量，IC+ERV），又称为一次慢呼气肺活量（图1-12-1）。

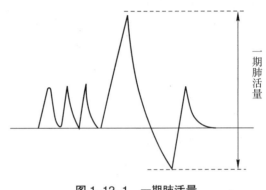

图1-12-1　一期肺活量

（2）正常成人参考值：男性（$4\,217\pm690$）mL、女性（$3\,105\pm452$）mL；实测值占预计值的百分比<80%为减低，其中60%~79%为轻度，40%~59%为中度，<40%为重度。

（3）临床意义：肺活量是肺功能检测中简单易行而又最有价值的参数之一。肺活量减低提示有限制性通气功能障碍，亦可提示有严重的阻塞性通气功能障碍。

3. 功能残气量（functional residual capacity, FRC）　是指平静呼气末肺内所含气量，即补呼气量（ERV）加残气量（RV）。FRC、RV均不能由肺量计直接测得，需应用气体（氦气或氮气）分析方法间接测定。FRC测定时只需受检者平静呼吸，不受受检者主观用力呼吸与否的影响，因而重复性好。RV测定则要求受检者用力呼吸，因此其用力程度可能影响RV的测定。

（1）测定方法：①密封式氦稀释法：包括重复呼吸法和一口气法两种，其中重复呼吸法多用。首先在空气冲洗后的肺量筒内充入定量氦与空气混合气（10%）。嘱受检者在坐位情况下平静呼吸，至功能残气位时重复呼吸 7~10 min，使肺内与肺量计内气体充分混合，达到氦浓度平衡后再持续 1 min，至平均呼吸末达到测定终点。休息 20 min 后重复 1 次，要求 2 次容积差 <5%，然后根据初始氦浓度、平衡后的氦浓度与已知的肺量计容积计算出 FRC。②氮稀释法：包括密闭式、开放式重复呼吸法和开放式氮稀释法三种，其中密闭式重复呼吸法多用。首先在冲洗后的肺量筒内充入纯氧 5 000 mL。嘱受检者取坐位，重复呼吸 7 min，使肺量计内的氧与肺内氮充分混合达到平衡，再取肺量计中气样测定氮浓度，计算 FRC。

（2）正常成人参考值：男性（3 112±611）mL、女性（2 348±479）mL。

（3）临床意义：FRC 反映胸廓弹性回缩和肺弹性回缩力之间的关系。正常情况下这两种力量相等而互相抵消，FRC 约相当于肺总量的 40%。肺弹性回缩力下降，可使 IRC 增高，如阻塞性肺气肿、气道部分阻塞。反之 FRC 下降，如肺间质纤维化、急性呼吸窘迫综合征（ARDS）。另外，当胸廓畸形致肺泡扩张受限，或肥胖伴腹压增高使胸廓弹性回缩力下降时，FRC 亦下降。

4. 肺总量（total lung capacity，TLC）是指最大限度吸气后肺内所含全部气体量，TLC = VC + RV = IRV + V_T + ERV + RV = IC + FRC。常采用密封式氦稀释法和氮稀释法测定 TLC。成年男性正常值为（5 766±782）mL，女性为（4 353±644）mL。肺总量减少见于广泛肺部疾病，如肺水肿、肺不张、肺间质性疾病、胸腔积液、气胸等。在肺气肿时，TLC 可正常或增高，主要取决于残气量和肺活量的增减情况。

二、通气功能

通气功能又称为动态肺容积，是指单位时间内随呼吸运动进出肺的气量和流速。

（一）肺通气量

1. 每分钟静息通气量（minute ventilation，VE）指静息状态下每分钟呼出气的量，等于潮气容积（V_T）×每分钟呼吸频率（RR/min）。

（1）测定方法：嘱受检者安静卧床休息 15 min 平静呼吸后，将已调试好的肺量计与之相接进行测定。重复呼吸 2 min，同时记录呼吸曲线与自动氧耗量。选择呼吸曲线平稳、基线呈水平状态、氧摄取曲线均匀的 1 min，计算 VE，并经 BTPS 校正。

（2）正常成人参考值：男性（6 663±200）mL、女性（4 217±160）mL。大于 10 L/min 提示通气过度，可造成呼吸性碱中毒。小于 3 L/min 提示通气不足，可造成呼吸性酸中毒。平静呼吸的潮气量中，约 25% 来自肋间肌的收缩，75% 依赖膈肌运动完成。故潮气量的大小不仅与性别、年龄、身高、体表面积有关，而且受胸廓与膈肌运动的影响。

2. 最大自主通气量（maximal voluntary ventilation，MVV）是指在 1 min 内以最大呼吸幅度和最快呼吸频率呼吸所得的通气量，可用来评估肺组织弹性、气道阻力、胸廓弹性和呼吸肌的力量，临床上常用作通气功能障碍、通气功能储备能力考核的指标。

（1）测定方法：包括密闭式与开放式两种，其中开放式适用大规模筛查用。先须询问有无禁忌证，再给受检者进行示范，然后嘱受试者取立位，与肺量计连接，平静呼吸 4~5 次后尽最大的力量，以最快的速度持续重复呼吸 12 s 或 15 s，要求呼吸频率达 10~15 次/min。休息 10 min 后重复一次。要求 2 次测定结果差异 <8%。计算时应选择呼吸速度均匀、幅度一致连续达到 12 s 或 15 s 的一段最大曲线，取呼吸所得气量乘 5 或 4 即得。

（2）正常成人参考值：男性（104±2.71）L、女性（82.5±2.17）L。作为通气功能障碍考核指标时常以实测值占预计值 % 进行判定，占预计值的百分比小于 80% 为异常。

（3）临床意义：①MVV 降低：无论是阻塞性或限制性通气障碍均可使之降低。临床常见于阻塞性肺气肿、呼吸肌功能障碍、胸廓、胸膜、弥漫性肺间质疾病和大面积肺实变等。②作为通气储备能力考核指标：常以通气储备百分比表示，计算公式为：

通气储量 % =（MVV–VE）/MVV×100%

通气储备百分比被认为是胸部手术术前判断肺功能状况、预计肺合并症发生风险的预测指标以及职业病劳动能力鉴定的指标。正常值 >95%，低于 86% 提示通气储备不足，气急阈为 60% ~ 70%。

（二）用力肺活量

用力肺活量（forced vital capacity，FVC）是指深吸气至肺总量位后以最大力量、最快的速度所能呼出的全部气量。第 1 秒用力呼气容积（forced expiratory volume in one second，FEV_1）是指最大吸气至肺总量位后，开始呼气第 1 秒内的呼出气量。正常人 3 s 内可将肺活量全部呼出，第 1 秒、2 秒、3 秒所呼出气量各占 FVC 的百分率正常分别为 83%、96%、99%（图 1-12-2）。FEV_1 既是容积测定，亦为 1 s 内的平均呼气流量测定，临床应用非常广泛，并常以 FEV_1 和 FEV_1% 表示（简称 1 秒率）。

1. 测定方法　嘱受检者取立位，与肺量计连接后做最大吸气至肺总量位，屏气 1 s 后以最大力量、最快速度呼气至残气量位，持续、均匀、快速呼尽，重复 2 次。然后选择最佳曲线进行计算。

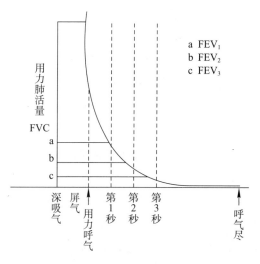

图 1-12-2　用力肺活量

2. 正常成人参考值　男性（3 179 ± 117）mL、女性（2 314 ± 48）mL；FEV_1/FVC% 均大于 80%。

3. 临床意义　是测定呼吸道有无阻力的重要指标。阻塞性通气障碍患者，如慢性阻塞性肺病、支气管哮喘急性发作的患者，由于气道阻塞、呼气延长，其 FEV_1 和 FEV_1/FVC% 均降低。限制性通气障碍时，如弥漫性肺间质疾病、胸廓畸形等患者可正常，甚至可达 100%。

（三）最大呼气中段流量

最大呼气中段流量（maximal mid-expiratory flow，MMEF/MMF）是根据用力肺活量曲线而计算得出用力呼出 25% ~ 75% 的平均流量。

1. 测定方法　将用力肺活量起、止两点间平均分为四等份，取中间 50% 的肺容量与其所用呼气时间（最大呼气中段时间，mid expiratory time，MET）相比所得值。正常成人男性为（3 452 ± 1 160）mL/s、女性为（2 836 ± 946）mL/s。

2. 临床意义　可作为评价早期小气道阻塞的指标。因为 MMF 主要取决于 FVC 非用力依赖部分，包括 MMF 在内的低肺容量位流量改变仅受小气道直径影响。MMF 比 FEV_1/FVC% 能更好地反映小气道阻塞情况。

（四）肺泡通气量

肺泡通气量（alveolar ventilation，V_A）是指安静状态下每分钟进入呼吸性细支气管及肺泡与气体交换的有效通气量。正常成人潮气量为 500 mL，其中 150 mL 为无效腔气。无效腔气不参与气体交换，仅在呼吸细支气管以上气道中起传导作用，亦称为解剖无效腔。若按呼吸频率为 15 次 /mim 计算，其静息通气量为 7.5 L/min，减除无效腔气，即肺泡通气量为 5.25 L/min。但进入肺泡中气体，若无相应肺泡毛细血管血流与之进行气体交流，也同样会产生无效腔效应，称肺泡无效腔。解剖无效腔加肺泡无效腔称生理无效腔（physiological dead space，V_D）。正常情况下因通气 / 血流比值正常，肺泡无效腔量小至可忽略不计，故生理无效腔基本等于解剖无效腔。$V_A =（V_T–V_D）× RR$ 或 $V_A =$

$V_T \times (1 - V_D/V_T) \times RR$，由此可见肺泡通气量受无效腔与潮气容积比率（$V_D/V_T$）影响，正常 $V_D/V_T = 0.3 \sim 0.4$，比值小则有效肺泡通气量增加；反之则减少，如 $V_D/V_T = 0.7$ 时，V_T 仍为 500 mL，RR 为 15 次/min，则 $V_A = 500\ mL \times (1-7/10) \times 15/min = 2.25\ L/min$。故浅速呼吸的通气效率逊于深缓呼吸。

（五）临床应用

1. 通气功能的判断　临床上通气功能测定是肺功能测定的基本内容，是一系列肺功能检查中的初筛项目。根据上述各项指标，并结合气速指数（正常为1），可对通气功能作出初步判断、判断肺功能状况和通气功能障碍类型。

气速指数 =（MVV 实测值/预计值%）/（VC 实测值/预计值%）

通气量储备能力用通气储量%来表示，95%为正常，低于86%提示通气储备不佳，低于70%提示通气功能严重损害。

（1）肺功能不全分级：见表1-12-1。

表1-12-1　肺功能不全分级

分级	VC 或 MVV 实/预 %	FEV₁/FVC%
基本正常	> 80	> 70%
轻度减退	80 ~ 71	70 ~ 61
显著减退	70 ~ 51	60 ~ 41
严重减退	50 ~ 21	≤40
呼吸衰竭	≤20	

（2）通气功能障碍分型：以上通气功能主要反映大气道（内径 > 2.0 mm）通气的状况。阻塞性通气功能障碍的特点是以流速（如 $FEV_1/FVC\%$）降低为主，限制性通气障碍则以肺容量（如 VC）减少为主。其分型见表1-12-2。

表1-12-2　通气功能障碍分型

分型	FEV₁/FVC%	MVV	VC	气速指数	RV	TLC
阻塞性	↓↓	↓↓	正常或↓	< 1.0	↑	正常或↑
限制性	正常或↑	↓或正常	↓↓	> 1.0	正常或↓	↓
混合性	↓↓	↓	↓	=1.0	不定	不定

2. 阻塞性肺气肿的判断　可根据 RV/TLC% 结合肺泡氮浓度的测定，对阻塞性肺气肿的程度做出判断。

3. 气道阻塞的可逆性判断及药物疗效的判断　可通过支气管舒张试验来判断有无可逆性及药物疗效。

（1）测定方法：测定前患者 24 h 停用支气管舒张药，再行常规肺功能测定。当结果提示 FEV_1 或 $FEV_1/FVC\%$ 降低时，给患者吸入沙丁胺醇 0.2 mg 后 15 ~ 20 min，重复测定 FEV_1 与 $FEV_1/FVC\%$，然后按下列公式计算。

通气改善率 =[（用药后测定值 − 用药前测定值）/用药前测定值]×100%

（2）结果判断：改善率 > 15%，判定为阳性。15% ~ 24% 为轻度可逆，25% ~ 40% 为中度可逆，> 40% 为高度可逆。

（3）注意事项：在评价通气改善率时须特别注意 FEV_1 的绝对值，因为 FEV_1 只要稍为增加就能达到改善 15% 的指标，但是其绝对值的微量增加对肺通气功能的改善并无意义，只有当其绝对值增加 200 mL、FEV_1 改善超过 15% 时，才能认为气道可逆。

4. 呼气流量峰值（peak expiratory flow，PEF）是指用力肺活量测定过程中，呼气流速最快时的瞬间流速，亦称峰值呼气流速，主要反映呼吸肌的力量及气道有无阻塞。正常人一日内不同时间点的

PEF 值可有差异，称为日变异率或昼夜波动率。这种变异率的测定，可用微型峰流速仪于每日清晨及下午（或傍晚）测 PEF，连续测一周后计算：

$$PEF 日变异率 = \frac{日内最高 PEF - 日内最低 PEF}{1/2（同日内最高 PEF + 最低 PEF）} \times 100\%$$

正常一般 < 20%，≥ 20% 对支气管哮喘诊断有意义。因该法操作简便，故常作为哮喘患者病情监测的指标，若日变异率明显增大，提示病情加重，需行相应处理。

5. 支气管激发试验　是测定气道反应性的一种方法。该试验是用某种药物刺激，使支气管平滑肌收缩，再行肺功能检查，依据检查结果的相关指标判定支气管狭窄的程度，借以判定气道反应性。

（1）测定前准备：首先将试验所用药物组胺或乙酰甲胆碱用生理盐水按浓度 0.03 ～ 16 mg/mL，加倍递增稀释配制，4℃ 冰箱保存备用。要求受试者在受试前无呼吸困难症状，且 FEV_1 占预计值 ≥ 70%，24 h 内停用支气管扩张剂。

（2）测定方法：先测基础 FEV_1 值，然后雾化吸入生理盐水 2 min，再测 FEV_1，如果无明显降低，则从最低浓度开始，采用潮气法呼吸，依次吸入上述药物，每一剂量吸完后测 FEV_1，至 FEV_1 较吸入盐水后 FEV_1 降低 ≥ 20% 时终止。气道反应性的判断主要以使 FEV_1 降低 20% 时所需药物累积量（$PD_{20}FEV_1$），其值为组胺 $PD_{20}FEV_1 < 7.8$ mmol、乙酰甲胆碱 $PD_{20}PEV_1 < 12.8$ mg，为气道反应性增高。计算公式为：

$$PD_{20}FEV_1（mol）= \frac{FEV_1 对照值 - \dfrac{药物吸入后}{FEV_1 最高值}}{FEV_1 对照值} \times 100\%$$

（3）临床意义：主要用于协助支气管哮喘的诊断。

第二节　换气功能检查

外呼吸进入肺泡的 O_2 通过肺泡毛细血管进入血液循环，而血中的 CO_2 通过弥散排到肺泡，这个过程称为"换气"。肺有效的气体交换与通气量、血流量、吸入气的气体分布（gas distribution）、通气与血流的比例关系和气体弥散有密切关系。

（一）气体分布

肺泡是气体交换的基本单位，只有吸入的气体能均匀地分布于每个肺泡，才能发挥最大的气体交换效率。但是，即使是健康人，肺内气体分布也存在区域性差异，导致气体分布的不均一性。在直立位时肺尖部胸腔负压最高，并以 0.26 cmH_2O/cm 的梯度向肺底部递减，结果引起上肺区扩张程度大于下肺区。在此基础上再深吸气时，上肺区肺泡先扩张，气体亦先进入上肺区，继而上、下肺区肺泡同时充气，充气时间和数量也基本相同。当吸气至肺总量位（TLC）时，上肺区先终止扩张充气（属快肺泡），而下肺区肺泡继续充气（属慢肺泡）。另外，有阻塞性气道病变时，由于气道阻力不一致，吸入气体容易进入气道阻力低的肺内。呼气过程中肺泡压不能达到平衡和呼吸频率增加均会加重气体分布不均。气体分布的测定方法和临床意义如下。

1. 测定方法　本项检查是以测定氮浓度作为判定指标。氮浓度不能直接测定，需通过吸入纯氧后测定呼出气中的氮浓度来间接测定。测定方法有单次呼吸法和重复呼吸法两类，其中以单次呼吸法为常用。单次呼吸法（一口气氮稀释法）测定时令受检者于深呼气至残气量（RV）位后吸入纯氧至肺总量（TLC）位，然后缓慢均匀地呼气至残气位。操作者将呼出气持续引入快速氮分析仪，连续测出呼出气中氮浓度，并描记肺泡氮浓度曲线。呼气氮浓度与曲线呈 4 相变化：先排出无效腔纯氧，氮浓度为零为 I 相，曲线呈平段；随后呼出气为肺泡与气道混合气，氮浓度开始上升为 II 相；待肺泡持续排气，由于各部肺泡氮浓度接近，出现高浓度氮的相对水平曲线为 III 相，曲线呈肺泡平段；最后下肺区小气道关闭，含更高浓度氮自上肺区呼出为 IV 相，曲线上扬（图 1-12-3）。判定指标以呼气至 750 ～ 1 250 mL 的瞬时氮浓度差为准，正常 < 1.5%。

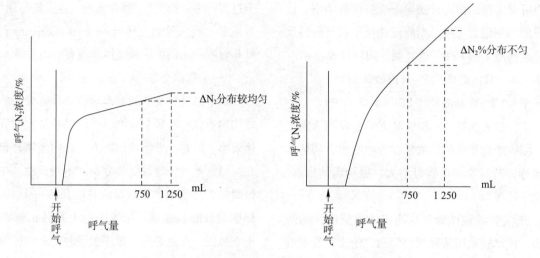

图 1-12-3 一口气氮分析法测定吸气在肺内分布均匀性

健康人吸入纯氧在肺内均匀分布，不同肺区的肺泡氮被吸入纯氧稀释后，浓度接近。

重复呼吸 7 min 氮清洗法测定时，令受检者反复吸入纯氧使肺内氮气连续冲洗出去，肺内的氮被每次吸入的纯氧稀释，并随呼吸排出，使肺泡内氮浓度逐渐下降。反复吸入 7 min 后，测定总的呼出肺泡气中氮的浓度。健康人肺内气体分布相对均匀，氮浓度应 < 2.5%。

2. 临床意义　吸入气体分布不均匀主要是由于不均匀的气流阻力和顺应性。临床上支气管痉挛、受压可出现不均匀的气流阻力；间质性肺炎、肺纤维化、肺气肿、肺淤血、肺水肿等可降低肺顺应性。

（二）通气 / 血流比值

肺有效的气体交换不仅要求有足够的通气量和血流量，而且要求通气与血流灌注（即通气 / 血流比值 ventilation/perfusion ratio，V/Q）在数量上比例适当。在静息状态下，健康成人每分钟肺泡通气量约 4 L，血流量约 5 L，V/Q 比值为 0.8。但是肺内不同肺间区的 V/Q 比值存在很大差异，其原因是 V/Q 比值受重力、体位和肺容积的影响；但通过生理上的调节，使整个肺的 V/Q 取得适当的比值，以保证最有效的气体交换。

1. 测定方法　是通过计算一些生理指标来间接判定 V/Q 比例。其方法很多，如用 Bohr 公式计算无效腔比率（V_D/V_T）、用动脉血气计算肺内分流（QS/QT）、肺泡 - 动脉氧分压差 [$P_{(A-a)}O_2$]。

2. 临床意义　V/Q 比例失调是肺部疾病产生缺氧的主要原因。临床上见于肺实质、肺血管疾病，如肺炎、肺不张、呼吸窘迫综合征、肺栓塞和肺水肿等。

（1）V_D/V_T：正常值为（29.67 ± 7.11）%，比值随年龄增大而增加。其值增大见于各种原因所致的肺血管床减少，如肺气肿，肺血流量减少和肺血管栓塞。

（2）QS/QT：正常值为 0.050 5 × 年龄 +1.623 5，其值增加见于先天性心脏病，右至左分流、肺不张、肺萎陷、肺水肿、肺部感染等疾病。

（3）$P_{(A-a)}O_2$：正常值：吸空气为 0.67 ~ 2.0 kPa（5 ~ 15 mmHg）、吸纯氧为 5.33 ~ 13.33 kPa（40 ~ 100 mmHg）。该项指标受 V/Q 比例、解剖分流与弥散三种因素影响，可作为综合了解肺的换气功能。

（三）肺泡弥散功能

肺泡弥散是肺泡内气体中和肺泡壁毛细血管中的氧和二氧化碳，通过肺泡壁毛细血管膜进行气体交换的过程。以弥散量（diffusion capacity of lung，D_L）作为判定指标。肺泡弥散量是指肺泡膜两侧气体分压差为 1 mmHg 条件下，气体在单位时间（1 min）所能通过的气体量（mL）。影响肺泡毛细血管弥散的因素有弥散面积、弥散距离（厚度）、肺泡与毛细血管的氧分压差、气体分子量、气体在介质中的溶解度、肺泡毛细血管血流以及气体与血红蛋白的结合力。O_2 与 CO_2 在肺内的弥散过程不同，CO_2 的弥散速率为 O_2 的 21 倍，实际上不存在 CO_2 弥散功能的障碍，故临床上弥散障碍是指氧而言，其后果是缺氧。由于一氧化碳（CO）有与氧分子相类似特性，临床上测定时则通常采用 CO 气体。

1. 测定方法　有单次呼吸法、恒定状态法和重复呼吸法三种。临床上较常用单次呼吸法。正常值为：男性 18.23 ~ 38.41 mL/（mmHg·min）［187.52 ~ 288.8 mL/（kPa·min）］；女性 20.85 ~ 23.9 mL/（mmHg·min）［156.77 ~ 179.7 mL/（kPa·min）］。

2. 临床意义　D_L 值与年龄、性别、体位、身材等相关，男性大于女性，青年人大于老年人。弥散量如小于正常预计值的 80%，则提示有弥散功能障碍。

（1）弥散量降低：常见于肺间质纤维化、石棉肺、重度肺气肿、肺结核、气胸、肺部感染、肺水肿、先天性心脏病、风湿性心脏病、贫血等。

（2）弥散量增加：可见于红细胞增多症、肺出血等。

第三节　小气道功能检查

小气道功能（small airway function）为区域性肺功能（regional lung function）的一种。小气道是指吸气状态下内径 ≤ 2 mm 的细支气管（相当于第 6 级支气管分支以下），包括全部细支气管和终末细支气管，是许多慢性阻塞性肺疾病早期容易受累的部位。由于小气道阻力仅占气道总阻力的 20% 以下，因此，当它发生病变时，临床上可无任何症状和体征，其异常变化亦不易被常规肺功能测定方法检出。小气道功能检查对早期发现和诊断小气道疾病有十分重要意义。

（一）最大呼气流量 - 容积曲线

最大呼气流量 - 容积曲线（maximum expiratory flow-volume curve，MEFV）为受试者在做最大用力呼气过程中，将呼出的气体容积与相应的呼气流量做相关记录的曲线，或称流量 - 容积曲线（V-V 曲线）。

1. 测定原理　小气道流量的变化与小气道壁受呼吸过程中肺容积大小变化的影响密切相关。吸气时肺容积增大，随胸腔压力（Ppl）的降低，气道周围肺组织弹性回缩力对管壁的牵张力增强，使气道扩张。用力呼气时，肺泡内压（Palv）亦称肺内压驱动气体自肺泡内排出，此时 Ppl 起双刃剑作用，既作用于肺泡有利于排气，也作用于气道，挤压使其口径缩小而妨碍肺泡排气。故在深吸气后用力呼气初期，肺容积较大，小气道内径相对较粗，单位时间呼气流量与胸腔压力有关；到了呼气中后期，肺容积缩小，呼气流量则取决于小气道及其腔内压力抵制和削减其周围压力与气道阻力保持通畅的能力，而与胸腔压力大小无关，流量自动降低。

2. 测定方法　嘱受试者立位平静呼吸数次训练后深吸气至肺总量（TLC）位后，以最快速度用力呼气至残气量位，总呼气时间应达 4 s 以上，用 X-Y 函数记录仪描绘出呼气量与相应气流速度的相关曲线（图 1-12-4）。X 轴代表肺容积、Y 轴代表最大呼气流量（Vmax）。间隔 5 ~ 10 min 后重复

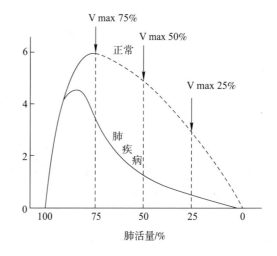

图 1-12-4　正常和阻塞性肺疾病的流量 - 容积曲线

一次，至少测三次。两次测定的 FVC 值差应＜5%
或者 100 mL，选择最大值曲线测算。

3. 判定指标及临床意义　临床上常用 VC50%
和 VC25% 时的呼气瞬时流量（Vmax$_{50}$ 和 Vmax$_{25}$）
作为检测小气道阻塞的指标，凡两指标的实测值/
预计值小于 70%，且 V_{50}/V_{25}＜2.5 即认为有小气道
功能障碍。通过观察 MEFV 曲线的下降支斜率的形
状可判断气道阻塞的部位，特别是上气道阻塞，其
曲线形态具有特征性（图 1-12-5）。

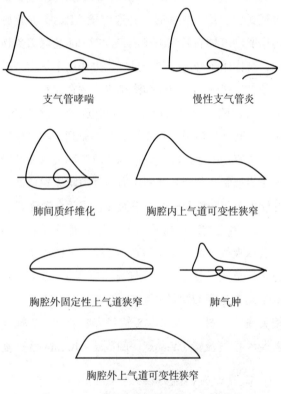

支气管哮喘　　　　慢性支气管炎

肺间质纤维化　　　胸腔内上气道可变性狭窄

胸腔外固定性上气道狭窄　　　肺气肿

胸腔外上气道可变性狭窄

图 1-12-5　不同疾病时流量 – 容积曲线

（二）闭合容积

闭合容积（closing volume，CV）原称闭合气
量，是指平静呼气至残气位时，肺下垂部小气道
开始闭合时所能继续呼出的气体量；而小气道开始
闭合时肺内留存的气体量则称为闭合总量（closing
capacity，CC），CC = CV + RV。

1. 测定原理　正常人直立位或坐位时，由于
受重力影响，胸腔负压自上而下呈梯度减低，在深
呼气至残气位时，肺尖部的胸膜腔内压（胸内压）

为 –2.2 cmH$_2$O，至肺底部胸内压为 + 4.8 cmH$_2$O。
吸气时，因上肺区肺泡负压大于下肺区，因此吸入
气首先进入上肺区，再进入下肺区；深吸气，在吸
气末上肺区先终止扩张充气时，下肺区肺泡继续扩
张。深呼气，由于胸内压自上而下速度递增，故下
肺区肺泡排气先于上肺，继而上、下肺区同时排
气；等接近呼吸末期，下肺区因胸腔内压超过气道
内压，小气道先被挤压而陷闭。

2. 测定方法　基本有两种，即氮气法（N$_2$
method）和氦气法（He bolus method）。两种方法都
是利用肺上部和肺下部标记气体浓度的差异，根据
不同浓度的标记气体非同步排空来计算闭合气量。

（1）氮气法：嘱受试者取坐位深呼吸两次
空气后，缓慢尽力呼气到残气量（RV）位，再
以＜0.5 L/s 速度缓慢持续吸入 100% 氧到肺总量
（TLC）位。然后以 0.3 ~ 0.5 L/s 的缓慢速度呼气至
残气量位。呼气同时测定呼出气容积和氮浓度，记
录在 X–Y 轴记录仪上，会得出 4 相曲线。Ⅰ相为气
道与测定仪管道内不含氮的无效腔气，氮浓度为零；
Ⅱ相为无效腔与上下肺区肺泡气混合气，氮浓度上
升；Ⅲ相为上下肺区同等排气，氮浓度相对稳定；
Ⅳ相为下肺区小气道开始闭合，排气渐向中、上肺
区推进，当中肺区排气开始停止，含氮较高的上肺
区肺泡继续呼出时，氮浓度明显上升，第Ⅲ、Ⅳ
相交点至呼气终点即为闭合容积 CV（图 1-12-6）。
重复 2 ~ 3 次，间隔时间 5 ~ 10 min。本方法是临床
较常用的一种方法。

（2）氦气法：本方法与氮气法相似。不同之
处是在开始吸气时先吸入定量指示气体氦 200 mL，
再吸入空气达肺总量（TLC）位。随后立即缓慢匀
速地一次呼气至残气量（RV）位。

3. 判定与临床意义　两方法所测结果无明显
差异。测定结果判定指标有两种，分别为 CV（闭
合气量）/VC（肺活量）% 和 CC（闭合总量）/
TLC（肺总量）%，正常值随年龄增加而增加。CV/
VC%，30 岁为 13%，50 岁为 20%；CC/TLC＜45%。
吸烟者不正常率明显增加。

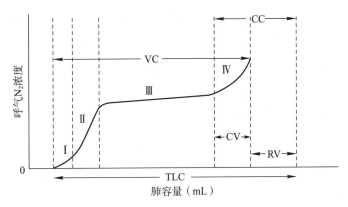

图 1-12-6　闭合气量曲线

（邵　莉）

数字课程学习

⬇ 教学PPT　　　✎ 自测题

第十三章
呼吸系统影像学诊断

关键词

X 线	透视	X 线摄片	计算机体层摄影
高分辨率 CT	磁共振成像	肺通气 – 灌注显像	
正电子发射计算机断层显像	胸壁	纵隔	
横膈	肋膈角	肺	肺野
肺门	肺纹理	肺叶	肺段
肺窗	纵隔窗	肺实变	肺不张
肺间质病变	钙化	空腔	空洞
结节	肿块	胸膜尾征	肺气肿
胸膜病变	胸腔积液	气胸	液气胸

第一节　影像学技术方法

一、普通 X 线

（一）X 线摄影

X 线摄影是呼吸系统疾病诊断的基本方法。常规摄片的投照体位包括：正位（后前位）及侧位。斜位常用于检查肋骨腋段的骨折。前弓位投照则用于观察肺尖的病变，目前已很少应用。

（二）数字 X 线成像

数字 X 线成像作为新的 X 线成像技术，已基本替代了传统的 X 线摄影。主要包括计算机 X 线摄影（computed radiography，CR）及数字 X 线摄影（digital radiography，DR）等。CR 是以 X 线成像板（imaging plate，IP）作为载体记录 X 线信息，由激光读出信息并图像后处理形成数字影像。DR 是由平板探测器（flat panel detector，FPD）探测的模拟信号直接数字化而形成数字影像。由于 DR 影像清晰度更高、噪声更少、检查速度更快，曝光量更低，对影像细节显示更好，目前已成为最常用的筛查呼吸系统疾病的检查技术。常规投照体位与 X 线摄影相同。

二、计算机体层摄影

（一）CT 平扫

随着多层螺旋 CT 广泛应用于临床，CT 平扫已成为呼吸系统疾病最常用的检查方法。检查时患者取仰卧位，双手举过头顶以减少肩部及双上肢骨骼产生的伪影。扫描范围从肺尖到肋膈角，定位线置于胸骨切迹平面，一般于深吸气末期嘱患者屏气进行扫描。常规扫描层厚为 1 ~ 5 mm，螺距 1.5，通常使用肺窗和纵隔窗观察。

低剂量 CT 扫描（low-dose CT，LDCT）使用降低管电压、管电流和根据体型自动适应技术，以及迭代重建等图像处理技术，大幅度减少受检者的辐射剂量，同时能够保证图像诊断质量的扫描。目前已广泛用于现代 CT，尤其是用于肺癌 CT 筛查。

（二）CT 增强扫描

从外周静脉手推或高压注射器注入对比剂后进行的胸部 CT 扫描。对比剂目前较常使用优维显（ultravist）或碘海醇（iohexol），浓度为 300 mg/mL，一般用量为 50 ~ 100 mL。增强扫描用于观察病灶血供，鉴别肺门周围血管断面与肺内病灶，鉴别肺门或纵隔淋巴结与血管断面，判断胸部大血管受累情况，淋巴结的定性诊断及肺门结节病灶的鉴别诊断等。

（三）动态增强扫描

注射对比剂后对感兴趣部位行多次扫描，以反映病灶中对比剂浓度随时间所发生的变化，可了解并量化病灶血流、血容量情况。对孤立肺结节的定性诊断有一定辅助作用。

三、磁共振成像

呼吸系统的磁共振成像（magnetic resonance imaging，MRI）检查的应用不如 CT 广泛，主要用于评估心脏及血管情况，对肺门及纵隔软组织病变的检测较 CT 更敏感。三维成像对肺上沟肿瘤全貌及侵犯情况的显示更清晰。检查时一般采用呼吸门控或屏气扫描以减少呼吸运动伪影。扫描序列多采用自旋回波序列（spin echo，SE）及快速自旋回波序列（fast spin echo，FSE）。

四、放射性核素检查

肺通气 - 灌注显像（pulmonary ventilation-perfusion imaging）可用来诊断肺栓塞，还可用于诊断 COPD 等疾病，测定肺肿瘤、肺大疱的术前肺功能情况。

五、正电子发射计算机断层显像

显像剂荧光脱氧葡萄糖同位素氟（FDG）在人体内以葡萄糖类似物的形式传输，在磷酸化后可被肿瘤细胞摄取。正电子发射计算机断层显像（positron emission tomography，PET）正是利用良、恶性病变对其的代谢不同而使用的一种新的无创检查技术。因此可用于鉴别肺结节或肿块的良恶性、评估肺癌的分期及疗效、复发等情况。

六、超声检查

超声检查很少用于肺部病变的诊断，对胸腔积液及纵隔肿瘤诊断有一定作用。

第二节　胸部正常影像学表现

一、胸壁

胸壁包括胸壁软组织和骨性胸廓。胸壁软组织的重要结构有胸锁乳突肌、锁骨上皮肤皱褶、胸大肌阴影以及女性乳房影。骨性胸廓包括肋骨、肩胛骨、锁骨、胸骨、下胸椎等躯干骨骼和上肢带骨。在读片时除了观察胸廓各骨骼外，还需对胸片拍摄范围内的肱骨近端、上腰椎等骨骼进行观察。

1. 胸壁软组织　X线胸片上主要由胸锁乳突肌和锁骨上皮肤皱褶、胸大肌、乳房及乳头构成。CT图像上最外部为皮肤及皮下组织。女性胸壁前方可见乳房结构。第5肋以上有胸大肌及胸小肌，第7肋以下有腹直肌及外斜肌，后胸壁有斜方肌、菱形肌和胸椎棘突周围肌群。

2. 骨性胸廓　主要由胸椎、肋骨、胸骨、锁骨和肩胛骨组成。CT上可在纵隔窗及骨窗上显示。前部有胸骨及胸锁关节，后部有胸椎及后部肋骨。肋骨三维重建图像可清晰显示肋骨。肋骨常见的先天变异有：①颈肋：发生于第7颈椎的短小肋骨，可位于一侧或两侧；②叉状肋：肋骨的前端呈叉状，常合并宽度增加，相邻的肋骨发育较小；③肋骨联合：在第5、6肋较多见，表现为相邻的肋骨局部融合或局部突起形成假关节，肋间隙变窄。

3. 胸膜　正常胸膜在X线胸片上一般不显影，叶间胸膜有时可显影。水平裂胸膜在约70%正常人胸部后前位上可显示为约第4前肋水平横形细线状阴影，侧位片上起自斜裂中点，向前水平走行达前胸壁。斜裂胸膜在侧位上显示为自后上第4胸椎水平向前下的细线状阴影。叶间胸膜在普通CT平扫肺窗常呈横行或略呈弧形的少血管透亮带，在薄层或HRCT扫描可呈软组织密度线状阴影（拓展阅读）。

二、纵隔

纵隔（mediastinum）位于两肺之间，内有心脏、大血管、气管、主支气管、食管、淋巴组织、胸腺、神经及脂肪等器官和组织。在胸片上只能观察到纵隔轮廓，无法观察其内在结构。CT和MR可清晰显示纵隔内器官形态结构，因此必要时需进行CT或MR扫描。

纵隔分为前、中、后三个区，前纵隔是胸骨之后，心脏、升主动脉和上部气管之前的狭长三角区。中纵隔为心脏、主动脉、气管及肺门所在区域。食管前壁为中、后纵隔分界线。另外，胸骨柄、体交界至第4胸椎下缘连线区分上、中纵隔；第8胸椎下缘平行线区分中、下纵隔。纵隔分区对于判断纵隔肿块位置和来源具有重要临床指导意义（图1-13-1）。

纵隔位置形态可依据体位和胸腔压力有所变化。小儿期上纵隔显著增宽，这主要是婴幼儿胸腺较大，典型者形似船帆（帆征）。

胸部CT主要通过纵隔窗观察纵隔，主要涉及的层面包括：

1. 主动脉弓层面　该层面上，主动脉弓自气管前方向左后方走行。气管右前方，主动脉右侧为上腔静脉。

2. 主动脉窗层面　升主动脉在气管右前方，其右侧为上腔静脉。气管左后方为降主动脉。

3. 气管分叉层面　可见隆突与左右侧支气管，主肺动脉位于左主支气管的左前方。右主支气管后方、隆突下方、奇静脉和食管右侧间隙为奇静脉食管隐窝（azygoesophageal recess）。

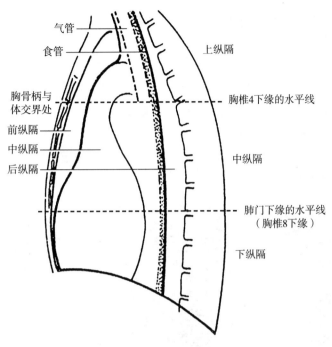

图 1-13-1　纵隔分区

三、横膈

横膈（diaphragm）是胸腔和腹腔之间分隔的一块扁肌，呈穹窿样。在正位胸片上，横膈呈圆顶状，内侧较外侧的位置高，轮廓光滑。横膈外侧、及前后方与胸壁相交形成肋膈角（costophrenic angle）。深吸气时，右侧膈顶一般位于第 9~10 后肋水平，右侧较左侧膈顶高 1~2 cm。侧位片上横膈与前胸壁形成前肋膈角，与后胸壁形成后肋膈角，后肋膈角低于前肋膈角。CT 上表现为软组织密度的波浪状或弧形线影。横膈后下部形成两侧膈肌脚，为膈肌与脊柱前纵韧带相连续而形成，简称膈脚。如膈肌发育不良或局部薄弱，横膈可向上呈半圆形隆起，称局限性膈膨隆。

四、肺

肺由肺实质和间质组成。肺实质为肺部具有气体交换功能的含气腔隙，主要由肺泡构成。肺间质是肺组织结构框架，其中包括各级支气管、血管、小叶间隔、肺泡壁和淋巴管。

1. 肺野（lung field） 是肺组织在后前位像上所显示的透光区域。为便于定位，将每侧肺野从肺门至肺野外围纵向分为三等份，分别称为内、中、外带。又分别沿第 2、4 前肋下缘水平画水平线，将肺野分为上、中、下野（图 1-13-2）。

在解剖上，右肺分为上、中、下三叶，左肺分为上、下两叶。肺叶在后前位胸片上有所重叠，右心缘主要邻接右侧中叶，但右下叶与心缘不直接相邻。因此右肺中叶炎症时病灶与心缘往往无显

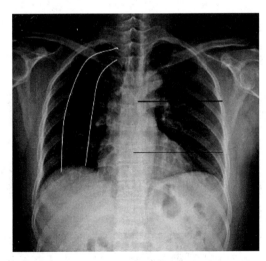

图 1-13-2　肺野与肺带的划分
纵线划分肺带，横线划分肺野

著界限，但右肺下叶炎症发生时病灶与心缘可明确界限。

2. 肺门（hilum of lung）　主要为肺动脉、肺静脉和支气管的投影总和。肺动脉、静脉是肺门阴影的主要组成部分。后前位胸片上肺门位于两肺中野内带，左侧略高于右侧。右侧肺门由上肺静脉、上肺动脉所构成的上部与下肺动脉干后回旋支构成的下部组成。左肺门由左肺动脉及上肺静脉分支构成

（图1-13-3）。上下部相交构成一大于90°的夹角，称为肺门角（hilum angle）。肺门角是判断肺门是否增大的重要参数。肺门肿瘤或淋巴结增大时会造成肺门角消失外凸。正常人右下肺动脉主干宽度不超过15mm，右下肺动脉增宽提示为肺动脉高压。肺门增大的原因很多，但单侧肺门增大要高度怀疑由肺门肿瘤或淋巴结肿大所造成，双侧肺门增大则往往是肺门血管扩张所致。

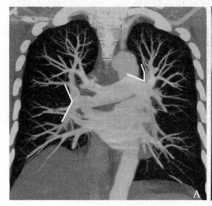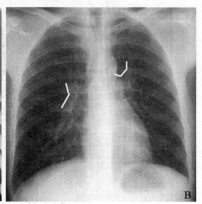

图1-13-3　肺门显示，白色线勾勒的夹角为肺门角
A. 多排螺旋CT增强扫描后重建的最大密度投影（MIP）图；
B. 胸部正位片，显示肺门角为上肺静脉及下肺动脉的夹角

3. 肺纹理（lung markings）　是由肺动脉、肺静脉、支气管和淋巴管形成。表现为自肺门向外周放射状分布的树枝状阴影。肺动脉与支气管伴行，在CT横断图像上表现为圆形影。肺静脉走行在肺段或亚段之间。结缔组织包绕的支气管及其伴随的肺动脉称为支气管血管束。正常支气管血管束边缘光滑清楚，自肺门至小叶肺动脉逐渐变细。

4. 肺叶　由叶间胸膜分隔而成，右肺由水平裂及斜裂分为上、中、下三个肺叶，左肺由斜裂分为上、下两个肺叶。副叶为先天变异，是额外的胸膜裂延伸入肺段之间形成的额外的肺叶。常见的副叶有位于右肺门上方纵隔旁的奇叶，为奇静脉发育异常所致，另有位于下叶内侧部的下副叶，又称心后叶。

5. 肺段　呈圆锥形，基底部位于肺野的外围，尖端指向肺门。右肺有10个肺段，左肺有8个肺段。每个肺段有与其名称一致的段支气管。可根据

肺段支气管及血管走行定位肺段（图1-13-4）。

6. 次级肺小叶　是肺的解剖单位，切面呈圆锥状，尖端指向肺门，底向胸膜。肺小叶中央由小叶中心细支气管伴随小叶中央动脉及包绕的纤维结缔组织构成，称为小叶核。包绕肺小叶的纤维结缔组织称为小叶间隔，内有肺静脉及淋巴管分支。小叶核与小叶间隔之间为小叶实质，也就是功能性肺实质，包括由小气管、肺动静脉分支供应的肺泡和相关的毛细血管床。

7. 气管与支气管　气管在正位胸片位于上纵隔中部，上缘起自第6、7颈椎水平，于第5、6胸椎水平分为左、右主支气管，气管分叉角度为60°～80°。两侧主支气管然后逐级分出叶、肺段、亚肺段、小支气管、细支气管、呼吸细支气管直至肺泡管、肺泡囊。在CT上能够显示气管、主支气管及部分段支气管，表现为长管状、圆形或椭圆形透亮影。

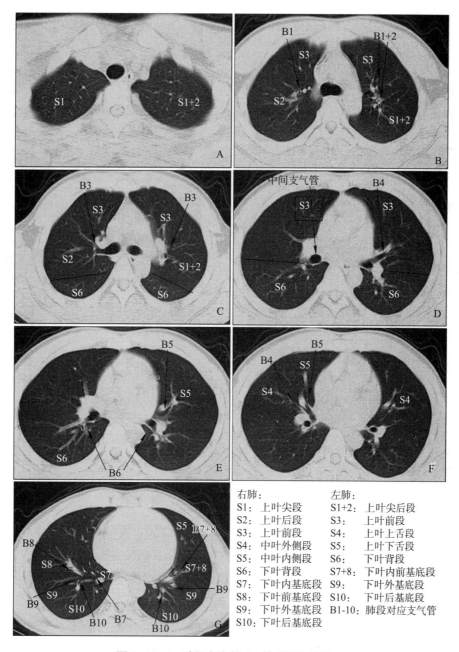

图 1-13-4　肺段在胸部 CT 横断面上的显示

S 为肺段 segment 缩写，B 为支气管 bronchi 缩写

右肺：	左肺：
S1：上叶尖段	S1+2：上叶尖后段
S2：上叶后段	S3：上叶前段
S3：上叶前段	S4：上叶上舌段
S4：中叶外侧段	S5：上叶下舌段
S5：中叶内侧段	S6：下叶背段
S6：下叶背段	S7+8：下叶前内基底段
S7：下叶内基底段	S9：下叶外基底段
S8：下叶前基底段	S10：下叶后基底段
S9：下叶外基底段	B1-10：肺段对应支气管
S10：下叶后基底段	

第三节　胸部基本病变的影像学表现

一、气管与支气管病变

（一）气管、支气管狭窄与阻塞

支气管腔内肿瘤、异物、血块、管壁增厚、先天性狭窄及外压性狭窄等均可引起支气管阻塞。外压性狭窄最常见的原因是淋巴结肿大。支气管阻塞可以引起阻塞性肺气肿、阻塞性肺炎及肺不张。X线胸片不易发现气管支气管病变，但可以显示阻塞性肺气肿、肺不张、肺炎等间接征象。CT 则能够直接显示病变及间接征象。

1. 阻塞性肺气肿　是因支气管活瓣性狭窄，

吸气时空气被吸入肺内，呼气时不能完全呼出，使该支气管所分布的肺泡过度充气而逐渐膨胀形成，分为弥漫性、局限性。弥漫性肺气肿最常见原因是慢性支气管炎及支气管哮喘。X线正位片上表现为胸廓前后径加大，肋间隙变宽，呈桶状胸。双侧肺野透亮度增加，肺纹理稀疏，常伴肺大疱形成（局限的薄壁含气囊状阴影），膈肌低平，心影狭长。侧位片显示胸骨后透亮区增宽（图1-13-5）。局限性肺气肿则表现为局部肺野的透亮度增加。

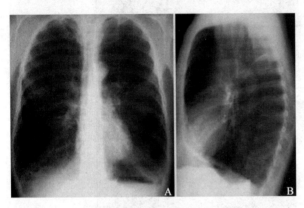

图 1-13-5　弥漫型肺气肿
A. 胸部 X 线正位片；B. 胸部侧位片

　　CT 上肺气肿分为小叶中央型、全小叶型、间隔旁型（图 1-13-6）。①小叶中央型病变累及肺小叶中央部分，CT 表现为肺内小圆形低密度区，无壁，常分布在上叶。②间隔旁型病变累及肺小叶边缘，多位于胸膜下或沿小叶间隔周围，表现为局限性的薄壁气囊。③全小叶型病变累及全部肺小叶，表现为广泛分布的低密度区，肺纹理稀疏，下叶分布为主。

　　2. 阻塞性肺不张　是支气管完全闭塞导致肺泡内气体吸收减少，相应肺组织萎陷而形成。其影像表现与阻塞的部位和时间有关，常合并阻塞性肺炎。一侧肺的肺不张表现为患侧肺野致密不透光，胸廓塌陷，肋间隙变窄，膈升高，纵隔向患侧移位，对侧肺代偿性肺气肿。肺叶不张时整个肺叶密度增高，体积缩小并移位，肺门及纵隔向患侧移位，邻近的肺叶出现代偿性肺气肿（图 1-13-7）。

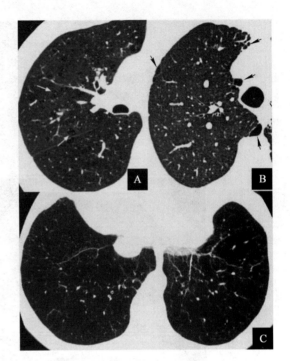

图 1-13-6　不同类型肺气肿 CT 表现
A. 为小叶中央型肺气肿；B. 为间隔旁型肺气肿；
C. 为全小叶型肺气肿

（二）支气管扩张

详见本章第四节。

二、肺部病变

（一）渗出性病变

　　渗出性病变多见于急性炎症、浸润性肺结核、肺出血、肺水肿及细支气管肺泡癌。当肺泡腔内的气体被渗出液及细胞成分代替后，X 线上表现为密度均匀增高的阴影。腺泡、肺小叶内渗出性病变表现为边缘模糊的斑点状、斑片状阴影。肺段及肺叶的渗出性病变表现为大片状的实变阴影，部分内可见含气的支气管分支影即支气管充气征，实变的肺体积一般无明显变化。

（二）增殖性病变

　　增殖性病变主要以成纤维细胞、血管内皮细胞和组织细胞增生为主，并有淋巴细胞、浆细胞浸润。肺内增殖性病变可形成肉芽肿、炎性假瘤和慢性炎症。肉芽肿多呈腺泡结节形状，炎性假瘤多呈球形或肿块形状，慢性肺炎多为肺段或肺叶阴影，

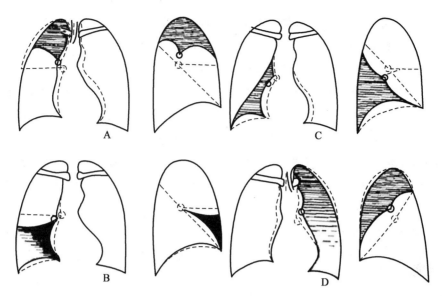

图 1-13-7　不同部位肺叶不张的示意图

A. 为右肺上叶肺不张；B. 为右肺中叶肺不张；

C. 为右肺下叶肺不张；D. 为左肺上叶肺不张

病变边缘清楚，动态变化缓慢或静止状态。

（三）纤维化

纤维化是指由纤维组织构成的病灶，是增殖性病变因纤维成分代替细胞成分发展而来。局限性纤维化表现为索条、结节、斑片、块状阴影，较大的纤维化病变引起周围结构向患侧移位，周围还可见肺气肿表现。

（四）钙化

对于炎性病变，钙化属于变质性病变，表示病变愈合。对于肿瘤病变为瘤体的成分之一，表现为边缘清楚的高密度影。肺结核钙化多为斑点状、斑块状；肺错构瘤钙化可成爆米花状；少数肺癌结节内钙化多呈偏心分布的细砂粒状或点状。

（五）空腔与空洞

空腔为肺内生理腔隙的异常扩张。肺大疱、肺气囊及支气管囊肿、囊状支气管扩张属于空腔，表现为局限性的边缘清楚的圆形或椭圆形透亮区，壁薄均匀。空洞是因病变内发生坏死，坏死组织经支气管排出后形成。多见于肺结核、肺脓肿和肺癌。其表现有三种：

1. 虫蚀样空洞　是大片坏死组织中的小空洞，X 线及 CT 上表现为大片密度增高影内多发的边缘

不规则的透亮区，常见于结核性干酪性肺炎。

2. 薄壁空洞　指空洞壁厚在 3 mm 以下，多见于肺结核，病理上是由纤维组织和肉芽组织形成的洞壁，表现为边界清晰、内壁光滑的圆形、椭圆形或不规则形的透亮区。

3. 厚壁空洞　指洞壁厚超过 3 mm 的空洞，肺结核、肺癌、肺脓肿均可出现。肺脓肿空洞多有气液平面。肺癌空洞外壁常不规则，内壁凹凸不平，有时可见壁结节。肺结核空洞周围多可见纤维条索影或卫星病灶。

（六）结节与肿块

结节与肿块为肿瘤及肿瘤样病变基本的病理形态，直径小于 3 cm 的病变定义为结节，超过 3 cm 的为肿块。肺内良性结节或肿块的影像特点包括形态规则，边缘清楚、光滑，密度均匀或不均匀；部分可见脂肪样低密度（错构瘤）；多见斑点状或斑块状弥漫分布或中心分布的钙化；空洞呈新月形或裂隙形小空洞；内壁光整，周围肺野清晰或有卫星病灶；一般不强化或轻度强化，极少见淋巴结肿大；短期内吸收或 1～2 年随访变化不大。而恶性结节或肿块可见分叶征，短毛刺征，空泡征；常见血管集束征、胸膜凹陷征；钙化比较少见，呈细点

状或沙砾状偏心分布；空洞内壁形态不规则，可见壁结节；增强呈中度以上均匀或不均匀强化；可合并肺门、纵隔淋巴结肿大；多在2~6个月明显增长，早期肺癌结节、瘢痕癌可较长时间无明显变化。

（七）肺间质病变

病理改变可以是渗出或漏出液、炎性细胞或肿瘤细胞浸润、纤维结缔组织或肉芽组织增生、肿瘤细胞淋巴管浸润等。常见的疾病有间质肺炎、癌性淋巴管炎、尘肺、结缔组织病等。影像上常见的征象包括网状影、间隔线、蜂窝征、胸膜下线等。

三、胸膜病变

（一）胸腔积液

胸腔积液的病因复杂，可以是感染性、肿瘤性、外伤性、变态反应性或结缔组织病。液体可为渗出液、漏出液、血性或乳糜性。可分为游离性胸腔积液和局限性胸腔积液。

1. 游离性胸腔积液量的评估（图1-13-8）

（1）少量积液：在站立正位胸片表现为患侧肋膈角变钝。

（2）中量积液：在站立正位胸片表现为患侧肋膈角消失，患侧下肺野均匀致密，液体上缘呈外高内低的弧形。

（3）大量积液：在站立正位胸片表现为肺野呈均匀致密阴影，积液面内上缘超过肺门角水平，患侧肋间隙增宽，纵隔向健侧移位，横膈下降。

2. 局限性胸腔积液（图1-13-9）

（1）包裹性胸腔积液：由于脏层和壁层胸膜粘

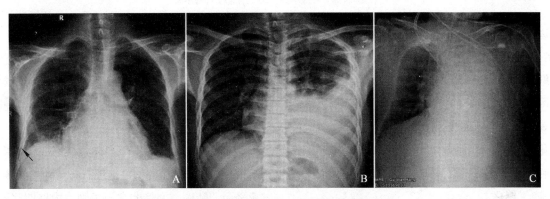

图1-13-8 站立正位胸片上游离胸腔积液表现
A. 右侧少量胸腔积液，箭头示肋膈角变钝；B. 左侧中等量胸腔积液；C. 左侧大量胸腔积液

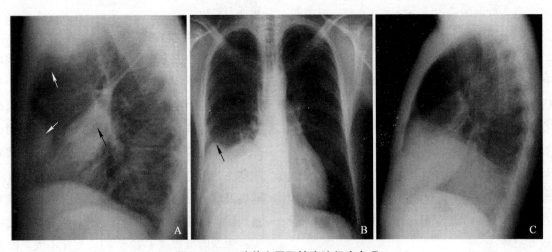

图1-13-9 胸片上局限性胸腔积液表现
A. 胸部侧位片，白箭头所指为包裹性胸腔积液，黑箭头为叶间积液；
B. 胸部正位片，黑箭头所指为肺底积液；C. 胸部侧位片，肺底积液表现连使胸腔积液位置局限，侧后胸壁及下胸部较多见。表现为自胸壁凸向肺内的半圆形或扁丘状阴影，边缘清楚，与胸壁夹角呈钝角。

（2）叶间积液：积液局限于水平裂或斜裂。侧位片典型表现为密度均匀的梭形阴影。

（3）肺底积液：积液局限于肺底与横膈之间。X线表现与膈抬高类似。卧位前后位因部分液体向肺尖方向流动，使肺野密度均匀增高，正常膈的位置难以显示。

（二）气胸与液气胸

气胸是指空气进入胸膜腔内。原因有自发性、胸壁穿通伤、胸部手术及胸腔穿刺等。表现为肺外周无肺纹理的气体密度弧形带，内侧为压缩的肺。当胸膜破裂口具有活瓣作用时，进入胸膜腔的气体不能排出或较少排出则形成张力性气胸，此时纵隔可向健侧移位。液气胸是指液体和气体同时进入胸膜腔，原因有胸部外伤、手术、胸膜穿刺及支气管胸膜瘘。患侧胸腔可见气液平面，内侧为压缩肺组织。

（三）胸膜增厚、粘连及钙化

原因为炎症性纤维素渗出、肉芽组织增生、外伤出血机化等。

1. 轻度胸膜增厚粘连　表现为患侧肋膈角变钝，膈肌运动减弱。

2. 广泛胸膜增厚粘连　表现为肺与胸壁间条带状密度增高影，胸廓塌陷、膈运动减弱或消失，纵隔向患侧移位。

3. 胸膜钙化　表现为肺边缘条状、点状高密度影。

（四）胸膜结节、肿块

胸膜结节、肿块常见于胸膜间皮瘤、转移瘤等。表现为单发或多发的肿块，呈半球形、扁丘状或不规则状、边缘清楚。恶性肿瘤常伴胸腔积液、胸壁肿块及肋骨破坏。

四、纵隔病变

（一）形态改变

多表现为纵隔增宽，原因有炎症性、出血性、淋巴性、脂肪性和血管性，以纵隔肿瘤最常见。

（二）位置改变

肺不张、肺纤维化及广泛胸膜增厚使纵隔向患侧移位。胸腔积液、巨大胸膜或肺内肿瘤、纵隔肿瘤、一侧肺气肿使纵隔向健侧移位。支气管内异物引起纵隔摆动。

五、横膈病变

（一）形态改变

膈肌肿块病变可见于囊肿、平滑肌瘤、转移瘤、包虫病等，表现为膈肌上边缘清楚的扁丘状、卵圆形肿块。肺气肿、胸膜粘连可引起膈平直。

（二）位置改变

一侧膈升高见于肺不张、膈麻痹、腹部肿物。双侧膈升高见于腹水及腹腔巨大肿瘤。肺气肿时膈下降。

（三）运动改变

胸膜粘连、膈膨出、膈麻痹及肺气肿均可使膈运动减弱乃至消失。肿瘤、外伤或炎症可引起膈麻痹，出现矛盾运动，吸气时患侧膈升高、呼气时下降。

第四节　胸部常见疾病的影像学表现

一、支气管扩张

支气管扩张是指支气管内径不可逆的异常扩大。好发于儿童及青少年。病因分为先天性（支气管发育异常）和后天性（慢性感染，近端气道阻塞）。临床表现为慢性咳嗽、咳脓痰、反复咯血。根据形态分为柱状支气管扩张、曲张型支气管扩张及囊状支气管扩张。X线特征性表现为囊状或蜂窝状阴影，囊内可见液平面，伴肺纹理增多紊乱。CT

典型征象包括轨道征、印戒征、葡萄串征,伴随征象有指套征、树芽征(图1-13-10)。

二、肺炎

肺炎按照解剖学或病理学主要分为大叶性肺炎、小叶性肺炎、间质肺炎。

(一)大叶性肺炎

大叶性肺炎常为肺炎双球菌感染,多见于青壮年,典型症状为突发高热、咳嗽、胸痛、咳铁锈色痰。病理上常分四期:充血期、红色肝实变期、灰色肝实变期、消散期。实变期典型征象表现为大片实变影内,伴或不伴支气管充气征(图1-13-11)。实变以叶间裂为界,边缘清楚。

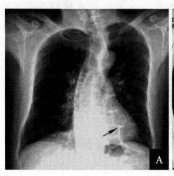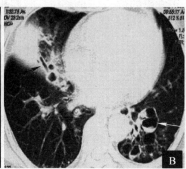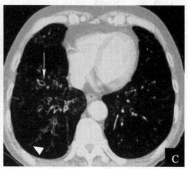

图 1-13-10　支气管扩张影像表现
A. 胸部正位片,箭头所指为蜂窝状阴影;B. 胸部 CT 横断面,黑箭头所指为轨道征,
白箭头所指为葡萄串征伴气液平面;C. 胸部 CT 横断面,箭头所指为印戒征,三角形为树芽征

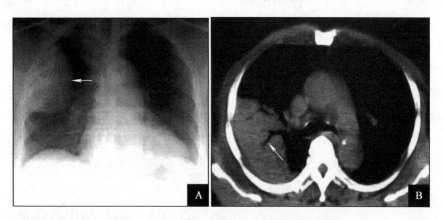

图 1-13-11　男,26 岁,咳嗽、咳铁锈色痰、高热 5 天
A. 胸部正位,箭头所指为肺实变;B. 胸部 CT 横断面,箭头所指为支气管充气征

(二)小叶性肺炎

小叶性肺炎又称支气管肺炎,多见于婴幼儿和老年人。肺炎双球菌、金黄色葡萄球菌或链球菌等引起。好发于两肺中下野内中带,表现为沿双侧肺纹理分布散在多灶的结节状、斑片状阴影,密度不均匀,可融合成大片(图1-13-12)。肺气囊常见于金黄色葡萄球菌支气管肺炎,表现为斑片影内薄壁类圆形透亮影。病变一般在 2 周内吸收。

(三)间质性肺炎

间质性肺炎系以肺间质炎症为主的肺炎,主要由病毒、肺炎支原体和细菌感染致病,多见于婴幼儿,常继发于麻疹、百日咳或流行性感冒等急性传染病。以双肺广泛分布为特征,好发于两肺中下野内中带,表现为两侧支气管血管束增粗、支气管周围模糊、不均匀网状、片状磨玻璃影,可伴有肺门及纵隔淋巴结增大(图1-13-13)。

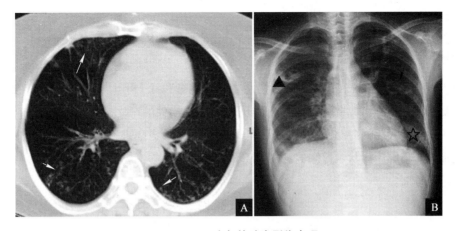

图 1-13-12　支气管肺炎影像表现

A. 胸部 CT 横断面，箭头所指为沿肺纹理分布斑片及结节状阴影；B. 胸部正位片，金黄色
葡萄球菌支气管肺炎，星形为肺实变影，三角形为结节影，箭头所指为肺气囊影

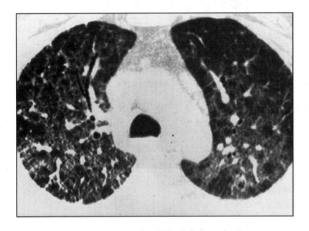

图 1-13-13　间质性肺炎 CT 表现

两侧支气管血管束增粗、不均匀网状、片状磨玻璃影

三、肺脓肿

肺脓肿是由化脓性细菌、厌氧菌引起的肺组织化脓坏死，经支气管咳出后形成脓腔。脓液破溃至胸腔可引起脓气胸和支气管胸膜瘘。临床发病急，表现为高热、寒战、咳嗽、胸痛、咳脓痰等。白细胞计数明显增多。感染途径有吸入性、血源性、邻近器官感染直接蔓延。分为急性、慢性。急性期早期影像表现为边缘模糊的大片实变，坏死物咳出后实变内见厚壁空洞，内可见气液平面，内壁光滑或不光滑，外壁模糊（图 1-13-14）。慢性期表现为内外壁均光滑的厚壁空洞，周围可见斑片及纤维条

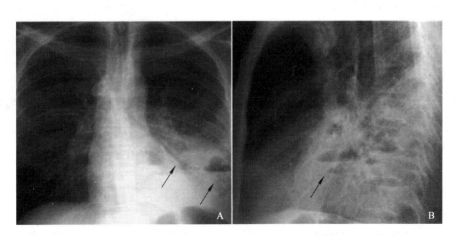

图 1-13-14　男，51 岁，厌氧菌肺炎，慢性咳嗽及发热。

A. 胸部正位片；B. 胸部侧位片，箭头所指为肺实变内见气液平面

索影。应与结核性空洞及癌性空洞鉴别。

四、肺结核

肺结核为人型或牛型结核杆菌引起的肺部慢性传染病。基本病理变化是渗出、增殖和变质。临床多起病缓慢，病程长。可无临床症状或有午后低热、盗汗、消瘦等。以临床症状、影像学表现和痰菌为依据进行综合诊断。

结核病分类如下：

（一）原发性肺结核（Ⅰ型）

原发性肺结核（Ⅰ型）又名原发复合征，多见于儿童和青少年。典型的三个表现包括原发浸润灶（边界模糊的斑片状实变影）、结核性淋巴结炎（同侧肺门及纵隔淋巴结增大）、淋巴管炎（实变影与肺门之间的不规则索条影）（图1-13-15）。若影像仅显示为纵隔和（或）肺门淋巴结增大，称为胸内淋巴结结核。

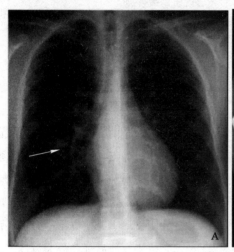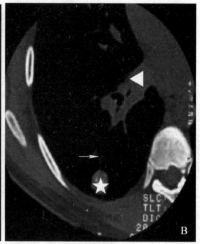

图1-13-15 原发性肺结核影像表现

A. 胸部正位片，箭头所指为原发浸润灶；B. 胸部CT横断面，星形为原发浸润灶，三角形为结核性淋巴结炎（同侧肺门增大），箭头所指为索条影，提示淋巴管炎，呈典型"哑铃征"

（二）血行播散性肺结核（Ⅱ型）

因结核菌的毒力、数量及机体免疫功能状况等因素的不同，血行播散性肺结核分为急性、亚急性及慢性。急性血行播散性肺结核又称急性粟粒型肺结核，表现为双肺弥漫性粟粒样结节（1~3 mm），病理改变为干酪样病灶。粟粒结节有"三均匀"的特点：分布均匀、大小均匀、密度均匀（图1-13-16）。而亚急性及慢性血行播散性肺结核的粟粒特点是"三不均匀"：分布不均、大小不一、密度不等。

（三）继发性肺结核（Ⅲ型）

继发性肺结核为外源性再感染结核菌或体内潜伏的病灶活动进展引起的肺结核，为典型的缓慢进展性疾病。

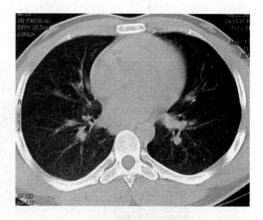

图1-13-16 急性血型播散性肺结核CT表现

双肺弥漫性粟粒样结节，"三均匀特点"

1. 浸润性肺结核 病变常发生于肺上叶尖段、后段及下叶背段。常为渗出、增殖、干酪样变、空洞、纤维化和钙化等多种性质病变同时存在。

活动征象（图1-13-17）：①以渗出为主：表现为边缘模糊的斑片状阴影；②以干酪为主：干酪

样肺炎，表现为大片实变影内见虫蚀样空洞；③结核性空洞；④支气管播散：表现为沿支气管分布的斑片影。

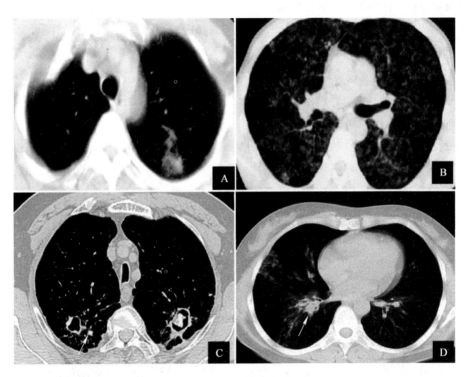

图 1-13-17　浸润型肺结核活动征象
A. 以渗出为主；B. 沿支气管播散征象；
C. 结核性空洞，箭头所指为卫星病灶；D. 支气管内结核

稳定征象：①以增殖为主：表现为边缘清楚的斑点状小结节影；②以干酪为主的结核球表现为类圆形结节，边缘清楚光滑，内常见斑点状或环状钙化，周围可见卫星病灶；③纤维条索及钙化（愈合征象）。

2. 慢性纤维空洞性肺结核　为继发肺结核的晚期类型，严重破坏肺组织。表现为纤维空洞、空洞周围大片渗出、干酪病变及钙化、纤维粘连，肺叶收缩、肺门上提，代偿性肺气肿，胸膜增厚粘连。

（四）结核性胸膜炎

结核性胸膜炎分为干性胸膜炎和渗出性胸膜炎。常表现为单侧胸腔积液，一般为浆液性，偶为血性。慢性者有胸膜广泛或局限的增厚、钙化（图1-13-18）。

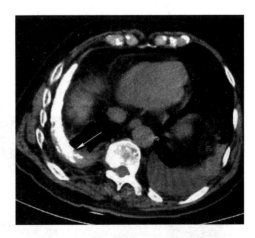

图 1-13-18　结核性胸膜炎 CT 表现
箭头所指为胸膜钙化

五、肺肿瘤

原发性支气管肺癌：是指起源于支气管、细支气管肺泡上皮及腺体的恶性肿瘤。根据发生部位可分为三型：中央型、周围型、弥漫型。

（一）中央型肺癌

中央型肺癌是指发生于肺段或段以上的支气管，主要为鳞癌、小细胞癌和大细胞癌。肿瘤向支气管腔内生长或沿支气管壁浸润生长，穿破支气管向外生长形成支气管周围肿块，表现为肺门影增大、肺门肿块、支气管狭窄或闭塞，可引起阻塞性肺不张、肺炎及肺气肿（图 1-13-19）、纵隔淋巴结转移与纵隔浸润。

（二）周围型肺癌

周围型肺癌是指发生于肺段以下的支气管。多表现为肺内结节或肿块，部分呈磨玻璃样不透光区或混杂磨玻璃结节。形态呈类圆形或不规则，边缘可见分叶及短小毛刺，周围可见月晕征，癌性空洞，支气管血管集束征，胸膜凹陷征（图 1-13-20）。常合并肺门及纵隔淋巴结肿大。

（三）弥漫型肺癌

弥漫型肺癌是指癌组织沿肺泡管、肺泡弥漫性生长，主要为细支气管肺泡癌及腺癌。表现为弥漫分布的细小结节、斑片影，也可表现为磨玻璃样的肺叶、段实变，内见枯树枝样支气管充气征及血管分支影。

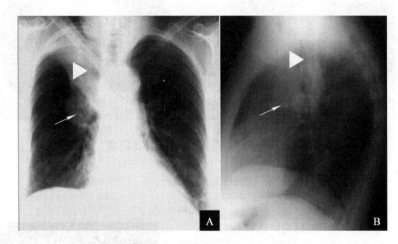

图 1-13-19　中央型肺癌 X 线胸片表现
A. 胸部正位片；B. 胸部侧位片，箭头所指为肺门肿块，
三角形为右肺上叶肺不张，呈"倒 S 征"

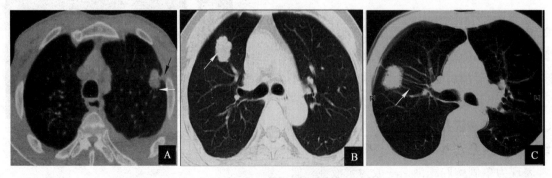

图 1-13-20　周围型肺癌 CT 表现
A. 白箭头所指为毛刺征，黑箭头所指为胸膜凹陷征；B. 箭头所指为分叶征；
C. 箭头所指为支气管血管集束征

六、纵隔肿瘤及肿瘤样变

前纵隔肿瘤常见的有胸内甲状腺肿、胸腺瘤、畸胎性肿瘤。中纵隔肿瘤常见的有支气管囊肿、淋巴瘤、心包囊肿、转移瘤。后纵隔肿瘤常见神经源性肿瘤。

根据肿瘤的密度特点，分为含脂肪密度肿块、囊性肿块、软组织密度肿块及血管性肿块。

1. 含脂肪密度肿块　包括脂肪瘤、脂肪肉瘤、畸胎瘤、网膜疝。

2. 囊性肿块　包括支气管囊肿、皮样囊肿、心包囊肿、淋巴管囊肿、食管囊肿。

3. 软组织密度肿块　包括胸内甲状腺肿、胸腺瘤、纵隔淋巴结肿大（转移瘤、淋巴结结核、淋巴瘤、结节病、巨淋巴结增生症）、神经源性肿瘤、食管癌。

4. 血管性肿块　包括胸主动脉瘤、假性动脉瘤、主动脉夹层。

（陆　勇　张仲伟　刘　燕　李征宇　解学乾）

数字课程学习

⬇ 教学PPT　　　　✍ 自测题

第十四章

呼吸系统疾病诊疗技术进展

关键词

痰液检查　　　　血气分析　　支气管镜　　　介入治疗

经支气管镜肺减容术　　　　胸膜腔穿刺术　胸腔闭式引流

经皮肺穿刺活检　　　　胸膜活检

湿化高流量鼻导管吸氧　　机械通气

第一节　痰液检查

一般留痰前，应先漱口，用力咳出深部痰，进行痰涂片或培养。低倍镜视野里上皮细胞 < 10 个，白细胞 > 25 个或白细胞 / 上皮细胞 > 2.5 为合格痰标本。做浓集结核分枝杆菌检查，需留 24 h 痰液。痰液检查包括痰量、颜色、气味、性状、涂片染色、细菌检查等。痰量的变化提示疾病的转归，不同疾病痰的颜色、气味、性状不同。有血腥味的血性痰见于结核、支气管扩张、肺癌等，脓臭痰见于各种化脓性感染；肺内寄生虫病可在痰中找到寄生虫或虫卵；抗酸染色用于结核病诊断；痰脱落细胞学检查对肺癌有诊断价值；细菌培养及药物敏感试验决定病原学诊断及临床用药的选择。

第二节　动脉血气分析

对诊断呼吸衰竭、了解呼吸衰竭程度、酸碱平衡的判断有极重要价值，进而指导治疗，并可作为观察病情变化和判定疗效的指标。

（一）诊断呼吸衰竭

在海平面大气压下，静息状况下呼吸室内空气时，动脉血氧分压（PaO_2）低于 8 kPa（60 mmHg），伴（或不伴）有二氧化碳分压（$PaCO_2$）高于 6.67 kPa（50 mmHg），排除心内解剖分流和原发性心排血量降低等情况，即诊断为呼吸衰竭。根据动脉血气分析可以将呼吸衰竭分为 I 型和 II 型。

1. I 型呼吸衰竭（低氧血症型呼吸衰竭）　缺氧不伴有 CO_2 潴留，PaO_2 < 8 kPa（60 mmHg），$PaCO_2$ 正常或轻度降低。I 型呼吸衰竭主要是由于通气 / 血流比例失调、弥散功能损害或肺动 – 静脉样分流导致的换气功能障碍所致。

2. II 型呼吸衰竭（高碳酸血症型呼吸衰竭）同时存在缺氧和二氧化碳潴留，即 PaO_2 < 8 kPa（60 mmHg），伴有 $PaCO_2$ > 6.6 kPa（50 mmHg）。II 型呼吸衰竭主要由于肺泡通气不足所致。

（二）判断酸碱失衡

1. 单纯性酸碱失衡　呼吸性酸中毒（呼酸）、呼吸性碱中毒（呼碱）、代谢性酸中毒（代酸）和代谢性碱中毒（代碱）。

2. 混合型酸碱失衡

（1）传统认为有四型：呼酸并代酸、呼碱并代碱、呼碱并代酸和呼碱并代碱。

（2）新的酸碱失衡类型：混合性代酸［高阴离子间隙（AG）代酸 + 高 Cl⁻性代酸］、代碱并代酸包括代碱并高 AG 代酸和代碱并高 Cl⁻性代酸、三重酸碱失衡包括呼酸型三重酸碱失衡（呼酸 + 代碱 + 高 AG 代酸）和呼碱型三重酸碱失衡（呼碱 + 代碱 + 高 AG 代酸）。

（三）常用血气指标及其正常值

1. pH　为血液中氢离子浓度的负对数值，正常值为 7.35 ~ 7.45。小于 7.35 提示酸血症（acidaemia），主要有组织缺氧，乳酸等酸性代谢产物积聚导致的代谢性酸中毒和二氧化碳潴留引起的呼吸性酸中毒；大于 7.45 提示碱血症（alkalemia），通常见于过度使用利尿剂所致的代谢性碱中毒和急性通气过度所致的呼吸性碱中毒。7.35 ~ 7.45 提示无酸碱失衡，也可能存在异常的酸碱状态但处于代偿阶段。

2. 动脉血二氧化碳分压（$PaCO_2$）　指血液中物理溶解的二氧化碳分子所产生的压力。正常值为 35 ~ 45 mmHg。> 45 mmHg 表示通气不足，提示呼吸性酸中毒。< 35 mmHg 表示通气过度，提示呼吸性碱中毒或代谢性酸中毒的呼吸代偿。

3. 碳酸氢盐（HCO_3^-）　碳酸氢盐是反映机体酸碱代谢状况的指标，包括标准碳酸氢盐（SB）和实际碳酸氢盐（AB）。AB 是患者血浆中实际碳酸氢根的含量，SB 是体温 37℃、$PaCO_2$ 为 40 mmHg，血红蛋白 100% 氧饱和的条件下，所测的碳酸氢根的含量，也就是排除了呼吸因素的影响。正常值 22 ~ 27 mmol/L，平均 24 mmol/L。HCO_3^- < 22 mmol/L 提示代谢性酸中毒或呼吸性碱中毒的肾脏代偿。HCO_3^- > 27 mmol/L 提示代谢性碱中毒或呼吸性酸中毒的肾脏代偿。SB 不受呼吸因素影响，为血液碱储备，受肾调节，能准确反映代谢性酸碱平衡。AB 则受呼吸性和代谢性双重因素影响，AB 升高可能是代谢性碱中毒或呼吸性酸中毒时肾代偿调节的反映。AB 与 SB 的差值反映了呼吸因素对 HCO_3^- 的影响。AB > SB 提示存在呼吸性酸中毒，AB < SB 提示存在呼吸性碱中毒，AB = SB < 正常值提示存在代谢性酸中毒，AB = SB > 正常值提示存在代谢性碱中毒。

4. 动脉血氧分压（PaO_2） 指物理溶解于血液中氧分子所产生的压力。正常值受大气压和年龄的影响。在海平面预计值：PaO_2 = 100 mmHg- 年龄 × 0.33。若降低但 > 60 mmHg 为轻度低氧血症、45 ~ 59 mmHg 为中度低氧血症、低于 45 mmHg 为重度低氧血症。

5. 动脉血氧饱和度（SaO_2） 是单位血红蛋白的含氧百分数。正常值为 95% ~ 98%。SaO_2 与 PaO_2 密切相关，两者的关系可用氧合血红蛋白解离曲线来表示。氧离曲线呈 S 形，分为平坦段和陡直段两个部分。陡峭部分是 PaO_2 在 20 ~ 60 mmHg。与平坦部分相比，在这个区域小的 PaO_2 增加对 SaO_2 的提高非常明显。

6. 动脉血氧含量（CaO_2） 指 100 mL 血液的含氧毫升数。$CaO_2 = 1.34 \times SaO_2 \times Hb + 0.003 \times PaO_2$，参考值为 20%。

7. 剩余碱（BE） 在 37℃、二氧化碳分压为 40 mmHg、血氧饱和度 100% 的条件下，将血液滴定至 pH 7.4 所需要的酸碱量。正常值（0 ± 2.3）mmol/L，正值增大系代谢性碱中毒，负值增大系代谢性酸中毒。

8. 缓冲碱（BB） 系血液中各种缓冲碱的总含量，正常值为 45 mmol/L。

9. 二氧化碳结合力（CO_2CP） 代表体内的主要碱储备，正常值为 22 ~ 29 mmol/L。

第三节 支气管镜检查和介入治疗

（一）在诊断方面的应用

支气管镜能见范围大，同时可结合活检、刷检、冲洗等提高肺癌细胞学以及病理学诊断的阳性率，成为诊断肺癌不可缺少的检查手段。支气管镜能够直接见到肺部肿瘤或肿瘤的间接表现，并可在病灶处活检，是获得组织病理学依据的重要方法。对隐性肺癌患者，支气管镜是确定肿瘤部位的唯一检查方法。自体荧光支气管镜对肺癌早期定位诊断的敏感性显著优于普通白光支气管镜，有助于提高早期癌变的检出率。

支气管结核在镜下有多种表现。包括黏膜充血水肿，黏膜下小结节，干酪样坏死，溃疡，息肉样结节，瘢痕形成，管腔狭窄等。但上述表现都非结核特异性，必须结合相应的临床和影像学检查综合判断，更需要病理学和微生物学依据予以支持。因此，病理学检查是诊断肺结核的重要方法之一，尤其是菌阴肺结核。

准确诊断下呼吸道感染病原体是针对性抗感染治疗的基础。因此如何取得合格及高质量的标本成为影响疾病诊断及预后的关键。近年来通过纤支镜采集下呼吸道非污染标本为诊断下呼吸道感染提供了良好的途径，不仅应用于社区获得性肺炎的病原体诊断，尤其对医院获得性肺炎或免疫抑制人群的下呼吸道感染和呼吸机相关肺炎的病原体确定及指导抗感染药物合理应用有积极作用。

支气管镜还可以用于肺部弥漫性疾病和咯血的诊断，对肺癌作肺叶或肺段切除后的残端随访观察，外伤气管、支气管断裂吻合和心肺移植后的气管吻合观察，以及对长期人工气道机械通气中和（或）拔管后，对气道的受损性观察等。

（二）在治疗方面的应用

对呼吸衰竭或严重哮喘发作及其他危重抢救患者，需要紧急气管插管建立人工气道，尤其是遇有肥胖、颈短、头部创伤等直接插管有困难者，可行支气管镜引导经鼻或经口完成气管插管。

应用支气管镜及异物钳，可摘取支气管内异物。

经支气管镜行支气管肺泡灌洗或冲洗治疗对不同疾病的治疗均有帮助。严重支气管哮喘伴黏液栓形成使症状不易缓解，可借助支气管镜行支气管肺泡灌洗来清除黏液栓，改善肺通气功能；危重患者或手术后患者因痰液或血块阻塞气道造成的肺不张，可经支气管镜吸引治疗，起到立竿见影的效果。肺泡蛋白沉着症患者的主要治疗方法就是支气管肺泡灌洗，清除积聚在肺泡内的磷脂类物质；尘肺患者和肺泡微石症也可用支气管肺泡灌洗术来治疗，下呼吸道的严重感染亦可通过支气管镜作局部冲洗获取分泌物或组织作进一步病原学诊断，从而采用相应有效的治疗措施。

经支气管镜肺减容术（bronchoscopic lung volume reduction，BLVR）治疗晚期肺气肿的原理同外科肺减容术（lung volume reduction surgery，LVRS）样，通过堵塞支气管，使其远端过度充气、膨胀的肺组织萎陷、纤维化，相对正常的肺组织可以代偿性膨胀，充分通气，同时血管床开放，增加灌注，肺内通气血流重新分布，改善肺功能。

通过气管镜置入支架，以维持气道通畅的技术可应用于肿瘤或其他病变（如手术后气管狭窄、放疗后气道狭窄、结核、淀粉样变性至气道狭窄、气道烧伤后的瘢痕狭窄、气道断裂吻合后的局部狭窄）造成的气道阻塞、狭窄。还可应用微波热凝、高频电灼、氩等离子凝固、激光消融、冷冻、光动力治疗、球囊扩张及腔内近距离后装放疗等方法改善气道阻塞。

第四节　胸膜腔穿刺术和胸腔闭式引流术

胸膜腔穿刺术（thoracentesis）是用于检查胸腔积液的性质，抽气、抽液减轻压迫症状，或通过穿刺途径向胸膜腔内给药的一种诊疗技术。分为诊断性穿刺和治疗性穿刺。胸部外伤后疑有血气胸，需进一步明确者；胸腔积液性质待定，需穿刺抽取积液作实验室检查者可行诊断性穿刺。治疗性穿刺用于大量胸腔积液（或积血）影响呼吸、循环功能，且尚不具备条件施行胸腔引流术时，或气胸影响呼吸功能者。脓胸或恶性胸液需胸腔内注入药物者。

常规胸腔积液检查用于区分渗出液或漏出液。渗出液中不同的细胞可提示不同的病因，如感染性疾病胸液以中性粒细胞和淋巴细胞为主，过敏性疾病以嗜酸性粒细胞为主。胸液或胸膜病理切片中检出肿瘤细胞为诊断肿瘤的重要依据。溶菌酶、腺苷脱氨酶、癌胚抗原及染色体分析等，可鉴别结核性和癌性胸液。胸液还可做细菌学检查查找病原菌。

胸腔闭式引流术是将引流管一端放入胸腔内，而另一端接入比其位置更低的水封瓶，以便排出气体或收集胸腔内的液体，使得肺组织重新张开而恢复功能。作为一种治疗手段广泛地应用于血胸、气胸、脓胸的引流及开胸术后，对于疾病的治疗起着十分重要的作用。当胸膜腔内因积液或积气形成高压时胸膜腔内的液体或气体可排至引流瓶内。当胸膜腔内恢复负压时，水封瓶内的液体被吸至引流管端形成负压水柱阻止空气进入胸膜腔。胸膜腔大量积气、积液者，开放引流时应缓慢。引流液体首次勿超过 1 000 mL，防止发生纵隔的快速摆动移位或复张性肺水肿的发生。

对原因不明的胸腔积液、或经一般检查方法未能确诊者，可行胸膜活检以明确诊断。胸腔镜检查更有利于结核性胸膜炎和恶性胸腔积液的诊断，当胸液的细胞学检查，胸膜活检等不能明确诊断时，可考虑应用胸腔镜检查。

自 20 世纪 70 年代初采用纤维支气管镜（简称纤支镜）代替硬质胸腔镜进行胸膜腔疾病的诊断和治疗后，国内外开展此项技术者愈来愈多，纤支镜检查亦优于剖胸作胸膜活检，创伤小，痛苦少，易于接受，并且由于操作灵活，在胸腔内死角小，观察全面，硬质胸腔镜难以窥及的肋膈隐窝、肋膈面、肺根部、肺尖后部、侧背胸壁等支气管镜均能观察到，还能继续多次摘除活体组织标本。

第五节　肺活组织检查

对多种胸肺疾病，尤其是对肿瘤的定性分类是不可缺少的方法。除淋巴结活检、经纤维支气管镜活检外，对于近胸壁的病灶，可通过 X 线、B 型超声、CT 等定位引导下经皮做肺、胸膜穿刺活检，进行微生物和病理检查，必要时还可经胸腔镜或开胸肺活检。

适应证为：

（1）通过支气管镜、X 线、痰液、微生物血等检查不能定性的肺内肿块性病变，特别适于诊断位于周边部位的肿块。

（2）原因不明的肺部弥漫性病变，在有胸膜粘连的条件下可做经皮肺活检。

（3）局限性肺浸润

（4）原因不明的纵隔肿块。

第六节　氧　　疗

氧气疗法是增加患者吸入气体中的氧浓度，提高肺泡内氧分压，促进氧气弥散进入血液，改善和纠正低氧血症。

1. 吸氧方式　常用的吸氧方式有：①鼻导管给氧；②面罩给氧，包括简单面罩、储气囊面罩、文丘里面罩等；③高压氧；④经气管导管给氧；⑤机械通气给氧法。

2. 适应证　原则上凡有缺氧者均应给予氧气治疗。

3. 原则和方式　氧疗的基本原则是尽量以较低浓度的氧使 PaO_2 和 SaO_2 回升到安全水平（即 PaO_2 达到 60 mmHg 及 SaO_2 90% 以上），而又不引起不良反应。

（1）鼻导管给氧：适用于轻度缺氧患者，吸氧浓度（FiO_2）可用公式计算，$FiO_2\%=21+4\times$ 给

氧流速（L/min），但实际浓度还受多种因素影响，如潮气量、张口呼吸、咳嗽、说话和进食等因素影响。

（2）面罩给氧：简单面罩和储气囊面罩适用于缺氧严重、但不伴有二氧化碳潴留的患者；文丘里面罩则可提供较为精确的持续低浓度给氧。

（3）湿化高流量鼻导管吸氧（HFNC）：是一种新型的无创支持模式，能够提供恒定的氧浓度，减少鼻咽部解剖无效腔，产生气道正压，提高呼气末肺容积。

（4）高压给氧：在高压氧舱里进行，适用于各种中毒，如急性一氧化碳中毒、急性氰化物中毒和各种药物中毒，以及各种原因引起的脑缺氧、脑水肿，各种意外事故如溺水、窒息、自缢、电击等经心肺复苏后等。

4. 注意事项

（1）Ⅱ型呼吸衰竭，缺氧伴 CO_2 潴留，须控制性氧疗，即低流量（1~3 L/min）、低浓度（25%~35%）持续供氧。否则可能导致呼吸抑制，CO_2 潴留加重。

（2）密切观察氧疗效果：氧疗中应密切观察患者。如呼吸困难和发绀是否减轻或缓解，心率是否降至正常或接近正常。一般而言，心率降至正常或接近正常，血氧饱和度 >93%，血压稳定，尿量增多，则表明氧疗有效。否则应寻找原因，及时进行处理。

第七节　机　械　通　气

1. 机械通气的目的、适应证、禁忌证和并发症

（1）目的：作为一种呼吸支持技术，机械通气的基本目的是：①改善通气功能；②改善氧合；③休息呼吸肌。

（2）适应证：机械通气的主要适应证是任何原因引起的缺氧和 CO_2 潴留：①心肺脑复苏；②各种肺实质或呼吸道的病变引起的呼吸功能不全和呼吸衰竭；③中毒所致的呼吸抑制；④神经－肌肉系统

疾病；⑤其他，如急性肺水肿、心脏等大手术后的机械通气支持等。此外，还应结合具体的病情和呼吸生理指标确定。

（3）禁忌证：没有充分引流的气胸、纵隔气肿，机械通气会导致张力性气胸而威胁生命，是机械通气的相对禁忌证。

（4）并发症：机械通气可引起全身各系统的并发症及人工气道所致的并发症：①通气所致的肺损伤（ventilator associated lung injury，VILI）；②呼吸机相关肺炎（ventilator associated pneumonia，VAP）；③通气过度、通气不足、肺不张、肺栓塞等；④血流动力学影响：胸腔内压力升高，心排血量减少，血压下降；⑤气囊压迫致气管-食管瘘。应及时调整机械通气参数和加强监护以避免这些并发症。

2. 机械通气模式　临床上把机械通气大致分为容量预置型（定压型）和压力预置型（定容型）两种。

3. 无创通气支持　目前无创通气一般是指不需要气管切开或气管插管而通过鼻面罩或口鼻面罩的方法连接患者。近年来由于硅胶面膜面罩的出现、呼吸机性能的不断优化，无创正压通气在临床上得到广泛应用，成为治疗呼吸衰竭的重要手段。

（1）适应证：无创通气常用临床适应证有：①pH < 7.35的Ⅱ型呼吸衰竭，如慢性阻塞性肺疾病（COPD）所致的呼吸衰竭；②急性心源性肺水肿合并低氧血症；③睡眠呼吸暂停综合征；④免疫功能受损合并呼吸衰竭；⑤有创通气辅助撤机；⑥拒绝气管插管的呼吸衰竭患者。

（2）禁忌证：无创通气一般是由患者自主呼吸触发，因此呼吸中枢驱动功能不全、呼吸停止不宜用无创通气。因此，主要禁忌证为：①心跳或呼吸停止；②意识障碍，误吸危险性高，呼吸道保护能力差，气道分泌物清除障碍；③合并多器官功能衰竭（血流动力学指标不稳定、不稳定的心律失常、消化道穿孔/大出血、严重脑部疾病等）；④面部手术或者创伤；⑤不能配合者。

（3）无创通气方式：常见的无创通气方式采用持续气道正压通气（CPAP）或双水平持续气道正压通气（BiPAP）。目前CPAP仅用于睡眠呼吸暂停综合征。BiPAP是目前临床上常使用的无创通气方法。

（戴然然　时国朝）

数字课程学习

📥教学PPT　　📝自测题

第十五章

慢性气道疾病

关键词

慢性阻塞性肺疾病　　支气管哮喘　　气道高反应性

气道重构　　咳嗽变异性哮喘　　胸闷变异性哮喘

吸入激素

第一节 慢性阻塞性肺疾病

诊疗路径：

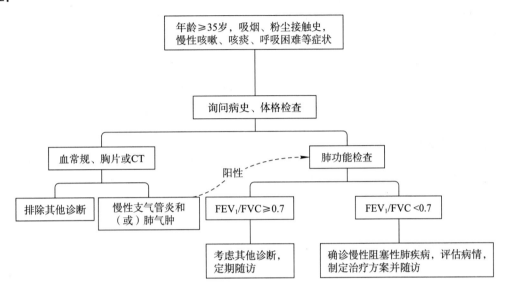

慢性阻塞性肺疾病（chronic obstructive pulmonary disease，COPD）简称慢阻肺，是最常见的慢性气道疾病。慢阻肺是一种可预防和治疗的慢性气道疾病，其特征是持续存在的气流受限和相应的呼吸系统症状；其病理学改变主要是气道和（或）肺泡异常，通常与显著暴露于有害颗粒或气体相关，遗传易感性、异常的炎症反应以及与肺异常发育等众多的宿主因素参与发病过程；严重的并发症可能影响疾病的表现和预后。上述因素决定了慢阻肺存在明显的异质性。在吸入支气管扩张剂后，第1秒用力呼气容积（forced expiratory volume in one second，FEV_1）/用力肺活量（forced vital capacity，FVC）（FEV_1/FVC）< 0.70 表明存在持续气流受限。由于肺功能进行性减退，慢阻肺严重影响患者的劳动力和生活质量，同时也造成巨大的社会和经济负担。长期规范的诊治和个体化管理对于慢阻肺的病情控制至关重要。

（一）概述

慢阻肺与慢性支气管炎和肺气肿（emphysema）关系密切。慢性支气管炎是指在除外慢性咳嗽的其他已知原因后，患者每年咳嗽、咳痰3个月以上并连续2年。肺气肿则指肺部终末细支气管远端气腔出现异常持久的扩张，并伴有肺泡壁和细支气管的破坏，而无明显的肺纤维化。当慢性支气管炎、肺气肿患者的肺功能检查存在持续气流受限时，则可诊断为慢阻肺；如患者只有慢性支气管炎和（或）肺气肿，而无持续气流受限，则尚不能诊断为慢阻肺。慢阻肺是可以预防和治疗的疾病，与肺对有害气体或者有害颗粒的异常炎症反应有关。急性加重和并发症影响疾病的严重程度和预后。慢阻肺主要累及肺部，但也可以引起肺外器官的损害。

一些已知病因或具有特征病理表现的疾病也可导致持续气流受限，如支气管扩张症、肺结核纤维化病变、严重的间质性肺疾病、弥漫性泛细支气管炎及闭塞性细支气管炎等，但均不属于慢阻肺。

慢阻肺是呼吸系统疾病中的常见病和多发病，患病率和病死率均居高不下。1992年我国北部和中部地区对102 230名农村成人进行了调查，慢阻肺的患病率为3%。2020年世界卫生统计报告显示，全球慢阻肺患者共约有6亿，每年高达270万患者死亡。慢阻肺造成了巨大的社会和经济负担，根据世界银行/世界卫生组织发表的研究，至2020年，慢阻肺位居世界疾病经济负担的第5位。在中国，慢阻肺死亡例数占全球的31.9%，每年因慢阻肺及相关疾病造成的经济负担超过300亿元，中国成人肺部流行病调查数据显示，40岁以上人群中，慢阻肺的患病率高达13.7%，患病人数不断上升，已成为严重影响健康的重大公共卫生难题。

☞拓展阅读2-15-1
慢性阻塞性肺疾病诊治指南（2021年修订版）

（二）病因和发病机制

1. 病因　本病的病因尚不完全清楚，可能是多种因素长期共同作用的结果。

（1）有害气体和有害颗粒：如香烟、烟雾、粉尘、刺激性气体（二氧化硫、二氧化氮、氯气、臭氧等）。这些理化因素可损伤气道上皮细胞，使纤毛运动减退，巨噬细胞吞噬能力降低，导致气道净化功能下降；同时刺激黏膜下感受器，使副交感神经功能亢进，支气管平滑肌收缩，腺体分泌亢进，杯状细胞增生，黏液分泌增加，气道阻力增加。

吸烟为慢阻肺重要的发病因素。吸烟者肺功能的异常率较高，FEV_1的年下降率较快。被动吸烟也可能导致呼吸道症状以及慢阻肺的发生。孕期妇女吸烟会影响胎儿肺脏的生长及其在子宫内的发育，与其成年后慢阻肺的患病率增高有一定相关性。香烟烟雾还可使氧自由基产生增多，诱导中性粒细胞释放蛋白酶，抑制抗胰蛋白酶系统，破坏肺弹力纤维，引发肺气肿的形成。

空气中的烟尘或二氧化硫明显增加时，慢阻肺急性发作也显著增多。其他粉尘如二氧化硅、煤尘、棉尘、蔗尘等也会刺激支气管黏膜，使气道清除功能遭受损害，为细菌入侵创造条件。烹调时产生的大量油烟和生物燃料产生的烟尘与慢阻肺发病有关，生物燃料所产生的空气污染可能与吸烟具有协同作用。

（2）感染因素：病毒、支原体、细菌等感染是慢性支气管炎发生、发展的重要原因之一。病毒感染以流感病毒、鼻病毒、腺病毒和呼吸道合胞病毒为常见。细菌感染常继发于病毒感染，常见病原体为肺炎链球菌、流感嗜血杆菌、卡他莫拉菌和葡萄球菌等。这些感染因素同样造成气管、支气管黏膜的损伤和慢性炎症。

（3）其他因素：免疫、年龄和气候等因素均与慢性支气管炎有关。寒冷空气可以刺激腺体增加黏液分泌，使纤毛运动减弱，黏膜血管收缩，局部血液循环发生障碍，易诱发继发感染。老年人肾上腺皮质功能减退，细胞免疫功能下降，溶菌酶活性降低，从而容易造成呼吸道的反复感染。另外，研究证实，早产儿，尤其是低体重儿，成年后发生慢阻肺的风险增加。

2. 发病机制　慢阻肺的发病机制复杂，尚未完全阐明。吸入烟草烟雾等有害颗粒或气体可引起气道氧化应激、炎症反应以及蛋白酶–抗蛋白酶失衡等，多种途径共同参与慢阻肺的发病。

（1）炎症机制：气道、肺实质及肺血管的慢性炎症是慢阻肺的特征性改变。很多研究显示，慢阻肺的气道壁和肺实质内存在以中性粒细胞、巨噬细胞和$CD8^+T$淋巴细胞浸润为主的不同程度的炎症，急性发作期较稳定期更为明显。其机制尚不清楚，可能与激活的巨噬细胞、上皮细胞或$CD8^+T$淋巴细胞释放的化学趋化因子有关，其中白介素–8（interleukin-8，IL-8）、白三烯B4（leukotriene B4，LTB4）、肿瘤坏死因子–α（tumor necrosis factor-α，TNF-α）与炎症细胞之间存在复杂的相互作用，引起慢性气道炎症。中性粒细胞的活化和聚集是慢阻肺炎症过程的一个重要环节，通过释放中性粒细胞弹性蛋白酶等多种生物活性物质引起慢性黏液高分泌状态并破坏肺实质。

（2）蛋白酶–抗蛋白酶失衡机制：大量研究表明，慢阻肺患者体内存在蛋白酶和抗蛋白酶失衡。一方面，气道和肺实质蛋白酶［中性粒细胞弹性蛋白酶（neutrophil elastase，NE）和基质金属蛋白酶（matrix metalloproteinase，MMP）］增加，活性增强。NE 是中性粒细胞产生的一种中性丝氨酸蛋白酶，能引起肺弹力纤维破坏，刺激黏液分泌，增加基底膜通透性，刺激内皮细胞释放 IL-8 和巨噬细胞释放 LTB4，加重炎症反应。MMP 是一组由中性粒细胞、巨噬细胞和气道内皮细胞分泌的内源性多肽酶，能降解肺实质细胞外基质。另一方面，抗蛋白酶缺失、不足或部分失活可加重慢阻肺发生。α1-抗胰蛋白酶（α1-antitrypsin，α1-AT）是由肝分泌的对抗 NE 的主要抗蛋白酶，在慢阻肺气道上皮细胞液体层中 α1-AT 减少。当感染或炎症反应引起弹性蛋白酶负荷增加时，弹力纤维分解，肺泡壁破坏从而形成肺气肿。其他蛋白酶抑制剂大部分在肺局部产生。分泌型白细胞蛋白酶抑制剂（secreted leukocyte protease inhibitor，SLPI）是气道内最主要的弹性蛋白酶抑制剂，可较 α1-AT 更有效地抑制中性粒细胞介导的蛋白分解。组织金属蛋白酶抑制剂（tissue inhibitor of metalloproteinase，TIMP）是 MMP 内源性抑制物，主要存在于肺泡上皮液体层中。气道和肺实质发生慢性炎症，炎症细胞产生的蛋白酶增加、活性增强，超过抗蛋白酶数量和活性，弹力纤维被破坏，肺气肿形成。蛋白酶对组织有损伤和破坏作用；抗蛋白酶对弹性蛋白酶等多种蛋白酶具有抑制功能，其中 α1-AT 是活性最强的一种。蛋白酶增多或抗蛋白酶不足均可导致组织结构破坏，产生肺气肿。吸入有害气体、有害物质可以导致蛋白酶产生增多或活性增强，而抗蛋白酶产生减少或灭活加快；同时氧化应激、吸烟等危险因素也可以降低抗蛋白酶的活性。先天性 α1-抗胰蛋白酶缺乏多见于北欧血统的个体，我国尚未见疾病详情报道。

（3）氧化应激机制：有许多研究表明，慢阻肺患者的氧化应激增加。慢阻肺患者肺部氧化剂的来源分为外源性和内源性。外源性主要为烟雾和空气污染，内源性主要为巨噬细胞和中性粒细胞等炎症细胞释放的氧自由基。氧化物主要有超氧阴离子（O_2^-）、羟根（—OH）、次氯酸（HClO）、过氧化氢（H_2O_2）和一氧化氮（NO）等。氧化物可直接作用并破坏许多生化大分子，如蛋白质、脂质和核酸等，导致细胞功能障碍或细胞死亡；还可以破坏细胞外基质；引起蛋白酶-抗蛋白酶失衡；促进炎症反应，如激活核转录因子 κB（nuclear factor-κB，NF-κB），参与多种炎症因子的转录，如 IL-8、TNF-α 以及诱导型一氧化氮合酶（nitric oxide synthase，NOS）和环氧化物酶等的转录。氧化应激引起气道上皮损伤主要是由于自由基与细胞膜或脂蛋白上多价不饱和脂肪酸侧链发生反应，形成脂质过氧化，该反应又能产生新的自由基，形成链式反应，持续损害细胞膜。另外，氧化应激还能导致抗蛋白酶失活，黏液过度分泌，移行至肺部的中性粒细胞数量增加和变形能力降低，导致气道中黏液潴留增多、促炎介质（IL-8、IL-6 和 NO）的基因表达增多。组蛋白脱乙酰酶活性降低导致糖皮质激素抗炎作用下降。

机体抗氧化系统中主要的抗氧化剂为谷胱甘肽，同时还有气道上皮细胞内的氧化还原酶类。TNF-α 或氧化剂作用于线粒体，产生活性氧（reactive oxygen species，ROS），参与核因子 NF-κB 和氧化还原敏感性转录因子活化蛋白-1（activator protein 1，AP-1）的活化。细胞内谷胱甘肽降低量与氧化型谷胱甘肽的比值能调节 NF-κB 和 AP-1 的活化，随后导致抗氧化剂保护性基因以及促炎基因的共表达，当氧化剂作用超过抗氧化剂作用时即损伤组织，这在机体对烟雾的炎症反应中是非常关键的。

（4）气道重塑及其机制：气道壁和肺实质的慢性炎症引起组织破坏、不全修复，最终导致气道壁增厚、管腔狭窄、肺弹性减弱和气流受限。细胞外基质（extracellular matrix，ECM）和成纤维细胞在气道重塑中起关键作用，生长因子在平滑肌细胞增殖及 ECM 沉积中起重要作用。与气道重塑关系较密切的生长因子有转化生长因子-β（transforming growth factor-β，TGF-β）、表皮生长因子（epidermal growth factor，EGF）、碱性成纤维细胞生长因子（basic fibroblast growth factor，bFGF）

及胰岛素样生长因子（insulin-like growth factor，IGF）等。生长因子平时多无活性，炎症细胞释放的蛋白酶或化学因子可将无活性生长因子前体转为活性型。生长因子的释放与炎症因子几乎同步，提示组织细胞和 ECM 的增殖在疾病过程中不断进行。

（5）遗传：在慢阻肺患者的子代和同卵双胞胎中，该病的发病率高于一般人群，提示与遗传有关。已知与慢阻肺可能有关的基因主要是 α1-AT 基因、维生素 D 结合蛋白基因、TNF-α 基因、微粒体环氧化物水解酶（microsomal epoxide hydrolase，mEH）基因、谷胱甘肽 -S- 转移酶（glutathione-S-transferase，GST）基因、细胞外超氧化物歧化酶（extracellular superoxide dismutase，EC-SOD）基因和 MMP 基因等，但除 α1-AT 的 ZZ 型与肺气肿及肺功能下降肯定有关外，其他尚存争议，有待进一步研究。

（6）其他：如自主神经功能失调、营养不良、气温变化等都有可能参与慢阻肺的发生、发展。

上述炎症机制、蛋白酶 - 抗蛋白酶失衡机制、氧化应激机制以及自主神经功能失调等共同作用，产生两种重要病变：第一，小气道病变，包括小气道炎症、小气道纤维组织增生、小气道管腔黏液栓等，使小气道阻力明显升高；第二，肺气肿病变，使肺泡对小气道的正常牵拉力减小，小气道较易塌陷，同时，肺气肿使肺泡弹性回缩力明显降低。这种小气道病变与肺气肿病变共同作用，造成慢阻肺特征性的持续气流受限。

（三）病理改变

慢阻肺的病理改变主要表现为慢性支气管炎及肺气肿的病理变化。慢性支气管炎的病理改变请见上篇第四章第一节慢性支气管炎、肺气肿相关病理变化。

（四）病理生理

早期，一般反映大气道功能的检查如第 1 秒用力呼气容积（FEV_1）、最大通气量、最大呼气中期流速多为正常，但有些患者的小气道功能（直径小于 2 mm 的气道）已发生异常。随着病情的发展，肺组织弹性日益减退，肺泡持续扩大，回缩发生障碍，残气量及残气量占肺总量的百分比增加。肺气肿加重导致大量肺泡周围的毛细血管受膨胀肺泡的挤压而丧失，致使肺毛细血管床大量减少，肺泡间的血流量减少，此时肺泡虽有通气，但肺泡壁无血流灌注，导致无效腔通气量增大；也有部分肺区虽有血流灌注，但肺泡通气不良，不能参与气体交换，导致功能性分流增加，从而产生通气与血流比例失调。同时，肺泡及毛细血管大量丧失，弥散面积减少。通气与血流比例失调与弥散障碍共同作用，导致换气功能发生障碍。通气和换气功能障碍可引起缺氧和二氧化碳潴留，发生不同程度的低氧血症和高碳酸血症，最终出现呼吸功能衰竭。

1. 黏液分泌亢进和黏液纤毛功能障碍　循环恒定的黏液分泌和清除有助于物理防御功能，持续过多的黏液分泌会阻塞呼吸道，导致气流受限。慢阻肺患者往往合并纤毛结构、功能和黏液流变学特征改变，引起气道黏液纤毛清除功能障碍，从而加重慢性炎症。慢性黏液腺增生对预后的影响虽不如 FEV_1，但可使患者死亡的危险性增加 3~4 倍。

2. 呼吸生理异常和肺功能改变

（1）肺容量：肺容量增加，又称肺过度充气（气体陷闭），是慢阻肺的特征，表现为肺总量（total lung capacity，TLC）、功能残气量（functional residual capacity，FRC）和残气量（residual volume，RV）增高。依据其发生机制，可将其分为静态过度充气和动态过度充气（dynamic hyperinflation，DH）。

静态肺过度充气主要与肺弹性回缩力降低有关。由于肺弹性纤维组织被破坏，其弹性回缩力减小，结果 FRC 增加。静态肺过度充气主要见于慢阻肺后期以及 α1- 抗胰蛋白酶缺乏者，是引起肺容积增加的最常见原因。其形成机制主要与呼气受限和呼吸频率过快有关。在运动需要增加通气量时，随着呼吸频率增加和呼气时间缩短，慢阻肺可发生 DH。值得注意的是，当 FRC 接近 TLC 且需要增加通气量时，增加潮气量（tidal volume，V_T）和动员补呼气量（expiratory reserve volume，ERV）

的潜力已显著减小，患者只有通过增加呼吸频率来增加每分通气量，结果呼气时间缩短，肺内气体潴留和 DH 加剧。DH 具有可逆性，已成为许多药物治疗的靶点。

肺过度充气还会对患者呼吸力学产生不利影响。正常人吸气时，由于肺容量远远低于胸廓自然位置（相当于 TLC 的 67%），主要克服肺弹性回缩力和表面液体张力即可扩张胸廓。慢阻肺时，由于 FRC 超过胸廓自然位置，吸气时还需克服胸廓弹性回缩力，明显增加呼吸功。DH 和肺容积增加还使膈肌低平及曲率半径变大、吸气肌纤维初长度缩短，导致患者吸气肌力量和耐力均降低，进一步诱发呼吸肌疲劳甚至呼吸衰竭。这在患者运动时或急性加重期尤为明显，与呼吸困难加重密切相关。

（2）肺通气功能：不完全可逆性进行性气流受限、小气道纤维化和狭窄、肺泡弹性回缩力降低，以及维持小气道开放的支撑结构破坏和不同程度的可逆阻塞，均会降低慢阻肺患者的用力肺活量（FVC）、第 1 秒用力呼气容积（FEV_1）、FEV_1/FVC 和最大通气量（maximal voluntary ventilation, MVV），而最大呼气流速的降低往往不明显。

（3）气体分布和换气功能：肺泡壁膨胀破裂，肺泡面积减少以及肺泡周围毛细血管广泛损害，可使弥散功能减退。慢阻肺肺部的病变程度不一，同一部位的支气管和血管受累程度也不一致。患者某些肺区支气管病变严重，而肺泡毛细血管血流量减少不显著，致通气/血流比例降低，或称静 - 动脉分流样效应。另一些肺区的通气变化不大，但肺泡周围毛细血管受损（如毛细血管网破坏、血管重建、血管收缩以及肺泡内压增高等）使血流灌注减少，致通气/血流比例增高，或称无效腔效应。弥散功能减退和通气/血流比例失调是除通气功能障碍外导致慢阻肺低氧血症的重要原因，在慢阻肺急性加重期更为明显。肺通气和换气功能障碍发展到一定程度（一般 $FEV_1 < 40\%$ 预计值）便会发生低氧血症和（或）二氧化碳潴留。在慢阻肺早期，机体可通过代偿保持 $PaCO_2$ 正常，主要表现为低氧血症。随着病情进展，患者不能对抗增加的通气负荷时，既出现二氧化碳潴留，低氧血症也将更为严重。部分患者在运动和睡眠时 PaO_2 可明显下降，出现低氧血症或使既存的低氧血症加重，有时睡眠较运动更为明显。

3. 心血管等系统性影响　尽管慢阻肺患者的肺毛细血管稀疏、狭窄、被破坏，但这不是引起肺动脉高压的最主要原因，低氧性肺血管收缩是肺动脉高压最主要的病因。缺氧解除后，肺动脉压可恢复正常。长期慢性缺氧可引起肺小动脉平滑肌肥厚、内膜灶性坏死、纤维组织增生、血管狭窄和肺血管重构。慢性缺氧还可导致红细胞增多，血容量和黏度增高，形成多发性肺微小动脉原位血栓，增加肺循环阻力，加重肺动脉高压，最终发展成肺源性心脏病和右心衰竭。慢阻肺系统性炎症反应和全身氧化应激增强可产生全身影响，引起一系列并发症。

（五）临床表现

1. 症状　起病缓慢、病程较长。主要症状包括：

（1）慢性咳嗽：随病程发展可终身不愈。常晨间咳嗽明显，夜间有阵咳或排痰。

（2）咳痰：一般为白色黏液或浆液性泡沫性痰，偶可带血丝，清晨排痰较多。急性发作期痰量增多，可有脓性痰。

（3）气短或呼吸困难：早期在劳力时出现，后逐渐加重，以致在日常活动甚至休息时也感到气短，是慢阻肺的标志性症状。

（4）部分患者有喘息和胸闷，特别是重度患者或急性加重时出现喘息。

（5）其他晚期患者有体重下降、食欲减退和（或）焦虑等。

2. 体征　早期体征可无异常，随疾病进展出现以下体征：

（1）视诊：胸廓前后径增大，肋间隙增宽，剑突下胸骨下角增宽，称为桶状胸。部分患者呼吸变浅，频率增快，严重者可有缩唇呼吸等。

（2）触诊：双侧语颤减弱。

（3）叩诊：肺部过清音，心浊音界缩小，肺下界和肝浊音界下降。

（4）听诊：两肺呼吸音减弱，呼气延长，部分患者可闻及湿性啰音和（或）干性啰音。

（六）辅助检查

1. 肺功能检查　是判断有无气流受限、诊断慢阻肺的金标准，对其严重度评价、治疗反应和疾病进展监测、预后评估也有重要意义。应对所有慢性咳嗽、咳痰和危险因素接触史者（即使没有出现呼吸困难）进行肺功能检查，肺功能诊断慢阻肺应在缓解期、吸入支气管舒张剂 20 min 后进行。吸入支气管舒张剂后 $FEV_1/FVC < 70\%$，存在产生慢阻肺的病因，并排除其他疾病引起的气流受限即可确诊。其后每年至少随访 1 次肺功能。第 1 秒用力呼气容积占预计值百分比（$FEV_1\%$ 预计值）是评判气流受限程度的良好指标，其变异性小，易于操作。

肺总量（TLC）、功能残气量（FRC）和残气量（RV）增高，肺活量（vital capacity，VC）降低，表明肺过度充气，有参考价值。由于 TLC 增加不及 RV 增高程度明显，故 RV/TLC 增高。肺一氧化碳弥散量（diffusion capacity for carbon monoxide of lung，DLCO）与肺泡通气量（alveolar ventilation，VA）比值（DLCO/VA）较单纯 DLCO 更敏感。慢阻肺支气管舒张试验可以表现为阳性，特别是急性加重时，支气管舒张试验阴性的患者接受支气管舒张剂治疗也有益。

2. 胸部 X 线检查　慢阻肺早期胸片可无异常变化。有肺过度充气后可发现胸廓前后径增长，肋间隙增宽，肺野透亮度增高，膈肌低平，心影狭长。肺血管纹理残根状，肺外周血管纹理稀疏，有时可见肺大疱形成。并发肺动脉高压和肺源性心脏病时，除右心增大的 X 线特征外，还可有肺动脉圆锥膨隆、肺门血管影扩大及右下肺动脉增宽等。X 线胸片改变对慢阻肺诊断特异性不高，但对于与其他肺疾病的鉴别具有非常重要的价值。

对于明确自发性气胸、肺炎等常见并发症也十分有用。

3. 胸部 CT 检查　高分辨率 CT（high resolution computed tomography，HRCT）有助于本病的鉴别诊断，且对辨别小叶中央型或全小叶型肺气肿及确定肺大疱的大小和数量有较高的敏感性和特异性，对预计肺大疱切除或外科减容术的效果也有一定的判断价值。研究还表明，低剂量 CT 对早期诊断也有重要参考价值。但其主要临床意义在于排除其他具有相似症状的呼吸系统疾病。

4. 血气检查　对确定发生低氧血症、高碳酸血症、酸碱平衡失调以及判断呼吸衰竭的类型有重要价值。$FEV_1 < 40\%$ 预计值及具有呼吸衰竭或右心衰竭临床征象者，均应行动脉血气分析。血气异常首先表现为轻中度低氧血症。随疾病进展，低氧血症逐渐加重，并出现高碳酸血症。

5. 睡眠呼吸监测　适用于怀疑睡眠呼吸暂停或者睡眠时低氧血症者。慢阻肺患者睡眠呼吸暂停发生率与相同年龄的普通人群大致相同，但是两种情况并存时睡眠中血氧饱和度下降更显著。

6. 其他检查　慢阻肺合并细菌感染时，外周血白细胞增高，核左移。痰培养可查出各种病原菌，常见病原菌为肺炎链球菌、流感嗜血杆菌、卡他莫拉菌、肺炎克雷伯菌等，革兰氏阴性杆菌的比例高于社区获得性肺炎。

部分急性发作者的血白细胞增多；慢性缺氧者血红蛋白升高；并发肺源性心脏病者的血黏度增高；早年出现严重肺气肿者的 α1- 抗胰蛋白酶量或活性可能降低，该病多见于白种人。

（七）诊断与严重程度分级及鉴别诊断

1. 诊断与严重程度分级　慢性阻塞性肺疾病的诊断需根据有慢性咳嗽、（或）咳痰和呼吸困难，有慢阻肺危险因素暴露史，尤其是 40 岁以上人群。上述患者均应进行肺功能检查；吸入支气管扩张剂后 $FEV_1/FVC < 70\%$ 表明存在气流受限，排除其他肺部结构性病变，可诊断为 COPD。

（1）稳定期慢性阻塞性肺疾病诊断与综合评估

分组：主要根据吸烟等高危因素史、临床症状、体征及肺功能检查等，并排除可能引起类似症状和肺功能改变的其他疾病，综合分析确定。肺功能检查见持续气流受限是慢阻肺诊断的必备条件。吸入支气管舒张剂后 $FEV_1/FVC < 70\%$ 为确定存在持续气流受限的界限。

目前多主张对稳定期慢阻肺采用综合指标体系进行病情严重程度评估。

1）症状评估：可采用改良版英国医学研究委员会（modified British Medical Research Council，mMRC）呼吸困难问卷（表 2-15-1）和慢阻肺症状评估试验（COPD assessment test，CAT）（表 2-15-2）进行评估。

表 2-15-1 mMRC 呼吸困难问卷

mMRC 分级	呼吸困难严重程度
0 级	无明显呼吸困难（剧烈活动除外）
1 级	快走或上缓坡时有气短
2 级	由于呼吸困难，比同龄人走得慢或者以自己的速度在平地上行走时需要停下来呼吸
3 级	在平地上步行 100 m 或数分钟后需要停下来呼吸
4 级	明显呼吸困难而不能离开房间或者换衣服时气短

表 2-15-2 CAT 评分表

我从不咳嗽	0 1 2 3 4 5	我一直咳嗽
我的肺里完全没有痰（黏液）	0 1 2 3 4 5	我的肺里都是痰（黏液）
我的胸部完全没有压迫感	0 1 2 3 4 5	我的胸部充满压迫感
我爬山或上楼梯时不会感到气喘	0 1 2 3 4 5	我爬山或上楼梯时感到非常气喘
我在家里做任何事情时体力都没有问题	0 1 2 3 4 5	我在家里做任何事情都感到力不从心
我离家活动时非常自信，并不会因为肺功能而有任何问题	0 1 2 3 4 5	因为肺功能不好，我离家活动时完全没有自信
我睡眠很好	0 1 2 3 4 5	因为肺功能不好，我睡眠很差
我精力充沛	0 1 2 3 4 5	我完全没有精神

注：把症状严重度分为 6 级，最轻为 0 分，最重为 5 分，总分 40 分，分值越高，症状越严重

☞拓展阅读 2-15-2

肺功能检查在慢性阻塞性肺疾病诊断及治疗中的临床意义

2）肺功能评估：可使用 GOLD 分级，慢阻肺患者吸入支气管扩张剂后 $FEV_1/FVC < 70\%$；再依据其 FEV_1 下降程度进行气流受限的严重程度分级，见表 2-15-3。

表 2-15-3 慢阻肺患者气流受限严重程度的分级（GOLD 分级）

肺功能分级	患者肺功能 FEV_1 占预计值的百分比（FEV_1,%pred）
GOLD 1 级：轻度	$FEV_1\%$ 预计值 $\geq 80\%$
GOLD 2 级：中度	$50\% \leq FEV_1\%$ 预计值 $< 80\%$
GOLD 3 级：重度	$30\% \leq FEV_1\%$ 预计值 $< 50\%$
GOLD 4 级：极重度	$FEV_1\%$ 预计值 $< 30\%$

3）急性加重风险评估：上一年发生≥2次或1次需住院治疗的急性加重，均提示今后急性加重的风险增加。

依据上述症状严重程度和急性加重风险等，即可对稳定期慢阻肺患者做出综合评估和分组，并依据该评估结果选择稳定期的主要治疗药物（图2-15-1）。

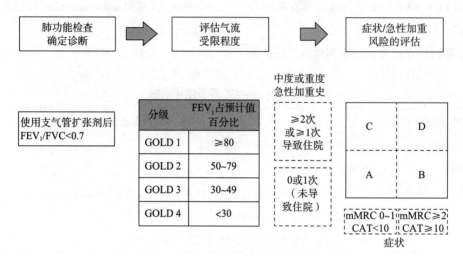

分级	FEV$_1$占预计值百分比
GOLD 1	≥80
GOLD 2	50~79
GOLD 3	30~49
GOLD 4	<30

图2-15-1　稳定期慢阻肺患者病情的综合评估

（2）急性加重期诊断与严重程度分级：慢阻肺急性加重是指呼吸道症状急性加重超过日常变异水平，需要改变治疗方案。患者表现为咳嗽、咳痰、气短和（或）喘息加重，痰量增多，甚至有脓性或黏液脓性痰，可伴有发热等。可由多种原因所致，最常见的为气管、支气管感染，病毒、细菌感染，环境、理化因素改变，稳定期治疗不规范等，部分病例急性加重的原因难以确定。

根据急性加重严重程度，将慢阻肺急性加重分为：轻度，仅需门诊就诊调整用药；中度，可以入住普通病房治疗，控制病情；重度，需要入住ICU治疗。重度急性加重可能并发急性呼吸衰竭和（或）心力衰竭。

2. 鉴别诊断

（1）支气管哮喘：慢阻肺多在中年发病，症状缓慢进展，多有长期吸烟史。哮喘多在儿童或青少年期起病，每日症状变化快，夜间和清晨症状明显，以发作性喘息为特征，发作时两肺布满哮鸣音，可有过敏史、鼻炎和（或）湿疹，可有家庭过敏史，症状经治疗后可缓解或自行缓解。哮喘的气流受限多为可逆性，其支气管舒张试验阳性。合理使用吸入糖皮质激素等药物常能有效控制病情，是其与慢阻肺相鉴别的一个关键特征。但是，部分哮喘患者随着病程延长，可出现较明显的气道重塑，导致气流受限的可逆性明显减小，此时临床很难与慢阻肺相鉴别。某些患者可能存在慢性支气管炎合并支气管哮喘，在这种情况下，表现为气流受限不完全可逆，使疾病难以区分，应该根据是否有家族史、起病年龄、症状和肺功能表现为气道高反应性等来鉴别。

（2）支气管扩张：有反复发作性咳嗽、咳痰的特点，常反复咯血，合并感染时咯大量脓性痰。查体常有肺部固定性粗湿性啰音、杵状指。部分X线胸片显示肺纹理粗乱或呈卷发状，HRCT可见支气管扩张改变。

（3）肺结核：各个年龄均可发病，可有午后低热、乏力、盗汗等结核中毒症状，可有结核接触史。痰检可发现抗酸杆菌，X线胸片示肺部有浸润或结节表现，微生物检查可确诊。

（4）弥漫性泛细支气管炎：大多数为男性非

吸烟者，80% 以上患者有慢性鼻窦炎；X 线胸片和 HRCT 显示弥漫性小叶中央结节影、支气管扩张表现和过度充气征，红霉素、阿奇霉素等治疗有效。

（5）支气管肺癌：表现为刺激性咳嗽、咳痰，可有痰中带血，或原有慢性咳嗽，咳嗽性质发生改变，X 线胸片及胸部 CT 可发现肺部占位病变、阻塞性肺不张或阻塞性肺炎。痰细胞学检查、支气管镜检查以及肺活检有助于明确诊断。

（6）其他引起劳力性呼吸困难的疾病：如冠心病、高血压心脏病、心脏瓣膜疾病等。

（7）其他原因所致呼吸气腔扩大：肺气肿是一病理诊断名词。呼吸气腔均匀规则扩大而不伴有肺泡壁的破坏时，虽不符合肺气肿的严格定义，但临床上也常习惯称为肺气肿，如代偿性肺气肿、老年性肺气肿、唐氏综合征中的先天性肺气肿等。临床上可以出现劳力性呼吸困难和肺气肿体征。需综合分析临床资料以进行鉴别。

（八）并发症

1. 慢性呼吸衰竭 常在慢阻肺急性加重时发生，其症状明显加重，发生低氧血症和（或）高碳酸血症，可具有缺氧和二氧化碳潴留的临床表现。

2. 自发性气胸 如有突然加重的呼吸困难，并伴有明显的发绀，患侧肺部叩诊为鼓音，听诊呼吸音减弱或消失，应考虑并发自发性气胸，通过 X 线检查可确诊。

3. 慢性肺源性心脏病 由于慢阻肺病变引起肺血管床减少及缺氧致肺动脉收缩、血管重塑，导致肺动脉高压、右心室肥厚扩大，最终发生右心功能不全。

4. 继发性红细胞增多症 慢性缺氧引起红细胞代偿性增多，全血容量增加、血黏度增高，从而引起头痛、头晕、耳鸣、乏力等症状，易并发血栓栓塞。

☞ 典型案例（附分析）2-15-1
反复咳、痰、喘 20 余年，加重 1 个月

（九）治疗

慢阻肺管理目标分短期目标和长期目标，短期目标为减轻症状、提高运动耐量和改善健康状态；长期目标包括预防疾病进展，防治急性加重，减少病死率，防治并发症和减少治疗不良反应。临床处理包括病情评估和监测、减少危险因素、稳定期治疗和急性加重期治疗。

1. 病情评估和监测 应根据慢阻肺患者的临床症状、未来急性加重风险及合并症等进行综合评估，详见本节"诊断与严重程度分级"。

慢阻肺分期：分为急性加重期与稳定期。2019 年慢性阻塞性肺疾病全球倡议（Global Initiative for Chronic Obstructive Pulmonary Disease，GOLD）将慢性阻塞性肺疾病急性加重（acute exacerbation of chronic obstructive pulmonary disease，AECOPD）定义为患者在短期内出现超出日常状况的持续恶化，咳嗽、气短或喘息加重，痰量增多，可呈脓性或者黏液脓性，日常用药无法改善，并需调整慢阻肺治疗方案。稳定期则指患者咳嗽、咳痰、气促等症状稳定或症状轻微。

2. 稳定期治疗

（1）药物治疗原则：现有药物治疗可以减少或者消除症状、提高运动耐力、减少急性加重次数和严重程度。吸入治疗为首选，必须教会患者正确使用各种吸入器，有助于改善依从性和治疗效果。2019 年 GOLD 推荐按综合评估分组先给予起始治疗；起始治疗后，应重新评估患者的治疗目标并调整药物；再通过患者随访，制定后续治疗策略。治疗方案制定原则是根据患者症状和严重度、急性加重风险、药物可获得性和对药物反应选择个体化治疗方案。

1）慢阻肺的起始治疗药物选择见图 2-15-2。

2）起始治疗后，应重新评估患者的治疗目标并调整药物。2019 年，GOLD 提供了一个关于起始治疗后的评估管理循环（图 2-15-3）。初始治疗后评估症状改善情况，急性加重风险是否减少，患者吸入技术是否正确，吸入治疗依从性情况，以及根

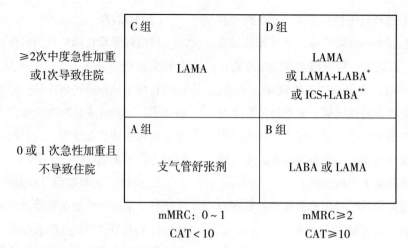

	C 组 LAMA	D 组 LAMA 或 LAMA+LABA* 或 ICS+LABA**
≥2次中度急性加重 或1次导致住院		
0 或 1 次急性加重且 不导致住院	A 组 支气管舒张剂	B 组 LABA 或 LAMA
	mMRC: 0~1 CAT < 10	mMRC≥2 CAT≥10

* 症状较多时推荐（CAT > 20）

** 嗜酸性细胞计数≥300×10^7/L

LAMA，长效抗胆碱能药；LABA，长效 β_2 受体激动剂；ICS，吸入糖皮质激素

图 2-15-2　起始治疗药物

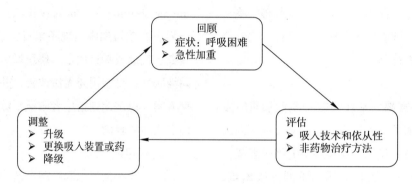

图 2-15-3　评估管理循环

据评估决定是否需要调整用药方案。

3）通过随访，根据评估情况决定后续治疗策略是否需要调整。当给予患者初始治疗后，应定期随访，评估治疗后症状改善情况以及急性加重风险控制情况，根据评估结果调整后续治疗策略（图 2-15-4，图 2-15-5）。

☞ 拓展阅读 2-15-3

慢性阻塞性肺疾病的长期疾病管理

（2）慢阻肺的治疗药物

1）支气管舒张剂：常用 β_2 受体激动剂、抗胆碱能受体药物或茶碱类。联合应用有协同作用，长效制剂优于短效。主要作用是舒张支气管平滑肌及

减少肺过度充气，尽管 FEV_1 的改善很少，但能减少残气量，缓解运动中肺动态过度充气，从而减轻呼吸困难。慢阻肺越严重，深吸气量（inspiratory capacity，IC）改变较 FEV_1 改变越重要。支气管舒张剂包括短期按需应用以暂时缓解症状，及长期规则应用以减轻症状。

A. β 肾上腺素受体激动剂：人气道中 β 肾上腺素受体主要是 β_2 受体。β_2 受体广泛分布于气道的不同效应细胞上，当 β_2 受体激动剂兴奋气道 β_2 受体时，气道平滑肌松弛，抑制肥大细胞与中性粒细胞释放炎症介质与过敏介质，增强气道纤毛运动，促进气道分泌，降低血管通透性，减轻气道黏膜水肿等，这些效应均有利于缓解或消除支气

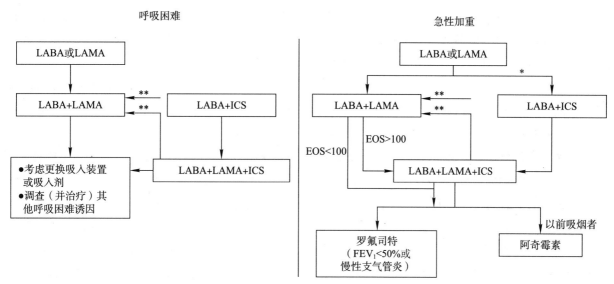

EOS：血嗜酸性粒细胞计数（个/μL）

* 如果EOS≥300个/μL或EOS≥100个/μL并且≥2次中度急性加重或1次住院

** 如果发生肺炎、不恰当的原始适应症或对ICS无有效应答，则降级减少或更换ICS

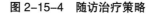

图 2-15-4　随访治疗策略

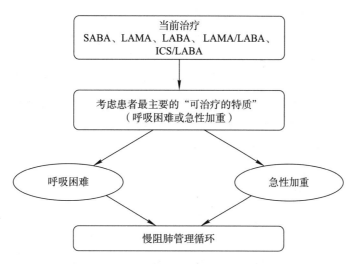

图 2-15-5　慢阻肺随访治疗流程图

管痉挛和气道狭窄。β₂ 受体激动剂的主要作用是松弛支气管平滑肌，其机制为 β₂ 受体激动剂与平滑肌细胞膜上的 β₂ 受体结合后，引起受体构型改变，激活兴奋性 G 蛋白（stimulatory G protein，Gs），从而激活腺苷酸环化酶，催化细胞内 ATP 转变为 cAMP，引起细胞内 cAMP 水平增加，转而激活 cAMP 依赖性蛋白激酶 A（protein kinase A，PKA），再通过降低细胞内游离钙浓度，使肌球蛋白轻链激酶失活并开放钾通道，引起平滑肌松弛。

非选择性 β 受体激动剂包括异丙肾上腺素、肾上腺素等，平喘作用强大，但可引起严重的心脏不良反应。选择性 β₂ 受体激动剂对 β₂ 受体有强大的兴奋性，对 β₁ 受体的亲和力低，常规剂量口服或吸入给药时很少产生心血管反应。

常用的短效 β₂ 受体激动剂（short-acting β₂-agonist，SABA）有沙丁胺醇（salbutamol）、特布他林（terbutaline）和非诺特罗（fenoterol），3～5 min 生效，1 h 达高峰，作用时间为 4～6 h。长效 β₂ 受

体激动剂（long-acting β_2-agonist，LABA）有福莫特罗（formoterol）、沙美特罗（salmeterol）、丙卡特罗（procaterol）及茚达特罗（indacaterol），作用时间为 8～12 h。LABA 尚具有一定的抗气道炎症，增强黏液 - 纤毛运输功能的作用。不主张长效 β_2 受体激动剂单独使用，须与吸入激素联合应用。但福莫特罗为既快速起效又长效的制剂，可作为应急缓解气道痉挛的药物。因肾上腺素、麻黄碱和异丙肾上腺素的心血管副作用多而已被高选择性的 β_2 受体激动剂所代替。

用药方法可采用吸入，包括定量吸入器（metered-dose inhaler，MDI）吸入、干粉吸入、持续雾化吸入等，一般不用静脉注射。首选吸入法，因药物吸入气道直接作用于呼吸道，局部浓度高且作用迅速，所用剂量较小，全身不良反应少。常用为沙丁胺醇或特布他林 MDI，每喷 100 μg，应急按需使用，每次 1～2 喷，通常 3～5 min 即可见效。LABA 如福莫特罗，每天仅需吸入 2 次，每次 1 吸；而茚达特罗只需每日吸入 1 次，每次 1 吸。

B. 抗胆碱能药：呼吸道 M 胆碱受体有 M_1、M_2 和 M_3 受体亚型。M_1 胆碱受体阻断药可抑制副交感神经节的神经传递，从而引起气道松弛，但作用较弱；M_2 胆碱受体激动时，可抑制胆碱能节后纤维释放乙酰胆碱，哮喘患者的 M_2 胆碱受体功能失调，抑制性反馈调节作用明显减弱，胆碱能节后纤维末梢释放乙酰胆碱增加，从而促进气道收缩加剧；M_3 胆碱受体存在于大、小气道平滑肌，气道黏膜下腺体与血管内皮细胞上，该受体激动时可使气道平滑肌收缩，气道口径缩小，促进黏液分泌与血管扩张等。选择性阻断 M_1、M_3 胆碱受体后可产生支气管扩张作用，本类药物主要有异丙托溴铵（ipratropium bromide）、氧托溴铵（oxitropium bromide）和噻托溴铵（tiotropium bromide）。例如：异丙托溴铵是阿托品的异丙基衍生物，季铵盐，口服不吸收，采用气雾剂，对 M_1、M_2、M_3 胆碱受体无选择性，但对气道平滑肌有较高的选择性，对心血管系统作用不明显，也不影响痰液黏稠度和分泌。异丙托溴铵起效慢，对 β_2 受体激动剂耐受的患者仍有效，对慢阻肺合并高迷走神经活性患者尤为适用。

常用的短效抗胆碱能药（short-acting muscarinic antagonist，SAMA）如异丙托溴铵气雾剂，定量吸入，起效较沙丁胺醇慢，气雾吸入后 5 min 后起效，30～60 min 作用达峰值，维持 4～6 h。每次 40～80 μg，每天 3～4 次。长效抗胆碱能药（long-acting muscarinic antagonist，LAMA）有噻托溴铵，选择性作用于 M_1、M_3 受体，每次吸入 18 μg，每天 1 次。另外还有格隆溴铵（glycopyrronium bromide）、乌美溴铵（umeclidinium bromide）等。

C. 茶碱类（theophylline）：是一类甲基黄嘌呤类衍生物，具有平喘、强心、利尿、扩张血管和中枢兴奋等作用，平喘的作用机制主要有如下 5 个方面。①抑制磷酸二酯酶（phosphodiesterase，PDE）。茶碱为非选择性 PDE 抑制剂，使细胞内 cAMP 水平升高而舒张支气管平滑肌。然而茶碱类在体内有效浓度低，对酶活性的抑制作用不明显，因此，茶碱的扩张支气管效应可能有其他的作用机制。②阻断腺苷受体。茶碱在治疗浓度时阻断腺苷受体，减轻内源性腺苷所致的气道收缩作用。③增加内源性儿茶酚胺的释放。治疗浓度茶碱可使肾上腺髓质释放儿茶酚胺，间接舒张支气管。④免疫调节与抗炎作用。茶碱在低浓度时即可抑制肥大细胞、嗜酸性粒细胞、巨噬细胞、T 淋巴细胞等的功能，减少炎症介质释放，降低微血管通透性而降低气道炎症反应。⑤增加膈肌收缩力并促进支气管纤毛运动。增加膈肌收缩有利于慢阻肺的治疗，并促进纤毛运动而加速纤毛清除痰液。

氨茶碱（aminophylline, euphylline, theophyllamine）为茶碱与二乙胺形成的复盐，水中溶解度大，可制成注射剂。该药碱性较强，局部刺激大，口服容易引起胃肠道刺激症状。在慢阻肺有气管痉挛存在时可采用氨茶碱静脉滴注，以缓解喘息与呼吸困难等症状。口服给药：茶碱缓释或控释片，每次 0.2 g，每 12 h 1 次；氨茶碱，每次 0.1 g，每日 3 次。

茶碱的治疗窗较窄，不良反应的发生率与其血药浓度密切相关，血药浓度超过 20 mg/L 时易发生不良反应。主要不良反应有胃肠道症状（恶心、呕吐），心血管症状（心动过速、心律失常、血压下降）及尿多，偶可兴奋呼吸中枢，严重者可引起抽搐乃至死亡。最好在用药中监测血浆氨茶碱浓度，其安全有效浓度为 6～15 μg/mL。发热、妊娠、小儿或老年、患有肝、心、肾功能障碍及甲状腺功能亢进者尤须慎用。合用西咪替丁、喹诺酮类、大环内酯类药物等可影响茶碱代谢而使其排泄减慢，应减少用药量。

2）糖皮质激素（glucocorticoid, GC）：GC 进入靶细胞内与糖皮质激素受体结合成复合物，再进入细胞核内调控炎症相关靶基因的转录，通过抑制慢阻肺气道炎症的多个环节发挥抗炎作用。①慢阻肺持续性气道炎症伴随疾病整个过程，GC 可抑制多种参与慢阻肺发病的炎性细胞和免疫细胞功能，抑制循环中巨噬细胞、中性粒细胞和急性加重期嗜酸性粒细胞参与的炎症，并加速炎性细胞的凋亡。②抑制慢阻肺急性加重时细胞因子和炎性介质的产生。急性加重时的细胞因子主要包括 TNF-α、IL-1、IL-5、IL-6、IL-8、IL-13 等；抑制诱导性一氧化氮合酶和环氧合酶 -2（cyclooxygenase 2, COX-2），阻断炎性介质产生，发挥抗炎作用；抑制黏附分子表达而减少炎性细胞与血管内皮的相互作用，降低微血管通透性。③增强支气管以及血管平滑肌对儿茶酚胺的敏感性，有利于缓解支气管痉挛和黏膜肿胀。

近年来主要以气雾吸入的方式在呼吸道局部应用该类药物。吸入皮质类固醇（inhaled corticosteroid, ICS）可减少全身激素制剂用量或逐步替代全身激素应用。对高风险患者（C 组和 D 组患者），以及基线血嗜酸性粒细胞计数≥300 个 /μL 或≥100 个 /μL 并且≥2 次中度急性加重或 1 次住院者，有研究显示长期吸入适量糖皮质激素与长效支气管舒张剂可减轻症状，增加运动耐量，减少急性加重频率，提高生活质量，改善肺功能。目前常用剂型有两联剂型（ICS/LABA），如氟替卡松 / 沙美特罗、布地奈德 / 福莫特罗、氟替卡松 / 维兰特罗；三联剂型（ICS/LABA/LAMA），如糠酸氟替卡松 / 维兰特罗 / 乌美溴胺、丙酸倍氯米松 / 福莫特罗 / 格隆溴铵等。

3）祛痰药（expectorants）和镇咳药：祛痰药主要适用于咳嗽有痰者，临床上根据痰液性状选择一种或几种祛痰药联合使用。常用的祛痰药可分为 4 类。

A. 恶心性祛痰药和刺激性祛痰药：前者如氯化铵、碘化钾、桔梗、愈创甘油醚等，口服后可刺激胃黏膜引起恶心，反射性地促进呼吸道腺体分泌，使痰液稀释。后者是桉叶油、安息香酊等加入沸水中，其蒸汽可刺激呼吸道黏膜，增加腺体分泌，使痰液稀释，易于咳出。

B. 黏液溶解剂：如乙酰半胱氨酸，可分解痰液黏性成分，使痰液液化，黏度降低，易于咳出。

C. 黏液调节剂：如溴己新、氨溴索等，主要作用于气道黏液分泌细胞，促其分泌黏性低的分泌物，使痰液变稀薄，易咳出。

D. 黏液促排剂：桉柠蒎肠溶软胶囊、标准桃金娘油等，通过促溶、调节分泌及主动促排作用，使黏液易于排出。

☞ 拓展阅读 2-15-4
慢性阻塞性肺疾病管理中吸入装置的选择与应用

☞ 拓展阅读 2-15-5
稳定期慢性气道疾病吸入装置规范应用中国专家共识

临床常用药物有盐酸氨溴索（ambroxol），30 mg，每日 3 次；N- 乙酰半胱氨酸（N-acetylcysteine），0.2 g，每日 3 次；羧甲司坦（carbocisteine），0.5 g，每日 3 次；桉柠蒎肠溶软胶囊（eucalyptol, limonene and pinene enteric soft capsule），300 mg，每日 2 次。

慢阻肺患者大多为有痰咳嗽，镇咳药

（antitussives）必须谨慎使用。目前常用的镇咳药根据其作用机制分为两类：①中枢性镇咳药，直接抑制延髓咳嗽中枢而发挥镇咳作用；②外周性镇咳药，通过抑制咳嗽反射弧中的感受器、传入神经、传出神经或效应器中任何一环节而发挥镇咳作用。有些药物兼有中枢和外周两种作用。

4）磷酸二酯酶-4（PDE-4）抑制剂：推荐用于慢性支气管炎、重度和极重度气流受限伴有反复急性加重，不能被长效支气管舒张剂或长效支气管舒张剂/吸入糖皮质激素控制者。

PDE-4 是 cAMP 代谢的主要调节者，是炎症和免疫细胞的主要 PDE 同工酶，主要分布于炎症细胞（肥大细胞、巨噬细胞、淋巴细胞和嗜酸性粒细胞）、气道上皮细胞和平滑肌细胞内。PDE-4 是细胞内特异性的 cAMP 水解酶，PDE-4 抑制剂通过抑制 PDE-4 活性、增加细胞内 cAMP 水平而发挥治疗作用。

常用的 PDE-4 抑制剂罗氟司特选择性抑制 PDE-4，阻断炎症反应信号传递，进而抑制慢阻肺对肺组织造成的损伤。罗氟司特具有广泛的抗炎作用。在体外，罗氟司特 N- 氧化物可以影响许多类型的细胞，包括中性粒细胞、单核/巨噬细胞、$CD4^+$ 和 $CD8^+$ T 细胞、内皮细胞、上皮细胞、平滑肌细胞和成纤维细胞。通过对这些细胞的影响，罗氟司特作用于慢阻肺发病机制的多个环节。在体内，罗氟司特对于慢阻肺发病机制的多个方面都有作用，如烟草烟雾引起的肺部炎症反应、呼吸道纤毛运动障碍、肺纤维化、肺气肿、气道重塑、氧化应激反应、肺血管重建和肺动脉高压等。

5）抗氧化剂：应用较大剂量 N- 乙酰半胱氨酸、羧甲司坦等有抗氧化作用，可降低反复加重的频率。N- 乙酰半胱氨酸可使用 600 mg，每日 2 次；也可以雾化吸入治疗。

6）免疫调节剂：大环内酯类抗生素（macrolide antibiotics）除抗菌作用外，还兼有抗炎和免疫调节作用，主要通过抑制中性粒细胞趋化、迁移，促进免疫细胞凋亡，减少炎症介质释放，下调黏附分子表达及影响细胞信号转导通路等交织作用共同发挥抗炎和免疫调节活性。

有抗炎和免疫调节作用的主要见于 14 元环和 15 元环大环内酯类药物，常用药物为 14 元环的红霉素（erythromycin）、克拉霉素（clarithromycin）、和罗红霉素（roxithromycin），以及 15 元环的阿奇霉素（azithromycin）。使用方式为小剂量、长疗程口服，一般需服用 12 个月，对减少急性加重频率及其严重程度具有一定作用。其中阿奇霉素应用的临床资料较多，临床疗效肯定，但需注意耳聋和细菌耐药的发生。

7）疫苗：流感疫苗可减少急性加重的次数，减轻急性加重发生的严重程度和病死率，可每年给予 1 次（秋季）；肺炎球菌疫苗，每 5 年 1 次，推荐 ≥ 65 岁，或年龄 < 65 岁且 FEV_1 < 40% 预计值的慢阻肺患者使用，可减少社区获得性肺炎的发病率。

8）中医治疗：某些中药具有祛痰、舒张支气管、免疫调节等作用，值得深入研究。

☞ 拓展阅读 2-15-6
2019 年版慢性阻塞性肺疾病全球倡议解读（药物治疗篇）

（3）慢阻肺的非药物治疗：主要包括肺康复治疗、氧疗、肺减容手术和机械通气治疗。目前认为部分缓解期患者，特别是白天有明显高碳酸血症者应用无创正压通气（non-invasive positive pressure ventilation，NPPV）可以延长生存期，减少住院风险，但对生活质量的改善不明显。

1）肺康复（pulmonary rehabilitation）：是一种基于对患者的全面评估并量身定制的综合干预措施，包括健康教育、运动训练、营养支持、心理治疗和行为改变等。有研究发现，营养支持联合体能锻炼较单纯营养支持能更好地增加患者无脂肌群含量。推荐根据每个患者的特点制订个体化康复计划。肺康复是针对运动受限慢阻肺患者的所有住院、门诊、社区或家庭康复计划，至少持续

6~8周，包括运动治疗联合或不联合任何形式的教育和（或）心理支持等。

患者教育与自我管理：主要包括认知慢阻肺和劝告患者避免危险因素，掌握一般和某些特殊的治疗方法，特别是正确使用吸入药物，简单处理急性发作。

体能锻炼：包括四肢肌肉训练和呼吸肌训练，如上肢上举训练、快走、慢跑、缩唇呼吸、腹式呼吸，呼吸阻力负荷锻炼等。

营养治疗支持：慢阻肺患者因全身炎症反应易合并营养不良和少肌症，非脂肪体重减轻可影响慢阻肺患者呼吸肌肉和外周肌肉的功能，表现为肌力、耐力的下降及易疲劳。营养干预应着重预防和早期治疗营养不良和少肌症。慢阻肺患者应尽早进行营养筛查及评估，慢阻肺患者应补充足量优质蛋白，在控制总脂肪摄入量的前提下，应增加富含 n-3 多不饱和脂肪酸食物的摄入，有慢性呼吸功能不全的患者应采取低碳水化合物饮食。其他可补充的有维生素 C 和 D 等。

其他物理治疗（如咳嗽训练）：深吸气至肺总量后用力咳嗽，翻身拍背帮助患者咳嗽，痰液振荡器等也可促进患者清除分泌物。

2）长期氧疗（long-term oxygen therapy，LTOT）：对慢阻肺并发慢性呼吸衰竭者可提高生活质量和延长生存时间，对血流动力学、运动能力、肺生理和精神状态均会产生有益的影响。LTOT 指征为：①呼吸空气时 $PaO_2 \leqslant 55$ mmHg 或 $SaO_2 \leqslant 88\%$，有或没有高碳酸血症；②PaO_2 55~60 mmHg，或 $SaO_2 < 89\%$，并有肺动脉高压、右心功能不全和（或）红细胞增多症（红细胞压积 > 0.55）。一般用鼻导管吸氧，氧流量为 1.0~2.0 L/min，吸氧时间 15 h/d 以上。目的是使患者在静息状态下达到 $PaO_2 \geqslant 60$ mmHg 和（或）使 SaO_2 升至 90% 以上，维持重要器官功能，保证组织氧供。

近期经鼻高流量吸氧用于慢阻肺稳定期和急性加重期的治疗，可以减轻稳定期慢阻肺患者的高碳酸血症，并改善健康相关的生活质量；对于急性加重期患者可减少机械通气的应用。经鼻高流量吸氧在慢阻肺的应用价值还有待进一步研究。

3）手术治疗：肺减容术（lung volume reduction surgery，LVRS）是慢阻肺患者的主要手术方法，术前戒烟至少 4~8 周联合规范治疗可减少术后并发症。常规肺减容手术适应证为 $FEV_1 < 35\%$ 预计值；放射性核素肺通气灌注扫描和 HRCT 证实不均匀肺气肿，且切除部位病变严重；RV 或 FRC > 220% 预计值；TLC > 125% 预计值；$PaCO_2 < 55$ mmHg；年龄 < 75 岁。肺减容术对上叶严重不均质肺气肿伴运动能力差的患者更有效。当前越来越多的研究表明微创手术具有更大的发展前景，经支气管镜单向活瓣肺减容术（bronchoscopic lung volume reduction，BLVR）具有创伤少、并发症少、术后恢复快、住院时间短和患者易于接受等特点，值得进一步研究。

另外，极重度慢阻肺患者肺移植手术已开展多年，但因移植肺来源少，手术开展较少。肺移植的 1 年生存率可达 85%，中位生存时间大约为 5.4 年，其中双肺移植的中位生存时间优于单肺移植（6.6 年 vs 4.6 年）。肺移植所面临的主要问题是受体和供体的生物学不相容性。在移植后的第一年里，感染是死亡的主要原因，受体对细菌、真菌、病毒、原虫存在感染的高风险。急性感染在移植 1 年之后相对少见，移植 1 年后的主要死因是共同存在的慢性排异、感染和其他并发症。

3. 急性加重期治疗

（1）根据 AECOPD 病情轻重给予相应治疗推荐

1）轻度 AECOPD：门诊就诊，仅需加用短效支气管扩张剂或调整吸入用药剂量。

2）中度 AECOPD：使用短效支气管扩张剂和抗生素，有的患者需要加用口服糖皮质激素。

3）重度 AECOPD：需要住院或急救治疗。重度急性加重可能并发急性呼吸衰竭和（或）心功能不全。

推荐短效吸入性 β_2 受体激动剂联合或不联合短效抗胆碱能药作为急性加重治疗的首选支气管扩

张剂；全身使用激素可以改善肺功能（FEV_1）和氧合，缩短恢复时间和住院时间，应用疗程不超过 5~7 天。单独雾化吸入布地奈德可作为某些患者急性加重治疗的合适选择，并可提供与静脉应用甲泼尼龙相似的获益；大多数慢阻肺急性加重由上呼吸道感染诱发，在有指征的情况下应用抗生素可缩短恢复时间，降低早期复发、治疗失败风险及缩短住院时间，建议抗生素应用疗程为 5~7 天；无创机械通气（NPPV）应作为伴有急性呼吸衰竭的慢阻肺患者（无禁忌证）首选的通气模式，它可以减少呼吸肌做功，降低插管需求，缩短住院时间及提高生存率。

（2）AECOPD 的具体治疗策略

1）确定 AECOPD 的原因：最常见的原因是感染，主要是细菌、支原体、衣原体或病毒感染。在细菌感染中，肺炎链球菌、流感嗜血杆菌、卡他莫拉菌和肺炎克雷伯菌等革兰氏阴性杆菌是最常见的病原菌。其次为空气污染、气温骤变等，还有 1/3 诱因不明。肺炎、充血性心力衰竭、气胸、胸腔积液、肺血栓栓塞症、心律失常等可以引起与 AECOPD 相似的症状，需加以鉴别。血液生化检查有助于确定引起 AECOPD 的其他原因，如电解质紊乱（低钠、低钾、低氯、低钙和低磷血症等）、糖尿病危象或营养不良（低白蛋白）等，并可发现并发的代谢性酸碱失衡。

2）诊断和评估严重度：AECOPD 分级目前尚无一致意见，可参考以下标准。Ⅰ级，在家治疗；Ⅱ级，需要住院治疗；Ⅲ级为急性呼吸衰竭。呼气流量峰值（peak expiratory flow, PEF）< 100 L/min 或 FEV_1 < 1.0 L 提示严重加重。重症患者难于接受肺功能检查，可及时分析动脉血气，海平面大气压吸空气时 PaO_2 < 8.0 kPa（60 mmHg），SaO_2 < 90%，伴或不伴 $PaCO_2$ > 6.7 kPa（50 mmHg），提示呼吸衰竭。

AECOPD 入院指征：①基础病变为重度或极重度慢阻肺；②症状明显加重，如突然出现静息状态的呼吸困难；③出现新体征，如发绀、周围性水肿等；④初始治疗无效；⑤出现严重并发症或合并症加重；⑥新发的心律失常；⑦年迈或缺乏家庭支持者。

ICU 收治指征：①严重呼吸困难，经治疗不缓解；②嗜睡、淡漠、昏迷者；③持续或进行性加重的低氧血症 [PaO_2 < 5.3 kPa（40 mmHg）] 和（或）氧疗和 NPPV 后，仍然出现严重或进行性加重的呼吸性酸中毒（pH < 7.25）者；④需要有创机械通气；⑤血流动力学不稳定，需要血管活性药物治疗者。

住院治疗策略：AECOPD 病情严重者需要住院治疗，可给予如下处理。①根据症状、动脉血气和胸片等评估病情严重度；②合理氧疗并于 30 min 后复查动脉血气分析；③应用支气管扩张剂，可考虑静脉加用茶碱类药物；④口服或静脉使用糖皮质激素；⑤密切观察细菌感染征象，积极、合理地使用抗生素；⑥考虑使用 NPPV；⑦在出入量和血电解质监测下适当补充液体和电解质；⑧营养支持，不能进食者需经胃肠补充要素饮食或给予静脉高营养；⑨对卧床、红细胞增多症或脱水的患者，无论是否有血栓栓塞性疾病史，均需考虑使用肝素或低分子肝素；⑩积极排痰治疗；⑪识别并治疗合并疾病（冠心病、糖尿病等）及并发症（休克、弥散性血管内凝血、上消化道出血、肾功能不全等）。

3）支气管舒张剂的应用：药物同稳定期。有严重喘息症状者可给予短效沙丁胺醇气雾剂，还可以使用雾化吸入疗法，如应用沙丁胺醇 500 μg 或异丙托溴胺 500 μg，或沙丁胺醇 1 000 μg 加异丙托溴铵 250~500 μg，通过小型雾化器行吸入治疗以缓解症状。

4）氧疗与呼吸支持治疗

A. 氧疗指征同稳定期，无严重合并症的 AECOPD 患者氧疗后较易达到满意氧合水平（PaO_2 > 60 mmHg 或 SaO_2 > 90%），但有可能发生潜在的二氧化碳潴留。给氧途径包括鼻导管或通过文丘里（Venturi）面罩。氧疗 30~60 min 后复查动脉血气，以确认氧合满意而未引起二氧化碳潴留或酸中毒。

B. NPPV 应用指征为上述治疗后仍有呼吸性酸中毒，pH < 7.36 和 $PaCO_2$ > 8 kPa（60 mmHg）或持续存在严重呼吸困难。NPPV 后，如果 pH < 7.25，应该做好插管准备。如有 NPPV 禁忌证，应考虑立即建立人工气道并收入监护病房。NPPV 排除标准（符合下列标准之一）：呼吸抑制或停止；心血管系统功能不稳定（低血压、心律失常、心肌梗死）；嗜睡、神志障碍及不合作者；误吸者；痰液黏稠或有大量气道分泌物；近期曾行面部或胃食管手术；头面部外伤，固定的鼻咽部异常；极度肥胖；严重胃肠胀气等。

C. 在积极的药物治疗或 NPPV 后，呼吸衰竭仍进行性恶化，出现危及生命的酸碱异常和神志改变时宜用有创机械通气。

5）抗生素的合理应用：AECOPD 出现以下 3 种状况时考虑使用抗生素。①同时出现呼吸困难加重，痰量增加和痰液变脓；②患者仅出现以上 3 种症状中的 2 种，但包括痰液变脓；③严重的急性加重，需要有创或无创机械通气。3 种症状出现 2 种加重但无痰液变脓，或者只有 1 种临床表现加重的 AECOPD 一般不建议应用抗菌药物。

慢阻肺急性加重时，在有指征的情况下应用抗生素可缩短恢复时间，降低早期复发、治疗失败风险及缩短住院时间，建议抗生素应用疗程为 5 ～ 7 天。

医生应根据患者所在地常见病原菌类型及药物敏感情况积极选用抗生素治疗。门诊可用阿莫西林 / 克拉维酸 0.457 g 每日 3 次、头孢唑肟 0.25 g 每日 3 次、头孢呋辛 0.5 g 每日 2 次、左氧氟沙星 0.5 g 每日 1 次、莫西沙星 0.4 g 每日 1 次；较重者可应用第三代头孢菌素，如头孢曲松钠 2.0 g 加于生理盐水中静脉滴注，每日 1 次。对于住院患者，应根据疾病严重程度和预计的病原菌更积极地给予抗生素，如给予 β- 内酰胺类 /β- 内酰胺酶抑制剂、大环内酯类或喹诺酮类。一般采用静脉滴注给药。如果找到确切的病原菌，根据药敏结果调整抗生素使用。

6）糖皮质激素：对需住院治疗的急性加重期患者，可考虑口服泼尼松龙 30 ～ 40 mg/d，也可静脉给予甲泼尼龙 40 ～ 80 mg，每日 1 次，连续 5 ～ 7 天。

7）祛痰药：溴己新 8 ～ 16 mg，每日 3 次；盐酸氨溴索 30 mg，每日 3 次酌情选用，也可使用静脉制剂。如果患者有呼吸衰竭、肺源性心脏病、心力衰竭，具体治疗方法可参阅有关章节治疗内容。

☞ 拓展阅读 2-15-7
深入认识慢性阻塞性肺疾病的急性加重

（十）预防

慢阻肺的预防主要是避免发病的高危因素、急性加重的诱发因素以及增强机体免疫力。

戒烟是预防慢阻肺的最重要措施，也是最简单易行的措施，在疾病的任何阶段戒烟都有助于防止慢阻肺的发生和发展；控制职业和环境污染，减少有害气体或有害颗粒的吸入；积极防治婴幼儿和儿童期的呼吸系统感染；流感疫苗、肺炎链球菌疫苗、百白破疫苗、细菌溶解产物、卡介菌多糖核酸等对防止慢阻肺患者反复感染可能有益。加强体育锻炼，增强体质，提高机体免疫力，可帮助改善机体一般状况。此外，对于有慢阻肺高危因素的人群，应定期进行肺功能监测，以尽可能早期发现慢阻肺并及时予以干预。慢阻肺的早期发现和早期干预重于治疗。

（韩锋锋 朱惠莉）

第二节　支气管哮喘

诊疗路径：

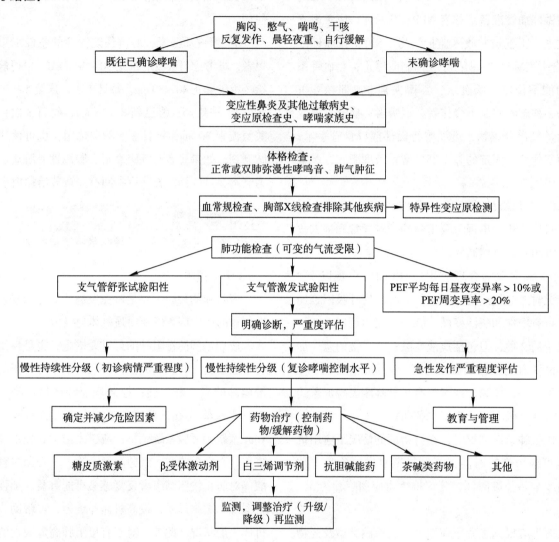

支气管哮喘（bronchial asthma）简称哮喘，是以慢性气道炎症和气道高反应性为特征的异质性疾病。主要特征包括气道慢性炎症、气道高反应性、广泛多变的可逆性气流受限及气道重构。临床表现为反复发作的喘息、气急、胸闷或咳嗽等症状，常在夜间及凌晨发作或加重，可自行缓解或经治疗后缓解。哮喘的具体临床表现形式及严重程度在不同时间表现为多变性。长期规范化治疗和管理对于哮喘的临床控制至关重要。

（一）概述

哮喘是一种异质性疾病，是由多种细胞包括嗜酸性粒细胞、肥大细胞、T 淋巴细胞、中性粒细胞、平滑肌细胞、气道上皮细胞等，以及细胞组分参与的气道慢性炎症性疾病（chronic inflammatory disease）。其临床表现为反复发作的喘息、气急、胸闷或咳嗽等症状，常在夜间及凌晨发作或加重，多数患者可自行缓解或经治疗后缓解，同时伴随可变的气流受限，随着病程的延长可导致一系列气道结构的改变，即气道重构（airway remodeling）。

近年来，哮喘患病率在全球范围内有逐年增加的趋势。目前，全球至少有 3 亿哮喘患者。西欧近 10 年间哮喘患者增加了 1 倍。哮喘患病率最高的国家和地区是英国（＞15%）、新西兰（15.1%）、澳大利亚（14.7%）、爱尔兰共和国（14.6%）、加拿大（14.1%）及美国（10.9%）。在北美，大约 3 350 万人，即十分之一的人口患有哮喘；某些种族的患病率甚至会更高，如非洲裔及西班牙裔美国人。亚洲地区哮喘流行病学调查数据显示，亚洲的成人哮喘患病率在 0.7%～11.9%，平均不超过 5%。近年来，中国哮喘患病率也在呈逐年上升趋势，2010 年在中国 7 个地理区域的 8 个省市进行的"全国支气管哮喘患病情况及相关危险因素流行病学调查"显示，我国 14 岁以上人群哮喘患病率为 1.24%。2019 年我国完成的另一项全国流行病学调查显示 20 岁以上人群哮喘患病率为 4.2%，患病人数约为 4 570 万。

哮喘全球防治创议（Global Initiative for Asthma，GINA）自 2006 年提出"哮喘控制"的概念后，2014 年又强调哮喘的治疗目标是实现"哮喘的总体控制"，既要达到当前症状控制，又要降低未来发作的风险，2019 年再次提出这一治疗目标。哮喘的控制现状虽然有进步，但仍不够理想。2012 年一项欧洲的调查显示，仅有 20.1% 的哮喘患者达到完全控制，45.1% 的哮喘患者未控制。2012 我国研究结果显示，有 44.9% 的患者达到了哮喘控制，55.1% 的患者未达到哮喘控制。2017 年我国 30 个省市城区门诊支气管哮喘患者控制水平的调查显示，城区哮喘总体控制率为 28.5%。

目前全世界每年由于哮喘死亡约 346 000 人，多为 45 岁以上患者，其中大部分是可以预防的，多与长期控制不佳或末次发作时未及时获得医疗救援有关。哮喘病死率的高低与患者的社会经济状况、医疗保障条件及既往病史等有关。

（二）病因和发病机制

1. 病因　哮喘病因复杂，其发病兼与内因

（多基因遗传因素）和外因（环境因素）相关。目前认为哮喘具有复杂的多基因遗传倾向。所谓的多基因遗传，是指不同染色体上多对致病基因共同作用，这些基因之间无明显的显隐性区别，各自对表现型的影响较弱，但具有协同或累加效应。其发病呈现一定的家族集聚现象，亲缘关系越近，患病率越高。哮喘遗传协作研究组通过 3 个种族共 140 个家系研究分析，将哮喘遗传易感基因粗略分为三类：①决定变态性疾病易感性的 HLA-II 类分子基因遗传多态性（如 6p$^{21-23}$）；② T 细胞受体（T cell receptor，TCR）高度多样性与特异性 IgE（如 14q$^{11.2}$）；③决定 IgE 调节及哮喘特征性气道炎症发生发展的细胞因子基因及药物相关基因（如 11q^{13}，5q$^{31-33}$）。5q$^{31-33}$ 区域内含有细胞因子簇（IL-3、IL-4、IL-9、IL-13、GM-CSF）、β$_2$ 肾上腺素受体、淋巴细胞糖皮质激素受体（glucocorticoid receptor，GR）、白三烯 C4 合成酶（leuko triene C4 synthetase，LTC4S）等多个与哮喘发病相关的候选基因。近年来，点阵单核苷酸多态性（single nucleotide polymorphism，SNP）基因分型技术，也称全基因组关联分析（genome wide association study，GWAS）的发展给哮喘的易感基因研究带来了革命性突破，已采用 GWAS 鉴定了多个哮喘易感基因，如 *YLK40*、*IL6R*、*PDE4D*、*IL33* 等。目前对哮喘易感基因的研究更进一步深入基因 – 环境相互作用的领域。

通常有哮喘易感基因的人群受环境因素的影响而发病。常见的环境因素有变应原性因素，包括吸入性室内变应原（尘螨、动物毛屑与真菌等）、吸入性室外变应原（花粉、草粉）、职业性变应原（油漆、活性染料、谷物粉、面粉、木材、饲料、茶、咖啡豆等）、食物（鱼、虾、蟹、蛋类、牛奶等）、药物（阿司匹林、抗生素等），以及非变应原性因素，包括大气污染、吸烟、运动、肥胖、冷空气、呼吸道感染、月经和妊娠及心理因素等。

2. 发病机制　哮喘的发病机制复杂，至今尚未完全阐明。目前认为，气道免疫 – 炎症机制、气

道重构机制、气道高反应性以及气道神经-受体调节机制及其相互作用是哮喘发病的主要因素。T细胞介导的免疫调节失衡与慢性气道炎症的发生是哮喘最重要的发生机制。气道重构与慢性炎症和上皮损伤修复相关，并越来越受到重视。气道慢性炎症与气道重构共同导致气道高反应性的发生。

（1）气道免疫-炎症机制：呼吸系统主要通过固有免疫（innate immunity）和适应性免疫（adaptive immunity）维持免疫功能稳定。固有免疫是先天获得的，但不形成免疫记忆，包括黏膜屏障（假复层柱状上皮细胞和纤毛、杯状细胞及分泌的黏液以及其中的溶菌酶等多种抗菌物质）、固有免疫细胞（包括黏膜上皮细胞、巨噬细胞、树突状细胞、中性粒细胞及自然杀伤细胞等）和固有免疫分子（抗菌肽、溶菌酶、细胞因子及表面活性物质结合蛋白等）。适应性免疫是后天通过抗原物质接触所产生的一系列防御能力，具有抗原特异性和免疫记忆，包括抗原提呈细胞（antigen presenting cell, APC）。

目前Ⅰ型变态反应已被公认为过敏性哮喘的重要免疫机制，即免疫机体再次接触相同过敏原刺激时所产生的反应。它主要涉及过敏原、抗体、细胞、受体和介质5个环节。当外源性过敏原通过吸入、接触或食入途径进入机体，在T淋巴细胞的协助下，B淋巴细胞转化为浆细胞，产生IgE抗体。IgE黏附于支气管黏膜下肥大细胞和血液循环中嗜碱性粒细胞表面的IgE Fc受体上，使这些效应细胞致敏。当机体再次接触相同抗原时，抗原即以抗原桥联的形式与效应细胞上的IgE结合，通过抗原-抗体相互作用，使肥大细胞和嗜碱性粒细胞脱颗粒。近年来发现嗜酸性粒细胞、巨噬细胞、淋巴细胞和血小板亦存在第二类IgE受体（FcεR-Ⅱ，又称CD23），虽属于低亲和力IgE受体，但在IgE与抗原存在的情况下，可使这些效应细胞直接特异性地参与变态反应及其炎症反应过程。哮喘发病相关的免疫-变态反应有两种类型，即哮喘速发反应和哮喘迟发反应：①哮喘速发反应（early asthmatic response, EAR）患者在吸入抗原10 min后FEV$_1$下降，15~30 min达高峰，持续1.5~3 h后缓解，此为EAR；②哮喘迟发反应（late asthmatic response, LAR）患者在吸入抗原后3~4 h可再次出现FEV$_1$下降，8~12 h达高峰，可持续数日或数周，此为LAR。约半数以上患者为LAR。

哮喘气道慢性炎症反应是由多种炎症细胞、炎症介质和细胞因子共同参与、相互作用的结果。

1）气道炎症产生的途径：当过敏原进入机体后，被抗原递呈细胞（如树突状细胞、单核巨噬细胞等）内吞并激活T细胞，活化的辅助性T细胞（主要是Th2细胞）产生IL-4、IL-5、IL-13等，进一步激活B细胞，由B细胞分泌的特异性IgE可借助高亲和力IgE受体（FcεRⅠ）和低亲和力IgE受体（FcεRⅡ）固定在细胞表面；当再次接触同种过敏原，就会引起"致敏"细胞释放多种炎症介质和细胞因子，导致气道平滑肌痉挛，黏膜微血管通透性增加，气道黏膜水肿、充血，黏液分泌亢进，并诱发气道高反应性。其中细胞因子IL-13、IL-5、GM-CSF、黏附分子以及趋化因子可使嗜酸性粒细胞分化、激活，延长其寿命，进一步诱发气道高反应性以及气道重构，从而产生哮喘的临床症状。

2）Th1/Th2免疫失衡：约80%哮喘患者存在Th2免疫应答占优势的Th1/Th2免疫失衡，是哮喘重要的发病机制之一。过敏原进入气道后攻击气道上皮细胞并分泌IL-25、IL-33等细胞因子，进而启动Th2优势的免疫反应，活化的Th2细胞分泌的细胞因子，如IL-4、IL-5、IL-13等可以直接激活嗜酸性粒细胞、肥大细胞及肺泡巨噬细胞等多种炎症细胞，使之在气道浸润和募集。这些细胞相互作用可以分泌出更多种炎症介质和细胞因子，如组胺、前列腺素、白三烯、嗜酸性粒细胞趋化因子、中性粒细胞趋化因子、转化生长因子、血小板活化因子等，构成了一个与炎症细胞相互作用的复杂网络，使气道收缩，黏液分泌增加，血管渗出增多。Th17细胞是Th家族的成员之一，主要产生IL-17A/F和IL-22，IL-17可促进气道成纤维细胞、上皮细胞和平滑肌细胞的活化，使这些细胞高表达IL-6、IL-8、G-CSF等因子，导致中性粒细胞趋化并产生中性粒细胞炎症。目前认为Th17细胞在部分以中性粒细胞浸润为主的激素耐受型哮喘和重症哮喘中起重要作用。

（2）气道重构机制：气道重构是哮喘的重要特征，表现为气道上皮细胞黏液化生、平滑肌肥大/增生、上皮下胶原沉积和纤维化、血管增生等。气道重构使得哮喘患者对吸入激素的反应性降低，出现不可逆或部分不可逆的气流受限，以及持续存在的气道高反应性。气道重构的发生主要与持续存在的气道炎症和反复的气道上皮损伤/修复有关。

1）气道炎症：参与哮喘发生的多种炎症细胞可分泌一系列与气道重构发生相关的炎症因子，促进成纤维细胞增生、胶原沉积、平滑肌增生肥大以及微血管增生。多种炎症介质参与哮喘的气道重构过程，包括转化生长因子-β（transforming growth factor-β，TGF-β）、血管内皮生长因子、白三烯、基质金属蛋白酶-9、解聚素和金属蛋白酶-33。其中，TGF-β具有广泛的调节细胞增殖分化、促进结缔组织蛋白合成的作用，在哮喘气道重构中起着重要作用。

2）气道上皮损伤/修复：除气道炎症外，由环境因素或变应原直接导致的气道上皮损伤及伴随发生的修复过程在气道重构的发生、发展中起了重要作用。

（3）气道高反应性（airway hyperresponsiveness，AHR）发生机制：AHR是指气道对各种刺激因子如变应原、理化因素、运动、药物等呈现的高度敏感状态，表现为患者接触这些刺激因子时气道出现过强或过早的收缩反应。AHR是哮喘的基本特征，可通过支气管激发试验来量化和评估，有症状的哮喘患者几乎都存在AHR。AHR的发生与气道炎症、气道重构和神经调节的异常相关。气道慢性炎症是导致AHR的重要机制之一，当气道受到变应原或其他刺激后，多种炎症细胞释放炎症介质和细胞因子，引起气道上皮损害、上皮下神经末梢裸露等，从而导致气道高反应性。气道平滑肌中含有多种收缩功能蛋白，如平滑肌肌动蛋白等，当受到变应原或炎症因子刺激后，气道平滑肌收缩致使气道狭窄，气道反应性增高；气道重构尤其是气道周围平滑肌层的增厚也在AHR中发挥重要作用。此外，异常的神经调节也在AHR中发挥作用。

（4）气道的神经-受体调节机制：神经因素是哮喘发病的重要环节之一。支气管受复杂的自主神经支配，除肾上腺素能神经、胆碱能神经外，还有非肾上腺素能非胆碱能（nonadrenergic noncholinergic，NANC）神经系统。

1）肾上腺素能神经-受体失衡机制：肾上腺素能神经系统包括交感神经、循环儿茶酚胺、α受体和β受体，任何一方面的缺陷或损伤均可导致气道高反应性，并引起哮喘发病。在人类气道及肺组织内存在高密度的β受体，肺组织中β2受体和β1受体的比例为3:1，但中央及外周气道平滑肌上全部为β2受体。从大气道直到终末细支气管，β受体激动剂是支气管和细支气管的强力扩张剂。哮喘患者β受体功能异常改变的可能原因为①气道炎症引起β受体功能低下；②长期应用β受体激动剂产生耐受性；③产生β受体自身抗体；④α受体功能异常，与β受体相比较，肺内α受体分布相对少得多，α受体主要位于细支气管和黏膜下腺体，大气道很少有α受体，当α受体激活时可导致气道平滑肌痉挛。

2）胆碱能神经-受体失衡机制：胆碱能神经系统是引起人类支气管痉挛和黏液分泌的主要神经，包括胆碱能神经（迷走神经）、神经递质乙酰胆碱（acetylcholine，ACh）和胆碱受体。从大气道到终末细支气管的气道平滑肌和黏液腺体内均有胆碱能神经分布，当胆碱能神经受刺激，其末梢释放ACh，后者与M受体结合，引起气道痉挛和黏液分泌增加。哮喘患者对吸入组胺和乙酰甲胆碱反应性显著增高，其刺激阈值明显低于正常人，提示可能存在胆碱能神经张力的增加，同时也可能意味着哮喘患者的气道对内源性ACh的反应性增高。近年来发现哮喘患者体内 M_1、M_3 受体数量增加、功能亢进，而 M_2 受体数量减少、功能低下，故易导致大气管平滑肌收缩和黏液分泌亢进。

3）非肾上腺素能非胆碱能（NANC）神经功能失调与神经源性炎症：气道的自主神经系统除肾上腺素能和胆碱能神经系统外，尚存在第三类神经，即 NANC 神经系统。NANC 神经系统又分为抑制性 NANC 神经系统（inhibitory NANC，i-NANC）及兴奋性 NANC 神经系统（excitatory NANC，e-NANC）。i-NANC 可能是人类唯一的舒张支气管的神经。其神经递质为血管活性肠肽（vasoactive intestinal peptide，VIP）和 NO。VIP 具有扩张支气管、扩张肺血管、调节支气管腺体分泌的作用，它是最强烈的内源性支气管扩张物质，这种扩张作用不依赖肾上腺素受体，不受肾上腺素能及胆碱能阻滞剂的影响。NO 由体内内皮细胞、中性粒细胞、巨噬细胞、神经组织在一定刺激下产生，存在于气管和肺组织中。在哮喘发病机制中，NO 具有双重作用，一方面可舒张肺血管和支气管平滑肌，使哮喘症状减轻，另一方面大量 NO 合成使其毒性作用加强，哮喘不仅不能缓解，症状反而加重。哮喘患者呼出气 NO 含量较正常人高 2～3 倍。e-NANC 神经在解剖上相当于感觉神经 C 纤维，其神经递质为感觉神经肽，包括 P 物质、神经激肽 A、神经激肽 B、降钙素基因相关肽。感觉神经肽受体分为 NK_1、NK_2 和 NK_3 3 个亚型。这些肽类递质通过局部轴索反射从感觉性神经释放后，直接参与哮喘的气道炎症反应。

哮喘的发病机制见图 2-15-6。

（三）病理

气道慢性炎症作为哮喘的基本特征，存在于所有的哮喘患者。疾病早期，肉眼观解剖学上很少见器质性改变。随着疾病发展，病理学变化逐渐明显。肉眼可见肺膨胀及肺气肿，肺柔软疏松有弹性，支气管及细支气管内含有黏稠痰液及黏液栓；支气管壁增厚，黏膜肿胀充血形成皱襞，黏液栓塞局部可出现肺不张。显微镜下，支气管哮喘气道

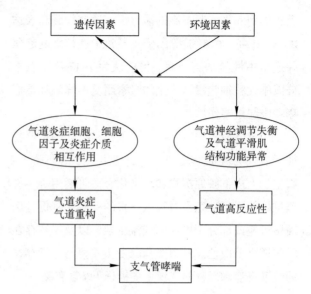

图 2-15-6　哮喘发病机制示意图

的基本病理改变为气道炎症和气道重构，表现为：①炎症细胞浸润：气道黏膜及上皮下可见大量炎症细胞浸润，包括肥大细胞、嗜酸性粒细胞、巨噬细胞、淋巴细胞及中性粒细胞等；②上皮细胞破坏：气道纤毛上皮细胞脱落、损伤，气道上皮细胞呈激活状态，表现为细胞间黏附分子、内皮素等哮喘相关固有或适应性免疫应答增加，气道上皮细胞黏液化生；③基底膜变化：免疫组化显示基底膜有免疫球蛋白、纤维连接素、上皮下胶原沉积和纤维化、血管增生以及基底膜增厚等气道重构的表现；④黏液生成变化：黏液腺体积肥大且杯状细胞增殖；⑤气道黏液栓形成：气道炎症使微血管通透性增加，气道分泌物增加，大量炎性渗出造成气道黏膜下组织水肿、充血、渗出物阻塞、黏液滞留形成黏液栓，及气道分泌物增加等病理改变；⑥支气管平滑肌：可见支气管平滑肌收缩痉挛，哮喘长期反复发作可导致支气管平滑肌肥大、增生。

（四）临床表现

1. 症状

（1）典型哮喘：典型症状为发作性伴有哮鸣音的呼气性呼吸困难，可伴有胸闷、咳嗽或胸部紧缩感，部分患者有咳痰，多于急性发作时痰多，如无合并感染，常为白黏痰。症状可在数分钟内发作，

并持续数小时至数天，可经平喘药物治疗后缓解或自行缓解，也有少部分不缓解而呈持续状态。夜间及凌晨发作或加重是哮喘的重要临床特征。发作时的严重程度和持续时间个体差异很大，轻者仅感呼吸不畅或胸部紧迫感，重者则可感到极度呼吸困难，被迫采取坐位或呈端坐呼吸，甚至出现发绀等。不少患者的发作有一定季节性，好发于春夏交接时或冬天。也有部分女性患者在月经前或期间哮喘发作或加重。

（2）不典型哮喘

1）咳嗽变异性哮喘（cough variant asthma，CVA）：以咳嗽为唯一症状的不典型哮喘，常于夜间及凌晨发作，运动、冷空气等可诱发加重，气道反应性测定提示存在高反应性，抗生素或镇咳、祛痰药治疗无效，使用支气管解痉剂或吸入糖皮质激素治疗有效。

2）胸闷变异性哮喘（chest tightness variant asthma，CTVA）：以胸闷为唯一症状的不典型哮喘，患者以中青年多见，病程往往较长，起病隐匿，胸闷可以在活动后诱发，部分患者夜间发作较为频繁，可有季节性，但无咳嗽、喘息，亦无痰、无胸痛。部分患者因为怀疑"心脏疾病"而接受心导管、动态心电图、心脏超声、平板试验等检查。

（3）特殊类型哮喘

1）运动性哮喘：有些青少年患者的哮喘症状表现为运动时出现胸闷、咳嗽和呼吸困难，称为运动性哮喘，其症状通常在运动结束后而非在运动过程中出现。

2）脆性哮喘：部分哮喘患者在症状良好控制的情况下会突然发生致死性的哮喘发作，称为脆性哮喘。

3）阿司匹林哮喘：阿司匹林哮喘常有哮喘、鼻息肉及阿司匹林不耐受三联征，也称为阿司匹林综合征，发病率为所有哮喘患者的 2%~3%，约占重症哮喘患者的 20%。其治疗较为棘手，常出现激素治疗抵抗，发病机制与过多的白三烯生成及肥大细胞过度活化相关。

2. 体征　哮喘发作时的典型体征是双肺可闻及广泛呼气相哮鸣音，这是判断哮喘处于发作期还是缓解期的重要指标。一般哮鸣音的强弱与气道狭窄及气流受阻的程度平行，哮鸣音越强，往往说明支气管痉挛越严重。哮喘症状缓解时，支气管痉挛减轻，哮鸣音也随之减弱或消失。但需注意，不能靠哮鸣音的强弱和范围来估计哮喘的急性发作严重程度。当气道极度收缩伴黏液栓阻塞时，气流减弱，这时哮鸣音反而减弱，甚至完全消失，表现为"沉默肺"，这是病情危重的表现。哮喘发作时还可以有肺过度充气的体征，如桶状胸、叩诊过清音、呼吸音减弱等，呼吸辅助肌和胸锁乳突肌收缩增强，严重时可有发绀、颈静脉怒张、奇脉、胸腹反常运动等。值得注意的是在哮喘非发作期，体征可无异常。

（五）辅助检查

1. 嗜酸性粒细胞计数　大多数哮喘患者诱导痰液中嗜酸性粒细胞计数增高（>2.5%），且与哮喘症状相关。诱导痰嗜酸性粒细胞计数可作为评价哮喘气道炎症的指标之一，也是评估糖皮质激素治疗反应性的敏感指标。

外周血嗜酸性粒细胞计数增高>3%，提示嗜酸性粒细胞增高为主的哮喘炎症表型，也可以作为判断哮喘抗炎治疗是否有效的炎症指标之一。

2. 肺功能检查

（1）通气功能检测：哮喘发作时呈阻塞性通气功能障碍表现，用力肺活量（FVC）正常或下降，第1秒用力呼气容积（FEV_1）、1秒率［第1秒用力呼气容积占用力肺活量比值（FEV_1/FVC）］及呼气流量峰值（peak expiratory flow，PEF）均下降，残气量及残气量与肺总量比值增加。其中以 $FEV_1/FVC<70\%$ 或 FEV_1 低于预计值的 80% 为判断气流受限的最重要指标。在缓解期，上述通气功能指标可逐渐恢复。病变迁延、反复发作者的通气功能可逐渐下降。

（2）支气管激发试验（bronchial provocation test，BPT）：用于测定气道反应性。常用的吸入激发剂有乙酰甲胆碱或组胺，其他激发剂包括变应原、单磷酸腺苷、甘露醇、高渗盐水等，也有用物理激发因素如运动、冷空气等作为激发剂。一般适用于 $FEV_1 \geqslant$ 预计值的 70% 患者，结果判断与采用的激发剂有关，通常以使 FEV_1 下降 20% 所需吸入乙酰甲胆碱或组胺累积剂量（PD20-FEV_1）或浓度（PC20-FEV_1）来表示，如 FEV_1 下降 $\geqslant$20%，判断结果为阳性，可对气道反应性增高的程度做出定量判断。

（3）支气管舒张试验（bronchial dilation test, BDT）：用于测定气道的可逆性改变。常用吸入支气管舒张剂有沙丁胺醇、特布他林及异丙托溴铵等。吸入支气管舒张剂 20 min 后重复测定肺功能，舒张试验阳性的标准：① FEV_1 较用药前增加 12% 或以上，且其绝对值增加 200 mL 或以上；② PEF 较治疗前增加 60 L/min 或增加 $\geqslant$20%。

（4）呼吸流量峰值（PEF）及其变异率测定：PEF 可反映气道通气功能的变化，哮喘发作时 PEF 下降。由于哮喘有通气功能时间节律变化的特点，监测 PEF 日间、周间变异率有助于哮喘的诊断和病情评估。PEF 平均每日昼夜变异率（连续 7 天，每日 PEF 昼夜变异率之和 /7）＞10%，或 PEF 周变异率｛（两周内最高 PEF 值 – 最低 PEF 值）/ [（两周内最高 PEF 值 + 最低 PEF 值）×1/2]×100%｝＞20%，提示存在气道可逆性的改变。

3. 胸部 X 线 /CT 检查　早期在哮喘发作时可见两肺透亮度增加，呈过度通气状态；在缓解期多无明显异常。部分患者的胸部 CT 可见支气管壁增厚、黏液阻塞。如并发呼吸道感染，可见肺纹理增加及炎性浸润阴影。同时要注意肺不张、气胸或纵隔气肿等并发症的存在。

4. 特异性变应原检测　大多数哮喘患者伴有过敏体质，对众多的过敏原和刺激物敏感。测定过敏性指标结合病史有助于对过敏性哮喘的诊断，对哮喘的精准诊疗具有重要意义。外周血变应原特异性 IgE 增高结合病史有助于病因诊断；血清总 IgE 测定对哮喘的诊断价值不大，但其增高的程度

可作为重症哮喘使用抗 IgE 抗体治疗及调整剂量的依据。

（1）血清总 IgE 测定：血清总 IgE 历来被视为过敏的标志物，但其他疾病包括蠕虫感染、变态反应性支气管肺曲霉病以及其他原发免疫缺陷和 IgE 型骨髓瘤也可导致血清总 IgE 水平升高。总 IgE ＞ 60 IU/mL（放免吸附法）常用于协助诊断过敏性哮喘。

（2）血清特异性 IgE 检测：对变应原特异性 IgE 抗体进行直接免疫化学测定，可在一次分析中筛选出多种过敏原的特异性 IgE 抗体，因此能检测出单个血液样本中存在的所有特异性 IgE 抗体。它的高阴性预测值有助于筛查出那些存在致敏状态的患者。血清特异性 IgE 检测的临界值为 0.35 kU/L，大于或等于该值即为阳性，提示患者处于致敏状态。

（3）过敏原皮肤点刺试验（skin prick test, SPT）：SPT 是临床最常用的过敏原体内诊断方法，操作简单、快速、重复性好且灵敏度高。SPT 阳性定义为至少 1 种过敏原所致风团直径大于阴性对照直径 3 mm 及以上。

5. 动脉血气分析　哮喘发作时由于气道阻塞且通气分布不均，通气 / 血流比值失衡，可致肺泡 – 动脉血氧分压差增大，严重哮喘发作时可出现缺氧。最初由于过度通气可使 $PaCO_2$ 下降，pH 上升，表现为呼吸性碱中毒。若病情进一步恶化，可同时出现缺氧和二氧化碳潴留，表现为呼吸性酸中毒，若缺氧明显，可合并代谢性酸中毒。当 $PaCO_2$ 较前增高，即使在正常范围内，也要警惕严重气道阻塞的发生。

6. 呼出气一氧化氮（fractional exhaled nitric oxide, FeNO）检测　FeNO 测定可以作为评估气道炎症和哮喘控制水平的指标，也可以用于判断吸入激素治疗的反应。一氧化氮是一种气体分子，可由气道表面多种固有细胞和炎症细胞在一氧化氮合酶的氧化作用下产生。哮喘未控制时一氧化氮升高，糖皮质激素治疗后降低。美国胸科学会推荐

FeNO 的正常参考值为健康儿童 5~20 ppb，成人 4~25 ppb。

（六）诊断和鉴别诊断

1. 诊断标准

（1）典型哮喘的临床症状和体征

1）反复发作喘息、气急，伴或不伴胸闷或咳嗽，夜间及晨间多发，常与接触变应原、冷空气、运动、理化刺激以及病毒性上呼吸道感染等有关。

2）发作时双肺可闻及散在或弥漫性哮鸣音，呼气相延长。

3）上述症状和体征可经治疗缓解或自行缓解。

（2）可变气流受限的客观检查：①支气管舒张试验阳性；②支气管激发试验阳性；③ PEF 平均每日昼夜变异率 > 10% 或 PEF 周变异率 > 20%。

典型哮喘的诊断：符合上述症状和体征，同时具备气流受限客观检查中的任一条，并除外其他疾病所引起的喘息、气急、胸闷和咳嗽，可以诊断为哮喘。

不典型哮喘的诊断：患者以咳嗽或胸闷为唯一或主要症状，无喘息、气急等典型哮喘表现，同时具备可变气流受限客观检查中的任一条，除外其他疾病所引起的咳嗽或胸闷，可以诊断为咳嗽变异性哮喘或胸闷变异性哮喘。由于不典型哮喘的临床表现隐匿，其漏诊、误诊率比较高，应引起重视。

2. 哮喘的分期及控制水平分级　哮喘可分为急性发作期、慢性持续期和临床控制期。

（1）急性发作期：指喘息、气急、胸闷或咳嗽等症状突然发生或症状加重，伴有呼气流量降低，常因接触变应原等刺激物或治疗不当所致。哮喘急性发作时其程度轻重不一，可在数小时或数天内出现病情加重，偶尔可在数分钟内即危及生命，故应对病情做出正确评估并及时治疗。急性发作时严重程度可分为轻度、中度、重度和危重 4 级（见表 2-15-4）。

表 2-15-4　急性发作期哮喘病情严重程度的分级

临床特点	轻度	中度	重度	危重
气短	步行、上楼时	稍事活动	休息时	休息时
体位	可平卧	喜坐位	端坐呼吸	端坐呼吸
讲话方式	连续成句	单词	单字	不能讲话
精神状态	可有焦虑，尚安静	时有焦虑或烦躁	常有焦虑、烦躁	嗜睡或意识模糊
出汗	无	有	大汗淋漓	大汗淋漓
呼吸频率	轻度增加	增加	常 > 30 次 /min	常 > 30 次 /min
辅助呼吸肌活动及三凹征	常无	可有	常有	胸腹矛盾运动
哮鸣音	散在，呼吸末期	响亮、弥漫	响亮、弥漫	减弱乃至无
脉率（次 /min）	< 100	100~120	> 120	脉率变慢或不规则
奇脉	无，< 10 mmHg	可有，10~25 mmHg	常有，> 25 mmHg（成人）	无，提示呼吸肌疲劳
最初支气管扩张剂治疗后 PEF 占预计值或个人最佳值的百分比	> 80%	60%~80%	< 60% 或 < 100 L/min 或作用持续时间 < 2 h	无法完成检测
PaO$_2$（吸空气，mmHg）	正常	≥60	< 60	< 60
PaCO$_2$（mmHg）	< 45	≤45	> 45	> 45
SaO$_2$（吸空气，%）	> 95	91~95	≤90	≤90
pH	升高或正常	升高或正常	降低	降低

轻度：步行或上楼时气短，可有焦虑，呼吸频率轻度增加，闻及散在哮鸣音，肺通气功能和血气检查正常。

中度：稍事活动感气短，讲话常有中断，时有焦虑，呼吸频率增加，可有三凹征，闻及响亮、弥漫的哮鸣音，心率增快，可出现奇脉，使用支气管舒张剂后 PEF 占预计值的 60%~80%，SaO_2 为 91%~95%。

重度：休息时感气短，端坐呼吸，只能发单字表达，常有焦虑和烦躁，大汗淋漓，呼吸频率 >30 次/分，常有三凹征，闻及响亮、弥漫的哮鸣音，心率增快，常 >120 次/min，奇脉，使用支气管舒张剂后 PEF 占预计值 <60% 或绝对值 <100 L/min 或作用时间 <2 h，$PaO_2 < 60$ mmHg，$PaCO_2 > 45$ mmHg，$SaO_2 ≤ 90%$，pH 可降低。

危重：患者不能讲话，嗜睡或意识模糊，胸腹矛盾运动，哮鸣音减弱甚至消失，脉率变慢或不规则，严重低氧血症和高二氧化碳血症，pH 降低。

（2）慢性持续期：指患者虽然没有哮喘急性发作，但在相当长的时间内仍有不同频率和不同程度的喘息、咳嗽、胸闷等症状，可伴有肺通气功能下降。可根据白天、夜间哮喘症状出现的频率和肺功能检查结果，将慢性持续期哮喘病情严重程度分为间歇状态、轻度持续、中度持续和重度持续 4 级（表 2-15-5）。目前应用最为广泛的慢性持续期哮喘严重性评估方法为哮喘控制水平，这种评估方法包括目前临床控制评估和未来风险评估，临床控制又可分为良好控制、部分控制和未控制 3 个等级，具体指标见表 2-15-6。

（3）临床控制期：指患者无喘息、气急、胸闷、咳嗽等症状 4 周以上，1 年之内无哮喘急性发作，肺功能正常。

3. 鉴别诊断

（1）左心衰竭引起的呼吸困难：该病与重症哮喘症状相似，极易混淆。左心衰竭患者多有高血压、冠状动脉粥样硬化性心脏病、风湿性心脏病等病史和体征，突发气急，端坐呼吸，阵发性咳嗽，常咳出粉红色泡沫痰，两肺可闻及广泛的湿啰音

表 2-15-5 慢性持续期哮喘病情严重程度的分级

分级	临床特点
间歇状态 （第 1 级）	症状 < 每周 1 次 短暂出现 夜间哮喘症状 ≤ 每月 2 次 FEV_1 占预计值的百分比 ≥80% 或 PEF≥80% 个人最佳值，PEF 或 FEV_1 变异率 <20%
轻度持续 （第 2 级）	症状 ≥ 每周 1 次，但 < 每日 1 次 可能影响活动和睡眠 夜间哮喘症状 > 每月 2 次，但 < 每周 1 次 FEV_1 占预计值的百分比 ≥80% 或 PEF≥80% 个人最佳值，PEF 或 FEV_1 变异率为 20%~30%
中度持续 （第 3 级）	每日有症状 影响活动和睡眠 夜间哮喘症状 ≥ 每周 1 次 FEV_1 占预计值的百分比为 60%~79% 或 PEF 为 60%~79% 个人最佳值，PEF 或 FEV_1 变异率 >30%
重度持续 （第 4 级）	每日有症状 频繁出现 经常出现夜间哮喘症状 体力活动受限 FEV_1 占预计值的百分比 <60% 或 PEF <60% 个人最佳值，PEF 或 FEV_1 变异率 >30%

表 2-15-6　哮喘控制水平的分级

A. 目前临床控制评估（最好 4 周以上）

临床特征			良好控制	部分控制	未控制
过去 4 周，患者存在：					
日间哮喘症状 > 2 次 / 周	是□	否□			
夜间因哮喘憋醒	是□	否□	无	存在 1~2 项	存在 3~4 项
使用缓解药次数 > 2 次 / 周	是□	否□			
哮喘引起的活动受限	是□	否□			

B. 未来风险评估（急性发作风险，病情不稳定，肺功能迅速下降，药物不良反应）

与未来不良事件风险增加的相关因素包括：

临床控制不佳；过去 1 年频繁急性发作；曾因严重哮喘而住院治疗；FEV_1 低；烟草暴露；高剂量药物治疗

和哮鸣音，左心界扩大，心率增快，心尖部可闻及奔马律。胸部 X 线检查可见心脏增大、肺淤血征。若一时难以鉴别，可雾化吸入 β_2 受体激动剂或静脉注射氨茶碱缓解症状后进一步检查。忌用肾上腺素或吗啡。

（2）慢性阻塞性肺疾病：多见于中老年人，多有长期吸烟或接触有害气体的病史和慢性咳嗽史，喘息长年存在，有加重期。体检可发现双肺呼吸音明显下降，可有肺气肿体征，两肺或可闻及湿啰音。对中老年患者，临床上严格将慢阻肺和哮喘区分有时十分困难，肺功能检查及支气管激发试验或舒张试验有助于鉴别。如患者同时具有哮喘和慢阻肺的特征，可以诊断哮喘合并慢阻肺或慢阻肺合并哮喘。

（3）上气道阻塞：中央型支气管肺癌、气管支气管结核、复发性多软骨炎等气道疾病或异物气管吸入导致支气管狭窄或伴发感染时，可出现喘鸣或类似哮喘样呼吸困难，肺部可闻及哮鸣音。但根据病史，特别是出现吸气性呼吸困难，以及痰细胞学或细菌学检查、胸部影像学检查、支气管镜检查，常可明确诊断。

（4）变态反应性肺浸润：见于热带嗜酸性粒细胞增多症、肺嗜酸性粒细胞增多性浸润、过敏性肺炎等。致病源为寄生虫、原虫、花粉、化学药品、职业粉尘等，多有接触史。X 线胸片可见弥漫性肺间质病变成斑片状浸润，血嗜酸性粒细胞显著增高，有助于鉴别。

（5）变态反应性支气管肺曲霉病（allergic bronchopulmonary aspergillosis，ABPA）：常以反复哮喘发作为特征，伴咳嗽、咳痰，痰多为黏液脓性，有时伴血丝，可分离出棕黄色痰栓，常有低热，肺部可闻及哮鸣音或干啰音，痰嗜酸性粒细胞数增加，痰镜检或培养可查及曲霉。X 线胸片见游走性或固定性浸润病灶，CT 可显示近端支气管呈囊状或柱状扩张。曲霉抗原皮肤试验呈双相反应（速发及迟发型），曲霉抗原特异性沉淀抗体（IgG）测定阳性，血清总 IgE 显著升高。

（6）肺栓塞：肺栓塞是指各种栓子堵塞肺动脉系统而致血流不通的一组疾病，主要症状为胸闷、憋气、呼吸困难，有时易与哮喘混淆。但一般在肺栓塞患者的肺部听不到哮鸣音，平喘药治疗无效，血气分析显示明显的低氧血症。进一步的确诊需借助 D- 二聚体检测、核素肺通气 / 灌注扫描、肺动脉造影、肺部螺旋 CT 及 MRI 检查等。

4. 并发症　严重发作时可并发气胸、纵隔气肿、肺不张；长期反复发作或感染可致慢性并发症，如慢阻肺、支气管扩张、间质性肺炎和肺源性心脏病。

☞ 典型案例（附分析）2-15-2
患者反复咳嗽、胸闷、气促

（七）哮喘的评估

1. 评估的内容

（1）评估患者是否有合并症：如变应性鼻炎、鼻窦炎、胃食管反流、肥胖、阻塞性睡眠呼吸暂停综合征、抑郁和焦虑等。

（2）评估哮喘的触发因素：如职业、环境、气候变化、药物和运动等。

（3）评估患者药物使用的情况：哮喘患者往往需要使用支气管舒张剂来缓解喘息、气急、胸闷或咳嗽症状，支气管舒张剂的用量可以作为反映哮喘严重程度的指标之一，过量使用这类药物不仅提示哮喘未控制，也和哮喘频繁急性发作以及死亡高风险有关。此外，还要评估患者的药物吸入技术和长期用药的依从性。

（4）评估患者的临床控制水平：正确地评估哮喘控制水平，是制订治疗方案和调整治疗药物以维持哮喘控制水平的基础。根据患者的症状、用药情况、肺功能检查结果等复合指标可以将患者分为哮喘症状良好控制（或临床完全控制）、部分控制和未控制，并评估患者有无未来哮喘急性发作的危险因素（见表 2-15-6）。

（5）评估患者有无未来哮喘急性发作的危险因素：哮喘评估未控制、接触变应原、有合并症、用药不规范、依从性差以及过去 1 年曾有哮喘急性发作急诊或住院等都是未来哮喘急性发作的危险因素。

2. 评估的主要方法

（1）症状：哮喘患者的喘息、气急、胸闷或咳嗽等症状昼夜均可以出现。患者因上述症状出现夜间憋醒往往提示哮喘加重。

（2）肺功能：临床上用于哮喘诊断和评估的通气功能指标主要为 FEV_1 和 PEF。FEV_1 和 PEF 能反映气道阻塞的严重程度，是客观判断哮喘病情最常用的评估指标。峰流速仪携带方便，操作简单，患者可以在家自我监测 PEF，根据监测结果及时调整药物。

（3）哮喘控制测试（asthma control test，ACT）问卷：ACT 是一种评估哮喘患者控制水平的问卷（表 2-15-7）。ACT 得分与专家评估患者的哮喘控制水平具有较好的相关性。ACT 不要求测试患者的肺功能，简便、易操作，适合在缺乏肺功能设备的基层医院推广应用。临床上也可使用包含肺功能检查项目的哮喘控制问卷（asthma control questionnaire，ACQ）来评估哮喘控制水平。

表 2-15-7　哮喘控制测试问卷及其评分标准

问题	1	2	3	4	5
在过去 4 周内，在工作、学习或家中，有多少时候哮喘妨碍您进行日常活动？	所有时间	大多数时间	有些时候	极少时候	没有
在过去 4 周内，您有多少次呼吸困难？	每天不止 1 次	1 天一次	每周 3~6 次	每周 1~2 次	完全没有
在过去 4 周内，因为哮喘症状（喘息、咳嗽、呼吸困难、胸闷或疼痛），您有多少次在夜间醒来或早上比平时早醒？	每周 4 个晚上或更多	每周 2~3 个晚上	每周 1 次	1~2 次	没有
过去 4 周内，您有多少次使用急救药物治疗（如沙丁胺醇）？	每天 3 次以上	每天 1~2 次	每周 2~3 次	每周 1 次或更少	没有
您如何评估过去 4 周内您的哮喘控制情况？	没有控制	控制很差	有所控制	控制良好	完全控制

第一步：记录每个问题的得分；第二步：将每一题的分数相加得出总分；第三步：哮喘控制测试评分的意义，评分 20~25 分，代表哮喘控制良好；16~19 分，代表哮喘控制不佳；5~15 分，代表哮喘控制很差。

（4）呼出气一氧化氮（FeNO）：FeNO > 50 ppb 提示激素治疗效果好，< 25 ppb 提示激素治疗效果差。但是 FeNO 的测定结果受多种因素影响，诊断的敏感度和特异度差别较大，连续测定、动态观察 FeNO 变化的临床价值更大。

（5）痰液嗜酸性粒细胞计数：抗炎治疗后可使痰嗜酸性粒细胞计数降低，诱导痰嗜酸性粒细胞计数可作为评价哮喘气道炎性标准之一，也是评估糖皮质激素治疗反应性的敏感指标。

☞拓展阅读 2-15-8
支气管哮喘防治指南（2020 年版）

☞拓展阅读 2-15-9
GINA 全球哮喘处理和预防策略

（八）治疗

虽然目前哮喘不能根治，但长期规范化治疗可使大多数患者达到良好或完全的临床控制。哮喘治疗的目标是长期控制症状、预防未来风险的发生，即在使用最小有效剂量药物治疗的基础上或不用药物，能使患者与正常人一样生活、学习和工作。应为每例初诊患者制订书面的哮喘防治计划，定期随访、监测，并根据患者控制水平及时调整治疗以达到并维持哮喘控制（图 2-15-7）。

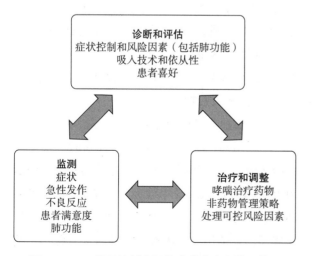

图 2-15-7　基于控制水平的哮喘治疗和管理策略

1. 确定并减少危险因素接触　部分患者能找到引起哮喘发作的变应原或其他非特异刺激因素，应指导患者脱离变应原的接触，避免暴露于危险因素。尽管对已确诊的哮喘患者应用药物干预，对控制症状和改善生活质量非常有效，但仍应尽可能避免或减少接触危险因素，以预防哮喘发病和症状加重。

许多危险因素可引起哮喘急性加重，被称为"触发因素"，包括变应原、病毒感染、污染物、烟草烟雾、药物。减少患者对危险因素的接触，可改善哮喘控制并减少治疗药物需求量。早期确定职业性致敏因素，并防止患者进一步接触，是职业性哮喘管理的重要组成部分。

2. 药物治疗

（1）药物分类和作用特点：哮喘治疗药物分为控制性药物和缓解性药物。前者指需要长期使用的药物，主要用于治疗气道慢性炎症而使哮喘维持临床控制，亦称抗炎药。后者指按需使用的药物，通过迅速解除支气管痉挛从而缓解哮喘症状，亦称解痉平喘药。各类药物见表 2-15-8。

表 2-15-8　哮喘治疗药物分类

缓解性药物	控制性药物
短效 β_2 受体激动剂（SABA）	吸入糖皮质激素（ICS）
	白三烯调节剂
短效吸入型抗胆碱能药物（SAMA）	长效 β_2 受体激动剂（LABA，不单独使用）
短效茶碱	缓释茶碱
全身用糖皮质激素	色甘酸钠
	抗 IgE 抗体
	抗 IL-5 抗体
	抗 IL-4 受体抗体
	联合药物（如 ICS/LABA）

1）糖皮质激素：简称激素，是目前控制哮喘最有效的药物。激素通过作用于气道炎症形成过程中的诸多环节，如抑制嗜酸性粒细胞等炎症细胞在气道的聚集、抑制炎症因子的生成和介质释放、增强平滑肌细胞 β_2 受体的反应性等，有效抑制气道炎症。分为吸入、口服和静脉用几种剂型。

吸入激素：ICS 的局部抗炎作用强；通过吸气过程给药，药物直接作用于呼吸道，所需剂量较小，并且通过消化道和呼吸道进入血液药物的大部分被肝脏灭活，因此全身性不良反应较少。吸入激素可以有效减轻哮喘症状，提高生命质量，改善肺功能，降低气道高反应性，控制气道炎症，减少哮喘发作的频率，减轻发作的严重程度，降低病死率。多数成人哮喘患者吸入适当剂量激素即可较好地控制哮喘。过多增加吸入激素剂量对控制哮喘的获益较小而不良反应增加。常用药物有倍氯米松（beclomethasone）、布地奈德（budesonide）、氟替卡松（fluticasone）、环索奈德（ciclesonide）、莫米松（mometasone）等。通常需规律吸入 1~2 周或以上方能起效。根据哮喘病情选择不同的 ICS 剂量。虽然吸入 ICS 的全身不良反应少，但少数患者

可出现口咽念珠菌感染、声音嘶哑，吸入药后用清水漱口可减轻局部反应和胃肠吸收。长期吸入较大剂量 ICS（＞ 1 000 μg/d）者应注意预防全身性不良反应。为减少吸入大剂量激素的不良反应，可采用低、中剂量 ICS 与长效 β_2 受体激动剂、白三烯调节剂或缓释茶碱联合使用。当使用不同的吸入装置时，可能产生不同的治疗效果，通常干粉吸入装置比普通定量气雾剂方便，药物沉积率更高。布地奈德、倍氯米松还有雾化用混悬液制剂，经以压缩空气为动力的射流装置雾化吸入，起效快，对患者吸气配合的要求不高，在应用短效支气管舒张剂的基础上，可用于轻、中度哮喘急性发作的治疗。

吸入激素是长期治疗哮喘的首选药物。国际上推荐的每天吸入激素剂量见表 2-15-9。

表 2-15-9　常用吸入糖皮质激素的每天剂量

药物	低剂量（μg）	中剂量（μg）	高剂量（μg）
二丙酸倍氯米松	200~500	500~1 000	1 000~2 000
布地奈德	200~400	400~800	800~1 600
丙酸氟替卡松	100~250	250~500	500~1 000
环索奈德	80~160	160~320	320~1 280

口服激素：适用于中度哮喘发作、慢性持续哮喘吸入大剂量 ICS 联合治疗无效的患者和作为静脉应用激素治疗后的序贯治疗。一般使用半衰期较短的激素（如泼尼松、泼尼松龙或甲泼尼龙等）。对于激素依赖型哮喘，可采用每天或隔天清晨顿服给药的方式，以减少外源性激素对下丘脑 - 垂体 - 肾上腺轴的抑制作用。泼尼松的维持剂量最好每天≤10 mg。

长期口服激素可以引起骨质疏松症、高血压、糖尿病、下丘脑 - 垂体 - 肾上腺轴的抑制、肥胖症、白内障、青光眼、皮肤菲薄、肌无力。对于伴有结核病、寄生虫感染、骨质疏松、青光眼、糖尿病、严重忧郁或消化性溃疡的哮喘患者，全身给予激素治疗时应慎重并密切随访。全身使用激素对

于缓解哮喘症状虽并非常用，但是对于严重的急性哮喘还是可以有效预防哮喘的恶化，减少因哮喘而急诊或住院的机会，同时预防早期复发及降低病死率。推荐剂量为泼尼松龙 30~50 mg/d，持续 5~10 天。当症状缓解或其肺功能已经达到个人最佳值，可以考虑停药或减量。地塞米松因对下丘脑 - 垂体 - 肾上腺轴的抑制作用强，不推荐长期使用。

静脉用药：重度或严重哮喘发作时应及早静脉给予激素。可选择琥珀酸氢化可的松，常用量为 100~400 mg/d，或甲泼尼龙，常用量为 80~160 mg/d。地塞米松因在体内半衰期较长、不良反应较多，宜慎用。无激素依赖倾向者，可在短期（3~5 天）内停药；有激素依赖倾向者应适当延长给药时间，症状缓解后逐渐减量，然后改口服和吸

入剂型维持。

2）β₂ 受体激动剂：通过对气道平滑肌和肥大细胞等细胞膜表面的 β₂ 受体作用，舒张气道平滑肌，减少肥大细胞和嗜碱粒细胞脱颗粒和介质的释放，降低微血管的通透性，增加气道上皮纤毛的摆动，缓解哮喘症状。分为短效 β₂ 受体激动剂（SABA）（维持 4~6 h）和长效 β₂ 受体激动剂（LABA）（维持 12~24 h），LABA 又可分为快速起效（数分钟起效）和缓慢起效（30 min 起效）两种（表 2-15-10）。

表 2-15-10　β₂ 受体激动剂的分类

起效时间	作用维持时间	
	短效	长效
快速起效	沙丁胺醇吸入剂 特布他林吸入剂 非诺特罗吸入剂	福莫特罗吸入剂
缓慢起效	沙丁胺醇口服剂 特布他林口服剂	沙美特罗吸入剂

SABA 为治疗哮喘急性发作的首选药物。有吸入、口服、静脉和贴剂 4 种制剂，常用的药物如沙丁胺醇（salbutamol）和特布他林（terbutalin）等。

吸入给药：可供吸入的短效 β₂ 受体激动剂包括气雾剂、干粉剂和溶液等。这类药物松弛气道平滑肌作用强，通常在数分钟内起效，疗效可维持数小时，是缓解轻至中度急性哮喘症状的首选药物，也可用于运动性哮喘。如每次吸入 100~200 μg 沙丁胺醇或 250~500 μg 特布他林，必要时每 20 min 重复 1 次。1 h 后疗效不满意者即可急诊治疗。此类药物应按需间歇使用，不宜长期、单一使用，也不宜过量应用，否则可引起骨骼肌震颤、低血钾、心律失常等不良反应。压力型定量手控气雾剂和干粉吸入装置吸入短效 β₂ 受体激动剂依赖于吸气流速，其溶液（如沙丁胺醇、特布他林、非诺特罗及其复方制剂）经雾化泵吸入适用于轻至重度哮喘发作，无须吸气流速配合。

口服给药：如沙丁胺醇、特布他林、丙卡特罗片等，服药后 15~30 min 起效，疗效维持 4~6 h。如沙丁胺醇 2~4 mg，特布他林 1.25~2.5 mg，每天 3 次；丙卡特罗 25~50 μg，每天 2 次。口服用药使用虽较方便，但心悸、骨骼肌震颤等全身不良反应比吸入给药时明显。缓释剂型和控释剂型的平喘作用维持时间可达 8~12 h，布他林的前体药班布特罗的作用可维持 24 h，可减少用药次数，用于夜间哮喘患者的预防和治疗。长期、单一应用 β₂ 受体激动剂可造成细胞膜 β₂ 受体的向下调节，表现为临床耐药现象，故应予避免。

注射给药：虽然平喘作用较为迅速，但因全身不良反应的发生率较高，国内较少使用。

LABA 与 ICS 联合是目前最常用的哮喘控制性药物，这类 β₂ 受体激动剂的分子结构中具有较长的侧链，舒张支气管平滑肌的作用可维持 12 h 以上。常用的 LABA 有沙美特罗（salmeterol）和福莫特罗（formoterol）。吸入 LABA 适用于哮喘（尤其是夜间哮喘和运动诱发哮喘）的预防和治疗。福莫特罗因起效相对较快，也可按需用于哮喘急性发作时的早期干预治疗。目前常用的 ICS 加 LABA 联合制剂有氟替卡松/沙美特罗吸入干粉剂、布地奈德/福莫特罗吸入干粉剂。近年来推荐联合 ICS 和 LABA 治疗哮喘，这两者具有协同的抗炎和平喘作用，可获得相当于（或优于）应用加倍剂量 ICS 时的疗效，并可增加患者的依从性，减少较大剂量 ICS 引起的不良反应，尤其适合于中至重度持续哮喘患者的长期治疗。不推荐长期单独使用 LABA，应该在医生指导下与 ICS 联合使用。

3）白三烯调节剂：包括白三烯受体拮抗剂（leukotriene receptor antagonist，LTRA）和 5- 脂氧合酶抑制剂，通过对气道平滑肌和其他细胞表面白三烯受体的拮抗抑制肥大细胞和嗜酸粒细胞释放的半胱氨酰白三烯的致喘和致炎作用，产生轻度支气管舒张，并减轻变应原、运动和二氧化硫诱发的支气管痉挛作用，同时具有一定程度的抗炎作用。白三烯调节剂是目前除 ICS 外唯一可单独应用的哮喘控制性药物，可作为轻度哮喘 ICS 的替代治疗药物和中、重度哮喘的联合治疗用药，尤适用于阿司匹林哮喘、运动性哮喘和伴有过敏性鼻炎哮喘患者的治疗。常用药物有孟鲁司特（montelukast）和扎鲁司特（zafirlukast）。不良反应通常较轻微，主要是胃肠道症状，少数有皮疹、血管性水肿、转氨酶升高，停药后可恢复正常。

4）茶碱类药物：通过抑制磷酸二酯酶，提高平滑肌细胞内的 cAMP 浓度，拮抗腺苷受体，增强呼吸肌的力量以及增强气道纤毛清除功能等，从而起到舒张支气管和气道抗炎作用，低浓度茶碱具有抗炎和免疫调节作用。

口服：包括氨茶碱和控（缓）释型茶碱。用于轻至中度哮喘急性发作以及哮喘的维持治疗，常用药物有氨茶碱和缓释茶碱，常用剂量为每日 6~10 mg/kg。口服缓释茶碱昼夜血药浓度平稳，平喘作用可维持 12~24 h，尤适用于夜间哮喘症状的控制。小剂量缓释茶碱与 ICS 联合是目前常用的哮喘控制性药物之一，但本品与 β_2 受体激动剂联合应用时，易出现心率增快和心律失常，应慎用并适当减少剂量。

静脉：氨茶碱首剂负荷剂量为 4~6 mg/kg，注射速度不宜超过 0.25 mg/（kg·min），维持剂量为 0.6~0.8 mg/（kg·h）。每日最大用量一般不超过 0.8 g。静脉给药主要用于重症和危重症哮喘。

茶碱的主要不良反应包括恶心、呕吐、心律失常、血压下降及多尿，偶可兴奋呼吸中枢，严重者可引起抽搐乃至死亡。静脉注射速度过快可引起严重不良反应，甚至死亡。由于茶碱的"治疗窗"窄，以及茶碱代谢存在较大的个体差异，有条件的应在用药期间监测其血药浓度，安全有效浓度为 6~15 mg/L。发热、妊娠、小儿或老年、患有肝、心、肾功能障碍及甲状腺功能亢进者尤需慎用。合用西咪替丁、喹诺酮类、大环内酯类药物等可影响茶碱代谢而使其排泄减慢，增加茶碱的毒性作用，应减少用药量。多索茶碱的作用与氨茶碱相同，但不良反应较轻。双羟丙茶碱的作用较弱，口服生物

利用度低，不良反应也较少。

5）抗胆碱能药：通过阻断节后迷走神经通路，降低迷走神经张力而起到舒张支气管、减少黏液分泌的作用，但其舒张支气管的作用比 β_2 受体激动剂弱。分为 SAMA（维持 4~6 h）和 LAMA（维持 24 h）。常用的 SAMA 为异丙托溴铵（ipratropine bromide），有 MDI 和雾化溶液两种剂型。SAMA 主要用于哮喘急性发作的治疗，多与 β_2 受体激动剂联合应用。少数患者可有口苦或口干等不良反应。常用的 LAMA 为噻托溴铵（tiotropium bromide），是近年发展的选择性 M_1、M_3 受体拮抗剂，作用更强，持续时间更久（可达 24 h），仅需每天 1 次吸入给药。LAMA 主要用于哮喘合并慢阻肺以及慢阻肺患者的长期治疗。本品与 β_2 受体激动剂联合应用具有协同、互补作用。本品对有吸烟史的老年哮喘患者较为适宜，但妊娠早期妇女和患有青光眼或前列腺肥大的患者应慎用。

6）甲磺司特：是一种选择性 Th2 细胞因子抑制剂，可抑制 IL-4、IL-5 的产生和 IgE 的合成，减少嗜酸性粒细胞浸润，减轻气道高反应性。该药为口服制剂，安全性好，适用于过敏性哮喘患者的治疗。

7）抗 IgE 抗体：奥马珠单抗（omalizumab）是一种人源化的重组鼠抗人 IgE 单克隆抗体，具有阻断游离 IgE 与效应细胞（肥大细胞、嗜碱性粒细胞）表面受体结合的作用，但不会诱导效应细胞的脱颗粒反应。主要用于经吸入 ICS 和 LABA 联合治疗后症状仍未控制，且血清 IgE 水平增高的重症哮喘患者。可显著改善重症哮喘患者的症状、肺功能和生活质量，减少口服激素和急救用药，降低哮喘严重急性发作率和住院率，且具有较好的安全性和耐受性。使用方法为每 2 周或每 4 周皮下注射 1 次，至少 3~6 个月。从 2006 年起，GINA 推荐将本品作为难治性哮喘的治疗方法之一，目前该药在国内临床使用的时间尚短，其远期疗效与安全性有待进一步观察。

8）其他生物靶向治疗：已经上市的治疗哮喘

的其他生物靶向药物包括抗 IL-5 单克隆抗体、抗 IL-5 受体单克隆抗体和抗 IL-4 受体单克隆抗体，这些药物主要用于重度哮喘患者的治疗。

9）变应原特异性免疫疗法（allergen immuno-therapy，AIT）：AIT 通过皮下注射常见吸入变应原（如尘螨、豚草等）提取液，可减轻哮喘症状和降低气道高反应性，适用于变应原明确且在严格的环境控制和药物治疗后仍控制不良的哮喘患者。其远期疗效和安全性尚待进一步研究与评价，变应原制备的标准化也有待加强。AIT 存在过敏反应的风险，应在医师指导下进行。舌下给药较皮下注射简便，过敏反应发生率较低，长期疗效尚待进一步验证。

10）其他治疗哮喘药物：口服第二代抗组胺药物（H_1 受体拮抗剂）如氯雷他定、阿司咪唑、氮卓司丁、特非那丁等具有抗变态反应作用，但在哮喘治疗中的作用较弱。可用于伴有变应性鼻炎哮喘患者的治疗。这类药物的不良反应主要是嗜睡。阿司咪唑和特非那丁可引起严重的心血管不良反应，应谨慎使用。

其他口服抗变态反应药物如曲尼司特（tranilast）、瑞吡司特（repirinast）等可应用于轻至中度哮喘的治疗。其主要不良反应是嗜睡。

肥大细胞膜稳定剂如酮替芬也可应用于哮喘的治疗。

11）新型治疗药物和方法：新型的 ICS 与 ICS/LABA 复合制剂如环索奈德 / 福莫特罗、氟替卡松 / 福莫特罗、糠酸莫米松 / 福莫特罗和糠酸莫米松 / 茚达特罗等；生物制剂如抗胸腺腺基质淋巴细胞生成素（thymic stromal lymphopoietin，TSLP）治疗以及支气管热成形术（bronchial thermoplasty）等。

（2）急性发作期的治疗：哮喘急性发作是指患者喘息、气急、胸闷、咳嗽等症状在短时间内迅速加重，肺功能恶化，需要给予额外的缓解药物进行治疗的情况。哮喘发作的常见诱因有接触变应原、各种理化刺激物或上呼吸道感染等，部分哮喘发作也可以在无明显诱因的情况下发生。哮喘发作多见于治疗依从性差、控制不佳的患者，但也可见于控制良好的患者。对于具有哮喘相关死亡高危因素的患者，需要给予高度重视，这些患者应当尽早到医疗机构就诊。急性发作的治疗目标是尽快缓解气道痉挛，纠正低氧血症，恢复肺功能，预防进一步恶化或再次发作，防治并发症。

哮喘发作的治疗效果取决于哮喘加重的严重程度以及对治疗的反应。轻度和部分中度急性发作可以在家庭中或社区中治疗。家庭或社区中的治疗措施主要为重复吸入速效 β_2 受体激动剂，在第 1 小时每 20 min 吸入 1~2 喷。随后根据治疗反应，轻度急性发作可调整为每 3~4 h 时 1~2 喷。如果对吸入性 β_2 受体激动剂反应良好（呼吸困难显著缓解，PEF > 预计值或个人最佳值的 80%），且疗效维持 3~4 h，通常不需要使用其他药物。如果治疗反应不完全，尤其是在控制性治疗的基础上发生的急性发作，应尽早口服激素（泼尼松龙 0.5~1 mg/kg 或等效剂量的其他激素）5~7 天，必要时到医院就诊。

部分中度和所有重度急性发作均应到急诊室或医院治疗。除氧疗外，应重复使用速效 β_2 受体激动剂，可通过压力定量气雾剂的储雾器给药，也可通过射流雾化装置给药。推荐在初始治疗第 1 h 每 20 min 雾化给药 1 次，随后根据需要间断给药（每 4 h 1 次）。目前尚无证据支持常规静脉使用 β_2 受体激动剂。联合使用 β_2 受体激动剂和抗胆碱能药（如异丙托溴铵）能够取得更好的支气管舒张作用。茶碱的支气管舒张作用弱于 SABA，不良反应较大，应谨慎使用。对规律服用茶碱缓释制剂的患者，静脉使用茶碱时应尽可能监测茶碱的血药浓度。中重度哮喘急性发作应尽早使用全身激素，特别是对速效 β_2 受体激动剂初始治疗反应不完全或疗效不能维持，以及在控制性药物治疗的基础上仍然出现急性发作的患者。口服激素与静脉给药疗效相当，副作用小。推荐用法：泼尼松龙 30~50 mg 或等效的其他激素，每日单次给药。严重的急性发作或口服激素不能耐受时，可采用静脉注射或滴注，如甲泼尼龙 80~160 mg，或氢化可的松 400~

1 000 mg 分次给药。静脉给药和口服给药的序贯疗法有可能减少激素用量和不良反应，如静脉使用激素 2~3 天，继之以口服激素 3~5 天。

重度和危重度哮喘急性发作经过上述药物治疗，临床症状和肺功能无改善甚至继续恶化，应及时给予机械通气治疗，其指征主要包括：意识改变、呼吸肌疲劳、PaCO$_2$≥45 mmHg（5.99 kPa）等。哮喘急性发作机械通气需要较高的吸气压，可使用适当水平的呼气末正压治疗。如果需要过高的气道峰压和平台压才能维持正常通气容积，可试用允许性高碳酸血症通气策略以减少呼吸机相关肺损伤。

☞ 拓展阅读 2-15-10
支气管哮喘急性发作评估及处理中国专家共识

（3）慢性持续期的治疗：慢性持续期的治疗应在评估和监测患者哮喘控制水平的基础上，定期根据长期治疗分级方案做出调整，以维持患者的控制水平。哮喘的长期治疗方案分为 5 级（表 2-15-11）。

对哮喘患者进行健康教育、有效控制环境、避免诱发因素，要贯穿于整个哮喘治疗的过程中。对大多数未经治疗的持续性哮喘患者，初始治疗应从第 2 级方案开始，如果初始评估提示哮喘处于严重未控制，治疗应从第 3 级方案开始。从第 2 级到第 5 级的治疗方案中都有不同的哮喘控制药物可供选择。而在每一级中，缓解药物都应按需使用，以迅速缓解哮喘症状。

如果使用该级治疗方案不能够使哮喘得到控制，治疗方案应该升级直至达到哮喘控制为止。当达到哮喘控制并能够维持至少 3 个月，且肺功能恢复并维持平稳状态，可考虑降级治疗。建议减量方案如下：①对于单独使用中至高剂量 ICS 的患者，将剂量减少 50%；②单独使用低剂量 ICS 的患者可改为每日 1 次用药；③对于联合吸入 ICS/LABA 的患者，先将 ICS 剂量减少 50%，继续使用联合治疗，当达到低剂量联合治疗时，可选择改为每日 1 次联合用药或停用 LABA，单用 ICS 治疗。若患者使用最低剂量控制药物达到哮喘控制 1 年，并且哮喘症状不再发作，可考虑停用药物治疗。以上方案为基本原则，必须个体化，以最小量、最简单的联合、不良反应最少、达到最佳哮喘控制为原则。

表 2-15-11　哮喘长期（阶梯式）治疗方案

治疗方案	第 1 级	第 2 级	第 3 级	第 4 级	第 5 级
推荐选择控制药物	按需 ICS-福莫特罗	低剂量 ICS 或按需 ICS+ 福莫特罗	低剂量 ICS+LABA	中剂量 ICS+LABA	高剂量 ICS+LABA，参考临床表型加抗 IgE 单克隆抗体，或加抗 IL-5 单克隆抗体
其他选择控制药物	按需使用 SABA 时即联合低剂量 ICS	白三烯受体拮抗剂（LTRA）低剂量茶碱	中剂量 ICS 或低剂量 ICS 加 LTRA 或加茶碱	高剂量 ICS 加 LAMA 或加 LTRA 或加茶碱	高剂量 ICS+LABA 加其他治疗，如加 LAMA，或加茶碱，或加低剂量口服激素（注意不良反应）
首选缓解药物	按需使用低剂量 ICS+ 福莫特罗，处方维持和缓解治疗的患者按需使用低剂量 ICS+ 福莫特罗				
其他可选缓解药物	按需使用 SABA				

注：推荐选用的治疗方案，但也要考虑患者的实际状况，如经济收入和当地的医疗资源等。低剂量 ICS 指每日吸入布地奈德（或等效其他 ICS）200~400 μg，中等剂量为 400~800 μg，高剂量为 800~1 600 μg

（4）重度哮喘：通常是指在过去 1 年中 > 50% 时间需要给予高剂量 ICS 联合 LABA 和（或）LTRA/缓释茶碱，或全身激素治疗，才能维持哮喘控制，或即使在上述治疗下仍不能控制的哮喘。对重症哮喘的评估，至少包括 3 个方面内容：①明确哮喘诊断，即确定所谓的"难治性"哮喘确实是哮喘；②评估混杂因素和合并症，治疗不充分、治疗依从性差、吸入技术掌握不佳以及存在未去除的诱发哮喘加重的危险因素等，是哮喘难以控制的常见原因；③初步评估哮喘表型，指导选择合适的治疗策略。治疗还包括教育与管理，提高治疗依从性，掌握吸入装置的使用方法，提高自我管理水平，去除诱发因素和治疗并发症，有效减少或避免变应原，减少或避免空气中的有害刺激因子，戒烟。对于存在心理因素、严重鼻窦炎、胃食管反流、阻塞性睡眠呼吸暂停低通气综合征等合并症者给予积极有效的治疗。

☞ 拓展阅读 2-15-11
重症哮喘诊断与处理中国专家共识

（九）教育与管理

1. 哮喘的管理 哮喘管理的长期目标是：①达到良好的症状控制并维持正常活动水平；②最大程度降低急性发作、固定性气流受限和不良反应的未来风险，在与患者制订哮喘管理的共同目标时，要考虑到不同的医疗体系、药物的可及性、文化差异和个人喜好等因素。建立医患之间的合作关系（伙伴关系）是实现有效哮喘管理的首要措施。在基于控制水平的哮喘治疗和管理策略中，评估、调整治疗、复查治疗反应形成一个持续的循环过程。当选择治疗方案和复查治疗反应时，哮喘控制的两个方面（即症状控制和未来风险）都应予以兼顾，亦即达到所谓的"整体控制"（overall control）。

2. 哮喘患者的教育 对哮喘患者的教育必须成为医患之间所有互助关系中的组成部分。通过开展患者教育活动，构建并改善医患之间的伙伴式、互动式关系，可提高患者对哮喘的认识和对治疗的依从性，增强自我监测和管理能力，减少急性发作、住院率及病死率，提高生活质量。

☞ 拓展阅读 2-15-12
支气管哮喘患者自我管理中国专家共识

（十）预防与预后

1. 哮喘的预防 哮喘由内因（遗传）和外因（环境）共同作用所致。这些相互作用可能发生在生命早期甚至胎儿期，在孕期或生命早期可能存在环境因素影响哮喘发生的"时机窗"。多种环境因素包括生物因素和社会因素，可能对哮喘发生起重要作用。这些环境中的危险因素集中在营养、过敏原、污染（特别是环境中的烟草）、微生物和社会心理因素等方面。

2. 预后 通过长期规范化治疗，儿童哮喘临床控制率可达 95%，成人可达 80%。轻症患者容易控制；病情重，气道反应性增高明显，出现气道重构，或伴有其他过敏性疾病者则不易控制。若长期反复发作，可并发肺源性心脏病。

（张 旻 沈华浩）

第三节 支气管扩张症

（一）概述

支气管扩张症（bronchiectasis）是由各种病因引起的支气管树病理性、永久性扩张，导致支气管及其周围组织反复发生化脓性感染的气道慢性炎症。临床典型症状为持续或反复咳嗽，咳大量脓痰，有时伴咯血，此外，可导致呼吸功能障碍及慢性肺源性心脏病。HRCT 上可见支气管管腔扩张、管壁增厚、黏液分泌增多。

支气管扩张症分为特发性、先天性和继发性。特发性多见。继发性中最常见的病因为感染，发病关键环节为支气管感染和支气管阻塞，两者相互影响，形成恶性循环，其中下呼吸道感染导致的支气管扩张症最常见，在我国，结核也是导致支气管扩张症的常见病因。先天性异常如 Kartagener 综合征（内脏转位、支气管扩张症、鼻窦炎三联征）、免疫功能缺陷、误吸、结缔组织病等也可导致支气管扩张症。

支气管扩张症为我国常见慢性呼吸道疾病，病程长，病变不可逆转，可损害患者的肺组织和肺功能，严重影响患者的生活质量，合并肺动脉高压者预后不良。

（二）病因和发病机制

支气管扩张症的病因分为特发性、先天性和继发性。先天性支气管扩张症较少见。继发性支气管扩张主要由支气管 - 肺感染和支气管阻塞引起。百日咳、麻疹、支气管肺炎及结核感染是继发支气管扩张症的最常见原因。误吸胃内容物或有害气体后会出现支气管扩张。先天性发育缺陷及遗传因素也可参与支气管扩张症的形成，例如支气管软骨发育不全（Williams-Campbell 综合征）、先天性巨大气管 - 支气管症和马方综合征，部分患者为特发性支气管扩张症。支气管扩张症伴严重、持续或反复感染，尤其是多部位感染或机会性感染者，应怀疑免疫缺陷的可能，尤其是抗体缺陷，如常见变异型免疫缺陷病、X 连锁无丙种球蛋白血症及 IgA 缺乏症。其他少见病因还包括纤毛不动综合征、结缔组织病和炎症性肠病。纤毛运动障碍也会引起支气管扩张症。

支气管扩张症患者气道内常有潜在致病微生物定植（60%~80%）。病情较重者最常见的气道定植菌是流感嗜血杆菌，而对于长期大量脓痰、反复感染、严重气流阻塞及生活质量低下的患者，气道定植菌通常为铜绿假单胞菌（*Pseudomonas aeruginosa*，PA），而且定植的频率随气流阻塞的加重而增加。PA 为革兰氏阴性杆菌，单个、成对或短链状排列，为专性需氧条件致病菌。致病条件包括宿主免疫功能下降和菌群失调。细菌的致病与细菌毒力、侵入数量以及侵入的部位相关。细菌的侵袭力主要由菌体表面结构和侵袭性物质组成，通过黏附、定植和侵袭到达体内并裂解后，PA 细胞

壁外膜中的脂多糖成分游离发挥内毒素作用，引起发热、白细胞增多甚至微循环障碍。PA 为胞外菌，其主要获得性免疫机制为黏膜免疫和体液免疫。特异性抗体发挥的主要作用包括调理细胞促进吞噬，中和外毒素，阻挡致病菌黏附与定植，以及激活补体。参与胞外菌免疫应答的 T 细胞主要是 CD4$^+$Th2 细胞。

（三）病理与病理生理

支气管扩张症可呈双肺弥漫性分布，亦可为局限性病灶。其可以表现为柱状、囊柱状和囊状扩张。普通细菌感染引起的支气管扩张常见于双肺下叶，最常累及后基底段，左肺多于右肺。此外，右中叶支气管开口细长，环绕 3 组淋巴结，引流不畅，易发生支气管扩张。结核引起的支气管扩张多分布于上肺尖后段及下叶背段。变态反应性支气管肺曲霉病（ABPA）通常表现为中心性支气管扩张。

支气管扩张症患者存在阻塞性动脉内膜炎，造成肺动脉血流减少，支气管动脉和肺动脉间形成广泛血管吻合，支气管循环血流量增加，肺动脉血流进一步减少。压力较高的小支气管动脉破裂可造成咯血。气道黏膜纤毛的活动性下降，排痰能力减退，同时其分泌的黏液黏稠度增加，导致患者排痰能力进一步降低，黏液长期蓄积在气道中，继发细菌定植。因气道炎症和管腔内黏液分泌增加，造成不同程度气流阻塞，通气减少。随病程延长，支气管和周围肺组织纤维化，引起限制性通气功能障碍，且伴有弥散功能减退。通气不足、弥散障碍、肺内分流等多种因素引起低氧血症。病变广泛破坏肺毛细血管时，由于缺氧导致肺小动脉收缩，肺循环阻力增加，可造成肺动脉高压，少数患者会发展成肺源性心脏病。

（四）临床症状和体征

多发于儿童或青年，可有百日咳、麻疹、支气管肺炎迁延不愈的病史；以后常有反复的下呼吸道感染。最常见的症状包括咳嗽咳痰、呼吸困难和咯血。非胸膜性胸痛、食欲减退、发热、乏力、消瘦、贫血、焦虑及生活质量下降等症状也可出现。

1. 咳嗽咳痰 最常见的症状为慢性咳嗽（>90%），多伴有咳痰（75%～100%）。痰液可以为黏液性、黏液脓性或脓性。变动体位时明显，感染时痰多达数百毫升，静置可以分层。

2. 呼吸困难 大部分支气管扩张症患者伴有呼吸困难，且与支气管扩张症的严重程度（HRCT上支气管扩张程度、痰量）相关。

3. 咯血 半数支气管扩张症患者出现不同程度的咯血，痰中带血，甚至是大量咯血，但是咯血量与病情严重程度、病变范围不完全一致。部分患者只有咯血，称为干性支气管扩张症。

4. 体征 扩张的支气管不易引流，常于同一肺段反复感染，导致急性加重，表现为至少1种症状加重（痰量增加或脓性痰、呼吸困难加重、咳嗽增加、疲劳乏力加重）或出现新症状（发热、胸膜炎、咯血）。支气管扩张症的特征性体征为听诊固定部位湿性啰音，肺底部最为多见。咳出痰后湿啰音暂时减少或消失。部分患者伴有哮鸣音或粗大的干啰音。杵状指（趾）和发绀随病程延长逐渐出现，合并肺源性心脏病患者可出现右心衰竭的体征。

（五）辅助检查

1. X线检查 可以提示灶性肺炎、散在不规则高密度影、线性或盘状不张，也可以有特征性的蜂窝状透亮阴影、沿支气管的卷发状阴影或轨道征，感染时阴影内出现液平。X线检查的敏感度、特异度均较差，难以发现轻症或特殊部位的支气管扩张，但利于发现肺部并发症，例如肺源性心脏病，并与其他疾病进行鉴别。

2. 胸部HRCT CT可以确诊支气管扩张症，但对早期、轻度支气管扩张症的诊断作用有争议。支气管内径与其伴行动脉直径比例可用于判断是否存在扩张，正常值为0.62±0.13。HRCT上可见管壁增厚（支气管内径<80%外径）的柱状扩张、成串成簇的囊性改变、黏液阻塞，呈现"蜂窝征""印戒征""双轨征"或"串珠状改变"（图2-15-8）。HRCT表现和支气管扩张的分布可能会

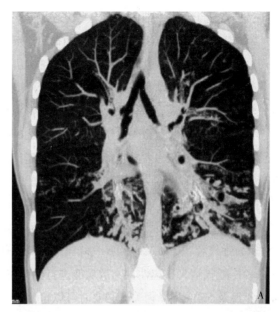

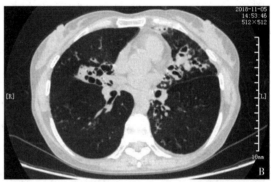

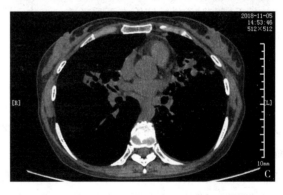

图 2-15-8 高分辨率 CT 提示支气管扩张
A. 冠状面，肺窗；B. 横断面，肺窗；C. 横断面，纵隔窗

对病因有所提示，例如由于重力所致引流不畅，支气管扩张症好发部位为双肺下叶，最易累及后基底段。解剖因素导致左下叶和舌叶易同时感染（开口相近），右中叶易感染，而结核引起的支气管扩张症多分布于上肺尖后段及下叶背段。ABPA的支气

管扩张通常位于肺内中带，远端支气管通畅正常。

3. 实验室检查　感染导致急性加重时，C反应蛋白、白细胞计数和中性粒细胞比例、红细胞沉降率等升高。感染时血清免疫球蛋白和血清蛋白电泳可见免疫球蛋白增高，而合并免疫功能缺陷者免疫球蛋白缺乏。下呼吸道微生物学检查可指导选择抗菌药物。血气分析依患者肺功能受损情况而定，可能出现低氧血症和（或）高碳酸血症。肺功能改变与病变性质及范围相关，病变局限者可无明显改变；病变严重者多表现为阻塞性通气障碍，可见第1秒用力呼气容积（FEV_1）和呼气峰流速下降，部分患者伴随气道高反应性，弥散功能进行性下降，且与年龄及FEV_1下降相关。必要时可以检测类风湿因子、抗核抗体、抗中性粒细胞胞质抗体等明确病因。

4. 支气管镜检查　支气管扩张症呈局灶性且位于段支气管以上时，可发现弹坑样改变，可通过纤维支气管镜检查采样用于病原学诊断及病理诊断，以单叶病变为主的儿童支气管扩张症患者及成人病变局限者可行支气管镜检查排除异物堵塞；多次痰培养阴性或治疗反应不佳的患者可以考虑支气管镜保护性毛刷和肺泡灌洗液检查下呼吸道分泌物，协助诊断和指导治疗。

（六）诊断及鉴别诊断

根据病史、临床表现、体征及实验室检查综合分析确定。胸部HRCT是诊断支气管扩张症的主要手段。当成人出现下述表现时应警惕支气管扩张症：持续性排痰性咳嗽，且年龄较轻，症状持续多年，无吸烟史，每天均咳痰、咯血或痰中有铜绿假单胞菌定植；无法解释的咯血或无痰性咳嗽；慢阻肺患者治疗反应不佳，下呼吸道感染不易恢复，反复急性加重或无吸烟史者。对确诊支气管扩张症的患者，需进一步评估病因及严重程度，并评估是否存在上呼吸道症状及其他合并伴随疾病。

支气管扩张症需与慢阻肺、肺结核、慢性肺脓肿、支气管肺癌、心血管疾病等鉴别。此外，还有一些疾病会合并支气管扩张表现，例如ABPA和Good综合征。

1. 慢性支气管炎　中老年吸烟者多见，慢性咳嗽、咳痰（脓痰少，多为黏痰），冬春季节多见。肺脓肿起病初期多有吸入因素，表现为反复不规则发热、咳嗽、大量脓臭痰、咯血、消瘦、贫血等全身慢性中毒症状，胸部X线检查可见厚壁不规则空洞和液平，周围有慢性炎症浸润及条索状阴影。

2. 肺结核　常伴有结核中毒症状，影像学检查提示肺浸润性病灶或结节状空洞样改变，结合结核菌素试验、痰检可以鉴别。

3. 支气管肺癌　多见于40岁以上患者，可伴有咳嗽、咳痰和胸痛。影像学检查、痰涂片细胞学检查和气管镜等有助于诊断。

4. 心血管疾病　需要与以气短及咯血为主要表现的心脏疾病鉴别，常见疾病包括风湿性心脏病二尖瓣狭窄、急性左心衰竭、肺动脉高压等，体检时可能有心脏杂音，咯血量可多可少，肺水肿时咳大量浆液性粉红色泡沫样痰为其特点。

（七）治疗

支气管扩张症的治疗目的在于确定并治疗潜在病因以阻止疾病进展，改善肺功能，减少急性加重次数和改善症状，提高患者生活质量。

1. 患者教育　增加患者对疾病的认知与重视，介绍排痰技术、个人护理等注意事项。

2. 物理治疗　气道廓清与排痰技术是支气管扩张症患者的有效治疗手段。有效清除气道分泌物是支气管扩张症患者长期治疗的重要环节，尤其是对于慢性咳痰和（或）HRCT表现为黏液阻塞者。祛痰剂稀释痰液，支气管舒张剂（不咯血时）利于痰的排出。基于胸部CT选择合适的体位引流时，间断深呼吸并用力咳嗽、拍背可以提高效果。主动呼吸训练能促进排痰。必要时应用纤维支气管镜吸痰。合并呼吸困难且影响到日常活动的患者可进行呼气肌训练。

3. 抗菌药物治疗　支气管扩张症急性加重，合并症状恶化，例如咳嗽、痰量增加或性质改变、脓痰增加和（或）喘息、气急、咯血及发热等全身症状时考虑使用抗菌药物治疗。60%~80% 稳定期的支气管扩张症患者存在潜在致病菌的定植，其中以流感嗜血杆菌和铜绿假单胞菌最为常见。在获得标本后、微生物检查结果出来前，先行经验性抗感染治疗。

（1）经验性抗感染治疗倾向选择覆盖铜绿假单胞菌：支气管扩张症患者急性加重或者合并感染时，因铜绿假单胞菌分离率高，在经验性治疗时建议选择有抗铜绿假单胞菌活性的 β 内酰胺类抗生素（头孢他啶、头孢吡肟、哌拉西林、他唑巴坦、头孢哌酮/舒巴坦、亚胺培南、美罗培南等）、氨基糖苷类、喹诺酮类（环丙沙星或左氧氟沙星），可单独应用或联合应用。

（2）铜绿假单胞菌下呼吸道感染的治疗原则、药物选择及疗程：①选择有抗铜绿假单胞菌活性的抗菌药物，通常需要联合治疗；②根据药代动力学/药效学理论选择正确的给药剂量和用药方式；③充分的疗程；④消除危险因素；⑤重视抗感染外的综合治疗。

青霉素类和头孢菌素类及其酶抑制剂复合制剂均属于时间依赖性抗生素，需日剂量分 3~4 次给药，延长药物与铜绿假单胞菌的接触时间，加强杀菌作用，提高临床疗效。碳青霉烯类虽然也是时间依赖性抗生素，但抗菌后效应持续较长，可通过延长滴注时间提高抗感染效果。

氨基糖苷类药物为浓度依赖性抗生素，日剂量单次给药可以保证疗效，并减少耳、肾毒性。氟喹诺酮类药物也是浓度依赖性抗生素。左氧氟沙星推荐日剂量单次给药，但环丙沙星仍采用日剂量 2~3 次给药方案。多黏菌素和磷霉素需日剂量分 3~4 次给药。

支气管扩张症患者气道的细菌定植部位易形成生物被膜，阻止药物渗透，且反复频繁应用抗生素易造成细菌对抗菌药物耐药。因此，应当及时依据病原体检测、药敏结果及治疗反应调整抗菌药治疗方案。

联合应用主要用于多重耐药的铜绿假单胞菌下呼吸道感染患者，包括抗铜绿假单胞菌 β 内酰胺类 + 氨基糖苷类抗生素，或抗铜绿假单胞菌 β 内酰胺类 + 抗铜绿假单胞菌喹诺酮类抗生素，或抗铜绿假单胞菌喹诺酮类 + 氨基糖苷类抗生素；也可采用双 β 内酰胺类药物治疗，如哌拉西林/他唑巴坦 + 氨曲南。对碳青霉烯类耐药尤其是全耐药的铜绿假单胞菌肺部感染，推荐在上述联合的基础上加用多黏菌素。

急性加重期抗菌药物治疗的最佳疗程尚未确定，建议对于铜绿假单胞菌感染的临床诊断不确定且临床症状在 3 天内稳定者，推荐 8 天疗程。多重耐药或全耐药菌株，或者为重症感染患者，推荐 10~14 天疗程，特殊情况下可以适当延长。

4. 非抗菌药物治疗　大环内酯类抗生素，例如红霉素、克拉霉素、阿奇霉素和罗红霉素，本身没有抗铜绿假单胞菌的作用，但可以破坏细菌形成的生物被膜，同时可以增强吞噬细胞的吞噬作用，有利于抗菌药物发挥作用。近年来，有较多临床试验结果支持针对多次反复急性加重的中重度支气管扩张症患者，长期应用小剂量大环内酯类维持治疗，或者长期吸入抗生素治疗（3 个月疗程），以减少急性加重和缓解症状。吸入抗生素目前国内尚未上市，尚需要等待针对国人的临床试验结果支持。

雾化吸入、口服或静脉应用高渗药物、氨溴索、溴己新、乙酰半胱氨酸等祛痰药能促进黏液排出，羧甲司坦可以改善气体陷闭。建议支气管扩张症患者常规随访肺功能变化，尤其是已有阻塞性通气功能障碍的患者。长效支气管舒张剂（长效 β 受体激动剂、长效抗胆碱能药、吸入糖皮质激素/长效 β 受体激动剂）可改善气流受限并帮助清除分泌物，对伴有气道高反应性及可逆性气流受限的患者常有一定疗效。

5. 手术治疗　大多数患者使用抗菌药有效，无须手术，符合以下手术适应证的患者可考虑手术治疗：①积极药物治疗仍难以控制症状者；②大咯血危及生命或经药物、介入治疗无效者；③局限性支气管扩张症，术后最好能保留 10 个以上肺段。

6. 无创通气 无创通气可以改善部分合并慢性呼吸衰竭的支气管扩张症患者的生活质量，缩短部分患者的住院时间。

7. 咯血的治疗 如果咯血量少，可口服安络血、云南白药；若疗效不佳或出现中等量咯血，可静脉予以垂体后叶素、血凝酶、氨甲苯酸、酚妥拉明等，大咯血为支气管扩张症的致命并发症。一次咯血量超过 200 mL 或 24 h 咯血量超过 500 mL 为大咯血，严重时可导致窒息。发生大咯血时要患侧卧位，保持呼吸道通畅，必要时行气管插管，改善氧合状态。

垂体后叶素为治疗大咯血的首选药物，一般静脉注射 3~5 min 起效，维持 20~30 min。临床通常采用静脉推注序贯静脉滴注维持。妊娠妇女和高血压患者不能使用垂体后叶素，避免促进宫缩和导致高血压恶化。冠心病患者需慎用。可酌情选用促凝血药，如血凝酶、抗纤维蛋白溶解药物氨基乙酸或氨甲苯酸、增加毛细血管抵抗力和血小板功能的酚磺乙胺。

8. 咯血的介入治疗及外科手术治疗 支气管动脉栓塞术和（或）手术是大咯血的一线治疗方法。

支气管动脉栓塞术是指经支气管动脉造影向病变血管内注射可吸收的明胶海绵，行栓塞治疗，对大咯血的治愈率为 90% 左右，且复发率低。最常见的并发症为胸痛（34.5%），脊髓损伤发生率低，致死率低。

大量咯血不止时，也可选择经气管镜确定出血部位后，用浸有稀释肾上腺素的海绵压迫或填塞止血，或在局部应用凝血酶或气囊压迫控制出血。

介入手术或腔镜下止血效果仍不佳，反复咯血病变不超过 2 叶，咯血危及生命且对侧肺无活动性病变，肺功能储备良好，排除禁忌证后可以考虑行出血部位的肺切除术，绝大部分患者需要行肺叶切除。

☞ 拓展阅读 2-15-13
中国成人支气管扩张症诊断与治疗专家共识

（包婺平　徐金富）

数字课程学习

⬇ 教学PPT　　　📝 自测题

第十六章

上/下呼吸道感染

关键词

急性上呼吸道感染	普通感冒	流行性感冒
急性气管支气管炎	肺炎	肺结核
结核分枝杆菌	结核菌素皮肤试验	抗结核治疗
肺脓肿	原发性肺脓肿	吸入性肺脓肿
继发性肺脓肿	血源性肺脓肿	厌氧菌感染
金黄色葡萄球菌感染		

第一节　急性上呼吸道感染及急性气管支气管炎

一、急性上呼吸道感染

（一）定义

急性上呼吸道感染（acute upper respiratory tract infection）是由各种病毒和（或）细菌引起的鼻、咽或喉部急性炎症的总称。以病毒多见，占70%～80%，主要包括流感病毒、副流感病毒、呼吸道合胞病毒、腺病毒、鼻病毒、冠状病毒、埃可病毒、柯萨奇病毒、麻疹病毒和风疹病毒等。细菌感染占20%～30%，以溶血性链球菌最为多见，其次为流感嗜血杆菌、肺炎链球菌和葡萄球菌等，偶见革兰氏阴性杆菌。

（二）分类

根据病因和病变范围的不同，有以下类型：

1. 普通感冒（common cold）　俗称"伤风"，又称急性鼻炎或上呼吸道卡他，以鼻咽部卡他症状为主要临床表现。多由鼻病毒引起，其次为冠状病毒、副流感病毒、呼吸道合胞病毒、埃可病毒、柯萨奇病毒等。

起病较急，主要表现为鼻部症状，如喷嚏、鼻塞、流清水样鼻涕，也可表现为咳嗽、咽干、咽痒或灼热感，甚至鼻后滴漏感。发病同时或数小时后可有喷嚏、鼻塞、流清水样鼻涕等症状。2～3天后鼻涕变稠，常伴咽痛、流泪、味觉减退、呼吸不畅、声嘶等。一般无发热及全身症状，或仅有低热、不适、轻度畏寒、头痛。体检可见鼻腔黏膜充血、水肿、有分泌物，咽部轻度充血。一般5～7天可痊愈。

2. 急性病毒性咽炎（acute viral pharyngitis）多由鼻病毒、腺病毒、流感病毒、副流感病毒及肠道病毒、呼吸道合胞病毒等引起。临床特征为咽部发痒或灼热感，咳嗽少见，一般咽痛不明显。当吞咽疼痛时，常提示有链球菌感染。体检咽部明显充血水肿，颌下淋巴结肿大且触痛。

3. 急性病毒性喉炎（acute viral laryngitis）多由鼻病毒、流感病毒、副流感病毒及腺病毒等引起。临床特征为声嘶、发声困难、咳嗽时疼痛，常有发热、咽痛或咳嗽。体检可见喉部水肿、充血，局部淋巴结轻度肿大和触痛，可闻及喉部的喘鸣音。

4. 急性疱疹性咽峡炎（acute herpetic angina）多于夏季发作，儿童多见，偶见于成年人。常由柯萨奇病毒A引起，表现为明显咽痛、发热，体检可见咽充血，软腭、悬雍垂、咽及扁桃体表面有灰白色疱疹及浅表溃疡，周围有红晕，以后形成疱疹。病程约1周。

5. 咽结膜热（pharyngoconjunctival fever）　是一种表现为急性滤泡性结膜炎，并伴有上呼吸道感染和发热的病毒性结膜炎，常发生于夏季，儿童多见，游泳者易于传播。病原体为腺病毒、柯萨奇病毒等。主要临床表现为发热、咽炎、结膜炎三大症状。病程4～6天。

6. 细菌性咽-扁桃体炎（bacterial pharynx-tonsillitis）　病原体主要为溶血性链球菌，其次为流感嗜血杆菌、肺炎链球菌、葡萄球菌等。起病急，临床表现为咽痛、畏寒、发热（体温可达39℃以上）。体检可见咽部明显充血，扁桃体肿大、充血，表面可有黄色脓性分泌物，可伴有颌下淋巴结肿大、压痛，肺部无异常体征。

7. 流行性感冒（influenza）　简称流感。流感病毒为RNA正黏病毒科病毒，根据核蛋白和基质蛋白分为甲、乙、丙、丁4型。流感潜伏期为1～7天，起病急骤，以全身症状为主，呼吸道症状轻微。虽然大多为自限性，但部分因出现肺炎等并发症可发展至重症流感，少数重症病例病情进展快，可因急性呼吸窘迫综合征和（或）多器官功能衰竭而死亡。重症流感主要发生在老年人、年幼儿童、孕产妇或有慢性基础疾病者，亦可发生在一般人群。

（三）病因和发病机制

70%～80%的急性上呼吸道感染由病毒引起，20%～30%由细菌引起，细菌感染可直接感染或继发于病毒感染之后。当机体或呼吸道局部防御功能降低时，如受凉、淋雨、气候突变、过度疲劳等，原已存在于上呼吸道或从外界侵入的病毒或细菌迅速繁殖，引起本病。老幼体弱、免疫功能低下或患有慢性呼吸道疾病者易罹患本病。

（四）临床表现

存在受凉、淋雨、气候突变、过度疲劳等导致全身或呼吸道局部防御功能降低的因素。急性起病，以上呼吸道卡他症状、咽干、咽痒为临床表现，可合并发热、头痛，咽炎患者可出现咽痒、咽痛。体检见鼻腔黏膜、咽部有充血、水肿或分泌物，颌下淋巴结肿大且触痛，扁桃体肿大、充血，表面有黄色脓性分泌物。肺部常无异常体征，如存在急性喉炎、扁桃体炎所致上气道梗阻，可闻及喉部的喘鸣音。

（五）辅助检查

1. 血常规　病毒性感染时白细胞计数正常或偏低，淋巴细胞比例增高；细菌性感染时，白细胞计数和中性粒细胞比例增高，并可出现核左移现象。

2. 胸部X线检查　一般无须行胸部X线和CT检查，如需鉴别肺炎时可考虑。

3. 病原学检查　一般情况下不做，如需鉴别流感时可考虑。主要包括病毒抗体检测、病毒分离、痰或分泌物培养+药敏试验等。

（六）诊断和鉴别诊断

根据病史、鼻咽部的症状和体征，结合周围血象和胸部X线检查可做出临床诊断。一般无须病因诊断，特殊情况下可进行细菌培养、病毒分离或病毒血清学检查等确定病原体。但需与以下疾病相鉴别。

1. 过敏性鼻炎　起病急骤，常表现为鼻黏膜充血和分泌物增多，伴有突发的连续喷嚏、鼻痒、鼻塞、大量鼻涕，无发热，咳嗽较少。多由过敏因素如螨虫、灰尘、动物毛皮、低温等刺激引起。如脱离变应原，数分钟至2 h内症状即消失。检查可见鼻黏膜苍白、水肿，鼻分泌物涂片可见嗜酸性粒细胞增多，皮肤针刺过敏试验可明确变应原。

2. 流行性感冒　为流感病毒引起，可为散发，时有小规模流行，病毒发生变异时可大规模暴发。起病急，鼻咽部症状较轻，但全身症状较重，伴高热、全身酸痛和眼结膜炎症状。必要时可通过病毒核酸检测、病毒抗原检测、血清学检测和病毒分离培养明确诊断。

3. 急性气管-支气管炎　表现为咳嗽、咳痰，鼻部症状较轻，血常规中白细胞计数可增高，X线胸片常可见肺纹理增强。

4. 急性传染病前驱症状　某些急性传染病（如麻疹、流行性出血热、流行性脑脊髓膜炎、脊髓灰质炎、伤寒、斑疹伤寒）患者在患病初期常有上呼吸道症状，但这些疾病常常有流行季节和地区特征，并具有一些特异性的症状和体征。必要的实验室检查亦有助于鉴别。

（七）治疗

1. 对症治疗

（1）一般治疗：病程多为自限性。首选口服药物，一般不需要静脉补液。发热、病情较重或年老体弱的患者应卧床休息，多饮水，保持室内空气流通，防止受凉。

（2）解热镇痛药：有头痛、发热、全身肌肉酸痛等症状者，可酌情使用解热镇痛药（表2-16-1）。

（3）抗鼻塞、抗过敏的复方制剂：有鼻塞、鼻黏膜充血、水肿、咽痛等症状者，可应用盐酸伪麻黄碱等选择性收缩上呼吸道黏膜血管的药物，也可用1%麻黄碱滴鼻。有频繁喷嚏、多量流涕等症状的患者，可酌情选用马来酸氯苯那敏、氯雷他定或苯海拉明等抗过敏药物。临床常用于缓解感冒症状的药物见表2-16-2，因此类药物均为复方制剂，有头晕、嗜睡等不良反应，故宜在睡前服用，驾驶

表 2-16-1　常用解热镇痛类药物的用法及注意事项

药物	用法	注意事项
对乙酰氨基酚	6～12 岁儿童 250 mg，q6h～q4h；大于 12 岁儿童或成人 500 mg，q6h～q4h	用于解热连续使用不超过 3 天，用于镇痛连续使用不超过 5 天
阿司匹林	儿童 5～10 mg/kg，tid～qid；成人 300～600 mg，必要时每 4～6 h 重复 1 次	用于解热连续使用不超过 3 天，用于镇痛连续使用不超过 5 天
布洛芬	口服常释剂型　儿童 5～10 mg/kg，tid；成人 200～400 mg，q6h～q4h	最大限量为 2 400 mg/d，用于解热连续使用不超过 3 天，用于镇痛连续使用不超过 5 天
	口服溶液剂型　12 岁以下儿童 5～10 mg/kg，必要时每 4～6 h 重复 1 次	每 24 h 用药不超过 4 次
	缓释控释剂型　12 岁以上儿童及成人 300～600 mg，bid	
赖氨匹林	成人 900～1 800 mg，儿童 10～25 mg/kg，bid，肌肉或静脉注射	
复方氨基比林	注射剂型　成人 2 mL，prn，肌内注射	不宜长期使用，造血功能障碍者禁用
	口服剂型　成人 1～2 片，tid	
去痛片	口服　成人 1～2 片，qd～tid	长期使用导致肾功能损害
双氯芬酸	缓释控释剂型　成人 50 mg，qd～bid	24 h 用量不超过 150 mg
	口服常释剂型　成人 25～50 mg，bid～tid	
吲哚美辛	口服缓释剂型　成人 25～50 mg，bid	
	栓剂　成人 50～100 mg，prn，纳肛	

表 2-16-2　临床常用抗感冒药复方制剂的成分及作用

药品名	解热镇痛	抗过敏	收缩血管	镇咳	中枢兴奋剂	抗病毒	其他
美扑伪麻片	对乙酰氨基酚	氯苯那敏	伪麻黄碱	右美沙芬	－	－	－
美敏伪麻溶液	－	氯苯那敏	伪麻黄碱	右美沙芬	－	－	－
氨酚伪麻美芬片Ⅱ	对乙酰氨基酚	－	伪麻黄碱	右美沙芬	－	－	－
氨麻苯美片	对乙酰氨基酚	苯海拉明	伪麻黄碱	右美沙芬	－	－	－
复方氨酚烷胺胶囊（片）	对乙酰氨基酚	氯苯那敏	－	－	咖啡因	金刚烷胺	人工牛黄
酚咖片	对乙酰氨基酚	－	－	－	咖啡因	－	－
氨咖黄敏胶囊	对乙酰氨基酚	氯苯那敏	－	－	咖啡因	－	人工牛黄

员和高空作业者避免使用。

（4）镇咳：对于咳嗽症状较为明显者，可给予右美沙芬、喷托维林和可待因等镇咳药。

2. 病因治疗

（1）抗病毒药物治疗：急性上呼吸道病毒感染（除流感病毒外）目前尚无特效的抗病毒药物。利巴韦林虽然在体外有广谱的抗病毒活性，但临床疗效不确定，使用该药后仅对婴幼儿呼吸道合胞病毒引起的呼吸道感染有治疗效果。因此，不推荐利巴韦林用于治疗急性上呼吸道病毒感染。如考虑为流感，可酌情应用抗流感药物。重症或有重症流感高危因素的患者，应尽早给予抗流感病毒治疗，不必等待病毒检测结果。发病 48 h 内进行抗病毒治疗可减少并发症，降低病死率，缩短住院时间；发病时间超过 48 h 的重症患者依然可从抗病毒治疗中获益。非重症且无重症流感高危因素的患者，在发病 48 h 内，在评价风险和收益后，也可考虑抗病毒治疗。神经氨酸酶抑制剂奥司他韦、扎那米韦、帕拉米韦等能有效治疗和预防甲型、乙型流感病毒，奥司他韦的成人剂量为每次 75 mg，每日 2 次；1 岁及以上年龄的儿童应根据体重给药，疗程 5 天，重症患者疗程可适当延长。金刚烷胺和金刚乙胺仅对甲型流感病毒有效，但目前监测资料显示甲型流感病毒对其耐药，不建议使用。

（2）抗菌药物治疗：单纯病毒感染无须使用抗菌药物。少数患者可原发或在病毒感染的基础上继发细菌性感染，有白细胞计数增高、咽部脓苔、咳黄痰等细菌感染证据时，可根据上呼吸道感染常见病原菌经验性使用青霉素、第一代头孢菌素、大环内酯类抗生素或喹诺酮类抗菌药物。切勿滥用抗菌药物以造成细菌耐药。

☞ 拓展阅读 2-16-2

Guidelines for the Antibiotic Use in Adults with Acute Upper Respiratory Tract Infections

3. 重症上呼吸道感染的处理 严重急性扁桃体炎、急性喉炎等出现呼吸困难的表现，存在窒息风险者要注意保持呼吸道通畅，给予吸氧、雾化吸入，减轻黏膜水肿；控制感染，静脉输入抗菌药物，严重者可予以两种以上抗菌药物联合使用；应用抗菌药物的同时给予糖皮质激素，以减轻喉头水肿，缓解症状；烦躁不安者可使用异丙嗪；痰多者可使用祛痰止咳药物，必要时可直接用喉镜吸痰；经上述处理仍有严重缺氧或Ⅲ度以上喉梗阻者，应及时行气管切开术。重症流感如出现低氧血症或呼吸衰竭，应及时给予相应的治疗措施，包括氧疗或机械通气等；早期使用神经氨酸酶抑制剂可减轻甲

型 H1N1 流感病毒感染的严重程度并缩短病程；出现继发感染时，给予相应抗感染治疗；对病情发展迅速且有生命危险的患者给予免疫血浆疗法，对于减轻患者毒血症状具有一定疗效；注重维护脏器功能，防止多脏器功能损害。

4. 中医辨证施治 中医将感冒分为风寒感冒、风热感冒、暑湿感冒 3 种类型，常挟痰、挟滞、挟惊。中医总的治疗原则是疏风解表或辛温解表、辛凉解表、清暑解表，挟痰则肃肺化痰，挟滞则消食导滞，挟惊则清热定惊。葱豉汤、荆防败毒散辛温解表治疗风寒型感冒；银翘散或桑菊饮辛凉解表治疗风热型感冒；新加香薷饮祛暑清热、化湿和中，藿香正气散解表化湿、理气和中，均可用于治疗暑湿感冒。而其他中成药，如银翘片、双黄连、抗病毒颗粒等，均有辛凉解表、清热解毒之功效，鱼腥草具有清热解毒的作用。

二、急性气管支气管炎

（一）定义

急性气管支气管炎（acute tracheobronchitis）是由生物、物理、化学刺激等致病因素引起的急性气管 – 支气管黏膜炎症，临床症状主要为咳嗽和咳痰，秋冬季易发。

（二）病因和发病机制

病毒感染是急性气管支气管炎的常见病因，包括流感病毒、副流感病毒、呼吸道合胞病毒、冠状病毒、腺病毒和鼻病毒，百日咳鲍特菌、肺炎支原体及肺炎衣原体也是本病的重要病因。细菌可从少部分患者中分离得到，但其致病作用尚不明确。多种因素包括是否处于疾病流行期、季节以及是否接受流感疫苗接种等，均会影响急性气管支气管炎的病原体分布。

非生物因素如冷空气、粉尘、刺激性气体或烟雾的吸入，均可刺激气管、支气管黏膜，导致急性损伤和炎症反应。

（三）临床表现

咳嗽是急性气管支气管炎的主要表现，开始

为干咳，后出现咳痰，病程后期可出现黏液脓性痰。许多急性支气管炎患者也伴有气管炎，表现为呼吸及咳嗽时胸骨后剧烈疼痛感。咳嗽通常持续 10~20 天，偶尔会延至 4 周甚至更长。不同病因的急性支气管炎临床表现不同。流感病毒感染表现为起病较急，有发热、寒战、头痛及咳嗽，肌痛常见，还可能伴有肌炎、肌红蛋白尿和血清肌酶水平升高；副流感病毒感染常在秋季流行；呼吸道合胞病毒感染常有毛细支气管炎患儿接触病史，常在冬春季节暴发，20% 的患者有耳痛；冠状病毒感染常导致老年患者严重的呼吸道症状；腺病毒感染与流感病毒症状类似，表现为突起的发热；鼻病毒感染发热少见，症状常常轻微；百日咳鲍特菌感染潜伏期 1~3 周，常见于青少年，偶见喘鸣，发热少见，以淋巴细胞为主的血白细胞升高常见；肺炎支原体感染的潜伏期为 2~3 周，与流感病毒感染起病急骤不同，2~3 天起病；肺炎衣原体感染的潜伏期为 3 周，首发症状表现为逐步出现的咳嗽前声嘶。

肺部体检可发现两肺呼吸音粗，可闻及干、湿啰音，支气管痉挛时可闻及哮鸣音。

（四）辅助检查

1. 血常规　多数病例的白细胞计数和分类无明显改变，细菌感染时白细胞计数和中性粒细胞比例可增高，血沉增快。

2. 痰液检查　痰液涂片和培养可发现致病菌。

3. 胸部 X 线检查　多数表现为肺纹理增粗，少数病例无异常表现。

（五）诊断和鉴别诊断

根据病史、咳嗽和咳痰等临床症状，两肺闻及干、湿啰音，结合外周血象和胸部 X 线检查，可对本病做出临床诊断。痰液涂片和培养等检查有助于病因诊断。但需与以下疾病相鉴别。

1. 流行性感冒　常有流行病学史；起病急骤，全身中毒症状重，可出现高热、全身肌肉酸痛、头痛、乏力等症状，但呼吸道症状较轻；根据病毒分离和血清学检查结果可确诊。

2. 急性上呼吸道感染　鼻咽部症状明显；一般无明显的咳嗽、咳痰；肺部无异常体征；胸部 X 线片正常。

3. 其他疾病　肺炎、肺脓肿、肺结核、支气管哮喘（包括咳嗽变异性哮喘）等疾病均可出现类似急性气管支气管炎的临床症状，应根据这些疾病的临床特点逐一加以鉴别。

（六）治疗

剧烈干咳或少痰者，可适当应用镇咳剂，如右美沙芬、喷托维林。咳嗽有痰或痰不易咳出者可用氨溴索、桃金娘油提取物化痰。若咳嗽持续不缓解，可考虑应用吸入性糖皮质激素缓解症状。伴有支气管痉挛时可用氨茶碱、沙丁胺醇或马来酸氯苯那敏。

大多数急性气管 – 支气管炎患者不需要抗菌治疗，仅在有细菌感染证据时使用。盲目应用抗菌药物会导致耐药菌的产生、二重感染等一些严重后果。一般可选用青霉素类、头孢菌素、大环内酯类或喹诺酮类抗菌药物。甲型、乙型流感病毒感染可予以奥司他韦 75 mg，每日 2 次，治疗 5 天。全身不适及发热为主要症状者应卧床休息，多饮水，适当服用阿司匹林、对乙酰氨基酚等解热镇痛药。

（郭海英）

第二节　肺　炎

思维导图

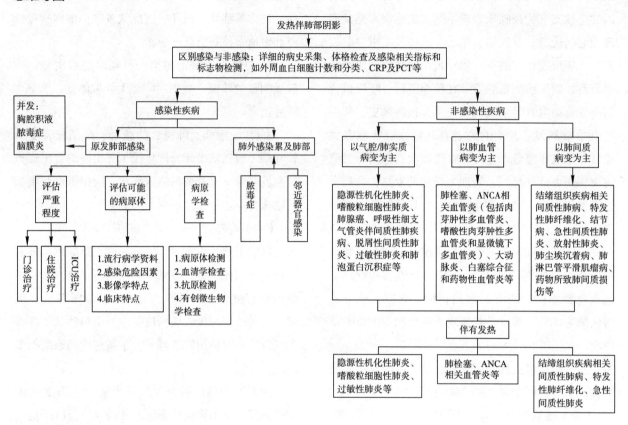

一、概述

肺炎（pneumonia）是指肺实质（含终末气道、肺泡和肺泡壁，即广义上的肺间质）的炎症，临床可表现为发热、胸痛、咳嗽、咳痰和呼吸困难，胸部影像学表现为斑片状浸润性阴影、实变影或间质性改变，伴或不伴胸腔积液。根据病因可分为细菌性肺炎、非典型病原体肺炎、病毒性肺炎、真菌性肺炎、其他病原体所致肺炎以及理化因素所致肺炎等，常见的病原体包括细菌、非典型病原体、病毒及真菌。根据肺炎获得场所，可分为社区获得性肺炎（community-acquired pneumonia，CAP）、医院获得性肺炎（hospital-acquired pneumonia，HAP）及呼吸机相关性肺炎（ventilator-associated pneumonia，

VAP）。CAP是指在医院外罹患的肺炎，包括具有明确潜伏期的病原体感染而在入院后潜伏期内发病的肺炎；HAP是指患者住院期间没有接受有创机械通气、未处于病原感染的潜伏期，而于入院48 h后新发生的肺炎；VAP是指气管插管或气管切开患者接受机械通气48 h后发生的肺炎，机械通气撤机、拔管后48 h内出现的肺炎也属于VAP范畴。

（一）病原体概述

1. 细菌　是一种广泛存在的单细胞微生物，是人类的主要致病微生物之一。按照形态可分成球菌、杆菌、螺旋菌；按照对氧气的需求可以分为需氧菌和厌氧菌。细菌的基本结构包括细胞壁、细胞膜、细胞质和细胞核，维持细菌的基本形态与功能；而荚膜、鞭毛、菌毛和芽孢属于细胞的特殊结

构，可与致病性相关。不同细菌一定条件下在固体培养基上形成的菌落具有特定的性质，菌落的大小、形状、颜色、气味、透明度、表面光滑或粗糙、湿润或干燥、边缘整齐与否，以及在血琼脂平板上的溶血情况等均有不同表现，可以用于细菌的鉴别。

细菌的致病性是指细菌引起感染的能力，包括细菌吸附于体表，侵袭组织或细胞，适应宿主特定环境进行增殖，产生毒素，向其他部位播散蔓延，抵抗宿主的防御功能等。致病菌侵入宿主能否引起感染和疾病，主要取决于细菌的毒力强弱、侵入机体的数量和侵入部位，以及宿主的免疫力强弱。

（1）肺炎链球菌（*Streptococcus pneumoniae*）：呈链状或双球状排列，菌体外有荚膜，革兰氏染色阳性，多数为兼性厌氧菌。它通过含有高分子多糖体的荚膜侵袭组织而致病。肺炎链球菌不产生毒素，因而不引起组织坏死及空洞，病变始发点在肺泡，通过肺泡间孔向邻近肺泡扩散、蔓延导致实变。

（2）葡萄球菌（*Staphylococcus*）：呈不规则簇状排列，似葡萄串状。葡萄球菌无鞭毛，无芽孢，体外培养时不形成荚膜。革兰氏染色阳性，需氧或兼性厌氧。葡萄球菌可分为金黄色葡萄球菌（*S. aureus*）（简称金葡菌）、表皮葡萄球菌（*S. Epidermidis*）和腐生葡萄球菌（*S. saprophytics*）3种。葡萄球菌的毒力因子较多，可以分为3类：酶、外毒素、表面结构。其中血浆凝固酶是葡萄球菌的重要致病物质，可以使血液或血浆中的纤维蛋白等沉积于菌体表面，阻碍吞噬细胞的吞噬作用，同时保护细菌不受血清中杀菌物质的破坏，凝固酶常作为鉴别葡萄球菌有无致病性的重要标志。此外，外毒素（包括葡萄球菌溶血素、杀白细胞素、肠毒素、表皮剥脱性毒素、中毒性休克综合征毒素–1）及表面结构（黏附素、荚膜、肽聚糖等）也具有致病作用。金葡菌为常见的致病菌，产凝固酶，部分高毒力株可产杀白细胞素等外毒素，易导致急性肺部化脓性感染，引起组织坏死，耐甲氧西林金黄色葡萄球菌（methicillin-resistant *Staphylococcus aureus*，MRSA）病死率高。表皮葡萄球菌偶尔致病，其凝固酶呈阴性，特殊情况下可成为条件致病菌，致病机制主要与细菌细胞壁外的黏质物及溶血素有关。腐生葡萄球菌一般不致病。

（3）肺炎克雷伯菌（*Klebsiella pneumoniae*）：属肠杆菌科细菌，革兰氏阴性杆菌，一般为单独、成双或短链状排列，荚膜较厚。正常情况下肺炎克雷伯菌可定植于人体呼吸道或消化道；内源性感染多，宿主免疫力低下时可经呼吸道进入肺内，引起小叶融合性实变、继而血管栓塞，引起组织坏死、液化，形成单个或多发性脓肿，病变中渗出液黏稠而重，若病灶在右肺上叶，可致叶间隙下坠，是其典型影像特征。在医院获得性肺炎中，肺炎克雷伯菌为常见病原菌，近年来其耐药性增加，可产超广谱 β- 内酰胺酶甚至碳青霉烯酶，病死率较高。

（4）大肠埃希菌（*Escherichia coli*）：属肠杆菌科细菌，革兰氏阴性杆菌，有菌毛及鞭毛，抗原成分复杂，可分为菌体抗原（O）、鞭毛抗原（H）和表面抗原（K），是大肠埃希菌血清学分型的基础。大肠埃希菌具有的毒力因子包括内毒素、荚膜、Ⅲ型分泌系统、黏附素和外毒素等；当宿主免疫功能低下或细菌侵入肠道外组织器官时可成为条件致病菌，通过黏附素及多种外毒素等导致化脓性感染，也是医院获得性肺炎的常见病原体。

（5）铜绿假单胞菌（*Pseudomonas aeruginosa*）：属非发酵菌，因感染后产生水溶性绿色色素致使脓液呈绿色而得名，革兰氏染色呈阴性，专性需氧。临床分离的菌株常有菌毛及荚膜，是一种常见的条件致病菌，常引起院内感染，约占院内感染的10%。主要致病物质为内毒素和外毒素A，可抑制蛋白质合成，造成组织坏死，导致发热、休克、弥散性血管内凝血的发生，严重时可以导致多脏器受累；此外，鞭毛、荚膜及其他胞外酶亦可参与致病过程。铜绿假单胞菌天然抵抗多种抗菌药物，治疗过程中亦可突变产生耐药。铜绿假单胞菌感染可以累及全身多个脏器,其中慢性呼吸道感染常见于结构性肺病患者,其他患者往往表现为急性肺炎。

(6)鲍曼不动杆菌(*Acinetobacter baumannii*):属非发酵菌,革兰氏阴性杆菌,专性需氧菌。致病力不强,一般情况下不引起感染,机体抵抗力降低时则可引起发病。鲍曼不动杆菌几乎全部分离自院内环境,是院内感染的重要病原菌。口咽部定植菌吸入是常见的内源性感染途径,感染部位分布广泛,以呼吸系统感染占多数。鲍曼不动杆菌是近几年医院内感染出现率较高的菌属,常为耐药菌。

2. 非典型病原体　包括肺炎支原体(*Mycoplasma pneumoniae*,MP)、肺炎衣原体(*Chlamydia pneumoniae*,CP)、嗜肺军团菌(*Legionella pneumoniae*,LP)等,非典型病原体是引起社区获得性肺炎(CAP)的主要病原体。

(1)肺炎支原体:支原体是一类缺乏细胞壁、呈高度多形性的最小原核细胞型微生物,仅包被一层由胆固醇、磷脂、糖及蛋白质构成的细胞膜;部分支原体可在细胞膜外产生一种由多聚糖构成的荚膜或微荚膜。肺炎支原体主要经飞沫传播,依靠顶端结构中的 P1 蛋白和 P30 蛋白黏附并进入呼吸道上皮细胞,代谢产生过氧化氢,破坏纤毛的运动能力,使 RNA 及蛋白质合成减少从而致细胞死亡。同时,支原体产生的超抗原具有免疫调节活性,可刺激炎症细胞分泌大量 TNF-α、IL-1、IL-6 等细胞因子,引起肺组织损伤。目前支原体感染多采用大环内酯类、四环素类或喹诺酮类药物治疗,但亦有耐药菌株存在。

(2)衣原体(*Chlamydia*):是一种严格在真核细胞中寄生的原核细胞型微生物,具有独特的发育周期,在发育不同阶段呈现原体及始体两种形态结构。其中肺炎衣原体(CP)以人为自然宿主,多引起呼吸道感染。衣原体的致病机制尚不完全明确,目前认为脂多糖及蛋白质可帮助衣原体吸附并进入易感细胞形成吞噬体,同时直接产生内毒素样物质造成细胞直接损伤。衣原体感染表现为咽痛、声音嘶哑等症状,少数可引起心包炎、心内膜炎、

脑膜炎或吉兰－巴雷综合征等,对大环内酯类或喹诺酮类抗菌药物敏感。

(3)军团菌(*Legionella*):是一类需氧的革兰氏阴性杆菌,有鞭毛、菌毛及微荚膜结构,不形成芽胞,常寄生在人工供水系统或空调冷凝设备内。对人致病的主要为嗜肺军团菌(LP),其产生的磷酸酶、核酸酶、细菌毒素等物质可抑制吞噬细胞活化,防止吞噬体和溶酶体的融合作用,使被吞噬的细菌可以继续在胞内生长繁殖,继而依靠菌毛黏附、微荚膜抗吞噬和内毒素的毒性作用致病。军团菌主要通过呼吸道吸入飞沫或气溶胶感染,夏秋季高发,中老年、长期吸烟及免疫功能低下者易感,全身症状较为明显,常以突发寒战、高热、咳嗽、胸痛等症状就诊,影像学表现为斑片状影或肺段实变,偶有胸腔积液或空洞形成,重者可产生肺外多脏器播散性小脓肿,继发菌血症时可造成肝、脾、肾、脑等多脏器功能障碍,对大环内酯类和喹诺酮类药物敏感。

3. 病毒　体积微小,结构简单,只含有一种类型的核酸,是严格在活细胞内寄生、以复制方式增殖的非细胞型微生物。肺部感染常见的病毒可主要分为两类,一类是呼吸道病毒,常见如流感病毒、副流感病毒、腺病毒、呼吸道合胞病毒、致病性禽流感病毒、SARS 病毒等,往往有季节性和较强的传染性;另一类是疱疹病毒,包括水痘－带状疱疹病毒、单纯疱疹病毒及巨细胞病毒,传染性相对较弱,其肺部感染常发生于免疫功能低下的患者。

病毒因存在严格的细胞寄生性,其复制过程与宿主的细胞生长代谢密切相关,病毒的感染机制包括直接诱导细胞凋亡或死亡,以及通过 T 细胞、B 细胞等间接介导的免疫损伤。许多病毒感染可引起机体免疫应答降低或暂时性免疫抑制,使患者处于免疫低下状态,容易继发细菌感染。

流感病毒是临床常见的肺部感染病原体,属于 RNA 病毒,根据核蛋白和基质蛋白分为甲、乙、丙、丁 4 型,主要致病类型包括甲型流感病毒中的

H1N1、H3N2 亚型及乙型流感病毒中的 Victoria 和 Yamagata 系。

4. 真菌 具有细胞壁和典型细胞核结构。单细胞真菌包括酵母型和类酵母型，前者以芽生方式繁殖，不产生菌丝。多细胞真菌主要由菌丝和孢子组成，菌丝形态是真菌分类的重要标志。除需较高的湿度和氧外，真菌对培养要求不高，常用沙保弱培养基，但生长速度缓慢，一般需要 1 ~ 4 周才能形成菌落。常见致病真菌包括念珠菌属、曲霉菌属、隐球菌属、毛霉菌属等。

（1）念珠菌（*Candida*）：属于假丝酵母属，以出芽方式繁殖。属于机会致病性真菌，对人有致病性的主要是白念珠菌（*Candida albicans*）和非白念珠菌（*Candida non-albicans*），后者包含热带假丝酵母菌、近平滑假丝酵母菌及克柔假丝酵母菌等，其中以白念珠菌致病力最强。白念珠菌通常存在于人体的体表、口腔、上呼吸道，当机体出现菌群失调或抵抗力下降时可引起支气管或肺部感染；念珠菌可经血流扩散导致迅速进展的呼吸及循环衰竭，临床可使用唑类（氟康唑、伏立康唑）或棘白霉素类（卡泊芬净、米卡芬净）治疗。

（2）隐球菌（*Cryptococcus*）：为圆形的酵母样细胞，因一般染色法不易着色而得名，以芽生方式繁殖。隐球菌广泛分布于自然界，尤其在鸽粪中大量存在，属于机会致病菌，人多因吸入鸽粪污染的空气而获得感染，首先侵入肺部，免疫功能低下者感染可引起支气管肺炎，严重者呈爆发性感染并可经血行播散，易侵犯中枢系统引起脑炎和脑膜炎，若未及时诊治可迅速死亡。其主要致病物质为荚膜多糖，可抑制吞噬、诱使免疫应答下降、降低机体免疫力。肺隐球菌病患者从无症状到急性呼吸衰竭表现不一，影像学多为单发或多发结节，周围肺野可有空洞形成，免疫低下者可表现为弥漫性粟粒样改变。治疗多选择氟康唑或两性霉素 B。

（3）曲霉（*Aspergillus*）：在自然界广泛分布，其菌丝有分隔和分枝，镜下可见特征性的分生孢子头；少数曲霉对人体有机会致病性，包括烟曲霉（*A. fumigatus*）、黄曲霉（*A. flavus*）等，在机体免疫力降低时可致曲霉病（aspergillosis）。曲霉主要通过呼吸道侵入人体，是真菌性肺炎的最常见病原体，肺曲霉病主要分为急性侵袭性肺曲霉病（invasive pulmonary aspergillosis，IPA）、慢性肺曲霉病（chronic pulmonary aspergillosis，CPA）、变应性支气管肺曲霉病（allergic bronchopulmonary aspergillosis，ABPA）和肺曲霉瘤（aspergilloma）。ABPA 是由曲霉引起的 I 型超敏反应，特征性表现为反复发作的喘息，实验室检查可见血清总 IgE 及曲霉特异性 IgE 升高，影像学多显示中心性支气管扩张或黏液嵌塞。在免疫抑制宿主中，曲霉可侵入肺内并播散，引起 IPA，产生组织坏死，临床常见表现为咯血，CT 表现肺部阴影边缘出现晕影（halo sign）或空气半月征（air-crescent sign）对疾病诊断有提示意义。CPA 多在仅有轻微系统性免疫损害和呼吸道局部防御机制受损或结构改变的患者中发生，病程超过 3 个月。肺曲霉球常发生于肺内陈旧结核空腔或支气管扩张的基础上，曲霉可在空腔内生长并形成真菌球，病灶呈局限性，影像学表现为圆形致密阴影伴半圆形透光区。曲霉感染首选伏立康唑静脉治疗，病情稳定后改为口服序贯治疗。

（二）抗菌药物的药代动力学和药效学

抗菌药物的药代动力学（pharmacokinetics，PK）和药效学（pharmacodynamics，PD）对于指导临床抗菌药物合理应用的重要性不断得到关注，将两者结合起来（PK/PD）可以优化抗菌药物给药方案，防止细菌耐药性产生。

1. 抗菌药物的药代动力学 药代动力学研究药物在人体内吸收（absorption）、分布（distribution）、代谢（metabolism）和排泄（elimination）随时间的变化过程，并以动力学原理和数学方程式加以描述，即 ADME 过程中药物浓度随时间变化的动态规律。常用的 PK 参数如下。

（1）血药峰浓度（peak concentration，C_{max}）：指给药后所能达到的最高血药浓度。

（2）达峰时间（peak time，T_{max}）：指给药后达

到血药峰浓度所需的时间。

（3）药时曲线、药时曲线下面积：药时曲线指药物浓度数据（纵坐标）对时间（横坐标）作图，该曲线下面积称药时曲线下面积（area under the concentration time curve，AUC），药时曲线反映药物进入人体后其浓度随时间变化的动态曲线，AUC代表药物在血液中的相对量。

（4）生物利用度（bioavailability，F）：指药物从某制剂吸收进入血液循环的程度和速度，通常以 C_{max} 和 T_{max} 表示吸收速度，吸收程度以 AUC表示。生物利用度包括绝对生物利用度（absolute bioavailability）和相对生物利用度（relative bioavailability），是评价药物制剂质量的一个重要指标。绝对生物利用度为同一药物血管外制剂 AUC与静脉制剂 AUC 的比值；相对生物利用度为同一药物待测剂型或制剂 AUC 与已知最有效制剂 AUC的比值。口服及肌注等血管外给药后，吸收完全者生物利用度高，反之则低。

（5）半衰期（half time，$T_{1/2}$）：通常指体内药量代谢一半所需的时间。

（6）表观分布容积（apparent volume of distribution，V_d）：指血药浓度（C）与给药剂量（D）或体内药量间的一个比值，其无直接的生理意义，也与人体体液的真实容积无关。当药物的 $V_d > 1$ L/kg 时，则说明药物的组织浓度高于血浆浓度；而当药物的 $V_d < 1$ L/kg 时，则说明药物的组织浓度低于血浆浓度。

（7）清除率（clearance，CL）：总体清除率即单位时间内从体内消除的药物表观分布容积，它能较半衰期更好地表示药物从体内清除的情况。总清除率为肾清除率（renal clearance，CLr）和肾外清除率（nonrenal clearance，CLnr）的总和；肾功能损害时某些经肾排泄的药物清除率明显降低，清除减慢。

2. 抗菌药物的体内过程　抗菌药物自不同途径给药后，口服和肌内注射吸收或静脉给药直接进入血液循环。进入血液循环的药物以两种形式存

在，一部分与血浆蛋白结合，一部分呈游离状态，后者具有抗菌活性，游离及结合部分呈动态平衡。游离状态药物易进入组织和体液，部分还可在组织内代谢。在分布过程中或分布后，药物开始自体内清除，以药物原形或代谢物形式排出体外，大多数情况下以两种形式同时排出，不同的 PK 参数反映了药物在 ADME 的不同过程。抗菌药物在体内经过以下 4 个过程。

（1）吸收：药物从给药部位进入血液循环的过程称为吸收。影响药物吸收的因素包括药物解离度和脂溶性、胃排空时间、肠蠕动功能、血流量及首过效应等。与吸收相关的 PK 参数有生物利用度（F）、达峰时间（Tmax）和血药峰浓度（Cmax）等。

（2）分布：药物从给药部位进入血液循环后，通过各种生理屏障向组织转运的过程称为分布。一般血供丰富的组织如肝、肾、肺中的药物浓度较高，血供差的组织如脑、骨、前列腺等中的浓度较低。某些部位存在生理屏障，如血脑屏障的存在使大多数药物的脑脊液浓度偏低。

抗菌药物在感染部位的浓度决定了其疗效及抗菌活性的持续时间。药物对组织的穿透力与药物的脂溶性、相对分子质量、分子结构和血清蛋白结合率等有关。与分布有关的 PK 参数有表观分布容积（V_d）和蛋白结合率（protein binding，PB）。V_d 反映了药物分布的广泛程度或与组织中大分子的结合程度。亲水性抗菌药物不易通过脂质细胞膜，主要分布于血液与体液中，其 V_d 一般较小；常见的亲水性抗菌药物有 β- 内酰胺类、氨基糖苷类、糖肽类、多黏菌素和氟康唑。亲脂性抗菌药物主要分布于脂肪组织，容易透过细胞膜进入细胞；常见的亲脂性抗菌药物有喹诺酮类、大环内酯类和替加环素等。

（3）代谢：药物进入机体后经酶转化变成代谢产物的过程称为代谢。代谢物可保持原有抗菌活性，或抗菌活性减弱或消失。抗菌药物的代谢物可与药物的原形同时自肝胆系统排泄或自肾排出体外。

（4）排泄：药物主要通过肾或经肝代谢后以原

形或代谢物经尿液或肠道排出体外。大多数抗菌药物主要经肾排泄，部分抗菌药物通过肝肾双通道排泄，肾脏疾病时因肾小球滤过或肾小管功能受损，影响抗菌药物的消除。同样，肝脏疾病也可减弱对药物的代谢或排泄。与代谢和排泄有关的参数主要有半衰期（$T_{1/2}$）和清除率（CL）。

3. 抗菌药物的药效学　主要研究药物对病原体的作用，反映药物的抗微生物效应和临床疗效。通过对抗菌药物 PD 的研究，可以确定抗菌药物对致病菌的抑制或杀灭效果，相关的指标包括最低抑菌浓度、最低杀菌浓度、最低有效浓度、抗生素后效应、异质性耐药等。

（1）最低抑菌浓度（MIC）：是抗菌药物对病原菌抗菌活性的主要定量参数，是指在体外培养基中可抑制细菌生长所需的最低抗菌药物浓度。常用的测定方法有琼脂稀释法、微量/常量肉汤稀释法及 E-test 试验等。

（2）最低杀菌浓度（minimum bactericidal concentration，MBC）：是指可杀死 99.9% 的病原菌所需的最低药物浓度。MBC 与 MIC 值比较接近时说明该药可能为杀菌剂。

（3）抗生素后效应（post-antibiotic effect，PAE）：是指抗菌药物与细菌短暂接触后细菌受到非致死性损伤，当药物被清除后细菌恢复生长仍然持续受到抑制的效应。PAE 的发生机制可能与作用在靶位的抗菌药物未解离而持续发挥作用，或是在抗菌药物打击下细菌生理功能缓慢恢复有关。PAE 的大小反映抗菌药物作用后细菌恢复再生长延迟相的长短，亦反映抗菌药物作用于细菌后的持续抑制作用，故又称持续效应。PAE 在不同抗菌药物和不同细菌中差异较大，且受抗菌药物浓度和作用时间等的影响。对于革兰氏阳性菌，几乎所有抗菌药物都有一定的 PAE；对于革兰氏阴性菌，干扰蛋白和核酸合成的抗菌药物都有较长的 PAE，这些药物包括氨基糖苷类、喹诺酮类、四环素类、氯霉素类及利福平等，多数 β- 内酰胺类对革兰氏阴性菌表现为短 PAE 或无 PAE，但碳青霉烯类对革兰氏阴性菌仍有较长的 PAE。

（4）抗菌药物折点：折点是药敏试验中用来判断菌株对抗菌药物的敏感性或耐药性的界值。根据试验方法的不同，折点可用浓度（mg/L 或 μg/mL）或抑菌圈直径（mm）表示。通常情况下，所有药敏试验均需依据折点将实验结果解释为敏感、中介或耐药。

（5）剂量依赖性敏感（susceptible-dose dependent，SDD）：在药敏试验中，当菌株的药敏试验结果位于 SDD 区间时，意味着该菌株的抗菌药物治疗成功率取决于药物应用的剂量。对体外药敏试验结果为 SDD 的菌株，如要达到临床疗效，有必要使用一个相对高于折点规定的参考药物剂量。

有效的抗感染治疗方案需基于 PK 和 PD 两者相结合的原则制订，以达到最佳的临床和细菌学疗效。

4. 病原体耐药机制

（1）产生灭活酶使抗菌药物失活

1）β- 内酰胺酶：由染色体或质粒介导，细菌产生的 β- 内酰胺酶使 β- 内酰胺类抗菌药物的 β- 内酰胺环裂解，从而使其丧失抗菌作用。

2）钝化酶：细菌接触氨基糖苷类抗菌药物后产生钝化酶，使其失去抗菌作用，常见的钝化酶有乙酰化酶、腺苷化酶和磷酸化酶，这些酶经质粒介导合成，将乙酰基、腺苷酰基和磷酸酰基连接到氨基糖苷类的氨基或羟基上，使氨基糖苷类的结构改变，失去抗菌活性。

3）其他酶类：细菌可以产生酯酶，使大环内酯类的结构改变而失去抗菌活性。

（2）抗菌药物作用靶位改变

1）细菌细胞膜上与抗菌药物结合部位的靶蛋白发生改变，使抗菌药物与其的结合能力下降或消失，如肺炎链球菌对青霉素高度耐药就是通过此机制产生的。

2）靶蛋白结构改变或细菌与抗菌药物接触后产生新的靶蛋白导致抗菌药物无法结合，产生高度耐药。

3）靶蛋白数量增加使细菌继续生存和繁殖。

（3）降低细菌外膜通透性：细菌接触抗菌药物后，通过改变通道蛋白 OmpF、OmpC 的性质和数量来降低细菌的膜通透性，阻止抗菌药物进入菌体，产生获得性耐药。

（4）影响主动外排系统：外排系统包括转运子、附加蛋白和外膜蛋白，外膜蛋白类似于通道蛋白，位于革兰氏阴性杆菌的外膜或革兰氏阳性细菌的细胞壁，是药物被泵出细胞外膜的通道；金葡菌、大肠埃希菌等存在外排系统，导致对抗菌药物具有选择性。

（5）其他代谢途径的改变：细菌的代谢状态改变、营养缺陷以及外环境变化可造成耐药。

（三）病原学检查

病原学诊断的标本质量影响诊断特异性和敏感性，尽量在使用抗菌药物之前采集标本进行病原体检测。肺炎病原体的常用标本和检测方法如下。

1. 痰标本　是呼吸道感染最常用的标本，必须从深部咳痰并及时检测，在接种前应涂片进行细胞学筛选，确定痰标本质量是否合格，合格痰标本应是含脓细胞和支气管柱状上皮细胞较多，直接涂片镜检可见每个低倍视野白细胞 > 25 个，鳞状上皮细胞 < 10 个；或鳞状上皮细胞：白细胞 <（1：2.5）。感染性体液或渗出液（包括痰液）细菌浓度高于污染菌，痰定量培养每毫升分离的致病菌或条件致病菌浓度 $\geqslant 10^7$ 菌落形成单位（CFU）/mL 或半定量培养（4 区域划法）++++，可以认为是肺炎的致病菌。

2. 下呼吸道标本　侵入性操作标本包括经人工气道或支气管镜气管内吸引（endotracheal aspiration，ETA）、防污染样本毛刷（protected specimen brush，PSB）、支气管肺泡灌洗（bronchoalveolar lavage，BAL），经胸壁穿刺肺吸引（lung aspiration，LA）等方法，侵入性病原学标本采集适合：①肺炎合并同侧胸腔积液者，可通过胸腔穿刺抽液行胸腔积液病原学检查；②接受机械通气治疗的患者，可经支气管镜留取下呼吸道标本（包括 ETA、BAL、PSB 等）进行病原学检查；③经验性治疗无效、怀疑特殊病原体感染的肺炎患者，采用常规方法获得的呼吸道标本无法明确致病原时，可经支气管镜留取下呼吸道标本或通过经皮肺穿刺活检留取肺组织标本进行病原学检查；④积极抗感染治疗后病情无好转，需要与非感染性肺部病变鉴别诊断者。目前应用较多的是支气管肺泡灌洗液（bronchoalveolar lavage fluid，BALF）的培养。

3. 血培养　部分肺炎患者合并菌血症，血液属无菌体液，虽培养阳性率不高，但特异性很高。凡住院 CAP 和 HAP 患者均应同时自两处静脉抽取血标本，进行需氧菌及厌氧菌培养。

4. 免疫学检测　用已知抗原或抗体与待测标本的抗体或抗原发生反应，借助肉眼、荧光或核素标记技术进行定性或定量测定。优点是快速、简便、不受抗菌治疗的影响。测定感染微生物的特异性抗体目前应用较多，IgM 抗体通常在感染后 7~10 天达到高峰，有一定临床诊断参考价值；而 IgG 抗体于感染后 4~6 周才达到高峰，非典型病原体（支原体、衣原体和军团菌）及病毒抗体（流感病毒、呼吸道合胞病毒等）检测特异性 IgM 阳性或急性期和恢复期双份血清特异性抗体滴度呈 4 倍或 4 倍以上变化都有诊断价值，此外，尿中嗜肺军团菌 1 型抗原检测（ICT 法）阳性也有意义。

5. 分子生物学技术　常用聚合酶链反应（PCR）法，适合临床实验室使用，多重 PCR 技术能够同时检测多个病原体，因为核酸检测敏感性高，需要注意污染等问题，需结合临床判断可能的病原体。

此外，当怀疑特殊病原体感染时，肺组织活检标本的组织病理学表现、特殊染色和微生物学培养也有助于病原体诊断。应根据临床初步判断可能的病原体，选择合适的标本和适当的检测方法，具体参考表 2-16-3。

表 2-16-3 肺炎常见病原体的检测方法

病原体	标本	涂片	培养	病理	免疫	基因
细菌						
需氧／兼性厌氧菌	痰液、PLRTS、胸腔积液、血清	革兰氏染色	+		±	
厌氧菌	PLRTS、胸腔积液	革兰氏染色	+		±	±
非典型病原体						
军团菌	痰液、PLRTS、胸腔积液、血清	荧光染色等	+		+	+
衣原体	血清、痰液、组织				+	+
支原体	痰液、鼻咽拭子、血清		+		+	+
结核／其他分枝杆菌	痰液、组织、胸腔积液、血清	抗酸或荧光	+	+	±	+
真菌						
念珠菌和曲霉等	PLRTS、组织	湿片，HE，银染	+	+	±	±
组织胞浆菌	PLRTS、组织、血清	湿片，HE，银染	+	+	+	
肺孢子菌	组织、痰、PLRTS	银染、甲苯胺蓝		+		+
病毒						
流感病毒，腺病毒等	咽拭子、组织、血清	荧光，电镜	+	±	+	+
巨细胞病毒	咽拭子、组织、血清	荧光，电镜	+	+	+	+
寄生虫						
肺吸虫	血清、痰液、组织	直接／相差显微镜		+	+	

注：+，临床常用方法；±，部分病原体中应用或较少应用；PLRTS，防污染下呼吸道标本

二、社区获得性肺炎

诊疗路径：

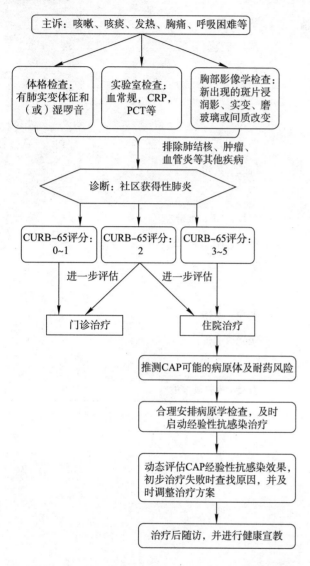

社区获得性肺炎（CAP）指在医院外罹患的感染性肺实质炎症（含肺泡壁，即广义上的肺间质），包括具有明确潜伏期的病原体感染而在入院后平均潜伏期内发病的肺炎。

（一）流行病学和病原学

成人 CAP 的患病率在 12‰，我国 65 岁以上人群 CAP 的患病率高达 28.7‰，显著高于青壮年患病率 9.2‰，22%~42% 的成人 CAP 需要住院，5%~10% 的成人 CAP 需入住 ICU；CAP 的病死率随年龄增加也有增高趋势，年龄、社会经济地位、居住环境、基础疾病及宿主免疫状态等因素可影响 CAP 的发病及预后。

CAP 致病原的组成和耐药性在不同国家、地区之间存在差异，肺炎链球菌、支原体、流感嗜血杆菌、卡他莫拉菌等是我国成人 CAP 的主要致病源，病毒尤其是流感病毒也是 CAP 常见的病原体；高龄及有基础疾病者肺炎克雷伯菌、大肠埃希菌等革兰氏阴性菌、金黄色葡萄球菌感染机会增加，对于结构性肺病（慢阻肺、支气管扩张症等）者铜绿假单胞菌感染风险增加。不同季节病原体也有不同的流行趋势，1—3 月是肺炎链球菌、甲型流感病毒、金黄色葡萄球菌和卡他莫拉菌流行的季节，乙型流感病毒可以从 1 月份开始出现、3 月份达高峰，军团菌易在 8—10 月流行，11 月开始是流感嗜血杆菌、呼吸道合胞病毒等的好发季节，但也有病原体（衣原体、军团菌）既可散发也具有流行特征。

（二）危险因素

根据宿主年龄、基础疾病及宿主免疫状态，易感的病原体不同（表 2-16-4）。

表 2-16-4 影响 CAP 病原体的宿主因素

宿主因素	常见病原体
酗酒	肺炎链球菌（包括耐药株）、厌氧菌、革兰氏阴性杆菌、结核分枝杆菌
近期抗菌药物治疗	耐药肺炎链球菌、铜绿假单胞菌
吸烟或慢阻肺	肺炎链球菌、流感嗜血杆菌、卡他莫拉菌
口腔卫生不良	厌氧菌
居住护理院	肺炎链球菌、流感嗜血杆菌、厌氧菌、革兰氏阴性杆菌、金黄色葡萄球菌、结核分枝杆菌
流感易继发细菌感染	金黄色葡萄球菌、肺炎链球菌、流感嗜血杆菌
结构性肺病	铜绿假单胞菌、洋葱伯克霍尔德菌、金黄色葡萄球菌
接触鸟或动物	衣原体、新型隐球菌、鹦鹉热衣原体
静脉吸毒	金黄色葡萄球菌、厌氧菌

（三）临床表现

由于病原体、宿主年龄及免疫状态不同，临床表现有差异；社区获得性肺炎起病较急，大多数有发热及畏寒，多伴有咳嗽、咳痰，累及胸膜时会有胸痛等表现，不同病原体感染时痰的性状不同，肺炎链球菌感染多为铁锈色痰，重症感染的患者可以出现呼吸困难，咯血比较少见；其他还伴随全身症状，如头痛、咽痛、消化道症状、肌肉酸痛等，年龄大、病情重的患者可出现神志及精神异常，甚至伴随休克表现及其他脏器的功能衰竭。

体征可显示急性病容，可闻及湿啰音，发生肺实变时可出现患侧呼吸运动减弱、触觉语颤增强、叩诊浊音、听诊可闻及支气管呼吸音等；如合并胸腔积液可出现相关体征，如累及心血管系统会出现心律失常、休克等改变。

（四）辅助检查

1. 血常规　细菌性肺炎多出现白细胞升高或核左移，非典型病原体感染时白细胞通常不高，支原体感染可能伴有单核细胞比例升高，病毒性肺炎时白细胞正常或降低，常伴有淋巴细胞比例升高；重症肺炎可出现白细胞下降或血小板降低。

2. C反应蛋白（C-reactive protein，CRP）是机体对感染性或非感染性炎症刺激产生应答而合成的急性期蛋白，细菌感染时往往升高，敏感性高但特异性较低，非感染性疾病也会导致CRP升高。

3. 降钙素原（procalcitonin，PCT）细菌感染特别是合并菌血症时经常升高，对细菌性肺炎诊断的敏感性和特异性分别是64.4%和79.6%。

4. 生化检查　重症感染可引起心、肝、肾功能损伤甚至电解质紊乱，会引起心肌蛋白升高、肝肾功能受损等表现。

5. 动脉血气分析　重症肺炎常出现氧分压及氧饱和度下降，甚至出现Ⅰ型呼吸衰竭，可伴有代谢性酸中毒。

6. 影像学检查　胸部X线片可显示肺炎累及肺泡、气道或间质，反映肺炎的范围及严重程度，CT可更清晰显示普通胸片掩蔽的部位、病灶的范围及特征、严重程度，了解是否存在肺脓肿、肺炎旁积液等并发症。

（五）诊断

1. 临床诊断

（1）社区发病，或具有明确潜伏期的病原体感染，入院后在潜伏期内发病。

（2）肺炎相关临床表现：①新近出现的咳嗽、咳痰或原有呼吸道疾病症状加重，伴或不伴脓痰、胸痛、呼吸困难、咯血；②发热；③肺实变体征和（或）闻及湿啰音；④外周血白细胞 $> 10 \times 10^9/L$ 或 $< 4 \times 10^9/L$，伴或不伴细胞核左移。

（3）胸部影像学检查显示新出现的磨玻璃影、斑片状浸润影、实变影或间质性改变，伴或不伴胸腔积液。

符合（1）、（3）及（2）中任何1项，除外肺结核、肺部肿瘤、非感染性肺间质性疾病、肺水肿、肺不张、肺栓塞、肺嗜酸性粒细胞浸润症及肺血管炎等后，可建立临床诊断。

☞ 拓展阅读2-16-3
中国成人社区获得性肺炎诊断和治疗指南（2016年版）

2. 病原学诊断　可进行呼吸道分泌物的涂片和培养，发热患者可行血培养，对于非典型病原体可进行急性期和恢复期双份血清的抗体检测，怀疑病毒感染可进行鼻咽拭子抗原检测及核酸检测。

（六）严重程度评估

诊断CAP后需要对病情严重程度做评估，确定患者治疗场所及预测预后，评估的内容包括年龄、生活环境、基础疾病、患者的临床表现及重要体征、生化检查结果及动脉血气分析等综合情况，目前常用的重症肺炎的诊断标准如下。

1. CURB-65评分系统　常用于判断入院指征，包含5项指标：①意识障碍；②尿素氮 > 7 mmol/L；③呼吸频率 > 30 次/min；④收缩压 < 90 mmHg或舒张压 $\leqslant 60$ mmHg；⑤年龄 $\geqslant 65$ 岁。满足1项得1分，$0 \sim 1$ 分为低危；2分为中危；$3 \sim 5$ 分为高危。但

CURB-65 评分可能会低估患者病情，需结合临床进一步判断。

2. 我国指南关于重症 CAP 的诊断标准　符合下列 1 项主要标准或 ≥3 项次要标准者可诊断为重症肺炎。

主要标准：①需要气管插管行机械通气治疗；②脓毒症休克经积极液体复苏后仍需要血管活性药物治疗。

次要标准：①呼吸频率 >30 次 /min；②氧合指数（PaO_2/FiO_2）≤250 mmHg；③多肺叶浸润；④意识障碍和（或）定向障碍；⑤血尿素氮 ≥7.14 mmol/L；⑥收缩压 <90 mmHg 需要积极的液体复苏。

（七）治疗

1. 抗感染治疗　除群聚性发病或初始经验性治疗无效外，门诊轻度 CAP 不必常规进行病原学检查，可根据患者临床特征推测可能的病原体（见表 2-16-5），尽量使用生物利用度好的口服抗感染药物治疗。我国大环内酯类药物对肺炎链球菌及肺炎支原体耐药率高，在耐药率低的地区可用于经验性抗感染治疗，呼吸喹诺酮类药物可用于上述药物耐药率高的地区或药物过敏患者，但在未排除肺结核可能时应尽量避免首选喹诺酮类药物治疗。轻、中度 CAP 患者的疗程为 5～7 天。

中重度需要住院的患者通常需要综合考虑年龄、基础疾病、免疫状态、临床特点、病情严重程度以及先期的抗感染治疗情况等，判断可能的病原体，积极进行病原体检查，选择合适的抗菌药物治疗（表 2-16-6）；重症以及伴有肺外并发症的患者可适当延长疗程，非典型病原体治疗反应较慢者可

表 2-16-5　不同类型病原体肺炎的临床表现

可能病原体	临床特征
细菌	急性起病，高热，可伴有寒战，脓痰、褐色痰或血痰，胸痛，外周血白细胞明显升高，C 反应蛋白（CRP）升高，肺部实变体征或湿啰音，影像学可表现为肺泡浸润或实变呈叶段分布
支原体、衣原体	年龄 <60 岁，基础病少，持续咳嗽，无痰或痰涂片检查未发现细菌，肺部体征少，外周血白细胞 $<10 \times 10^9/L$，影像学可表现为上肺野、双肺病灶，小叶中心性结节、树芽征、磨玻璃影及支气管壁增厚，病情进展可呈实变
病毒	多数具有季节性，可有流行病学接触史或群聚性发病，急性上呼吸道症状，肌痛，外周血白细胞正常或减低，降钙素原（PCT）<0.1 ng/mL，抗菌药物治疗无效，影像学表现为双侧、多叶间质性渗出，磨玻璃影，可伴有实变

表 2-16-6　不同人群 CAP 的初始经验性抗感染治疗建议

不同人群	常见病原体	初始经验性抗感染药物选择
1. 门诊治疗（推荐口服给药）		
无基础疾病或青壮年	肺炎链球菌、肺炎支原体、流感嗜血杆菌、肺炎衣原体、流感病毒、腺病毒、卡他莫拉菌	①氨基青霉素、青霉素类 / 酶抑制剂复合物；②一代、二代头孢菌素；③多西环素 / 米诺环素；④呼吸喹诺酮类；⑤大环内酯类
有基础疾病或老年人（年龄 ≥65 岁）	肺炎链球菌、流感嗜血杆菌、肺炎克雷伯菌等肠杆菌科菌、肺炎衣原体、流感病毒、呼吸道合胞病毒、卡他莫拉菌	①青霉素类 / 酶抑制剂复合物；②二代、三代头孢菌素（口服）；③呼吸喹诺酮类；④青霉素类 / 酶抑制剂复合物、二代头孢菌素、三代头孢菌素联合多西环素 / 米诺环素或者大环内酯类

续表

不同人群	常见病原体	初始经验性抗感染药物选择
2. 需入院治疗，但不必收住 ICU（可选择静脉或者口服给药）		
无基础疾病青壮年	肺炎链球菌、流感嗜血杆菌、卡他莫拉菌、金黄色葡萄球菌、肺炎支原体、肺炎衣原体、流感病毒、腺病毒、其他呼吸道病毒	①青霉素 G、氨基青霉素、青霉素类／酶抑制剂复合物；②二代、三代头孢菌素、头霉素类、氧头孢烯类；③上述药物联合多西环素／米诺环素或者大环内酯类；④呼吸喹诺酮类；⑤大环内酯类
有基础疾病或老年人（年龄≥65 岁）	肺炎链球菌、流感嗜血杆菌、肺炎克雷伯菌等肠杆菌科菌、流感病毒、呼吸道合胞病毒、卡他莫拉菌、厌氧菌、军团菌	①青霉素类／酶抑制剂复合物；②三代头孢菌素或其酶抑制剂复合物、头霉素类、氧头孢烯类、厄他培南等碳青霉烯类；③上述药物单用或者联合大环内酯类；④呼吸喹诺酮类
3. 需入住 ICU（推荐静脉给药）		
无基础疾病青壮年	肺炎链球菌、金黄色葡萄球菌、流感病毒、腺病毒、军团菌	①青霉素类／酶抑制剂复合物、三代头孢菌素、头霉素类、氧头孢烯类、厄他培南联合大环内酯类；②呼吸喹诺酮类
有基础疾病或老年人（年龄≥65 岁）	肺炎链球菌、军团菌、肺炎克雷伯菌等肠杆菌科菌、金黄色葡萄球菌、厌氧菌、流感病毒、呼吸道合胞病毒	①青霉素类／酶抑制剂复合物、三代头孢菌素或其酶抑制剂的复合物、厄他培南等碳青霉烯类联合大环内酯类；②青霉素类／酶抑制剂复合物、三代头孢菌素或其酶抑制剂复合物、厄他培南等碳青霉烯类联合呼吸喹诺酮类
4. 铜绿假单胞菌感染危险因素 CAP，需住院或入住 ICU（需要静脉给药）		
有结构性肺病患者	铜绿假单胞菌，肺炎链球菌、军团菌、肺炎克雷伯菌等肠杆菌科菌、金黄色葡萄球菌、厌氧菌、流感病毒、RSV 病毒	①具有抗假单胞菌活性的 β- 内酰胺类；②有抗假单胞菌活性的喹诺酮类；③具有抗假单胞菌活性的 β- 内酰胺类联合有抗假单胞菌活性的喹诺酮类或氨基糖苷类；④具有抗假单胞菌活性的 β- 内酰胺类、氨基糖苷类、喹诺酮类三药联合

* 注：初始经验性抗感染药物选择：一代头孢菌素：头孢唑林、头孢拉啶、头孢氨苄、头孢硫脒等。二代头孢菌素：头孢呋辛、头孢孟多、头孢替安、头孢克洛、头孢丙烯等。三代头孢菌素：静脉：头孢曲松、头孢噻肟、头孢唑肟等；口服：头孢地尼、头孢克肟、头孢泊肟酯、头孢托仑匹酯等。呼吸喹诺酮类：左氧氟沙星、莫西沙星、吉米沙星。氨基青霉素：阿莫西林、氨苄西林。青霉素类／酶抑制剂复合物（不包括有抗假单胞菌活性的青霉素类如哌拉西林、替卡西林）：阿莫西林／克拉维酸、阿莫西林／舒巴坦、氨苄西林／舒巴坦等。大环内酯类：阿奇霉素、克拉霉素、红霉素。有抗假单胞菌活性的喹诺酮类：环丙沙星、左氧氟沙星。有抗假单胞菌活性的 β- 内酰胺类：头孢他啶、头孢吡肟、氨曲南、哌拉西林、哌拉西林／他唑巴坦、替卡西林、替卡西林／克拉维酸、头孢哌酮、头孢哌酮／舒巴坦、亚胺培南／西司他丁、美罗培南、帕尼培南／倍他米隆、比阿培南。头霉素类：头孢西丁、头孢美唑、头孢替坦、头孢米诺。氧头孢烯类：拉氧头孢、氟氧头孢。氨基糖苷类：阿米卡星、庆大霉素、依替米星、奈替米星、妥布霉素等。神经氨酸酶抑制剂：奥司他韦、扎那米韦、帕拉米韦。治疗 MRSA 肺炎的药物：万古霉素、利奈唑胺、替考拉宁、去甲万古霉素、头孢洛林。MRSA：耐甲氧西林金黄色葡萄球菌；ESBL：产超广谱 β- 内酰胺酶。

延长至 10 ~ 14 天，金黄色葡萄球菌、铜绿假单胞菌、克雷伯菌属或厌氧菌等容易导致肺组织坏死，可延长至 14 ~ 21 天；动态评估 CAP 经验性抗感染效果，初始治疗失败时查找原因，并及时调整治疗方案。

2. 并发症治疗

（1）肺炎旁胸腔积液：分为渗出期、纤维脓性期和机化期。影响肺炎旁胸腔积液预后的因素包括：脓胸、胸腔积液细菌涂片或培养阳性、胸腔积液葡萄糖 < 2.2 mmol/L，pH < 7.0、胸腔积液 LDH $>$

血清 LDH、胸腔积液包裹等。对于肺炎旁积液，需积极胸腔置管引流以改善预后。

（2）休克、呼吸衰竭及多器官功能衰竭：降低并发感染性休克 CAP 患者的病死率可使用激素，激素推荐剂量是琥珀酸氢化可的松 200 mg/d，感染性休克纠正后及时停药，激素使用一般不超过 7 天；存在低氧血症的患者推荐鼻导管、面罩氧疗或经鼻高流量氧疗（high-flow nasal oxygen therapy，HFNO），维持血氧饱和度 > 90%；重症 CAP 出现呼吸衰竭者应尽早进行无创机械通气治疗，首先考虑使用无创通气（noninvasive ventilation，NIV），NIV 可降低急性呼吸衰竭 CAP 患者的气管插管率和病死率，使氧合指数得到更快、更明显的改善，降低多器官衰竭和感染性休克发生率；病毒感染等导致急性呼吸窘迫综合征（ARDS）的 CAP 患者气管插管后宜采用小潮气量机械通气（6 mL/kg），重症 CAP 患者如果并发 ARDS，若常规机械通气不能改善，可使用体外膜肺氧合（extracorporeal membrane oxygenation，ECMO）。

（八）预防

1. 戒烟、避免酗酒、注意口腔卫生以及老年人减少误吸等可减少肺炎发生风险。

2. 对于老年、宿主免疫功能低下者，接种肺炎链球菌疫苗和流感疫苗等可预防 CAP 的发生。

☞ 典型案例（附分析）2-16-1
患者发热、寒战伴咳嗽、咳痰

（周　敏　黄　怡）

三、医院获得性肺炎

（一）定义

医院获得性肺炎（HAP）是指患者住院期间没有接受有创机械通气、未处于病原感染的潜伏期，而于入院 48 h 后新发生的肺炎。呼吸机相关性肺炎（VAP）是指气管插管或气管切开患者接受机械通气 48 h 后发生的肺炎，机械通气撤机、拔管

后 48 h 内出现的肺炎也属于 VAP 范畴。在我国绝大部分气管插管和切开患者是在医院诊治，因此 VAP 是一类特殊类型的 HAP。

（二）流行病学

HAP/VAP 属于医院获得性感染，我国大规模的医院感染横断面调查结果显示，住院患者中医院获得性感染的发生率为 3.22%~5.22%，其中医院获得性下呼吸道感染为 1.76%~1.94%。国内外研究结果均显示，包括 HAP/VAP 在内的下呼吸道感染居医院获得性感染构成比之首。

中国 13 家大型教学医院的 HAP 临床调查结果显示，在呼吸科病房与呼吸重症监护病房中，HAP 的平均发生率为 1.4%，其中呼吸重症监护病房为 15.3%，普通病房为 0.9%。HAP 平均全因病死率为 22.3%，其中 VAP 为 34.5%。发生 HAP 后平均住院时间达（23.8±20.5）天，较非 HAP 患者延长 10 天，抗感染治疗的疗程平均达（19±17）天。VAP 的病死率与高龄、合并糖尿病或慢性阻塞性肺疾病、感染性休克及高耐药病原菌感染等相关。

（三）危险因素和发病机制

1. 危险因素　发生 HAP/VAP 的危险因素涉及各个方面，可分为宿主自身和医疗环境两大类因素，主要危险因素见表 2-16-7。患者往往因多种因素同时存在或混杂，导致 HAP/VAP 的发生、发展。

2. 发病机制　HAP 和 VAP 的共同发病机制是病原体到达支气管远端和肺泡，突破宿主的防御机制，从而在肺部繁殖并引起侵袭性损害。致病微生物主要通过两种途径进入下呼吸道：①误吸（aspiration）；②致病微生物以气溶胶或凝胶微粒等形式通过吸入（inhalation）进入下呼吸道，其致病微生物多为外源性，如结核分枝杆菌、曲霉和病毒等。此外，HAP/VAP 还有其他感染途径，如感染病原体经血行播散至肺部、邻近组织直接播散或污染器械操作直接感染等。

VAP 的发生机制与 HAP 稍有不同：气管插管使得原来相对无菌的下呼吸道直接暴露于外界，同时增加口腔清洁的困难。口咽部定植菌大量繁殖，

表2-16-7 医院获得性肺炎/呼吸机
相关性肺炎发生的危险因素

分类	危险因素
宿主自身因素	高龄
	误吸
	基础疾病（慢性肺部疾病、糖尿病、恶性肿瘤、心功能不全等）
	免疫功能受损
	意识障碍、精神状态失常
	颅脑等严重创伤
	电解质紊乱、贫血、营养不良或低蛋白血症
	长期卧床、肥胖、吸烟、酗酒等
医疗环境因素	ICU滞留时间、有创机械通气时间
	侵袭性操作，特别是呼吸道侵袭性操作
	应用提高胃液pH的药物（H_2受体阻断剂、质子泵抑制剂）
	应用镇静剂、麻醉药物
	头颈部、胸部或上腹部手术
	留置胃管
	平卧位
	交叉感染（呼吸器械及手污染）

含有大量定植菌的口腔分泌物在各种因素（气囊放气或压力不足、体位变动等）作用下通过气囊与气管壁之间的缝隙进入下呼吸道；气管插管的存在使得患者无法进行有效咳嗽，干扰了纤毛的清除功能，降低了气道保护能力，使得VAP发生的风险明显增高；气管插管内外表面容易形成生物被膜，各种原因（如吸痰等）导致形成的生物被膜脱落，引起小气道阻塞，导致VAP。此外，为缓解患者气管插管的不耐受，需使用镇痛镇静药物，使咳嗽能力受到抑制，从而增加VAP的发生风险。

HAP/VAP可自局部感染逐步发展到脓毒症，甚至感染性休克。其主要机制是致病微生物进入血液引起机体失控的炎症反应，导致多个器官功能障碍，除呼吸系统外，尚可累及循环、泌尿、神经和凝血系统，导致代谢异常等。

（四）病原学

非免疫缺陷患者的HAP/VAP通常由细菌感染引起，由病毒或真菌引起者较少，常见病原菌的分布及其耐药性特点随地区、医院等级、患者人群及暴露于抗菌药物的情况不同而异，并且随时间而改变。我国HAP/VAP常见的病原菌包括鲍曼不动杆菌、铜绿假单胞菌、肺炎克雷伯菌、金黄色葡萄球菌及大肠埃希菌等。但需要强调的是，了解当地医院的病原学监测数据更为重要，在经验性治疗时，应根据及时更新的本地区、本医院甚至特定科室的细菌耐药特点针对性地选择抗菌药物。

细菌耐药给HAP/VAP的治疗带来了严峻挑战。临床上多重耐药（MDR）的定义是指对3类或3类以上抗菌药物（除天然耐药的抗菌药物）耐药，广泛耐药（extensively drug-resistant，XDR）为仅对1~2类抗菌药物敏感而对其他抗菌药物耐药，全耐药（PDR）为对能得到的、在常规抗菌谱范围内的药物均耐药。HAP/VAP常见的耐药细菌包括耐碳青霉烯类鲍曼不动杆菌（carbapenems-resistant *Acinetobacter baumannii*，CRAB）、耐碳青霉烯类铜绿假单胞菌（carbapenems-resistant *Pseudomonas aeruginosa*，CRPA）、产超广谱β-内酰胺酶（extended-spectrum β-lactamase，ESBL）的肠杆菌科细菌、耐甲氧西林金黄色葡萄球菌（MRSA）及耐碳青霉烯类肠杆菌科细菌（carbapenems-resistant *Enterobacteriaceae*，CRE）等。

（五）诊断和鉴别诊断

1. 临床诊断标准 HAP/VAP的临床表现及病情严重程度不同，从单一的典型肺炎到快速进展的重症肺炎伴脓毒症、感染性休克均可发生，目前尚无临床诊断的"金标准"。肺炎相关的临床表现满足的条件越多，临床诊断的准确性越高。

胸部X线或CT显示新出现或进展性的浸润影、实变影或磨玻璃影，加上下列3种临床症候中的2种或以上，可建立临床诊断：①发热，体温>38℃；②脓性气道分泌物；③外周血白细胞计数>$10×10^9$/L或<$4×10^9$/L。

影像学是诊断 HAP/VAP 的重要基本手段，应常规行胸部 X 线检查，尽可能行胸部 CT 检查。对于危重症或无法行胸部 CT 的患者，有条件的单位可考虑床旁肺超声检查。

2. 病原学诊断标准 在临床诊断的基础上，若同时满足以下任一项，可作为确定致病菌的依据。

（1）合格的下呼吸道分泌物（中性粒细胞数 > 25 个 / 低倍镜视野，上皮细胞数 < 10 个 / 低倍镜视野，或二者比值 > 2.5∶1）、经支气管镜防污染样本毛刷（PSB）、支气管肺泡灌洗液（BALF）、肺组织或无菌体液培养出病原菌，且与临床表现相符。

（2）肺组织标本病理学、细胞病理学或直接镜检见到真菌并有组织损害的相关证据。

（3）非典型病原体或病毒的血清 IgM 抗体由阴转阳或急性期和恢复期双份血清特异性 IgG 抗体滴度呈 4 倍或 4 倍以上变化。呼吸道病毒流行期间且有流行病学接触史，呼吸道分泌物相应病毒抗原、核酸检测或病毒培养阳性。

☞ 拓展阅读 2-16-4

中国成人医院获得性肺炎与呼吸机相关性肺炎诊断和治疗指南（2018 年版）

☞ 拓展阅读 2-16-5

成人呼吸系统感染性疾病病原学诊断专家意见

3. 鉴别诊断

（1）其他感染性疾病累及肺部：①系统性感染累及肺：如导管相关性血流感染、感染性心内膜炎，可继发多个肺脓肿。②局灶性感染累及肺：如膈下脓肿、肝脓肿。鉴别要点是注重病史询问和体检，寻找肺外感染病灶及针对性进行病原学检查。

（2）易与 HAP 相混淆的常见非感染性疾病：①急性肺血栓栓塞症伴肺梗死；②肺不张；③急性呼吸窘迫综合征（ARDS）；④肺水肿；⑤其他疾病，如肿瘤、支气管扩张症、药源性肺病、结缔组织病及神经源性发热等。鉴别要点是评估基础疾病

的控制情况，同时排除感染性发热的可能。

（六）辅助检查

临床诊断 HAP/VAP 后，应积极留取标本行微生物学检查。标本的采集包括呼吸道、血液及胸腔积液。呼吸道标本主要包括痰（气道吸引物）、BALF 和肺组织。病原学结果的判断方法包括涂片镜检、微生物培养、病原体抗原检测及高通量测序等分子生物学技术。

对于 VAP 患者，经气管导管吸引分泌物涂片革兰氏染色，每个高倍镜视野检出 ≥2% 的白细胞有微生物吞噬现象，对病原学诊断有一定的参考价值，可作为初始经验性抗感染治疗的依据。传统观点认为，痰定量培养的细菌浓度 $\geq 10^7$ CFU/mL、经气管内吸引（ETA）细菌培养浓度 $\geq 10^5$ CFU/mL、经 BALF 培养细菌浓度 $\geq 10^4$ CFU/mL 或经 PSB 所取样本培养的细菌浓度 $\geq 10^3$ CFU/mL 为致病菌的可能性较大。

机械通气患者的气道和（或）人工气道易有不动杆菌属、假单胞菌属或念珠菌属定植，培养到这些微生物时需鉴别是否为致病菌。建议综合评估宿主的免疫状态、基础疾病及目前临床表现；气道分泌物涂片镜检是否存在白细胞吞噬现象及与培养结果是否一致，分离到的细菌菌落计数；近期抗菌药物的使用情况，针对该病原菌治疗后临床症状是否改善等因素进行综合判断。

肺炎链球菌和嗜肺军团菌尿抗原检测及血清隐球菌荚膜多糖抗原检测的敏感度和特异度均很高。血清 1,3-β-D 葡聚糖试验（G 试验）、血清或 BALF 半乳甘露聚糖抗原试验（GM 试验）连续 2 次（BALF 仅需 1 次）阳性，具有辅助诊断价值。

高通量二代测序（next generation sequencing, NGS）等分子生物学技术显著提高了病原检测的敏感度，缩短了检测时间，对罕见病原菌感染的诊断具有优势，可审慎地用于现有成熟检测技术不能确定的病原体或经恰当与规范抗感染治疗无效的患者，但检测结果需结合流行病学和临床特征综合评估是否为致病菌。

拓展阅读 2-16-6

中国宏基因组学第二代测序技术检测感染病原体的临床应用专家共识

C 反应蛋白（CRP）和降钙素原（PCT）是临床上最常用的鉴别感染与否的生物标志物。机体感染时 CRP 明显升高，但特异度较低，可作辅助诊断的参考。PCT 对细菌感染和脓毒症反应迅速，是较 CRP 更特异的细菌性感染指标。PCT 数值越高，提示细菌感染越严重，存在细菌性 VAP 及脓毒症的可能性越大。在病程中动态监测 PCT 水平，有助于指导抗菌药物的疗程。CRP 和 PCT 不能代替微生物学检查；任何与感染相关的生物标志物均需要与临床表现结合，综合判断，其动态变化往往比绝对值参考价值更大。

拓展阅读 2-16-7

感染相关生物标志物临床意义解读专家共识

（七）病情严重程度评估

HAP 患者若符合下列任一项标准，可考虑存在高死亡风险，视为危重症患者：①需要气管插管机械通气治疗；②感染性休克经积极液体复苏后仍需要血管活性药物治疗。相对于狭义 HAP，一般 VAP 应视为危重症患者，但有些患者因原发疾病不能有效控制，需要长期有创机械通气，若发生 VAP（有时是反复发生）并非均为危重症，可依据快速脓毒症相关器官功能障碍评分（quick sepsis-related organ failure assessment，qSOFA）或急性生理学及慢性健康状况评分系统Ⅱ（acute physiology and chronic health evaluation Ⅱ，APACHE Ⅱ）辅助判断。

（八）临床诊疗思路

第 1 步：依据症状、体征和影像学征象确定 HAP/VAP 的临床诊断是否成立，与其他发热伴肺部阴影的疾病进行初步鉴别，并评估病情的严重程度（是否并发脓毒症）、可能的病原菌及其耐药危险因素。

第 2 步：尽快采集呼吸道分泌物和血液标本送病原微生物及感染相关生物标志物检测，并立即开始经验性抗感染治疗，根据抗菌药物的理化特性和药代动力学/药效学（PK/PD）参数确定药物的种类、单药还是联合、负荷剂量和维持剂量。

第 3 步：48~72 h 后对实验室检测结果和初始抗菌治疗反应进行再评估，按不同情况分别处理：①临床显示早发性治疗反应，病原菌培养获得有意义的阳性结果时，改为目标治疗（降阶梯）；②临床病情稳定、无脓毒症或病原菌培养阴性时，试停抗菌药物进行观察；③临床病情无改善、病原菌培养阳性时，应仔细评估阳性结果的临床意义（是否为致病菌，有无复合菌感染，是否有并发症或其他部位感染），从而调整抗菌药物治疗方案（根据抗菌谱是否覆盖、有无耐药、体内疗效与体外敏感性是否一致、抗菌药物的 PK/PD 等因素）；④临床病情无改善、病原菌培养阴性时，需要拓宽诊断思路，进一步完善病原学检测和非感染性病因的检查。

第 4 步：继续动态监测病情，观察感染相关生物标志物水平的变化，评估第 3 步中不同情况的处理结果，并确定抗菌治疗的疗程和其他后续处理。

（九）治疗

HAP/VAP 的治疗包括抗感染治疗、呼吸支持技术、器官功能支持治疗、非抗菌药物治疗等综合治疗措施，其中抗感染是最主要的治疗方式，包括经验性抗感染治疗和病原（目标）治疗。

拓展阅读 2-16-8

Management of Adults With Hospital-acquired and Ventilator-associated Pneumonia: 2016 Clinical Practice Guidelines by the Infectious Diseases Society of America and the American Thoracic Society.

1. 抗感染治疗　在确立 HAP/VAP 临床诊断并安排病原学检查后，根据患者的病情严重程度、所在医疗机构常见的病原菌、耐药情况及患者耐药危险因素等选择恰当的药物，尽早进行经验性抗感染治疗，同时兼顾患者的临床特征、基础疾病、器官功能状态、药物的 PK/PD 特性、既往用药情况和药物过敏史等相关因素选择抗菌药物。对已经明确的感染病原菌，可参照体外药敏试验结果选用敏感的抗菌药物治疗。

经验性治疗 48~72 h 后应进行疗效评估。结合患者的临床症状和体征、影像学改变、感染标志物等实验室检查综合判断疗效。在获得明确的病原学结果后，应尽早转为目标治疗或降阶梯治疗（由联合治疗转为单药治疗，或由广谱抗菌药物转为窄谱抗菌药物）。如治疗无效且病原学不明，需进一步进行病原学检查，并重新评估病原学，调整治疗方案。

临床一旦明确感染的病原菌，应及早实施病原治疗，即目标性（针对性）抗感染治疗，可参照体外药敏试验结果制订相应的抗菌药物治疗方案（窄谱或广谱、单药或联合用药）。

HAP 抗感染疗程一般为 7 天或以上。需结合患者感染的严重程度、致病菌种类和耐药性及临床疗效等因素决定。如果初始经验性抗感染治疗恰当，单一致病菌感染，对治疗的临床反应好，无肺组织结构性损伤且免疫功能正常者，疗程为 7~8 天。对于初始抗感染治疗无效、病情危重、XDR 或 PDR 菌感染、肺脓肿或坏死性肺炎者，应酌情延长疗程，结合临床症状和体征、影像学和实验室检查（特别是 PCT）等结果决定停药时机。HAP 和 VAP 致病菌的常见耐药菌感染危险因素见表 2-16-8。HAP/VAP 初始经验性抗菌治疗的策略见图 2-16-1 和图 2-16-2。

2. 辅助支持治疗　除经验性和目标性抗感染治疗外，气道分泌物引流、合理氧疗、机械通气、液体管理、血糖控制、营养支持等综合治疗措施也同等重要，尤其对重症感染患者往往可决定其预后，合理应用可使患者获益。

及时有效地引流气道分泌物、维持呼吸道通畅是 HAP/VAP 抗感染治疗的首要措施，包括定时翻身拍背，排痰机震动排痰，支气管镜吸痰等措施的应用。对低氧血症及重症 HAP 患者应及时进行氧疗，保持动脉血氧饱和度（arterial oxygen saturation，SaO_2）>90%，可选用经鼻导管/面罩吸氧和经鼻高流量氧疗（HFNO）。对于呼吸频率异常（如 >30 次/min 或 <12 次/min）、自主呼吸减弱或消失、呼吸节律严重异常伴有意识障碍、动用辅助呼吸肌或胸腹矛盾运动的 HAP 患者，在应用 HFNO 后仍不能纠正低氧血症时，应及时考虑机械通气治疗。根据患者具体病情选用无创机械通气或气管插管/切开行有创机械通气治疗。如果充分给予常规机械通气仍不能有效改善病情、纠正低氧血症时，应尽早考虑使用体外膜肺氧合（ECMO）。其他辅助治疗包括血管活性药物的应用，积极控制血糖，预防应激性溃疡，持续肾替代治疗等器官功

表 2-16-8　HAP 和 VAP 中 MDR 菌感染的危险因素

分类	MDR 菌感染的危险因素
证据充分的耐药风险因素	
HAP	前 90 天内曾静脉使用过抗菌药物
VAP	前 90 天内曾静脉使用过抗菌药物
	住院 5 天以上发生的 VAP
	病情危重，并发感染性休克
	发生 VAP 前有 ARDS
	接受持续肾脏替代治疗等
可能的耐药危险因素	
HAP/VAP	有 MDR 菌感染或定植史
	反复或长期住院病史
	入住 ICU
	存在结构性肺病
	重度肺功能减退
	接受糖皮质激素或免疫抑制剂治疗，或存在免疫功能障碍
	在耐药菌高发的医疗机构住院
	皮肤黏膜屏障功能破坏（如气管插管、留置胃管或深静脉导管）

注：HAP，医院获得性肺炎；VAP，呼吸机相关性肺炎；MDR，多重耐药；ARDS，急性呼吸窘迫综合征；ICU，重症监护病房

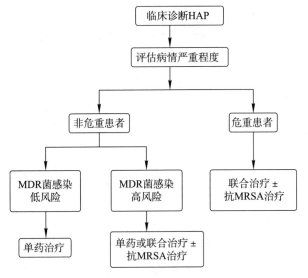

图 2-16-1 HAP 经验性抗菌治疗推荐

注：HAP，医院获得性肺炎；MDR，多重耐药；

MRSA，耐甲氧西林金黄色葡萄球菌

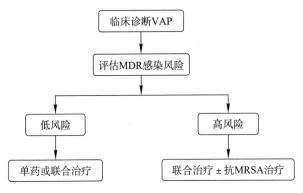

图 2-16-2 VAP 经验性抗菌治疗推荐

注：VAP，呼吸机相关性肺炎；MDR，多重耐药；

MRSA，耐甲氧西林金黄色葡萄球菌

能支持治疗措施。对合并血流动力学不稳定的重症 HAP/VAP 患者，可酌情给予糖皮质激素、免疫球蛋白、胸腺肽等免疫制剂。

（十）预防

预防 HAP/VAP 的总体策略是尽可能减少和控制各种危险因素。遵循医疗卫生机构消毒、灭菌和医院感染控制相关的基本要求和原则，加强员工感染控制的意识教育，提高手卫生的依从性，保障医疗器具消毒灭菌，严格无菌操作，落实目标性监测，合理应用抗菌药物等。

（孙 禾 施 毅）

四、侵袭性肺部真菌感染

（一）定义

侵袭性真菌感染（invasive fungal infection，IFI）是指穿透通常无菌状态的人体浅表组织侵犯至人体深部组织器官的真菌感染，其发生取决于外界致病因素和人体免疫力的相互作用。侵袭性肺部真菌感染（invasive pulmonary fungal infection，IPFI）是真菌对气管支气管和肺部的侵犯，引起气道黏膜炎症和肺部炎症性肉芽肿，严重者引起坏死性肺炎，甚至血行播散到其他部位。IPFI 不包括真菌寄生和过敏所引起的肺部改变。真菌寄生是指临床上患有慢性肺部疾病的免疫功能正常者，痰液真菌培养阳性，大多为真菌在呼吸道寄生，或称为定植；后者是指真菌作为过敏原引起支气管哮喘发作，如变应性支气管肺曲霉病。

（二）流行病学

在免疫功能正常人中，真菌引起的肺部感染少见。但是在高危人群如白血病、获得性免疫缺陷综合征、骨髓干细胞移植等患者中，真菌性肺炎的发病率在逐渐增加，曲霉感染的比例逐年上升，已经成为 IPFI 的主要病原菌，感染后的病死率高。肺外真菌感染，如血流感染、导管相关真菌感染等以念珠菌最常见，白念珠菌虽然占主要地位，但呈下降趋势，而非白念珠菌明显增加，主要是克柔假丝酵母菌和光滑假丝酵母菌的比例上升。此外，隐球菌感染的比例也在上升。肺孢子菌、毛霉、马尔尼菲篮状菌、组织胞浆菌引起的肺部感染也时有报道。同时，已出现对氟康唑、两性霉素 B 耐药的真菌菌株，并有增加的趋势。

（三）临床表现

肺部真菌感染常继发于严重的原发病，症状、体征常无特征性，可有以下临床表现。

1. 流感样症状 表现为发热、畏寒、头痛、流涕、关节痛、肌痛等。

2. 隐匿性感染 无明显的症状和体征，可自愈。

3. 肺部表现

（1）肺炎或支气管炎：最常见，与一般细菌性肺炎难以鉴别。可有发热、咳嗽、咳白色黏稠痰或黄脓痰等症状，肺部可闻及湿啰音，可伴有少至中量胸腔积液。

（2）肺结核样表现：组织胞浆菌病、皮炎芽生菌病和奴卡菌病的临床表现有时酷似肺结核，可有干咳、咯血、胸痛等呼吸道症状及午后低热、盗汗等"结核中毒症状"。

（3）肺脓肿和脓胸：常急性起病，可有寒战、高热（多呈弛张热）、咳嗽、咳黏液脓性痰，有时痰中臭味明显，咯血多为痰中带血。放线菌病和奴卡菌病所致脓胸均易在胸壁上形成窦道。

（4）肿瘤样表现：如肺隐球菌瘤、组织胞浆菌瘤、球孢子菌瘤等，酷似周围型肺癌。皮炎芽生菌病、曲霉感染等可破坏肋骨与椎骨，似转移癌之骨质破坏。

（5）肺栓塞和肺梗死：如嗜血管性的毛霉，易侵犯血管，肺部感染时常导致肺栓塞甚至肺梗死，似肺血栓栓塞症。

（6）其他：可引起弥漫性肺间质性病变，或类似结节病的表现。

（四）辅助检查

1. 胸部CT检查　是诊断IPFI的重要手段，其影像学表现大致可分为以下几种类型：①肺炎型，显示中下肺野小片或大片状阴影，可累及多个肺段或肺叶，多见于白色念珠菌和曲霉感染；②肿块型，显示炎性肿块，呈孤立病灶，类似肿瘤，多见于隐球菌、组织胞浆菌等；③曲霉球，由曲霉菌丝和纤维黏液混合而成，寄生在肺空洞内或囊状扩张的支气管内，呈圆形或椭圆形，曲霉菌球与囊腔之间形成半月形或新月形的透亮区，为慢性曲霉感染的典型影像学表现；④胸膜炎型，指病灶靠近胸膜或经血行播散侵犯胸膜所致，有胸腔积液和（或）胸膜增厚等表现，主要为白念珠菌，其次为热带假丝酵母菌感染；⑤粟粒型，X线或CT显示粟粒样改变，多以中下肺为主，大小不等，多见于组织胞浆菌、隐球菌和念珠菌等感染。

2. 病原学检查　目前IPFI的真菌学检查提倡积极利用介入呼吸病学技术（如气管镜、经皮肺穿刺及胸腔镜等），及早取得合格标本（如血液、支气管肺泡灌洗液、胸腔积液、病变组织等），综合现场快速评估（rapid on-site evaluation，ROSE）、涂片镜检、微生物培养、组织病理、抗原/抗体检测、PCR、第二代测序（NGS）及质谱分析等检测手段，尽可能做到精准诊断。血液及其他正常无菌腔液和组织标本真菌培养阳性有确诊意义，血液和支气管肺泡灌洗液中真菌细胞壁成分曲霉半乳甘露聚糖抗原的检测（GM试验）和1,3-β-D葡聚糖抗原的检测（G试验），是诊断侵袭性真菌感染的微生物学检查依据之一，敏感性和特异性均达到80%以上。支气管肺泡灌洗液GM试验阳性对早期快速诊断侵袭性肺曲霉病，特别是气道曲霉感染的患者具有重要的临床价值。对重度免疫抑制的高危患者连续动态检测血GM（每周2次）具有早期诊断价值。血液或支气管肺泡灌洗液隐球菌荚膜多糖抗原检测阳性可诊断隐球菌肺炎。

（五）诊断

IPFI的诊断标准一直存在争议，至今尚未统一。诊断IPFI时要充分结合宿主因素，除外其他病原体所致的肺部感染和类似临床表现的肺部疾病，并将诊断分为确诊（proven）、临床诊断（probable）及拟诊（possible）3个级别。

1. 诊断依据

（1）宿主因素

1）外周血中性粒细胞减少，中性粒细胞计数$< 0.5 \times 10^9/L$，且持续超过10天。

2）体温$> 38\,℃$或$< 36\,℃$，并伴有以下情况之一：①之前60天内出现过持续的中性粒细胞减少（> 10天）；②之前30天内曾接受或正在接受免疫抑制剂治疗；③有侵袭性真菌感染病史；④患有获得性免疫缺陷综合征；⑤存在移植物抗宿主病的症状和体征；⑥持续应用糖皮质激素3周以上；⑦有慢性基础疾病，或外伤、手术后长期住ICU，长期使用机械通气，体内留置导管，全胃肠外营养和长期使用广谱抗生素治疗等。

（2）临床特征

1）主要特征：①侵袭性肺曲霉感染的胸部影像学特征为早期出现胸膜下结节实变影，数天后病灶周围可出现晕轮征，10~15天后肺实变区出现空腔阴影或新月征；②肺孢子菌肺炎的影像学特征为两肺出现磨玻璃样肺间质病变征象，伴有低氧血症。

2）次要特征：①肺部感染的症状和体征；②影像学出现新的肺部浸润影；③持续发热96 h，经积极的抗菌治疗无效。

（3）微生物学检查　①合格痰液经直接镜检发现菌丝，真菌培养2次阳性；②支气管肺泡灌洗液经直接镜检发现菌丝，真菌培养阳性；③合格痰液或支气管肺泡灌洗液直接镜检或培养新型隐球菌阳性；④支气管肺泡灌洗液或痰液中发现肺孢子菌包囊、滋养体或囊内小体；⑤血液或支气管肺泡灌洗液标本GM试验连续2次阳性；⑥血液标本G试验连续2次阳性；⑦血液、胸腔积液标本隐球菌荚膜抗原阳性。

2. 诊断标准

（1）确诊：至少符合1项宿主因素，肺部感染的1项主要或2项次要临床特征及下列1项微生物学或组织病理学依据。①真菌。肺组织标本检出菌丝或球形体（非酵母菌的丝状真菌），并发现伴有相应的肺组织损害。肺组织标本、胸腔积液或血液真菌培养阳性，但血液中的曲霉菌属和青霉属（除外马尔尼菲篮状菌）真菌培养阳性时需结合临床，要排除标本污染。②酵母菌。肺组织标本检出酵母菌细胞和（或）假菌丝。肺组织标本、胸腔积液或血液酵母菌培养阳性，或经镜检发现隐球菌。③肺孢子菌。肺组织标本染色、支气管肺泡灌洗液或痰液中发现肺孢子菌包囊、滋养体或囊内小体。

（2）临床诊断：至少符合1项宿主因素，肺部感染的1项主要或2项次要临床特征及1项微生物学检查依据。

（3）拟诊：至少符合1项宿主因素，肺部感染的1项主要或2项次要临床特征。

3. 诊断程序　原发性IPFI多见于社区获得性感染，宿主可以没有真菌感染的危险因素，临床过程相对缓和，凶险程度较轻，临床处理要求尽可能确诊后选择治疗（确诊治疗）。继发性IPFI大多为医院获得性感染，宿主存在比较明确的真菌感染高危因素，临床过程急骤和凶险，需综合分析和判断，及时行拟诊治疗（经验治疗）或临床诊断治疗。

（六）治疗

IPFI演变迅速，病死率高，需要采取综合性防治措施，抗真菌治疗策略可分为4个阶段：①对未发生侵袭性真菌感染的高危患者进行预防性治疗；②对可能发生侵袭性真菌感染（拟诊）的患者进行经验性治疗；③对很可能发生侵袭性真菌感染（临床诊断）的患者进行先发治疗（或称按临床诊断治疗，即很可能发生侵袭性真菌感染，但尚缺乏明确的阳性辅助检查结果前进行的治疗）；④对确诊患者进行目标治疗。及早抗真菌药物治疗可以大大降低病死率。治疗常需静脉给药，不同真菌感染的疗程并不相同，急性侵袭性曲霉感染的疗程一般在6~12周，慢性侵袭性曲霉感染的疗程往往更长，具体疗程需要结合患者的免疫状态、基础疾病以及基础用药情况（如长期服用抗排异药物或免疫抑制剂等）。严重感染者应采用有协同作用的抗真菌药物联合治疗。表2-16-9简要列出了目前临床常用的抗真菌药物及其作用机制。对于肺毛霉病，目前唯一有效的治疗是两性霉素B联合氟胞嘧啶。控制和治疗基础疾病，特别是糖尿病酮症酸中毒和中性粒细胞减少，对肺毛霉病的治疗十分重要。对于肺部局限性病变者，如能承受手术，可行外科手术治疗。肺孢子菌肺炎治疗首选复方磺胺甲噁唑口服治疗，重症患者可静脉用药，此外克林霉素、喷他脒、伯氨喹以及氨苯砜也有效。

抗真菌治疗的疗程与患者的免疫状态、基础疾病高度相关，部分患者的治疗可能维持相当长一段时间。

表 2-16-9　常见的抗真菌药物及其作用机制

作用位点	类别	药物		作用机制
真菌细胞膜	多烯类	两性霉素 B 制霉菌素 多马霉素		结合真菌细胞膜麦角固醇，导致细胞膜去极化，对蛋白质和一、二价阳离子通透性增加，导致真菌细胞死亡
	唑类	咪唑类： 酮康唑 克霉唑 益康唑 咪康唑 奥昔康唑 硫康唑	三唑类（一代）： 氟康唑 伊曲康唑 三唑类（二代）： 伏立康唑 泊沙康唑	抑制 CYP3A 依赖性酶 14α- 固醇去甲基化酶，从而抑制真菌细胞膜麦角固醇的生物合成，使麦角固醇缺乏，毒性中间产物 14α- 甲基固醇蓄积，导致细胞膜通透性增强和生长抑制
	烯丙胺类	阿莫罗芬 布替萘芬 萘替芬 特比萘芬		抑制真菌细胞麦角甾醇合成过程中的鲨烯环氧化酶，使鲨烯在细胞中蓄积起杀菌作用
真菌细胞壁	棘白菌素类	卡泊芬净 米卡芬净 阿尼芬净		通过抑制 1,3-β 葡聚糖合成酶，抑制真菌细胞壁合成
DNA/RNA 合成	抗代谢药	氟胞嘧啶		通过胞嘧啶透酶转运进入真菌细胞，在胞质中经胞嘧啶脱氨酶转化生成氟尿嘧啶，抑制真菌 RNA 和 DNA 合成
其他	其他类	灰黄霉素		阻断有丝分裂纺锤体形成，抑制真菌细胞有丝分裂

（七）预防

IPFI 经常发生在免疫功能不全或有严重基础疾病的患者中，与介入治疗、广谱抗生素、肾上腺皮质激素和免疫抑制剂等药物的广泛应用密切相关，因此对于高危患者应注意保护环境，及时处理漏水，不用布饰家具，不布置花卉，避开建筑施工场所，防止吸入真菌孢子。定期监测血半乳甘露聚糖抗原和真菌 1,3-β-D- 葡聚糖水平，一旦有感染指征，尽早应用抗真菌药物预防。严格侵入性操作的无菌原则，考虑导管相关性感染，尽早拔除引流管；做好高危患者的口腔、会阴部护理，防止真菌定植。

☞ 拓展阅读 2-16-9

Executive Summary：Practice Guidelines for the Diagnosis and Management of Aspergillosis：2016 Update by the Infectious Diseases Society of America.

（孙 禾 施 毅）

第三节 肺 结 核

临床路径：

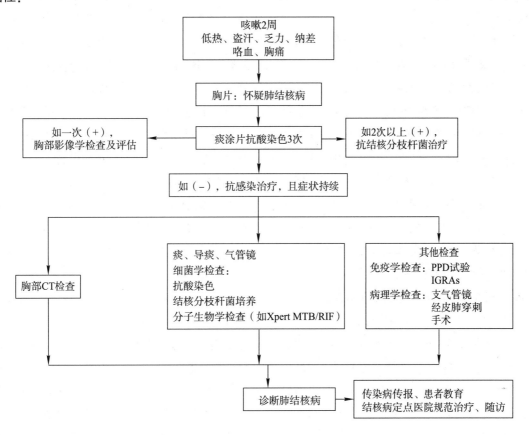

肺结核（pulmonary tuberculosis）指发生在肺组织、气管、支气管和胸膜的结核病变，结核分枝杆菌（*Mycobacterium tuberculosis*）（简称结核杆菌、结核菌）是人类肺结核的主要致病菌。低热、盗汗、乏力、食欲缺乏、消瘦及咳嗽、咳痰、咯血、胸痛是肺结核的常见症状，胸部影像学和病原学检查是诊断的关键。肺结核患者必须接受规范的抗结核治疗。

（一）概述

结核病（tuberculosis）是慢性、进展性感染性疾病，发病前往往有潜伏期。肺结核占各器官结核病总数的 80%。结核杆菌可播散至身体的任何部位，导致骨关节结核、淋巴结结核、浆膜腔结核（结核性脑膜炎、腹膜炎、心包炎）、消化系统结核、泌尿生殖系统结核等肺外结核。

肺结核一般指结核杆菌导致的疾病，其他引起人类类似症状的主要病原体有牛型结核分枝杆菌和非结核分枝杆菌。

结核病是一种非常古老的疾病，在新石器时代人类的骨化石和埃及 4 500 年前的木乃伊上已有脊柱结核的表现。迄今为止，结核病仍然是全球发病率和病死率较高的传染病，是威胁人类健康的重要传染性疾病和重大公共卫生问题。全世界约有 1/3 人口感染了结核杆菌。在大多数情况下，结核杆菌感染者无症状且无传染性，称为潜伏感染；当免疫反应紊乱时，可出现潜伏感染的活化，发生活动性结核病。世界卫生组织（WHO）全球结核病报告显示，2015—2017 年，全球每年有超过 1 000 万新发结核病患者，10% 为携带人类免疫缺陷病毒的人；死亡人数达 180 万 / 年，人类免疫缺陷病毒呈阳性人群中有 37.4 万人因结核病死亡；2017 年，结核病是全球第九大致死疾病，高于获得性免疫缺陷综合征。

我国是世界结核病高负担国家之一。自 20 世纪 90 年代，我国政府积极实施 WHO 推荐的直接督导下短程化疗方案（directly observed treatment short-course，DOTS）策略并构建了卓有成效的治疗管理模式，痰涂阳肺结核患病率 20 年间（1990—2010 年）下降了 65%，2010—2017 年，全国肺结核新发病数及病死率继续逐年下降，但中国疾病预防控制中心 2016 年和 2017 年两年的数据显示，我国每年肺结核发病人数仍然超过 83 万人，发病率和病死率仅次于肝炎和获得性免疫缺陷综合征，排在法定传染病的第二位；区域分布上，乡村患病率高于城镇，西部地区患病率明显高于中部和东部。根据 1990 年全国结核病流行病学调查显示，肺结核病原菌中人型结核分枝杆菌占 88.7%、牛型结核分枝杆菌占 6.4%、非结核分枝杆菌占 4.9%，2000 年的全国结核病流行病学调查显示，人型结核分枝杆菌占 86.4%，非结核分枝杆菌占 11.1%，呈上升趋势。

耐药性结核病是阻碍结核病防治的重要关键因素。2016 年，全球有 60 万病例对一线抗结核药物利福平耐药，耐多药结核病达 49 万例。

（二）病因和发病机制

1. 病原学　1882 年，德国微生物学家罗伯特·科赫（Robert Koch）分离出结核杆菌。结核杆菌在分类学上属于放线菌目、分枝杆菌科、分枝杆菌属，是无芽孢、无荚膜、无鞭毛、不运动、细胞呈分枝并具有抗酸性的革兰氏阳性杆菌。此菌属最显著的特性是细胞壁中含有大量类脂，生长形成粗糙的畏水性菌落，难以用一般染料染色，然而若设法使之着色后，又不易以含有 3% 盐酸乙醇脱色，这种能抵抗盐酸乙醇脱色的细菌称为抗酸杆菌（acid-fast bacillus）。分枝杆菌属种类多，可

分为 3 组，结核分枝杆菌复合群（*Mycobacterium tuberculosis* complex）、麻风杆菌（*Mycobacterium leprae*）和非结核分枝杆菌（nontuberculous mycobacteria，NTM）；结核分枝杆菌复合群分人型（结核分枝杆菌）、牛型、非洲型、鼠型和卡介苗（bacille Calmette-Guérin，BCG，减毒牛分枝杆菌）5 型。我国的结核分枝杆菌复合群主要是人型和牛型，人肺结核的致病菌 90% 以上为人型结核分枝杆菌。牛型结核分枝杆菌能使牛、羊、家兔患结核病，并且对动物的毒性要比人型结核分枝杆菌强。所以，结核病也是一种人畜共患病。

结核杆菌的典型形态为细长、直或稍弯曲、两端圆钝的杆菌，长 $1 \sim 4~\mu m$，宽 $0.3 \sim 0.6~\mu m$，痰标本涂片经过抗酸染色后呈红色。结核杆菌专性需氧，生长缓慢，倍增时间为 $15 \sim 20~h$，接种于罗氏固体培养基 $2 \sim 4$ 周可见菌落生长。结核杆菌对酸、碱、自然环境和干燥、干热有抵抗力，在干燥痰液中可存活 $6 \sim 8$ 个月，$-6 \sim 8℃$ 下能存活 $4 \sim 5$ 个月；对湿热、酒精和紫外线敏感，$60℃$ 下 $30~min$ 死亡，对一般消毒剂敏感，对抗结核药物易产生耐药性。

在宿主体内，结核病灶中存在 4 种不同代谢状态的结核杆菌菌群。A 群为快速繁殖群，细菌处于生长繁殖代谢旺盛期，主要见于 pH 中性的结核空洞病灶内；B 群为酸性环境中半休眠状态的菌群；C 群是半休眠状态但偶有突发性或短期内旺盛生长的偶尔繁殖菌；D 群则为完全休眠菌，药物不起作用，需靠机体免疫机制加以消除。

2. 流行病学

（1）传染源：结核病的主要传染源是排菌的肺结核患者；结核病病牛是牛结核病的传染源。牛型结核分枝杆菌随鼻腔分泌物、痰液、粪便和乳汁等排出体外，人通过饮用被污染的牛奶经消化道感染，现已很少见。

（2）传播途径：主要传播途径为飞沫传播，排菌的肺结核患者大声说话、用力咳嗽、打喷嚏甚至唱歌、大笑时会产生带菌飞沫，被周围人吸入后可导致结核杆菌感染。排菌量越多，与排菌患者

接触时间越长，环境通风越差，传染性越大。食用结核杆菌污染的食物或带菌痰液进入胃肠道，造成经消化道传播。结核杆菌经胎盘、皮肤或伤口感染罕见。

（3）易感人群：在经济不发达地区，结核杆菌感染的高危因素包括生活贫困、居住拥挤、营养不良等；与活动性肺结核密切接触者、低体重者（较理想体重低 10% 以上）、矽肺、长期糖皮质激素治疗、接受生物制剂治疗如肿瘤坏死因子单抗、吸毒、获得性免疫缺陷综合征患者；导致免疫功能降低的基础疾病如糖尿病、慢性肾衰竭等。

3. 发病机制　结核杆菌不产生内、外毒素。其致病性与细菌在组织细胞内大量繁殖引起炎症，菌体成分和代谢物质的毒性，以及机体对菌体成分产生的免疫损伤有关。

结核杆菌入侵宿主体内，从感染到发病的转归均与多数细菌性疾病有显著不同，宿主反应具有特殊意义。

结核杆菌感染引起的宿主反应分为 4 期。首先是结核杆菌初染宿主。因病菌量、毒力和呼吸道非特异性杀菌能力的不同，进入肺部的结核杆菌命运各异。若宿主免疫反应完全起效，杀灭所有结核杆菌，不留任何感染证据，宿主则不会发生结核病；若结核杆菌被肺泡巨噬细胞吞噬，在细胞内存活并生长繁殖，扩散至未活化的肺泡巨噬细胞，则形成早期感染。二期是细胞反应期。主要的免疫反应群细胞介导免疫反应（cell mediated immunity，CMI）和迟发型超敏反应（delayed type hypersensitivity，DTH）在此期形成，从而对结核病发病演变及转归产生决定性影响。三是共生期。大部分生活在流行区的感染者发展至此期，少数在细胞反应期发生原发性肺结核。结核杆菌可以持续存活并进入休眠，不引起疾病，仅表现为结核菌素皮肤试验阳性，结核杆菌与宿主处于共生状态。纤维包囊的坏死灶或干酪样病灶中央部位被认为是结核杆菌持续存在的主要场所，低氧、低 pH 和抑制性脂肪酸的存在使细菌不能增殖，宿主的免疫机制也是抑制细菌增殖

的重要因素。如免疫受到损害，受抑制的结核杆菌可重新生长繁殖。四是胞外增殖和传播期。固体干酪病灶内的休眠菌具有生长能力，但不繁殖；干酪灶一旦液化，便给细菌增殖提供了理想环境，即便是免疫功能健全的宿主，从液化干酪灶释放的大量结核杆菌也足以突破局部防御机制，引起播散。

CMI 和 DTH 是结核病免疫反应中两类主要的免疫反应群，CMI 是指对结核杆菌及其抗原成分有特异性克隆与扩增能力的 T 细胞和细胞因子，激活巨噬细胞杀灭结核杆菌的过程。DTH 是一种病原性免疫反应，指机体过度的免疫反应导致病变组织内含有结核杆菌，但未被活化的巨噬细胞死亡和组织坏死，这样消除了结核杆菌生存所需的细胞内环境。

CMI 是宿主获得性抗结核保护作用的最主要机制。CD4$^+$T 细胞是最主要的 CMI 参与细胞，产生释放多种细胞因子，放大免疫反应；CD8$^+$T 细胞参与 Th1/Th2 调节。

DTH 的有些过程和现象与 CMI 相似，两者密不可分，但本质不同。首先，诱导两者产生的原因不同，刺激两种反应的抗原不同：少量、活结核菌及分泌型抗原主要诱导机体产生 CMI；大量、死结核杆菌诱导 DTH；结核杆菌核糖体 RNA 能激发CMI，但无 DTH；结核蛋白及脂质能引起 DTH，而不产生 CMI。其次，介导两种反应的 T 细胞亚群不同：参与 CMI 的免疫细胞主要有 CD4$^+$T 细胞和CD8$^+$T 细胞，介导 DTH 的免疫细胞主要为 CD4$^+$T DTH 细胞，CD8$^+$ T 细胞所产生的细胞毒作用通过溶解感染活化或未活化的巨噬细胞介导 DTH。第三，菌量或抗原负荷差异和 Th1/Th2 偏移：感染结核杆菌后机体同时产生 Th1 细胞和 Th2 细胞介导的免疫反应，在菌量少、毒力低或感染早期 Th1 型反应起主导作用，表现为 CMI 为主；而菌量大、毒力强或感染后期，则向 Th2 型反应方向偏移，出现 DTH 为主的反应。第四，起调节作用的细胞因子不同：调节 CMI 效应的细胞因子很多，如 γ 干扰素（interferon-gamma，IFN-γ）等；DTH 引起组织

坏死主要通过 TNF-α。第五，对结核菌的作用方式不同：CMI 通过激活巨噬细胞来消灭细菌内吞噬的结核杆菌，是不导致组织损伤的、对机体有益无害的免疫应答；DTH 则通过杀死含菌而未被激活的巨噬细胞及其邻近的细胞组织，以消除十分有利于细菌生长的细胞内环境。轻度 DTH 可以动员和活化免疫活性细胞，并能直接杀伤靶细胞，使感染结核杆菌的宿主细胞死亡而达到杀菌作用；比较剧烈的 DTH 则造成组织溃烂、坏死液化和空洞形成，对机体有害；已经被吞噬的结核杆菌释放至细胞外，取得养料，从而进行复制和增殖并引起播散。总体上 DTH 的免疫损伤超过免疫保护作用。

（三）病理

1. 渗出性病变　主要出现在结核性炎症的早期或机体免疫力低下、菌量多、毒力强或变态反应较强时，表现为组织充血水肿，浆液、纤维蛋白、中性粒细胞及淋巴细胞向血管外渗出，之后中性粒细胞减少，淋巴细胞和巨噬细胞为主要细胞成分。其发展演变取决于 CMI 和 DTH，剧烈 DTH 可导致病变坏死，进而液化；若 CMI 为主或治疗及时，病变可完全吸收而不留痕迹，或残留纤维条索影，也可转化为增生性病变或坏死病变。

2. 增生性病变　当感染的结核杆菌量少、毒力低或免疫反应较强时，出现以增生反应为主的病变。增生性病变是结核病特征性的病理病变，主要表现为肉芽肿（granuloma）形成，包括坏死性和非坏死性肉芽肿，有时形成结核结节。

3. 坏死性病变　当结核菌量多、毒力强、机体抵抗力低下或变态反应强烈时，渗出性和增生性病变可出现以坏死为主的病理变化，是病变恶化的表现。结核性坏死属凝固性坏死的一种，坏死组织不液化，呈淡黄色，均匀细腻，呈细颗粒状，形态似奶酪，故称干酪样坏死（caseous necrosis）。干酪样坏死中含有数量不等的结核杆菌，可长期以休眠形式生存。干酪样坏死灶可出现钙化，周围纤维组织增生，继而形成纤维包裹，病变可长期稳定。若病灶局部组织变态反应剧烈，干酪样坏死组织发

生液化并经支气管排出，就形成空洞（cavitation），其内壁含有大量代谢活跃、生长旺盛的细胞外结核杆菌，成为经气管播散的来源。在有效化疗作用下，空洞内结核杆菌的消灭和病灶的吸收使空洞壁变薄并逐渐缩小，最后空洞完全闭合；有些空洞不能完全关闭，但结核的特异性病变消失，空洞内无存活的结核杆菌，支气管上皮细胞向洞壁延伸，形成净化空洞，这也是空洞愈合的形式。有时空洞引流支气管阻塞，其中坏死物浓缩、空气被吸收、周围逐渐被纤维组织所包绕，形成结核球，病灶较前缩小并可以保持稳定，但一旦支气管再通，空洞出现，病灶即重新活动。

由于机体反应性、免疫状态，局部组织抵抗力的不同，入侵菌量、毒力、类型和感染方式的差别，以及治疗措施的影响，上述 3 种基本病理改变可以交叉存在，在不同阶段，以某种病理改变为主并相互转化。

（四）临床表现

1. 发病过程和临床类型

（1）原发性肺结核（primary pulmonary tuberculosis）：指初次感染及发病的肺结核，又称初染结核。典型病变包括肺部原发灶、引流淋巴管和因结核性炎症而肿大的肺门或纵隔淋巴结，三者联合称为原发复合征，有时 X 线胸片上仅显示肺门或纵隔淋巴结肿大，也称支气管淋巴结结核。多见于儿童，偶尔见于未受感染的成年人。原发性病灶好发于胸膜下通气良好的肺区，如双肺上叶的下部和下叶的上部。由于初次感染结核杆菌的宿主尚未形成特异性细胞免疫，被结核杆菌感染的巨噬细胞沿所属淋巴管播散到肺门淋巴结，进入血液则出现早期菌血症；4~6 周后，特异性细胞免疫形成，抑制细菌复制，原发灶和肺部淋巴结炎消退，不出现症状和体征。90% 以上的初次感染者不治自愈。如果原发感染机体不能建立足够免疫力或变态反应强烈，则发展为临床原发性肺结核，少数严重者肺内原发灶可成为干酪性肺炎。淋巴结干酪样坏死破入支气管，引起支气管结核并沿支气管播散；肿大淋

巴结压迫支气管或大量坏死物破入，可阻塞支气管，导致肺不张；早期菌血症或干酪性病变侵及血管可演变为血行播散性肺结核。

（2）血行播散性肺结核（hematogenous disseminated pulmonary tuberculosis）：是结核杆菌侵入血液中通过血液循环广泛播散到肺部而引起的。本型肺结核发生于免疫力极低下者，大多伴随于原发性肺结核，儿童较多，也可发生在成人原发感染后，病灶中的结核杆菌溃破进入血流；偶尔由于肺或其他脏器继发性活动性病灶中的结核杆菌侵及邻近淋巴系统而引起。急性血行播散性肺结核常伴有结核性脑炎和其他脏器结核。

大量结核杆菌短期内进入血流，引起急性血行播散性肺结核，多见于儿童和青少年；少量结核杆菌多次间断侵入血液循环，引起亚急性或慢性血行播散性肺结核，多见于成年人。

当结核杆菌侵入肺动脉或支气管动脉时，仅肺部受累而发生血行播散性肺结核；若结核杆菌侵入肺静脉，随血流进入体循环，播散到全身各器官而发生全身血行播散性结核病，血行播散性肺结核仅是全身血行播散性结核病的一部分。

（3）继发性肺结核（secondary pulmonary tuberculosis）：是在原发性肺结核自愈或治愈后，机体再次感染结核杆菌引起的肺结核，多见于成人。由于体内潜伏在病灶中的结核杆菌重新生长、繁殖、释放而发病，少数可为外源性再感染。因为是二次感染，机体已具备免疫力，对结核杆菌的再侵入具有抵抗作用，可将其局限于侵入的局部区域，不引起全身感染。继发性肺结核的早期病灶多位于两肺上叶尖后段及下叶背段，这与局部肺扩张差，结核杆菌在此处停留有关，加上局部氧气充足，适合结核杆菌繁殖生长。继发性肺结核病灶区域局限，一般不引起肺门淋巴结结核，但可引发支气管播散。

本型是成人肺结核的最常见类型，常呈慢性起病和经过，也有呈急性发病和急性临床过程者。由于受免疫和变态反应的相互关系及治疗措施等因素影响，继发性肺结核在症状和 X 线胸片上有不同临床表现，有渗出性肺结核、增生性肺结核、纤维干酪性肺结核、干酪性肺炎、空洞性肺结核、结核球、慢性纤维空洞性肺结核等。干酪性肺炎及坏死和空洞形成排菌较多，在流行病学上更具重要性。

（4）气管支气管结核（tracheobronchial tuberculosis）：是气管和支气管的黏膜、黏膜下层、平滑肌、软骨及外膜的结核病变，常与肺实质结核或支气管旁淋巴结结核并发。支气管结核多数继发于肺结核，少数继发于支气管淋巴结结核，经淋巴和血行播散引起的支气管结核者非常少见。直接接触感染，是支气管结核最常见的感染途径。患者吸入的含有大量结核杆菌的痰液通过支气管气管时，或吸入含有结核杆菌的空气时，结核杆菌直接侵犯气管、支气管黏膜，或经黏液腺管口侵及支气管形成结核病变；肺实质结核病变蔓延至支气管、气管，或肺门及纵隔淋巴结发生干酪样坏死时，可侵及或穿破邻近支气管壁形成支气管结核或支气管淋巴瘘；少数胸椎结核患者的椎旁脓肿可波及气管支气管，形成脓肿支气管瘘。

支气管结核早期组织学改变是黏膜表面充血、水肿，分泌物增加，支气管组织中以炎症细胞浸润为主，这种改变与一般非特异性炎症不易区别；但支气管刷检涂片有较高的抗酸杆菌检出率。当病变继续发展，可形成深浅不一、大小不等的结核性溃疡，底部充满肉芽组织，表面覆盖黄白色膜样干酪物，肉芽组织向腔内生长，可造成管腔狭窄或阻塞；溃疡的深度随病变程度而异，轻者仅限于黏膜层，重者达黏膜下层，可导致气管、支气管软骨环破坏，此期抗酸杆菌检出率亦较高。病变恢复期，黏膜表面充血、水肿消退，支气管狭窄或阻塞的状况可获得缓解，溃疡愈合，病理见较典型的类上皮细胞、多核巨细胞及朗汉斯巨细胞。但如果病变已经累及支气管壁弹性组织，则气管、支气管狭窄或阻塞情况反而加重；当气管、支气管软骨环缺失或断裂，管腔因气管、支气管壁塌陷而出现不同程度的阻塞，常引起远端肺不张、局限性肺气肿、支气管扩张等并发症。当气管、支气管黏膜组织被增生的纤维组织取代，形成瘢痕，纤维组织增生及瘢痕挛缩导致所累及的支气管管腔狭窄或闭塞，此时病变结核趋于稳定或痊愈，刷检查找抗酸杆菌多为阴性。当支气管、气管旁淋巴结发生干酪样坏死时，可溃破穿透支气管壁，形成支气管淋巴瘘，瘘孔多为单发，也可数个同时或相继发生，干酪样坏死物经瘘口进入气管、支气管可造成结核病变肺内播散，也可导致肺不张。

（5）结核性胸膜炎（tuberculous pleurisy）：结核性胸膜炎是由于结核杆菌直接感染和（或）胸膜对结核杆菌产生高变态反应而发生炎症，是常见的胸膜炎症性疾病。结核杆菌可以通过直接蔓延、血行播散、淋巴道播散3种途径侵犯胸膜；DTH在渗出性结核性胸膜炎发病中起重要作用。

干性胸膜炎是早期表现，患者受累胸膜局限，炎症反应轻，病变胸膜充血、水肿，少量纤维蛋白渗出，如患者免疫力强，DTH反应轻，病变可局限并逐渐吸收痊愈；如患者免疫反应低，DTH过高，炎症反应中胸膜广泛充血、水肿，产生大量炎性渗出物，出现渗出性胸腔积液。如果治疗不当，或肺内结核病灶向胸腔溃破，或大量结核杆菌侵犯壁层胸膜，可形成结核性脓胸。如病变迁延不愈，纤维素沉积于胸膜表面，脏层与壁层胸膜之间形成大量粘连带，可形成包裹性胸腔积液，晚期结核性脓胸胸膜表面产生厚纤维板，继而胸膜钙化，患侧胸廓塌陷。

2. 症状和体征　肺结核多数起病缓慢，部分患者可无明显症状，仅在胸部影像学检查时发现。随着病变进展，可出临床症状。

（1）全身症状：发热是肺结核最常见的全身性毒性症状，多数为长期低热，多于午后或傍晚升高，次晨降至正常，可伴有疲倦、乏力、夜间盗汗；当变态反应强烈，病灶急剧进展或扩散时，如干酪性肺炎、急性血行播散性肺结核、大量胸腔积液，则出现高热，呈稽留热或弛张热，可以有畏寒，但很少寒战。可伴其他全身症状，如食欲减退、体重减轻、妇女月经不调等。

（2）呼吸系统症状

1）咳嗽、咳痰：是肺结核常见症状。肺内浸润性病灶可致咳嗽，多轻微干咳或仅有少量黏液痰，空洞形成时痰量增加，若伴继发细菌感染时咳脓性痰；合并支气管结核时则咳嗽加剧，可出现刺激性呛咳，伴局限性哮鸣音。

2）咯血：30%～50%的肺结核患者有咯血。结核性炎症使毛细血管通透性增高，常表现为痰中带血；病变损伤小血管，则痰血量增加；若空洞壁的动脉瘤破裂，则引起大咯血。咯血易引起结核杆菌播散，特别是大中量咯血者，咯血后的持续高热常常是有力的提示。

3）胸痛：是胸膜受累引起干性胸膜炎的典型症状。表现为固定性、针刺样痛，并随呼吸和咳嗽加重，而患侧卧位症状减轻，胸腔积液量增多后胸痛可缓解。部位不固定的隐痛为神经反射引起。

4）气促和呼吸困难：全身毒血症状严重或高热可引起呼吸频率增加，患者有气促感。支气管结核导致气管狭窄或肺不张、大量胸腔积液、广泛肺组织破坏、胸膜增厚和肺气肿，特别是并发肺源性心脏病时，出现呼吸困难。

当合并有肺外结核病时，可出现相应累及脏器的症状。

（3）体征：取决于病变性质、部位、范围及严重程度。早期肺部体征不明显，病变累及范围较大时可有异常体征。

以渗出性病变为主的肺实变，如实变近胸膜下且范围较广或干酪性肺炎时，触觉语颤增强，叩诊呈浊音，听诊闻及支气管呼吸音，合并支气管扩张症或继发细菌感染时闻及细湿啰音；继发性肺结核好发于上叶尖后段，于肩胛间区闻及细湿啰音。空洞病变位置表浅而引流支气管通畅时，有支气管呼吸音或湿啰音，巨大空洞时触觉语颤增强，叩诊呈过清音或鼓音。慢性纤维空洞性肺结核的体征有患侧胸廓塌陷、气管和纵隔向患侧移位、叩诊呈浊音，听诊呼吸音降低或闻及湿啰音，健侧肺呈肺气肿征象。

支气管结核导致局部气道狭窄时，听诊闻及固定的、局限性哮鸣音，多出现于呼气或咳嗽末，累及大气道时可及吸气相干啰音；当引起肺不张时，可表现为气管向患侧移位，患侧胸廓塌陷，肋间隙变窄，叩诊呈浊音或实音，听诊呼吸音减弱或消失。

病变累及胸膜时，干性胸膜炎期于患侧可闻及胸膜摩擦音，形成胸腔积液后，患侧胸廓饱满，肋间隙增宽，气管向健侧移位，叩诊呈浊音至实音，听诊呼吸音减弱至消失。如治疗不及时，可出现胸膜增厚、粘连，气管向患侧移位，患侧胸廓可塌陷，肋间隙变窄，呼吸运动受限，叩诊呈浊音，听诊呼吸音减弱。原发性肺结核可伴有浅表淋巴结肿大，血行播散性肺结核可伴肝脾大、眼底脉络膜结节。

（4）特殊表现：结核性风湿症多见于青少年女性，临床表现类似风湿热、关节痛或关节炎，以四肢大关节最常受累，皮肤损害表现为结节性红斑及环形红斑，前者多见，好发于四肢，尤其是四肢伸侧面和踝关节附近，此起彼伏，间歇性地出现，常伴有长期低热，水杨酸制剂治疗无效，其他变态反应表现有类白塞综合征、类疱疹性结膜炎/角膜炎等。

无反应性结核病是一种特殊类型的血行播散性结核病，亦称结核性败血症，临床表现与一般结核病不同。机体免疫力极度低下是发病的关键，特别是细胞免疫功能低下。各种原因导致的 T 细胞缺乏或功能异常，使巨噬系统不能有效地吞噬杀灭结核杆菌，巨噬细胞不能演变成类上皮细胞和朗汉斯巨细胞。肝、脾、淋巴结或骨髓及肺、肾等呈严重干酪样坏死，其中有大量结核杆菌，而缺乏类上皮细胞，边缘缺乏淋巴细胞，无增殖变化，渗出性反应也极其轻微。临床表现为持续高热、骨髓抑制或类白血病反应，呼吸道症状和胸部 X 线表现往往很不明显，或者没有表现。无反应性结核病易误诊为败血症、白血病、伤寒或结缔组织病等。

（五）辅助检查

1. 病原学检查　痰、体液（血液、胸腔积液、腹水、脑脊液、关节腔积液等）、脓液、灌洗液等都可进行结核杆菌检测。

（1）涂片显微镜检查：检测样本中的抗酸杆菌，活菌或死菌都可以被染液着色，应用半定量方法报告染色涂片上观察到的抗酸杆菌数。抗酸杆菌染色方法常用齐-内（Ziehl-Neelsen）染色和金胺-罗丹明荧光染色法。染色具有快速简便等优点，总体敏感性约50%，厚涂片可提高检测阳性率。荧光染色更加灵敏，可以在低倍镜下检测，视野更广，敏感性高，但容易有假阳性。抗酸染色直接镜检不能区分结核和非结核分枝杆菌，但在我国非结核分枝杆菌病相对较少，涂片找到抗的酸杆菌绝大多数为结核杆菌，可以做出结核病的试验性诊断。

（2）结核杆菌培养及鉴定：患者培养物中分离并鉴定出结核分枝杆菌是结核病确诊依据，敏感性为80%~90%，特异性达98%，培养后可进行药敏检测，随着多重耐药结核杆菌增多，药敏更加重要。用传统方法培养结核杆菌至少需要一个月，近来运用特殊的系统进行快速培养、快速检出及早期鉴定，可以将时间缩短至两周左右，药敏通常在培养阳性后的 4~6 天内完成。

（3）分子生物学检测：检测样本中的特异性结核杆菌核苷酸序列，具有快速、高灵敏度、高特异性的特点。一般痰菌浓度为 10^4~10^5 条/mL 时，镜检才能检测到，聚合酶链反应（PCR）技术将标本中微量的结核杆菌 DNA 加以扩增；可检出 1~100 μg 结核杆菌 DNA，相当于每毫升 1~20 条结核杆菌。结核分枝杆菌/利福平耐药实时荧光定量核酸扩增检测技术（Xpert MTB/RIF），依据半巢式实时荧光定量 PCR 的原理，选择结核菌 rpoB 基因的高度保守序列和可变序列，通过 Gene Xpert PCR 平台和检测试剂盒，能直接从患者新鲜痰液里检测结核杆菌基因片段，并判断是否对利福平耐药，整个检测时间约 1.5 h，检测敏感性和特异性都高于现有的其他检测方法，WHO 批准并在全球推广该方法用于诊断结核病。在非结核分枝杆菌病高发地区，对于涂片抗酸阳性的病例，PCR 检测能快速区分结核与非结核分枝杆菌感染，可以对分枝杆菌进行菌种鉴定。

2. 结核杆菌抗原检测　对患者标本进行结核抗原检测具有早期诊断价值，已成功地通过脑脊液中结核杆菌抗原检测进行结核性脑膜炎的早期诊断。但由于缺乏高效价的特异性抗原、抗原在体内已与特异性抗体形成循环免疫复合物、患者样本中含较高细胞或蛋白成分等原因，抗原检测法对于肺结核的诊断价值不确定。

3. 免疫学检测

（1）结核菌素皮肤试验（tuberculin skin test, TST）：结核菌素是结核杆菌的代谢产物，为结核杆菌粗提抗原混合物。我国采用结核菌素纯蛋白衍化物（purified protein derivative, PPD）进行皮试，主要成分为结核蛋白，与卡介苗或非结核分枝杆菌有相同抗原成分，存在交叉免疫反应。TST 的主要用途包括：结核杆菌感染的流行病学调查或菌阳患者接触者随访，检测易感高危人群的阳转，协助结核病诊断。测试方法是在左前臂掌侧前 1/3 中央皮内注射 5 IU PPD，72 h（48～96 h）后检查皮肤硬结。硬结平均直径 < 5 mm 或无反应者为阴性，硬结平均直径 ≥ 5 mm 者为阳性。硬结平均直径 ≥ 5 mm，< 10 mm 为一般阳性；硬结平均直径 ≥ 10 mm，< 15 mm 为中度阳性；硬结平均直径 ≥ 15 mm 或局部出现双圈、水泡、坏死及淋巴管炎者为强阳性。总体而言，阳性者提示结核杆菌感染，但需结合受试者既往卡介苗接种情况和所在地区非结核分枝杆菌流行情况，进行阳性结果的判读。在没有卡介苗接种和非结核分枝杆菌干扰时，PPD 反应硬结 ≥ 5 mm 应视为已受结核杆菌感染；在卡介苗接种地区和（或）非结核分枝杆菌流行地区，以 PPD 反应硬结直径 ≥ 10 mm 为结核感染标准；在卡介苗接种地区和（或）非结核分枝杆菌流行地区，对 HIV 阳性、接受免疫抑制剂 > 1 个月，PPD 反应

硬结直径 ≥ 5 mm 为结核感染；与涂片阳性肺结核患者有密切接触的 5 岁以下儿童，PPD 反应硬结直径 ≥ 5 mm 为结核感染；PPD 反应硬结直径 ≥ 15 mm 及以上或存在水泡、坏死、淋巴管炎等为结核感染强反应。TST 阴性，除提示患者未感染结核杆菌外，还需警惕以下原因导致的假阴性反应。①变态反应前期，从结核分枝杆菌感染到产生反应约需一个多月，在反应前期，TST 无反应；②免疫系统受干扰，急性传染病，如百日咳、麻疹、白喉等，可使原有反应暂时受到抑制，呈阴性反应；③免疫功能低下，重症结核病、肿瘤、结节病、获得性免疫缺陷综合征等 TST 试验反应可降低或无反应，但随着病情好转，TST 可又呈阳性。

（2）γ 干扰素释放试验（interferon-gamma release assay, IGRA）：受结核杆菌抗原刺激（感染）而致敏的 T 细胞再次遇到同类抗原（再感染）时，能产生 IFN-γ。检测在结核杆菌特异性抗原刺激后全血或单核细胞产生的 IFN-γ，可判断是否存在结核杆菌感染。目前采用结核杆菌特异性的抗原早期分泌抗原 6（early secretory antigen-6, ESAT-6）和培养滤液蛋白 10（culture filtrate protein-10, CFP-10），卡介苗和绝大多数非结核分枝杆菌不呈现这两个抗原。已感染结核杆菌者的淋巴细胞与 ESAT-6、CFP-10 抗原孵化后，产生、释放 IFN-γ，对 IFN-γ 加以测定。目前有定量测定 IFN-γ 的 QuantiFERON-TB Gold 法和计数分泌 IFN-γ 的活化 T 细胞的 T-SPOT.TB 法，其操作过程均很少受干扰，报告结果快，虽然敏感性欠佳，但特异性大多在 95% 以上，适用于接种卡介苗或非结核分枝杆菌高流行地区的结核杆菌感染筛查。

（3）抗结核抗体检测：以 PPD 或脂阿拉伯甘露糖、重组抗原（38 kD 蛋白、ESAT-6 等）作为抗原，用 ELISA 法检测患者血清中的抗结核抗体，简便易行快速，但敏感性报道差异大，临床诊断价值不确定。

4. 影像学检查　普通 X 线胸片是诊断肺结核十分有用的辅助方法，对了解病变部位、范围、性

质及其演变有帮助。典型 X 线胸片改变有重要诊断参考价值，病灶位于肺上叶尖后段、下叶背段和后基底段，可同时呈现渗出、空洞、增殖、纤维或干酪性病变等，可伴有支气管播散灶；结核球直径多≤3 cm，有卫星病灶和引流支气管征；病变进展慢、吸收慢，往往 1 个月内变化较小。但 X 线胸片诊断肺结核缺乏特异性，尤其病变在非好发部位及形态不典型时更是如此。

胸部 CT 检查有助于微小或隐蔽性肺结核病灶的发现及结节性、空洞性病灶、肺门或纵隔淋巴结肿大、胸腔积液和肺不张的鉴别诊断；耐多药肺结核考虑外科手术时需要比较精确地了解病变累及范围，可考虑胸部 CT 检查。

原发性肺结核主要表现为肺内原发病灶及胸内淋巴结肿大，或单纯胸内淋巴结肿大。

急性血行播散性肺结核表现为两肺分布、大小、密度均匀的粟粒阴影；亚急性或慢性血行播散性肺结核的弥漫病灶多分布于两肺的上中部，大小不一，密度不等，可有融合。

继发性肺结核胸部影像表现多样。轻者主要表现为斑片、结节及索条影，或表现为结核瘤或孤立空洞；重者可表现为大叶性浸润、干酪性肺炎、多发空洞形成和支气管播散等；反复迁延进展者可出现损毁肺组织体积缩小，其内多发纤维厚壁空洞、继发性支气管扩张，或伴有多发钙化等，邻近肺门和纵隔结构牵拉移位，胸廓塌陷，胸膜增厚粘连，其他肺组织出现代偿性肺气肿和新旧不一的支气管播散病灶等。

气管及支气管结核主要表现为气管或支气管壁不规则增厚、管腔狭窄或阻塞，狭窄支气管远端肺组织可出现继发性不张或实变、支气管扩张及其他部位支气管播散病灶等。

干性结核性胸膜炎通常无明显的影像表现；渗出性胸膜炎主要表现为胸腔积液，可为局限在胸腔任何部位的包裹积液，吸收缓慢者常并发胸膜增厚粘连。

5. 纤维支气管镜检查　经纤维支气管镜（简称纤支镜）对支气管或肺内病灶钳取活组织做病理学检查，同时采取病灶部位刷检及冲洗、肺泡灌洗或吸引分泌物，样本用于抗酸染色涂片、分枝杆菌培养或结核杆菌核酸检测，有利于提高肺结核的诊断敏感性和特异性，尤其适用于痰涂片阴性等诊断困难患者。

纤支镜对于支气管结核的诊断和鉴别诊断尤其具有价值。支气管镜检查可直视气管、支气管内病灶情况，观察是否存在气管支气管结核，并判断其类型、部位、范围、严重程度及大致形成原因，了解是否并发所属气道狭窄、闭塞、软化及程度等情况。气管支气管结核在支气管镜下可表现为黏膜充血、水肿、肥厚、糜烂、溃疡、坏死、肉芽肿、瘢痕、管腔狭窄、管腔闭塞、管壁软化及支气管淋巴结瘘等。

☞拓展阅读2-16-10
气管支气管结核诊断和治疗指南（试行）

6. 病理学诊断　通过气管镜、经皮肺病灶穿刺或胸膜活检等方法获得肺结核病灶样本，病理学改变表现为上皮细胞样肉芽肿性炎，光学显微镜下可见大小不等和数量不同的坏死性和非坏死性的肉芽肿。典型的结核病变由融合的上皮样细胞结节组成，中心为干酪样坏死，周边可见朗汉斯巨细胞，外层为淋巴细胞浸润和增生的纤维结缔组织。证明结核性病变需要在病变区找到病原菌。组织病理学通常采用抗酸染色方法，切片染色后常常可以在坏死区中心或坏死区与上皮样肉芽肿交界处查见红染的两端钝圆并稍弯曲的短棒状杆菌；用金胺－罗丹明荧光染色，在荧光显微镜下可见杆菌；进而利用 PCR 技术对石蜡包埋组织进行结核杆菌 DNA 检测，并与其他抗酸杆菌相鉴别。对一些陈旧性结核病变，仅有凝固性坏死和纤维化病变，在抗酸染色未找到结核杆菌的情况下，应用 PCR 对结核杆菌 DNA 进行检测，敏感性和特异性高，对于确定诊断有帮助。

（六）诊断和鉴别诊断

肺结核的诊断是以病原学检查为主，结合流行病史、易感因素、症状体征、胸部影像学、相关辅助检查及鉴别诊断进行综合性分析。以病原学和病理学结果作为确诊依据。

1. 病史和临床表现　轻症肺结核病例可以无症状而仅在胸部 X 线检查时发现，即使出现症状也大多缺乏特异性。老年患者、免疫力低下者或糖尿病患者合并结核病时，往往症状及影像学表现非常不典型，容易漏诊、延误治疗。

凡遇到下列情况者应高度警惕结核病的可能性：反复发作或迁延不愈的咳嗽、咳痰，或呼吸道感染经抗生素治疗 2 ~ 3 周仍没有改善；痰中带血或咯血；长期低热或发热原因不明；听诊闻及肩胛间区有湿啰音或局限性哮鸣音；有结核病诱因或好发因素，尤其是糖尿病、免疫抑制性疾病、接受糖皮质激素或免疫抑制剂治疗者、矽肺患者；有关节疼痛和皮肤结节性红斑、滤泡性结膜炎、角膜炎等变态反应性的表现；有渗出性胸膜炎、肛瘘、长期淋巴结肿大；有家庭开放性肺结核密切接触史的婴儿和儿童。

2. 诊断依据　包括肺结核的诊断、病变是否活动的判断。

（1）肺结核的诊断

1）病原学确诊肺结核：生物标本经涂片镜检、培养鉴定或 WHO 批准的快速诊断试剂检验为阳性者，且具有相应临床和 X 线片表现，或肺组织病理学符合肺结核表现，不论是否已开始结核病治疗。

2）临床诊断肺结核：不符合细菌学诊断标准，但胸部影像与活动性肺结核相符，且伴以下任意一条，有肺结核可疑症状，TST 中度以上阳性，IGRA 阳性，抗结核抗体检查阳性，肺外组织病理为结核病变，支气管镜下符合结核病的改变；并排除其他疾病。

3）疑似肺结核：仅胸部影像学检查显示病变与典型活动性肺结核相符，没有症状及病原学依据，且排除其他疾病。

（2）活动性判定：确定肺结核有无活动性是诊断的一个重要内容，对治疗和管理具有十分重要的意义。

活动性判定应综合临床症状、胸部 X 线片表现和痰菌决定，痰菌和影像学表现是主要依据。痰病原菌检测阳性，肯定属活动性，X 线胸片上表现为渗出性或渗出增殖性病灶、干酪性肺炎、干酪灶伴空洞，都是活动性的征象。

无活动性结核相关临床症状和体征，细菌学检查阴性，影像学检查符合以下一项或多项表现，并排除其他原因所致的肺部影像改变可诊断为非活动性肺结核：钙化病灶；边缘清晰的索条状病灶或硬结性病灶，净化空洞，胸膜增厚、粘连或伴钙化。

肺结核病变多为混合性，在未达到完全性增生或纤维钙化时仍属活动性。在 X 线片上非活动性应是病变达到最大限度的吸收，这需要有旧片对比或经随访观察才能确定。初次影像学不能肯定病灶活动性的病例，可作为活动性未定给予动态观察，如病灶逐渐增多，范围增大，周围出现渗出病变，则提示活动性。

☞ 典型案例（附分析）2-16-2
患者发热伴咳嗽、咳痰 2 周

3. 结核病分类和记录格式　为适应我国结核病防控形势和临床工作的实际，同时参考 WHO 相关文件，2017 年国家卫生和计划生育委员会发布了《结核病分类》行业标准，将结核病分为结核分枝杆菌潜伏感染者、活动性结核病和非活动性结核病三大类。

结核分枝杆菌潜伏感染（latent tuberculosis infection）指机体内感染了结核分枝杆菌，但没有发生临床结核病，没有临床细菌学或者影像学方面活动结核的证据。非活动性结核病无活动性结核相关临床症状、体征及影像学表现等，细菌学检查阴性。

活动性结核病具有结核病相关的临床症状和体

征，结核分枝杆菌病原学、病理学、影像学等检查有活动性结核的证据。活动性结核按照病变部位、病原学检查结果、耐药状况、治疗史分类。

（1）按病变部位分类

1）肺结核：分为原发性肺结核、血行播散性肺结核、继发性肺结核、气管支气管结核和结核性胸膜炎。

2）肺外结核（extrapulmonary tuberculosis）：结核病变发生在肺以外的器官和部位。

（2）按病原学结果分类：①涂片阳性肺结核：涂片抗酸染色阳性；②涂片阴性肺结核：涂片抗酸染色阴性；③培养阳性肺结核：分枝杆菌培养阳性；④培养阴性肺结核：分枝杆菌培养阴性；⑤分子生物学阳性肺结核：结核分枝杆菌核酸检测阳性；⑥未痰检肺结核：患者未接受痰抗酸染色涂片、痰分枝杆菌培养、分子生物学检查。

（3）按耐药状况分类

1）非耐药结核病：结核患者感染的结核分枝杆菌在体外未发现对检测所使用的抗结核药物耐药。

2）耐药结核病：结核患者感染的结核分枝杆菌在体外被证实在1种或多种抗结核药物存在时仍能生长。耐药结核病分为以下5种类型。单耐药结核病，指结核分枝杆菌对1种一线抗结核药物耐药；多耐药结核病，结核分枝杆菌对1种以上的一线抗结核药物耐药，但不包括对异烟肼、利福平同时耐药；耐多药（MDR）结核病，结核分枝杆菌对包括异烟肼、利福平同时耐药在内的2种以上的一线抗结核药物耐药；广泛耐药（XDR）结核病，结核分枝杆菌除对一线抗结核药物异烟肼、利福平同时耐药外，还对二线抗结核药物氟喹诺酮类抗生素中至少1种产生耐药，以及3种注射药物（如卷曲霉素、卡那霉素、丁胺卡那霉素等）中的至少1种耐药；利福平耐药结核病，结核分枝杆菌对利福平耐药，无论对其他抗结核药物是否耐药。

（4）按治疗史分类

1）初治结核病：从未因结核病应用过抗结核药物治疗的患者；或正进行标准化疗方案规则用药而未满疗程的患者；或不规则化疗未满1个月的患者。

2）复治结核病：因结核病不合理或不规则用抗结核药物治疗≥1个月的患者；初治失败和复发患者。

（5）记录格式

1）活动性肺结核：按肺结核类型、病变部位、细菌学检查结果、抗结核药物敏感性试验结果、治疗史等顺序书写；如继发性肺结核，右肺上叶，涂（－），培（＋），利福平耐药，初治。

2）非活动性肺结核：按病变部位、影像学表现顺序书写。如非活动性肺结核，双上肺，钙化病灶（孤立性）。

☞拓展阅读 2-16-11

结核病分类 WS196-2017

☞拓展阅读 2-16-12

肺结核诊断 WS288-2017

4. 鉴别诊断　肺结核的临床和X线表现具有特征性，但非特异性，与很多疾病相似，必须详细采集病史，包括症状及其演变过程、体征，进行合理的实验室及辅助检查，综合分析临床资料；并根据需要选择侵袭性诊断措施，如支气管镜检、病灶穿刺活检等，以获取样本行病原学或病理学检查。肺结核需要与普通细菌性肺炎、肺癌、肺脓肿、支气管扩张症、支气管炎等常见病相鉴别，也需与侵袭性肺部真菌感染、非结核分枝杆菌肺病和其他发热性疾病，如淋巴瘤、血管炎、隐源性机化性肺炎等鉴别。不同类型和X线表现的肺结核需要鉴别的疾病不同。

（1）气管支气管结核的鉴别诊断：可以仅表现为咳嗽，早期胸片可无明显病灶，或表现为局限性肺气肿，临床极易漏诊。老年患者需与慢性支气管炎鉴别，年轻患者与支气管炎或上呼吸道感染鉴别，积极行痰病原学检测，对于高危人群可行胸部

CT 及气管镜检查。

（2）影像呈浸润表现的肺结核鉴别：浸润性肺结核、干酪性肺炎影像学表现为散在、多发斑片结节影或呈叶段分布的肺实变，有咳嗽、发热等症状，应与细菌性肺炎、侵袭性肺部真菌感染等感染性肺疾病相鉴别。细菌性肺炎常急性起病，有全身毒血症状、高热畏寒，多有咳痰，痰呈黄脓、铁锈色或砖红色，多伴血白细胞总数及中性粒细胞比例升高，抗感染治疗病灶可短期内有吸收。侵袭性肺部真菌感染者常有长期应用抗生素、免疫抑制剂史或免疫疾病史，也可发生于免疫功能正常者，全身及呼吸道症状不典型，痰真菌培养阳性，血 G 试验或 GM 试验常呈阳性，隐球菌感染者新型隐球菌荚膜抗原检测阳性，一般抗生素治疗无效，抗真菌药物治疗有效。可通过气管镜支气管肺泡灌洗液病原学检测或肺病灶活检病理学确诊。

（3）肺结核球鉴别：肺结核球表现为边界清晰的结节或肿块，需与周围性肺癌、炎性假瘤和肺错构瘤等相鉴别。肺结核球位于结核好发部位，直径小于 3 cm，可有卫星灶、钙化、长毛刺。周围性肺癌多为孤立病灶，有分叶、短毛刺，无卫星病灶，经皮肺穿刺活检或经支气管镜肺活检病理检查常能确诊。炎性假瘤是一种病因不明的炎性肉芽肿病变，患者多曾有肺部感染史，抗感染治疗后病灶逐渐缩小。肺错构瘤常为孤立病灶，呈爆米花样阴影。

（4）血行播散性肺结核鉴别：血行播散性肺结核表现为双肺弥漫性结节灶，需与结节病、尘肺、弥漫性泛细支气管炎、细支气管肺泡细胞癌、肺含铁血黄素沉着症和肺粟粒性转移癌等疾病相鉴别。结节病是原因不明的全身性肉芽肿疾病，胸内结节病可表现为肺内多发结节，通常缓慢起病，干咳，活动后气促，可有肺外脏器累及的表现，如皮肤结节、淋巴结增大等，结核菌素皮肤试验阴性或弱阳性，血中血管紧张素转化酶（angiotensin converting enzyme，ACE）增高。尘肺患者有职业接触史，发病缓慢，气促逐年缓慢加重，影像学检查见双肺结节密集分布于双肺中内带，周边稀疏不均，结节大小不一，可伴纤维条索。弥漫性泛细支气管炎多缓慢起病，慢性咳嗽、咳痰，活动后气促，伴鼻窦炎是其特征，影像学检查见双肺结节多位于下肺叶，且边缘不清。细支气管肺泡细胞癌无结核中毒症状，大量泡沫样痰是其特征，晚期胸闷、气短明显，病灶多发生于双肺中下肺野，分布不均匀，通过病灶活检或多次痰找脱落细胞可确诊。肺含铁血黄素沉着症表现为反复咳嗽、咯血及缺铁性贫血，病灶常分布于中下肺野，痰或支气管肺泡灌洗液中可见含有含铁血黄素颗粒的巨噬细胞。肺粟粒性转移癌隐秘起病，影像学表现为小圆形结节，多分布于双肺中下肺野周边。

（5）支气管淋巴结结核鉴别：支气管淋巴结结核需与中央型肺癌、淋巴瘤和结节病相鉴别。中央型肺癌患者早期可有刺激性干咳、血痰，无结核中毒症状；小细胞肺癌可表现为原发病灶与肿大的淋巴结融合成大肿块。淋巴瘤可有发热、单侧或双侧肺门淋巴结肿大，伴浅表淋巴结肿大。结节病典型的影像学表现是双侧肺门或纵隔淋巴结肿大，伴或不伴肺结节及肺外脏器累及。以上疾病确诊通常需常规支气管镜或超声内镜取材，并进行病理检查。

（6）肺结核空洞鉴别：肺结核空洞应与癌性空洞、肺脓肿和囊性支气管扩张相鉴别。肺癌性空洞常无感染症状，洞壁多不规则，空洞内可见结节状突起，空洞周围无卫星灶。肺脓肿多急性起病，咳脓性痰，白细胞总数及中性粒细胞计数常增高，抗感染治疗有效；囊性支气管扩张多发生在双肺中下肺野，患者常有咳大量脓痰、咯血病史，薄层 CT 扫描可协助诊断。

（7）结核性胸膜炎鉴别：结核性胸膜炎应与癌性胸腔积液、肺炎旁胸腔积液及各种原因导致的漏出性胸腔积液相鉴别。癌性胸腔积液多表现为胸闷、气促，胸膜间皮瘤常有胸痛，胸腔积液多为血性，胸腔积液肿瘤标志物（癌胚抗原等）增高，胸腔积液肿瘤细胞及胸膜活检，特别是胸腔镜下直视活检病理检查可助诊断。肺炎旁胸腔积液患者有感染史，胸腔积液中性粒细胞数增高，抗感染治疗后胸腔积液多很快吸收。

（8）肺结核与非结核分枝杆菌肺病鉴别：近年来非结核分枝杆菌（NTM）肺病的检出率逐年增高，NTM肺病临床表现与肺结核相似。多继发于支气管扩张症、硅肺和肺结核等慢性肺病。常见的临床症状有咳嗽、咳痰、咯血、发热等，有20%～50%的患者无明显症状。病变多累及上叶的尖段和前段，可表现为炎性病灶及单发或多发薄壁空洞，纤维硬结灶、球形病变及胸膜渗出相对少见。痰抗酸染色涂片检查阳性，需通过分枝杆菌培养菌型鉴别才能诊断NTM肺病。NTM肺病的病理学改变以类上皮细胞肉芽肿多见，区别于肺结核组织的病理学改变是无明显干酪样坏死和呈玻璃样变的胶原纤维增生。

☞拓展阅读2-16-13
非结核分枝杆菌病诊断与治疗专家共识（2012年）

（七）治疗

1. 化学治疗

（1）化疗的基本原则和理论基础：肺结核的治疗目的，一方面是治疗结核病患者，杀灭结核杆菌，消除症状，促使病灶愈合，以及防止耐药性产生和疾病复发；另一方面是迅速控制传染源，减少排菌，切断传播途径，控制并抑制结核病流行。

结核病化学治疗必须遵循早期、联合、规律、适量和全程用药的治疗原则。用药不规则或未完成是化疗失败、疾病复发、继发耐药的最重要原因。为保证治疗原则的有效贯彻，在管理上必须实行督导下化疗。

早期：早期进行抗结核化疗能获得最佳疗效。疾病早期病灶内血供好，肺泡内有炎症细胞浸润和渗出，有利于药物渗透分布；病变早期巨噬细胞活跃，与抗结核药物协同发挥作用；病变早期存在大量繁殖旺盛、代谢活跃的结核杆菌，对抗结核药物敏感，容易被抗结核药物杀灭。

联合：必须联用多种抗结核药物。病灶中存在

不同代谢状态的菌群及自然耐药菌，他们对不同药物的敏感性不同，联合多种不同作用机制的药物，通过交叉的杀菌作用，可杀灭不同代谢状态或敏感性的结核杆菌，发挥协同作用，提高杀菌、灭菌能力，防止产生继发性耐药，提高临床疗效。

规律：严格按照方案规定的给药次数和给药间隔服药，保持稳定的血药浓度，保证治疗成功，防止耐药的产生。

适量：选择合适的药物剂量进行治疗，能发挥最大的杀菌和抑菌作用，同时避免因不良反应而使患者不能耐受。剂量不足易导致治疗失败，或易诱导耐药。

全程：患者应用抗结核药物后，许多症状可在短期内消失，在化疗后的2～3周内，大部分敏感的结核分枝杆菌已被消灭。但此时部分非敏感菌、细胞内菌及持久菌仍然存活，只有坚持用药才能最终杀灭非敏感菌、细胞内结核杆菌及持久菌等，达到减少复发的目的。

（2）抗结核药物

1）抗结核药物的分类：

① 按作用效果和不良反应大小分为两类。一线抗结核药物疗效好且不良反应小，包括异烟肼、利福平、比嗪酰胺、乙胺丁醇和链霉素；其余归为二线抗结核药物。

② 按杀菌作用与抑菌作用分为3类。异烟肼和利福平为全杀菌药物，比嗪酰胺和链霉素为半杀菌药物，其余为抑菌药物。

③ 按作用和功能分为两类。早期杀菌药，如异烟肼；灭菌药，如利福平。

结核菌的代谢状态及其同药物的相互作用是影响化疗的重要因素。对于A群快速繁殖群，异烟肼作用最强，利福平次之。吡嗪酰胺能作用于B群半休眠状态的菌群，有利于最终消灭细胞内静止菌；由于急性炎症伴缺氧以及二氧化碳、乳酸蓄积，pH可降低至5.0～5.5，吡嗪酰胺对这种环境下的细胞外菌也有作用。对C群最为有效的是利福平。抗结核药物对D群不起作用。

2) 常用抗结核药物：

①异烟肼（isoniazid，INH）：具有强杀菌作用，价格低廉且不良反应少，是治疗结核病的基本药物之一。异烟肼作用机制不明，可能是抑制敏感菌分枝菌酸的合成而使细胞壁破裂。它对于胞内和胞外代谢活跃、持续繁殖或近乎静止的结核杆菌都有杀菌、抑菌作用，是全效杀菌药。异烟肼可渗入全身各组织中，容易通过血脑屏障、胸腔积液及干酪样病灶中药物浓度很高。异烟肼耐药性不稳定，即便在耐药情况下仍具有一定的抗结核作用，并可延缓或防止结核杆菌对其他抗结核药物产生耐药性。成人剂量为每天 300 mg 或每天 4～8 mg/kg，一次口服；儿童每天 5～10 mg/kg，每天不超过 300 mg；急性血行播散性肺结核和结核性脑膜炎剂量可以加倍。主要不良反应有周围神经炎、中枢神经系统中毒，采用维生素 B_6 能缓解或消除中毒症状。但维生素 B_6 可影响异烟肼疗效，常规剂量时神经系统不良反应很少，所以无须服用维生素 B_6 预防。肝脏损害与药物的代谢毒性有关，如果转氨酶高于正常值上限 3 倍需停药，通常每月随访一次肝功能，对于肝功能有异常者应增加随访次数，且需要与病毒性肝炎相鉴别。

②利福平（rifampicin，RFP）：对胞内和胞外代谢旺盛、偶尔繁殖的结核杆菌都有杀菌作用，属于利福霉素的半合成衍生物，通过抑制 RNA 聚合酶阻止 RNA 合成，发挥杀菌作用。利福平单独治疗结核病极易诱导耐药。主要在肝脏代谢，经胆道和肠道排泄，仅有 30% 通过肾排泄，肾功能损害一般不需要减量。利福平在组织中浓度高，尿、泪、汗液等体液中可检测到；能穿透干酪样病灶和进入巨噬细胞内，在正常情况下不通过血脑屏障，而脑膜炎症可增加其渗透力。成人剂量，体重 ≤50 kg，每日 450 mg；体重 >50 kg，每日 600 mg，每天 1 次空腹服用。间歇疗法应用高剂量，每天 600～1 200 mg，因易引起过敏反应，一般慎用。主要不良反应有胃肠道不适、肝功能损害、转氨酶升高、黄疸及皮疹和发热等。易产生过敏反应，如发热、流感样症状、剥脱性皮炎、溶血、紫癜、进行性肾衰竭等，一旦发生应予以停药。

③吡嗪酰胺（pyrazinamide，PZA）：是烟酰胺的衍生物，与其他抗结核药物之间无交叉耐药性。吡嗪酰胺能杀灭巨噬细胞内，尤其酸性环境中的结核杆菌。胃肠道吸收好，全身各部位均可到达，包括中枢神经系统，经肾脏排泄。早期服用吡嗪酰胺 2 个月能减少利福平耐药，并将疗程缩短至 6 个月，主要用于与异烟肼、利福平联合的短程化疗强化期。成人每日 1.5 g，儿童 30～40 mg/kg。不良反应有转氨酶升高、肝大；高尿酸血症，导致痛风发作；胃肠道症状；过敏反应，偶见发热或皮疹，重症者可出现黄疸。

④链霉素（streptomycin，SM）：通过抑制蛋白质合成来杀灭结核杆菌，对于空洞内胞外结核杆菌作用强，碱性环境下作用增强。链霉素具有很强的组织穿透力，但仅在脑膜炎时才能透入血脑屏障。单用链霉素迅速产生耐药，且耐药稳定性强。主要不良反应是不可逆的前庭蜗神经损害，共济失调、眩晕、耳鸣、耳聋等不良反应与其他氨基糖苷类相似，可引起肾脏毒性反应，过敏反应少见于成人。一般肌内注射。成人每日 0.75 g，或隔日 0.75～1.0 g 肌内注射；儿童每日 20～30 mg/kg 肌内注射。50 岁以上或肾功能减退者可用 0.5～0.75 g 分 1～2 次肌内注射。老年人减量，儿童慎用，孕妇禁用。

⑤乙胺丁醇（ethambutol，EMB）：通过抑制结核杆菌 RNA 合成发挥抗菌作用，为抑菌药，仅对生长繁殖期结核杆菌有作用，在 pH 中性环境中作用最强，与其他抗结核药无交叉耐药性，且延缓其他药物产生耐药。成人与儿童剂量都是每天 15～25 mg/kg，可以与异烟肼、利福平同时一次顿服。常见不良反应有球后视神经炎、过敏反应、药物性皮疹、皮肤黏膜损伤等。球后视神经炎可用大剂量维生素 B_1 和血管扩张药物治疗，必要时可采用烟酰胺球后注射治疗，大多能在 6 个月内恢复。

⑥其他：抗结核作用相对较弱且毒性较

强，或可及性差（如价格贵）的药物为二线抗结核药，在耐多药结核病、对一线抗结核药不耐受等特殊情况下选用，包括利福布汀（rifabutin）和利福喷丁（rifapentine）、对氨基水杨酸（para-aminosalicylic acid，PAS）、阿米卡星（amikacin）、卡那霉素（kanamycin）和卷曲霉素（capromycin）、乙硫异烟胺（ethionamide）、环丝氨酸（cycloserine）、氧氟沙星（ofloxacin）、左氧氟沙星（levofloxacin）和莫西沙星（moxifloxacin）、氯法齐明（clofazimine）、利奈唑胺（linezolid）、贝达喹啉（bedaquiline）、亚胺培南（imipenem）等。

氧氟沙星、左氧氟沙星和莫西沙星等氟喹诺酮类药物通过与结核杆菌的 DNA 旋转酶（拓扑异构酶Ⅱ）结合而发挥抗菌活性，早期杀菌活性（early bactericidal activity，EBA）与异烟肼、利福平相仿，与一线抗结核药有协同作用，已成为治疗耐多药结核病的重要药物，或不能耐受一线抗结核治疗的替代方案。

贝达喹啉是继利福平后第一个新型抗结核药，通过抑制结核分枝杆菌的 ATP 合成发挥抗菌杀菌作用。用于治疗耐多药结核病，应与其他药物联合应用。该药的常见不良反应包括恶心、关节疼痛和头痛，可 QT 间期延长，有导致严重心律失常的风险。

3）标准化治疗方案：

① 初治肺结核：包括肺外结核，原则上采用短程化疗的方案，疗程不少于 6 个月，方案中吡嗪酰胺至少使用 2 个月，利福平必须贯穿全程。常用方案为异烟肼、利福平、吡嗪酰胺和乙胺丁醇（或链霉素）四药联合强化期治疗 2 个月，巩固期以异烟肼和利福平治疗。有条件的地区及有结核患者密切接触史的患者，治疗前需做痰结核杆菌培养、菌种鉴定及药物敏感性测试，作为正确选择用药和制订、调整化疗方案的依据。如强化期治疗 2 个月，痰涂片抗酸杆菌仍阳性，继续强化治疗 1 个月。由于间歇疗法的依从性差，容易导致耐药结核的发生，所以一般不建议使用。

② 复治，有下列情况之一者为复治：初次治疗失败的患者；规则用药满疗程后，痰菌又转阳的患者；不规则化疗超过 1 个月的患者；慢性排菌患者。获得性耐药是复治中的难题，所有复治患者用药前都要做痰结核杆菌培养、鉴定及药敏测定，以确定是否存在耐药及耐药种类，才能制订个体化的抗结核方案。推荐强化期五药联合，巩固期三药的联合方案，强化期能够至少有两个依然有效的药物，疗程 9～12 个月。

③ 耐多药结核病的治疗。耐多药结核病的流行和传播是当前结核病防治领域面临的主要挑战之一，影响结核病控制工作的效果。治疗有赖于通过药敏测定筛选敏感药物。治疗强化期至少要应用 4 种有效或可能有效的二线药物（包括一种注射剂）和吡嗪酰胺，至少维持 8 个月的强化期，或痰培养转阴后 4 个月；初治患者应至少有 20 个月的全部疗程或痰培养转阴后 12 个月。WHO 最新给出的建议为左氧氟沙星（或莫西沙星）、贝达喹啉、利奈唑胺、氯法齐明和环丝氨酸的五药联合基本方案。

2. 手术治疗　在现代肺结核防治中，大部分肺结核可以通过抗结核药物治疗而痊愈，施行外科手术的肺结核已明显减少，但仍有部分病例因耐药性而内科不易治愈，或多种原因造成病灶不可逆转和并发症等情况，需要通过外科手术治疗。如经过规则的强有力化疗 9～12 个月痰菌仍然阳性的干酪样病灶或空洞；含有耐药菌的空洞性病灶；支气管结核伴远端肺不张或肺脓肿症；结核性脓胸或伴支气管胸膜瘘；不能控制的大咯血等。结核病是一种全身性的疾病，手术治疗只是综合治疗中的一种方法，因此术前需充分抗结核治疗，并对手术效果风险程度及康复等方面全面衡量，手术前后全身的综合治疗至关重要。

3. 症状治疗

（1）发热：随着有效抗结核治疗，肺结核患者的发热大多在 1 周内消退，少数发热不退者可应用小剂量非甾体抗炎药，急性血行播散性肺结核和渗出性结核性胸膜炎伴有高热等严重毒血症状或持续高热，糖皮质激素可能有助于改善症状，亦可促进渗出吸收，减少粘连，但必须在充分有效抗结核药物保护下早期应用，疗程 1 个月左右即应逐步撤停。

类赫氏反应导致的发热发生在抗结核治疗早期 3~4 周，是一种变态反应。由于短期内杀死大量结核杆菌，释放的游离菌体成分和蛋白抗原引发迟发型超敏反应。患者临床症状改善，痰菌转阴，但影像学结核病灶增大、增多，还可出现胸膜炎，原有发热，经化疗热退后又复升。临床排除药物热、继发感染等其他原因发热后，应继续原抗结核方案，并给予糖皮质激素治疗，控制变态反应，缓解症状。

（2）大咯血：是肺结核患者的严重并发症之一，应特别警惕并尽早发现窒息先兆征象，如咯血过程突然中断，出现吸气困难、发绀、烦躁、精神极度紧张或口中有血块等。抢救窒息的关键措施是保持气道通畅，通过体位引流排出血块，必要时建立人工气道。止血药物可以应用垂体后叶素。对于药物难以控制而肺结核病变本身具备手术指征且心肺功能可胜任者，手术治疗可以显著降低大咯血病死率。对于不能耐受手术和病变不适宜手术的大咯血，可选择支气管动脉栓塞止血。

（八）预防

结核病防控的总目标是通过阻止结核杆菌的传播和耐药性的出现来消除结核病，措施包括高危人群的筛查、早期诊断、所有患者的规范治疗、控制传染源、潜伏结核感染的治疗、卡介苗接种和结核病教育培训等诸多环节，是社会系统工程。

控制传染源是结核病防控的根本，以确保其周围人群在其传染窗口期不与之发生接触。治愈传染源，早期诊断，规范治疗。DOTS 是当今降低和防止结核杆菌感染、结核病死亡，控制耐多药结核病最有效、最可能实施的战略，其核心是规范全程治疗，目标是有效地治疗患者，大幅度降低传染源密度，从而有效降低感染率和减少发病，防治结合，寓预防于治疗。

切断传播途径。教育患者最初治疗数周内少外出、少接触外人、居家多开窗通风，咳嗽时用手或手帕等掩等。

接种卡介苗。机体接触活菌后才能建立特异性免疫。卡介苗是一种减毒、牛型结核杆菌活菌疫苗，接种后诱导机体产生与结核杆菌原发感染相同的细胞反应，同时获得对结核杆菌的免疫力。目前比较普遍的看法是卡介苗尚不足以预防感染，但可以显著降低儿童发病及其严重性，特别是结核性脑膜炎等严重结核病减少，并可降低此后内源性恶化的可能性。大部分结核高发地区将卡介苗列入儿童扩大免疫计划，我国规定新生儿出生时即接种卡介苗，每隔 5 年左右对结核菌素皮肤试验转阴的未成年人实施补种，直至 15 岁。

治疗潜伏结核感染（化学预防）。任何年龄结核菌素皮肤试验阴转阳者，第一年发病率是 3.3%，五年内为 5%~15%。WHO 建议对以下人群进行潜伏结核感染的筛查，诊断为潜伏感染者，进行化学预防：人类免疫缺陷病毒感染者、开放性肺结核接触者、接受抗肿瘤坏死因子治疗者、接受透析的患者、准备器官或血液移植的患者、硅肺患者。推荐的方案是：6 个月或 9 个月的异烟肼；每周 2 次利福喷丁联合异烟肼，共 3 个月；3~4 个月异烟肼联合利福平；3~4 个月利福平。潜伏感染的治疗需权衡利弊，同时评估肝损伤风险。

（程齐俭）

第四节 肺 脓 肿

（一）概述

肺脓肿（lung abscess）是由于多种病因所引起的肺组织化脓性病变，早期为化脓性炎症，继而肺组织坏死而形成脓腔。肺脓肿通常多为厌氧菌、金黄色葡萄球菌、肺炎克雷伯菌、铜绿假单胞菌等一些化脓性细菌感染所致。临床特征为高热、咳嗽和咳大量脓臭痰。胸部 X 线检查显示一个或多发的含气液平的空洞。可分为原发性肺脓肿和继发性肺脓肿，前者多与吸入有关，好发于肺下叶背段及上叶后段，右侧比左侧更为常见，亦称吸入性肺脓肿；继发性肺脓肿以败血症引起的血源性肺脓肿较多见，也可来源于邻近脏器的直接侵入，如阿米巴肝脓肿或膈下脓肿可侵入肺部，引起肺脓肿。病程超过 3 个月，迁延不愈者为慢性肺脓肿。本病多发生于壮年，男多于女。肺脓肿早期须积极彻底治疗，一般预后良好。自抗生素广泛应用以来，肺脓肿的发生率已大为减少。

（二）病因和发病机制

肺脓肿通常是由多种微生物引起的感染。肺脓肿重点考虑细菌性病因，尤其是定植于口腔的专性厌氧菌和兼性厌氧菌，鉴别诊断中应考虑到金黄色葡萄球菌、肺炎克雷伯菌和许多其他病原体。在免疫功能受损的宿主中，肺脓肿最常见的病因是铜绿假单胞菌和其他需氧革兰氏阴性杆菌、诺卡菌，以及真菌（曲霉和隐球菌）。其他多种微生物也能使免疫功能受损的宿主发生肺脓肿，如毛霉菌、马红球菌、结核分枝杆菌和非结核分枝杆菌。

肺脓肿的病原体大多来自鼻咽部及口腔的定植菌，包括需氧、厌氧和兼性厌氧菌。90% 的肺脓肿患者合并有厌氧菌感染，毒力较强的厌氧菌在部分患者中可单独致病。常见的其他病原体包括金黄色葡萄球菌、肺炎链球菌、肺炎克雷伯菌和铜绿假单胞菌，此外，大肠埃希菌和流感嗜血杆菌也可引起坏死性肺炎，继而发生肺脓肿。

肺脓肿中的厌氧菌一般来自齿龈，并且常与齿龈疾病有关，如牙龈炎或牙周炎。厌氧菌是一类在低氧或无氧条件下生长而不能在空气（18% 氧气）和（或）10% 二氧化碳浓度下的固体培养基表面生长的细菌。这类细菌缺乏完整的代谢酶体系，其能量代谢以无氧发酵的方式进行。按其对氧耐受程度的不同，可分为专性厌氧菌、微需氧厌氧菌和兼性厌氧菌。厌氧菌是人体正常菌群的组成部分，广泛存在于人体皮肤和腔道的深部黏膜

表面，在组织缺血、坏死或者需氧菌感染的情况下，导致局部组织的氧浓度降低，从而发生厌氧菌感染。上呼吸道（包括口腔、鼻道、口咽和鼻咽）寄居着复杂的菌群，虽然在解剖上连续，但不同部位的菌群各异。上呼吸道中最常见厌氧菌为拟杆菌属（*Bacteroides*）中的某些种类、梭杆菌属（*Fusobacterium*）、普雷沃菌属（*Prevotella*）中的产黑素普雷沃菌、口普雷沃菌和消化链球菌属（*Peptostreptococcus*），这些菌群通常会引起口腔感染和肺部厌氧感染。

肺脓肿亦可由其他多种病原体感染所致，但通常较厌氧菌少见，或为混合感染。最常见的非厌氧菌可能是咽峡炎链球菌（*Streptococcus anginosus*）和其他兼性厌氧链球菌。其他可引起单一微生物感染性肺脓肿的细菌包括：金黄色葡萄球菌、肺炎克雷伯菌、其他革兰氏阴性杆菌、化脓性链球菌（*Streptococcus pyogenes*）、类鼻疽伯克霍尔德菌（*Burkholderia pseudomallei*）、B 型流感嗜血杆菌（*Haemophilus influenzae*）、军团菌、诺卡菌（*Nocardia*）和放线菌（*Actinomyces*）。

肺脓肿可有以下 3 种分类方式：①根据病程长短，肺脓肿可分为急性肺脓肿和慢性肺脓肿，症状持续超过 1 个月、病程超过 3 个月迁延不愈者为慢性肺脓肿。②根据病因及致病微生物进行分类，如假单胞菌肺脓肿、厌氧菌肺脓肿或曲霉菌肺脓肿等。③根据感染途径、发病机制可分为吸入性肺脓肿、继发性肺脓肿和血源性肺脓肿。易发生误吸者或既往健康者的肺脓肿通常属于吸入性肺脓肿，亦称为原发性肺脓肿；而继发性肺脓肿和血源性肺脓肿通常发生于伴有皮肤软组织感染、支气管源性肿瘤的患者或有全身疾病的免疫抑制患者，如人类免疫缺陷病毒感染或器官移植患者。

1. 吸入性肺脓肿　多数肺脓肿都是吸入性肺炎的并发症，由正常存在于齿龈缝中的厌氧菌导致。病原体经口、鼻、咽腔吸入致病。正常情况下，吸入物经气道黏液纤毛运载系统、咳嗽反射和肺巨噬细胞可迅速被清除。但当有意识障碍如在麻

醉、醉酒、药物滥用、癫痫、脑血管意外、吞咽困难时，或由于受寒、极度疲劳等诱因，全身免疫力与气道防御清除功能降低，吸入的病原菌可致病。此外，还可由于鼻窦炎、牙槽脓肿等脓性分泌物被吸入致病。首先发生吸入性肺炎，病情进一步加重，在 7～14 日后进展为组织坏死，从而可导致肺脓肿和（或）脓胸，后者可因支气管胸膜瘘或感染直接蔓延至胸膜腔而发生。

吸入性肺脓肿常为单发，其部位与支气管解剖和体位有关。由于右主支气管较陡直，且管径较粗大，吸入物易进入右肺。仰卧位时，好发于上叶后段或下叶背段；坐位时好发于下叶后基底段；右侧卧位时，则好发于右上叶前段或后段。病原体多为厌氧菌。

2. 继发性肺脓肿　某些细菌性肺炎，如金黄色葡萄球菌、铜绿假单胞菌和肺炎克雷伯菌肺炎等，以及支气管扩张症、支气管囊肿、支气管癌、肺结核空洞等继发感染可导致继发性肺脓肿。支气管异物阻塞也是导致肺脓肿，特别是小儿肺脓肿的重要因素。肺部邻近器官化脓性病变，如膈下脓肿、肾周围脓肿、脊柱脓肿或食管穿孔等波及肺也可引起肺脓肿。阿米巴肝脓肿好发于肝右叶顶部，易穿破膈肌至右肺下叶，形成阿米巴肺脓肿。在 Lemierre 综合征（颈内静脉化脓性血栓性静脉炎）患者中，肺脓肿具有独特的形成机制，通常由起始于咽部的扁桃体脓肿或扁桃体周围脓肿扩散到颈部间隙和颈动脉鞘，当血管受累时发生坏死梭杆菌（*Fusobacterium necrophorum*）等引起的菌血症，以及脓毒性栓子进入肺部引起的肺脓肿。

3. 血源性肺脓肿　因皮肤外伤感染、疖、痈、中耳炎或骨髓炎等所致的菌血症，菌栓经血行播散到肺，引起小血管栓塞、炎症和坏死而形成肺脓肿。静脉吸毒者如有右心细菌性心内膜炎，三尖瓣赘生物脱落阻塞肺小血管形成肺脓肿，常为两肺外叶的多发性脓肿，是静脉注射毒品并发心内膜炎的常见特征。致病菌以金黄色葡萄球菌、表皮葡萄球菌及链球菌为常见。

（三）病理

感染物阻塞细支气管，小血管炎性栓塞，致病菌繁殖引起肺组织化脓性炎症、坏死，形成肺脓肿，继而坏死组织液化破溃到支气管，脓液部分排出，形成有气液平面的脓腔，空洞壁表面常见残留坏死组织。病变有向周围扩展的倾向，甚至超越叶间裂波及邻近的肺段。若脓肿靠近胸膜，可发生局限性纤维蛋白性胸膜炎，发生胸膜粘连；如为张力性脓肿，破溃到胸膜腔，则可形成脓胸、脓气胸或支气管胸膜瘘。肺脓肿可完全吸收或仅剩少量纤维瘢痕。如急性肺脓肿治疗不彻底，或支气管引流不畅，导致大量坏死组织残留脓腔，炎症迁延 3 个月以上则称为慢性肺脓肿。脓腔壁成纤维细胞增生，肉芽组织使脓腔壁增厚，并可累及周围细支气管，致其变形或扩张。

（四）临床表现

1. 症状　吸入性肺脓肿患者多有齿、口、咽喉的感染灶，或手术、醉酒、劳累、受凉和脑血管病等病史。急性起病，畏寒、高热，体温达 39～40℃，伴有咳嗽、咳黏液痰或黏液脓性痰。炎症累及壁层胸膜可引起胸痛，且与呼吸有关。病变范围大时可出现气促。此外还有精神不振、全身乏力、食欲减退等全身中毒症状。如感染不能及时控制，可于发病的 10～14 天突然咳出大量脓臭痰及坏死组织，每日可达 300～500 mL，静置后可分成 3 层。约有 1/3 患者有不同程度的咯血，偶有中、大量咯血而突然窒息致死。一般在咳出大量脓痰后，体温明显下降，全身毒性症状随之减轻，数周内一般情况逐渐恢复正常。肺脓肿破溃到胸膜腔，可出现突发性胸痛、气急，出现脓气胸。部分患者缓慢发病，仅有一般的呼吸道感染症状。

血源性肺脓肿多先有原发病灶引起的畏寒、高热等全身脓毒症的表现。经数日或数周后才出现咳嗽、咳痰，痰量不多，极少咯血。

慢性肺脓肿患者常有咳嗽、咳脓痰、反复发热和咯血，持续数周到数月。可有贫血、消瘦等慢性中毒症状。

2. 体征　肺部体征与肺脓肿的大小和部位有关。初起时肺部可无阳性体征，或患侧可闻及湿啰音；随着病变继续发展，可出现肺实变体征，可闻及支气管呼吸音；肺脓腔增大时，可出现鼓音或空瓮音；病变累及胸膜时，可闻及胸膜摩擦音或呈现胸腔积液体征。血源性肺脓肿大多无阳性体征。慢性肺脓肿常有杵状指（趾）。

（五）辅助检查

急性肺脓肿血白细胞总数达（20～30）× 10^9/L，中性粒细胞占 90% 以上，核明显左移，常有毒性颗粒。血 C 反应蛋白及降钙素原明显增高，血沉增快。慢性肺脓肿患者的血白细胞可稍升高或正常，红细胞和血红蛋白减少，血白蛋白降低。

1. 微生物学检查　痰涂片革兰氏染色，痰、胸腔积液和血培养包括需氧和厌氧培养，以及抗菌药物敏感试验，有助于确定病原体和选择有效的抗菌药物。尤其是胸腔积液和血培养阳性对病原体的诊断价值更大。

应对痰液样本进行评估，寻找有无恶臭的证据，若有恶臭的痰液或脓性胸腔积液，则可证实厌氧菌感染。痰液样本应常规行革兰氏染色和针对厌氧菌的培养，采样最好是在抗生素治疗开始前。大部分呼吸道样本（痰液或支气管镜抽吸物）会被上呼吸道菌群污染，因此不适合厌氧培养。但脓性胸腔积液样本适合革兰氏染色、厌氧培养和需氧培养。另可采用经气管抽吸、经胸壁细针抽吸、胸腔积液培养或血液培养获取无污染样本；在厌氧菌引起肺脓肿的患者中，血培养极少呈厌氧菌阳性。亦可采用经支气管镜抽吸或行支气管肺泡灌洗获取样本。

除经典的微生物检测方法外，可对各种样本采用二代测序（NGS），快速获得病原学诊断。

2. 胸部 X 线检查　早期的炎症在胸部 X 线检查中表现为大片浓密模糊浸润阴影，边缘不清，或为团片状浓密阴影，分布在一个或数个肺段。在肺组织坏死、肺脓肿形成后，脓液经支气管排出，脓腔出现圆形透亮区及气液平面，其四周被浓密炎症浸润所环绕。脓腔内壁光整或略有不规则。经脓液引流和抗菌药物治疗后，肺脓肿周围炎症先吸收，逐渐缩小至脓腔消失，最后仅残留纤维条索阴影。慢性肺脓肿脓腔壁增厚，内壁不规则，有时呈多房性，周围有纤维组织增生及邻近胸膜增厚，肺叶收缩，纵隔可向患侧移位。并发脓胸时，患侧胸部呈大片浓密阴影。若伴发气胸，可见气液平面。结合侧位 X 线检查可明确肺脓肿的部位及范围大小。

血源性肺脓肿的病灶分布在一侧或两侧，呈散在局限炎症，或边缘整齐的球形病灶，中央有小脓腔和气液平面。炎症吸收后，亦可能有局灶性纤维化或小气囊后遗阴影。

CT 则能更准确地定位及区别肺脓肿和有气液平的局限性脓胸，可发现体积较小的脓肿和葡萄球菌肺炎引起的肺气囊，并有助于做体位引流和外科手术治疗。

3. 纤维支气管镜检查　有助于明确病因和病原学诊断，并可用于治疗。如有气道内异物，可取出异物使气道引流通畅。疑为肿瘤阻塞，则可取病理标本。还可取痰液标本行需氧和厌氧菌培养。可经纤维支气管镜插入导管，尽量接近或进入脓腔，吸引脓液、冲洗支气管及注入抗菌药物，以提高疗效与缩短病程。

（六）诊断和鉴别诊断

1. 诊断　对有口腔手术、昏迷、呕吐或异物吸入后突发畏寒、高热、咳嗽和咳大量脓臭痰等病史的患者，其血白细胞总数及中性粒细胞显著增高，胸部影像学检查示浓密的炎性阴影中有空腔、气液平面，做出急性肺脓肿的诊断并不困难。有皮肤创伤感染、疖、痈等化脓性病灶，或静脉吸毒者患心内膜炎，出现发热不退、咳嗽、咳痰等症状，X 线胸片示两肺多发性肺脓肿，可诊断为血源性肺脓肿。痰、血培养，包括厌氧菌培养及抗菌药物敏感试验，对明确病因诊断和抗菌药物的选用有重要价值。肺脓肿病原学诊断决定进一步的抗感染治疗方案。

（1）厌氧菌感染：患者常有口腔牙龈疾病，伴有意识水平降低或导致吞咽困难的疾病史，大部分患者有恶臭或发酸的脓痰，X 线胸片通常显示肺部浸润和空洞，好发于卧位时处在重力依赖区的肺段，如肺下叶上段或肺上叶后段。

（2）金黄色葡萄球菌感染：通常为青壮年或青少年流感患者中的暴发性疾病。致病菌株常为具有杀白细胞素的社区获得性耐甲氧西林金黄色葡萄球菌（MRSA）。这类患者的病程常呈暴发性，表现为感染性休克、中性粒细胞减少、肺部坏死。静脉吸毒者的肺脓肿病原体通常为金黄色葡萄球菌感染。

（3）肺炎克雷伯菌感染：肺炎克雷伯菌肺脓肿的病程进展较快，表现为组织坏死、菌血症高发及抗生素起效慢等特点。

（4）其他病原体：其他多种细菌及病原微生物亦可引起肺脓肿。虽然大多数肺脓肿由专性厌氧菌引起，但具有基础疾病及免疫功能受损的肺脓肿患者，其病原学多种多样，如曲霉、毛霉、诺卡菌及其他细菌。

2. 鉴别诊断　肺脓肿应与下列疾病相鉴别。

（1）细菌性肺炎：早期肺脓肿与细菌性肺炎在症状和 X 线胸片上表现很相似，但常见的肺炎链球菌肺炎多伴有口唇疱疹、铁锈色痰而无大量脓臭痰，X 线胸片示肺叶或段性实变或呈片状淡薄炎症病变，边缘模糊不清，没有空洞形成。当用抗菌药物治疗后仍高热不退，咳嗽、咳痰加剧并咳出大量脓痰时应考虑为肺脓肿。

（2）空洞性肺结核继发感染：空洞性肺结核是一种慢性病，起病缓慢，病程长，可有长期咳嗽、午后低热、乏力、盗汗、食欲减退或有反复咯血。X 线胸片显示空洞壁较厚，一般无气液平面，空洞周围炎性病变较少，常伴有条索、斑点及结节状病灶，或肺内其他部位的结核播散灶，痰中可找到结核分枝杆菌。当合并肺部感染时，可出现急性感染症状和咳大量脓臭痰，且由于化脓性细菌大量繁殖，痰中难以找到结核杆菌，此时要详细询问病史。如一时不能鉴别，可按急性肺脓肿治疗，控制急性感染后，胸片可显示纤维空洞及周围多形性的结核病变，痰结核分枝杆菌可转为阳性。

（3）支气管肺癌：支气管肺癌阻塞支气管常引起远端肺化脓性感染，但形成肺脓肿的病程相对较长，存在逐渐阻塞的过程，因此毒性症状多不明显，脓痰量亦较少。阻塞性感染由于支气管引流不畅，抗菌药物效果不佳。因此对 40 岁以上出现肺同一部位反复感染，且抗菌药物疗效差的患者，要考虑支气管肺癌引起阻塞性肺炎的可能，可送痰液找癌细胞和纤维支气管镜检查，以明确诊断。肺鳞癌也可发生坏死液化，形成空洞，但一般无毒性或急性感染症状，X 线胸片示空洞壁较厚，多呈偏心空洞，残留的肿瘤组织使内壁凹凸不平，空洞周围有少许炎症浸润，肺门淋巴结可有肿大，故不难与肺脓肿区分。

（4）肺囊肿继发感染：肺囊肿继发感染时，囊肿内可见气液平，周围炎症反应轻，无明显中毒症状和脓痰。

如有以往的 X 线胸片作对照，更容易鉴别。

（七）治疗

治疗原则是抗菌药物治疗和脓液引流。

1. 抗菌药物治疗

（1）经验性抗感染治疗：由于肺脓肿患者难以获得适合厌氧培养的样本，且厌氧培养耗时较长，以及厌氧菌药敏试验很少实施，而且厌氧菌的药敏特性通常可以预测，因此肺脓肿的抗生素治疗几乎都是经验性治疗。

经验性抗感染治疗应该选择能同时覆盖专性厌氧菌和兼性厌氧链球菌且肺组织药物浓度高的药物。吸入性肺脓肿多为厌氧菌感染，对青霉素敏感者，可选择青霉素治疗，根据病情严重程度决定治疗剂量，轻度者 120 万 ~ 240 万 U/d，病情严重者可用 1 000 万 U/d 分次静脉滴注，以提高坏死组织中的药物浓度。

但目前产 β- 内酰胺酶的厌氧菌明显升高，高达 40% 的梭杆菌和 60% 的拟杆菌（脆弱拟杆菌除外）都可产生青霉素酶。和肺脓肿有关的产 β- 内酰胺酶厌氧菌包括解脲拟杆菌、梭杆菌和其他菌类。可选药物包括 β- 内酰胺类 /β- 内酰胺酶抑制剂复合剂（如氨苄西林／舒巴坦，静脉给药，一次 3 g，每 6 h 1 次），或亚胺培南、美罗培南等。

克林霉素（先静脉给药，一次 600 mg，每 8 h 1 次，序贯口服，一次 150 ~ 300 mg，一日 4 次）曾经作为肺部厌氧菌感染的标准治疗药物，但易引起艰难梭菌感染，需引起注意。β- 内酰胺类药物过敏的患者仍可选择克林霉素。

甲硝唑单药治疗厌氧菌肺脓肿失败率约为 50%。最有可能的原因是患者同时存在兼性厌氧链球菌或为混合感染。因此不能选用甲硝唑单药治疗肺脓肿。

（2）靶向性抗感染治疗：根据实验室细菌学检测及药敏结果选择同时覆盖检出病原体的抗生素。若从肺脓肿患者的高质量痰液样本中检出链球菌，应选择覆盖厌氧菌和链球菌混合感染的抗菌药物。痰液有恶臭时可能存在厌氧菌感染，因此抗生素治疗方案要同时覆盖分离出的病原体和厌氧菌。应根据体外药敏试验结果来选择抗需氧革兰氏阴性杆菌（如肺炎克雷伯菌）的抗生素。

对于甲氧西林敏感性金黄色葡萄球菌，首选药物是头孢唑啉（静脉给药，一次 2 g，每 8 h 1 次）、或苯唑西林（静脉给药，一次 2 g，每 6 h 1 次）。对于 MRSA，建议首选利奈唑胺（静脉给药，一次 600 mg，每 12 h 1 次），患者无发热且稳定时改为利奈唑胺口服。利奈唑胺的主要替代药物是万古霉素（静脉给药，一次 15 mg/kg，每 12 h 1 次，调整剂量使血药浓度维持在 15 ~ 20 μg/mL，并根据肾功能进行调整），亦可选择替考拉宁、头孢洛林、复方磺胺甲噁唑或特拉万星。

如为阿米巴感染，则用甲硝唑治疗。

（3）抗感染治疗疗程和静脉序贯口服治疗：肺脓肿治疗的持续时间尚有争议。通常建议抗菌药物疗程 8 ~ 12 周，直至 X 线胸片脓腔和炎症消失，或仅有少量的残留纤维化。但目前有学者认为将 3 周作为一个标准疗程，并根据疗效来调整疗程，连续应用抗生素治疗直至 X 线胸片示病灶消失或残留稳定的小病灶。大部分治疗采用住院静脉治疗后序贯门诊口服方案完成。选用哪种口服方案取决于引起感染的病原体。

2. 脓液引流 是提高疗效的有效措施。痰黏稠不易咳出者可用祛痰药或雾化吸入生理盐水、祛痰药或支气管舒张剂以利痰液引流。身体状况较好者可采取体位引流排痰，引流的体位应使脓肿处于最高位，每日 2 ~ 3 次，每次 10 ~ 15 min。经皮引流或内镜下冲洗引流也是引流的有效方法。经皮引流需特别小心，以防沾染胸膜腔。支气管镜可在早期实施，尤其是取得病原学检测样本及鉴别其他潜在疾病，亦可用来协助引流，但需避免肺脓肿内容物溢入其他正常肺组织或气道内。文献报道经硬管支气管镜引流并未改变病死率，表明肺脓肿和大多数其他类型的脓肿不同，影响学上见气液平面的脓肿可自发经支气管引流，而无须辅助引流。

3. 手术治疗 单纯肺脓肿患者极少需要手术。手术指征通常包括：①肺脓肿病程超过 3 个月，经内科治疗脓腔不缩小，或脓腔过大（5 cm 以上）估计不易闭合者；②大咯血经内科治疗无效或危及生命；③伴有支气管胸膜瘘或脓胸经抽吸、引流和冲洗疗效不佳者；④肺癌阻塞支气管所致肺脓肿。对病情重不能耐受手术者，可经胸壁插入导管到脓腔进行引流。术前应评价患者一般情况和肺功能。通常使用肺叶切除术或全肺切除术。

（八）预后和预防

在抗生素治疗时代前，约 1/3 肺脓肿患者康复，1/3 患者死亡，其余患者发展为复发性脓肿、慢性脓胸、支气管扩张症或其他后遗症，严重影响日常活动能力。抗生素治疗后，其预后已大为改观。

决定肺脓肿预后的因素是宿主免疫状态及伴随疾病。原发性肺脓肿患者（包括酗酒者和静脉药瘾者）一般疗效良好，抗生素治疗的治愈率可达 90% ~ 95%。患者存在基础疾病（如免疫功能受损患者）或伴有支气管阻塞时，其病死率高达 75%。铜绿假单胞菌、金黄色葡萄球菌和肺炎克雷伯菌感染引起的肺脓肿病死率较高。

抗感染治疗起效延迟时应重点考虑以下因素：①妨碍治疗起效的相关疾病，如异物或肿瘤引起的阻塞；②病原微生物判断错误，导致真正的致病细菌、分枝杆菌或真菌未受到怀疑和治疗；③治疗时间可能特别长的巨大脓腔（通常直径 > 6 cm），或必须进行引流的脓胸；④持续性发热的其他原因，如药物热或假膜性结肠炎。

预防肺脓肿的发生在于重视口腔卫生清洁，积极去除和治疗口腔、鼻腔、咽腔的慢性感染源，如龋齿、化脓性扁桃体炎、鼻窦炎、牙龈脓肿等，避免过量使用镇静剂、催眠药、麻醉药及酗酒。对上呼吸道手术及昏迷、全身麻醉者应加强护理，注意清除口腔和上呼吸道血块和分泌物，鼓励患者咳嗽，及时排出呼吸道异物，保持呼吸道引流通畅；积极预防肺部感染，发生肺炎时应及时采取有效的抗菌药物治疗。

（张杏怡）

数字课程学习

⬇ 教学PPT　　　✎ 自测题

第十七章
肺血管性疾病

关键词

肺动脉高压　　　　动脉型肺动脉高压　　　　肺源性心脏病

肺血栓栓塞症　　　　静脉血栓栓塞症　　　　肺梗死

慢性血栓栓塞性肺动脉高压

第一节　肺动脉高压

诊疗路径：

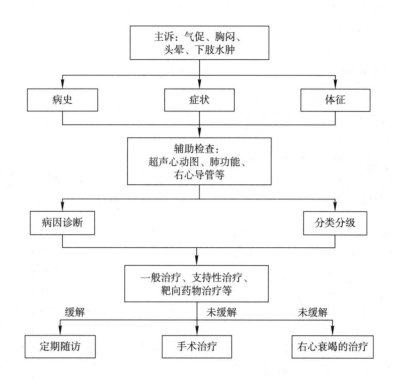

（一）概述

肺动脉高压（pulmonary hypertension，PH）指各种原因导致的肺动脉压力升高，包括毛细血管前性肺动脉高压、毛细血管后性肺动脉高压和混合性肺动脉高压（肺动脉和肺静脉压力均升高）。肺动脉高压的血流动力学诊断标准为：海平面下、静息状态时，经右心导管测定的肺动脉平均压（mean pulmonary artery pressure，mPAP）≥25 mmHg。仅仅是肺动脉压力升高，而左心房与肺静脉压力正常，称之为动脉型肺动脉高压（pulmonary arterial

hypertension，PAH）。PAH 主要由肺小动脉本身病变导致肺血管阻力增加，且不合并慢性呼吸系统疾病、慢性血栓栓塞性疾病及其他未知因素等导致的肺动脉高压。其血流动力学诊断标准为右心导管测量 mPAP≥25 mmHg，肺动脉楔压（pulmonary artery wedge pressure，PAWP）≤15 mmHg 及肺血管阻力（pulmonary vascular resistance，PVR）>3 WU（1 WU = 80 dyn・s・cm^{-5}）。

根据肺血流动力学的不同，我们可以对肺动脉高压进行分类，见表 2-17-1。

表 2-17-1　肺动脉高压的血流动力学分类

定义	血流动力学特点	临床分类
肺动脉高压	mPAP≥25 mmHg	所有分类
毛细血管前性肺动脉高压	mPAP≥25 mmHg	动脉型肺动脉高压
	PAWP≤15 mmHg	肺部疾病相关肺动脉高压
	PVR > 3 WU	慢性血栓栓塞性肺动脉高压
		未知因素所致肺动脉高压

续表

定义	血流动力学特点	临床分类
毛细血管后性肺动脉高压	mPAP ≥ 25 mmHg PAWP > 15 mmHg	左心疾病相关肺动脉高压 未知因素所致肺动脉高压
单纯性毛细血管后性肺动脉高压	DPG < 7 mmHg 和（或）PVR ≤ 3 WU	
混合性毛细血管后性肺动脉高压	DPG ≥ 7 mmHg 和（或）PVR > 3 WU	

注解：mPAP，肺动脉平均压；PAWP，肺动脉楔压；DPG，肺动脉舒张压差；PVR，肺血管阻力。

肺动脉高压是肺动脉压力升高超过一定界值的一种血流动力学和病理生理状态，可导致右心衰竭，可以是一种独立的疾病，也可以是并发症，还可以是综合征。其主要特征是肺血管阻力进行性升高，最终导致患者右心衰竭而死亡。右心衰竭是所有类型肺动脉高压患者致残、致死的共同唯一途径，而肺动脉高压也是右心衰竭的最主要原因。

肺动脉高压的病因十分复杂，是许多疾病的并发症和最终结局，早期临床症状缺乏特异性，容易被患者和临床医师所忽略，其最终的预后较差。随着临床对此类疾病的重视，发现并非少见。

根据病因及临床表现，可以对肺动脉高压进行临床分类，见表 2-17-2。

表 2-17-2　肺动脉高压的临床分类

分类	疾病
1. 动脉型肺动脉高压（PAH）	1.1 特发性 PAH 1.2 急性肺血管扩张试验阳性 PAH 1.3 遗传性 PAH 1.4 药物和毒物相关 PAH 1.5 相关因素所致 PAH 　1.5.1 结缔组织病 　1.5.2 人类免疫缺陷病毒（HIV）感染 　1.5.3 门静脉高压 　1.5.4 先天性心脏病 　1.5.5 血吸虫病 1.6 肺静脉闭塞症（PVOD）/肺毛细血管瘤（PCH） 1.7 新生儿持续性肺动脉高压（PPHN）

续表

分类	疾病
2. 左心疾病所致肺动脉高压	2.1 射血分数保留的心力衰竭（HFpEF） 2.2 射血分数降低的心力衰竭（HFrEF） 2.3 瓣膜性心脏病 2.4 先天性毛细血管后阻塞性病变
3. 呼吸系统疾病和（或）缺氧所致肺动脉高压	3.1 阻塞性肺疾病 3.2 限制性肺疾病 3.3 其他混合性限制/阻塞性肺疾病 3.4 非肺部疾病所致低氧 3.5 肺发育异常性疾病
4. 肺动脉阻塞性疾病所致肺动脉高压	4.1 慢性血栓栓塞性肺动脉高压（CTEPH） 4.2 其他肺动脉阻塞性病变所致肺动脉高压 　4.2.1 肺动脉肉瘤或血管肉瘤 　4.2.2 其他恶性肿瘤 　4.2.3 非恶性肿瘤 　4.2.4 肺血管炎 　4.2.5 先天性肺动脉狭窄 　4.2.6 寄生虫阻塞
5. 未知因素所致肺动脉高压	5.1 血液系统疾病 5.2 系统性疾病 5.3 其他：慢性肾衰竭，纤维性纵隔炎，节段性肺动脉高压 5.4 复杂先天性心脏病

普通人群中肺动脉高压的患病率约为 1%，年龄 > 65 岁的人群中更是高达 10%，以左心疾病所致肺动脉高压和呼吸系统疾病和（或）缺氧所致肺动脉高压最为常见。其中约 80% 的患者来自发展中国家，基础疾病多为先天性心脏病和感染性疾病等。PAH 发病率和患病率分别为 5~10/ 百万

人年和 15~60/ 百万，约半数为特发性肺动脉高压（idiopathic pulmonary arterial hypertension，IPAH）、遗传性 PAH 和药物相关 PAH，相关因素 PAH 则以结缔组织病最为常见，其中系统性硬化症约占结缔组织病相关 PAH 的 2/3。近年来，IPAH 的平均诊断年龄为 50~65 岁，较 20 世纪 80 年代的 36 岁显著升高，原因尚不明确。国内的发病情况尚不清楚，缺乏普通人群肺动脉高压及 PAH 的流行病学数据。PAH 病因分布也与西方国家明显不同，我国最常见的病因为先天性心脏病，其次为 IPAH 和结缔组织病相关 PAH，结缔组织病相关 PAH 的最常见病因为系统性红斑狼疮和干燥综合征。我国 IPAH 以中青年女性为主，老年患者相对少见。

拓展阅读 2-17-1
ATS 官方声明：肺动脉高压的表型

（二）病因

肺动脉高压的病因尚不完全明确，可能涉及多方面因素，如遗传因素、自身免疫、肺血管收缩及神经内分泌等，可由临床各种疾病造成。

已经有研究证实，很多药物及毒物会导致肺动脉高压的发生，或者是肺动脉高压发生进展的诱发因素（表 2-17-3）。

表 2-17-3　确定及可能导致肺动脉高压的药物和毒物

确定	可能
阿米雷司	可卡因
芬氟拉明	苯丙胺
右芬氟拉明	苯丙醇胺
甲基苯丙胺	L- 色氨酸
苯氟雷司	圣约翰草（贯叶连翘）
达沙替尼	干扰素 α、干扰素 β
毒性菜籽油	烷化剂（如丝裂霉素 C、环磷酰胺等）
	博舒替尼
	直接抗丙肝病毒药物
	来氟米特
	中药青黛

遗传学和基因学的研究发现，基因突变是部分 PAH 患者最根本的病因，基因检测可从分子水平确诊 PAH。IPAH 和遗传性 PAH 均为单基因常染色体显性遗传，目前已知 9 个致病基因——BMPR2、BMP9、ACVRL1、ENG、SMAD9、BMPR1B、TBX4、CAV1 和 KCNK3，可解释 50%~80% 的遗传性 PAH 和 20%~50% 的遗传性散发型 IPAH 患者的病因。

其中 BMPR2 研究最为广泛深入，骨形成蛋白 II 型受体基因（bone morphogenetic protein type II receptor，BMPR2）是最主要的遗传性 PAH 和 IPAH 致病基因。目前已发现 46 种 BMPR2 基因突变类型，其中 60% 的 BMPR2 基因突变可提前中止转录过程。西方人群中 70%~80% 的遗传性 PAH 患者和 20%~40% 的 IPAH 患者携带 BMPR2 基因突变。中国人群中 BMPR2 突变比例在遗传性 PAH 和 IPAH 中分别为 53% 和 15%。BMPR2 突变与先天性心脏病相关 PAH 亦紧密相关，先天性心脏病相关 PAH 患者中 BMPR2 基因突变率为 7.5%，而先天性心脏病术后 PAH 患者中 BMPR2 突变率为 12.3%。BMPR2 基因突变的外显率（即致病基因突变携带者最终发生 PAH 的比率）约为 20%，且受性别影响，男性携带者外显率为 14%，女性携带者外显率为 42%，且基因突变与临床表型紧密相关。与不携带突变的患者相比，携带 BMPR2 突变的 IPAH/ 遗传性 PAH 患者发病更早，临床表型更重，预后更差。

其他的致病基因也有了很好的研究，如 BMP9 是最新发现的 IPAH 致病基因。BMP9 突变的强烈致病性使其成为仅次于 BMPR2、排名第 2 的 IPAH 致病基因。遗传性出血性毛细血管扩张症相关 PAH 为单基因常染色体显性遗传，其中 ACVRL1 和 ENG 是最主要的致病基因。肺静脉闭塞症和肺毛细血管瘤为常染色体隐性遗传病，主要由 EIF2AK4 基因突变引起。

由于 IPAH 女性的发病率较高，许多患者体内可发现独特的白细胞抗原表型和自身免疫性抗体，用免疫抑制剂治疗后 IPAH 病情好转等，提示免疫因素也可能在 IPAH 的发病机制中起重要作用。免疫调节作用可能参与肺动脉高压的病理过程。

PAH 是结缔组织病重要的并发症，其中系统性硬化症最多见，患病率为 9%，其次为系统性红斑狼疮和混合性结缔组织病。

慢性肝病和门静脉高压患者容易发生 PAH，8% 的门静脉高压患者存在 PAH；肝移植患者的 PAH 患病率分别为 4%~5%；其发生机制尚不清楚，可能与肝脏清除的血管收缩物质和血管增殖物质由门-体分流直接进入肺循环有关。人类免疫缺陷病毒感染者的 PAH 患病率为 0.5%；可能是人类免疫缺陷病毒通过逆转录病毒有关介质的释放，激活巨噬细胞和淋巴细胞引起 PAH。

镰状细胞贫血并发 PAH 的患病率为 20%~40%，其他类型的溶血性贫血如遗传性球形细胞增多症、珠蛋白生成障碍性贫血、阵发性睡眠性血红蛋白尿等并发 PAH 的患病率与之相似。10%~20% 睡眠呼吸障碍患者合并有 PAH。

在艾森门格综合征中，PAH 的患病率仅为 3%，而当缺损大于 1.5 cm，分流量较大时，患病率则高达 50%，对其进行早期纠正可防止 PAH 的发生。先天性心脏病相关 PAH 是 PAH 的一个重要亚类，目前缺乏可靠的流行病学数据。欧洲一项注册登记研究提示，成年先天性心脏病患者中 PAH 患病率为 5%~10%。

慢性血栓栓塞疾病所致 PH 与 IPAH 的鉴别极为重要，因为它们的治疗颇为不同。急性大块肺栓塞能够引起右室衰竭，而不是严重 PH，慢性血栓栓塞能够引起严重 PH。

☞ 拓展阅读 2-17-2
科隆共识会议建议（2018）：成人先天性心脏病患者肺动脉高压 肺疾病所致肺动脉高压

（三）病理

各种肺动脉高压病理学改变相似，但这些病变在肺血管床中的分布和所占比例不同。

1. 肺动脉病变 PAH 主要累及直径 <500 μm 的肺小动脉。组织病理学改变包括中膜增生肥厚、内膜增生、外膜增厚以及丛样病变。由于肌性动脉中膜内的平滑肌纤维肥厚、增生以及结缔组织基质和弹力纤维增多，肺泡前和泡内肺动脉中膜截面积增加，表现为中膜增厚；内膜增生细胞可呈现成纤维细胞、肌成纤维细胞、平滑肌细胞特征，并表现为向心层状、非向心或向心性非层状增厚；外膜增厚较难判断，见于多数 PAH 患者；丛样病变是指局灶性内皮过度分化增生，并伴有肌成纤维细胞、平滑肌细胞、细胞外基质的增生；动脉炎以动脉壁炎细胞浸润和纤维素样坏死为特征，可能与丛样病变有关。

2. 肺静脉病变 主要见于肺静脉闭塞症。特征表现在以下几个方面：不同直径的肺静脉和肺小静脉出现弥漫性、不同程度的闭塞，可为完全性闭塞或偏心性层状阻塞；肺泡巨噬细胞、Ⅱ型肺泡上皮细胞的细胞质及细胞间质中含铁血黄素沉积；毛细血管扩张、突出变形，肺小动脉出现中膜肥厚和内膜纤维化；肺小叶间隔常出现渗出，进一步发展可出现肺间质纤维化。丛样病变和纤维素样动脉炎的改变不见于闭塞性肺静脉病。

3. 肺微血管病变 也称肺毛细血管瘤，是一种罕见的病理情况。主要表现在以下几个方面：以肺内毛细血管局限性增殖为特征，呈全小叶和部分小叶分布；异常增生的毛细血管可穿过动、静脉壁，侵犯肌层，引起管腔狭窄；病变区域可见巨噬细胞和Ⅱ型肺泡上皮细胞含铁血黄素沉积；肺动脉也可出现明显的肌层肥厚和内膜增生。

（四）发病机制

肺动脉高压的发生是一个多种因素参与的过程，涉及多种细胞和生物化学路径。肺血管阻力升高的机制包括：血管收缩、肺血管壁闭塞性重塑、炎症反应和血栓形成。

1. 肺血管收缩 在 PAH 发生早期起主要作用，主要与以下几个因素有关：肺血管平滑肌细胞 K^+ 离子通道表达或功能异常；血管扩张剂和抗增殖物如血管活性肠肽的血浆水平降低；血管内皮功能异常时缩血管物质血栓素 A2（thromboxane A2，TXA2）和内皮素 -1（endothelin-1，ET-1）生成增多，而舒血管物质一氧化氮（NO）和前列环素生成减少。

2. 肺血管重塑　PAH 随病情进展，出现内皮细胞、平滑肌细胞、成纤维细胞等过度分化增生，并累及血管壁各层，导致闭塞性病变；血管壁外膜细胞外基质产物如胶原、弹力蛋白、纤维结合素以及粘胶素增多；血管生成素 -1（angiopoietin-1）是肺血管发育的关键细胞因子，在 PAH 患者中，其浓度增高，且与病情成正相关。

3. 炎症反应　炎性细胞和血小板在 PAH 的发生中具有重要作用。炎症细胞在 PAH 的病变部位广泛存在，并且伴有促炎症介质明显升高。另外，血小板中的缩血管物质 5- 羟色胺（5-hydroxytrypt-amine，5-HT）的代谢途径在 PAH 中也发生了改变。

4. 原位血栓形成　研究证实 PAH 存在凝血状态异常，在弹性动脉和微循环血管中常可见血栓。在 IPAH 患者中，反映凝血酶活性的纤维蛋白肽 A 水平以及 TXA2 浓度均升高。

肺血管重构是遗传因素（基因突变）、表观遗传因素（DNA 甲基化、组蛋白乙酰化、微小 RNA 等）以及环境因素（如低氧、氧化应激、机械剪切力、炎症、药物或毒物等）共同作用的结果。多种血管活性分子（内皮素、血管紧张素 II、前列环素、一氧化氮、一氧化碳、硫化氢及二氧化硫、雌激素等）、多种离子通道（钾离子通道、钙离子通道）、多条信号通路［MAPK 通路、Rho/ROCK 通路、PI3K/AKT 通路、骨形成蛋白（bone morphogenetic protein，BMP）/ 转化生长因子 β（TGF-β）通路、核因子 κB（NF-κB）通路和 Notch 通路］也在肺血管重构中发挥重要调节作用。

随着肺动脉压力的升高，肺血流循环阻力的增加，必然引起右心后负荷的增加，从而影响右心的收缩和舒张。右室后负荷增加后，右心室壁张力增加，心肌耗氧量增加；此外，右心冠状动脉阻力增加，右室心肌血流减少，心肌供氧量减少。在基础疾病、缺氧、感染等其他多种因素的作用下，最终造成右心室肥厚、扩大。当肺动脉压力进一步增高而超过右心室所能担负者时，右心室排出量就不完全，收缩末期存留的残余血液过多，使右室舒张末期压力增高，右心室扩张加重，最后导致右心功能衰竭。

当这种肺动脉高压是由肺部疾病本身引起时，这个过程最终造成肺源性心脏病的发生。所谓肺源性心脏病，简称"肺心病"，是指由肺组织或肺动脉及其分支的病变引起的肺循环阻力增加，右心室负荷加重，因而导致右心增大，伴有或不伴有充血性心力衰竭。肺源性心脏病一般按其发病的缓急分为急性肺源性心脏病和慢性肺源性心脏病两大类。

当右心功能受损，甚至发生右心衰竭，就会累及其他脏器，造成其他重要器官的损害，如脑、肝、肾、胃肠、血液系统、内分泌系统等，引起多个器官功能受损，临床主要表现为体循环淤血为主的症状和体征。

（五）临床表现

肺动脉高压本身没有特异性临床表现，最常见的首发症状是活动后气短、晕厥或眩晕、胸痛、咯血、腹胀、乏力等。绝大多数患者就诊时间明显延迟，至少 1/5 的患者从症状出现至确诊时间超过 2 年。只有严重病例才会于静息状态下出现症状。其中以气短最为常见，标志右心功能不全的出现，而晕厥或眩晕的出现，标志患者心搏量已经明显下降。病情进展可以出现下肢水肿或右心衰竭的体征。临床上无基础心肺疾病的人出现呼吸困难，或患者出现不能单纯用心肺疾病来解释的呼吸困难，都应考虑到肺动脉高压的可能。

对患者的相关病史进行细致全面的询问，有助于发现肺动脉高压的危险因素，也有助于疾病的分类，如既往史中是否存在慢性阻塞性肺疾病、自身免疫性疾病、先天性心脏病、肝病、贫血、左心疾病、睡眠呼吸障碍、静脉血栓病等；个人史中有无危险因素接触史；婚育史中患者或其女性家属中有无习惯流产病史；家族史中有无遗传性疾病的发生。

肺动脉高压患者的体征包括：左侧胸骨旁抬举感、肺动脉瓣第二音（P_2）亢进、全收缩期三尖瓣反流性杂音、肺动脉瓣舒张期杂音、右心室第三心音（S_3）。静息状态有右心衰竭的患者可见颈静脉充盈、肝大、外周水肿、腹水及肢端发冷及雷诺现象。可出现中心型发绀（有时也可出现外周型发绀和混合型）。肺部听诊往往正常。

有些与肺动脉高压相关的疾病具有特殊体征。上下肢的差异性发绀，单独下肢出现杵状趾而手指正常往往是诊断动脉导管未闭的重要线索。如果上下肢均存在杵状指/趾，往往提示已可诊断艾森门格综合征。体表皮肤毛细血管扩张往往提示患者存在遗传性出血性毛细血管扩张症。胸骨左缘喷射性杂音并向右侧传导往往提示室间隔缺损等畸形的存在。肺野外围闻及血管杂音提示肺动静脉瘘可能；双肺吸气相爆裂音考虑肺间质疾病。面部红斑、关节畸形、外周血管杂音都是提示患者患有结缔组织病的征象。下肢静脉血栓栓塞往往有腓肠肌压痛，且病侧下肢周径一般比对侧粗 1 cm 以上。

（六）并发症

1. 心律失常　是肺动脉高压的常见并发症，尤其当右心结构重构明显或合并电解质紊乱时容易发生。与左心疾病相比，恶性室性心律失常如室性心动过速、心室扑动和心室颤动在肺动脉高压患者中非常少见。持续性房性心律失常，尤其是房颤和房扑，提示预后不佳。一旦发生室上性心律失常，应积极复律治疗，药物难以复律时可考虑电复律或射频消融。

2. 咯血　是肺动脉高压的常见并发症，也是导致患者病情加重甚至死亡的重要诱因。咯血可来源于肺动脉畸形或代偿扩张的支气管动脉，一些特殊类型肺动脉高压如遗传性出血性毛细血管扩张症并发 PAH、艾森门格综合征和慢性血栓栓塞性肺动脉高压（chronic thromboembolic pulmonary hypertension，CTEPH）更易咯血。咯血严重程度差异较大，大部分患者为少至中量咯血，一般可自行

终止，无须特殊处理。部分患者可发生严重的大咯血或迁延多日的咯血，可导致窒息、失血性休克、肺不张、严重肺部感染及猝死等危及生命的情况。对于肺动静脉瘘破裂导致的严重出血需行肺动静脉瘘介入封堵治疗，对于支气管动脉迂曲扩张破裂所致的严重咯血可考虑支气管动脉栓塞治疗。无论肺动静脉瘘介入封堵，还是支气管动脉栓塞治疗，均有导致肺动脉高压病情加重的风险，一旦发生应积极治疗。

3. 肺动脉高压的机械并发症　通常与肺动脉进行性扩张有关，包括肺动脉瘤样扩张导致破裂和夹层，压迫胸腔组织如左冠状动脉主干、肺静脉、主支气管和喉返神经等。其症状和体征与具体压迫的部位相关，包括胸痛（类似心绞痛）、单侧声带麻痹导致的声音嘶哑、局部肺水肿和猝死等。胸部 CT 增强扫描是诊断肺动脉扩张及其他血管组织受累最重要的方法。肺动脉高压并发肺动脉瘤样扩张、假性动脉瘤和夹层尚缺乏有效的治疗方法。对于冠状动脉左主干显著受压并表现为明显心绞痛的患者可考虑经皮冠状动脉介入治疗。

（七）辅助检查

1. 血液检查　血常规、血生化、甲状腺功能、人类免疫缺陷病毒抗体及自身抗体等实验室检查，在肝硬化、人类免疫缺陷病毒感染和隐匿的结缔组织病等患者中可以有相应的特征性反应。进行相应的检查对进一步明确肺动脉高压诊断、病因诊断及分类具有重要作用。此外，肺动脉高压患者常有高尿酸血症，右室负荷过重的 PAH 患者脑钠肽（brain natriuretic peptide，BNP）升高。

2. 血气分析　单纯的肺动脉高压患者通气尚未受影响，因而几乎所有患者均存在呼吸性碱中毒。早期血氧分压可以正常，多数患者有轻至中度低氧血症，系通气/血流比例失调所致。重度低氧血症可能与心输出量下降，合并肺动脉血栓或卵圆孔开放有关。

3. 心电图　肺动脉高压患者典型心电图改变有电轴右偏、右心房扩大和右心室肥厚，右胸导联

ST-T 波改变或 T 波倒置（图 2-17-1），合并左心疾病时可出现双心房增大征象。在诊断肺动脉高压的过程中，Ⅰ 导联 S 波振幅 > 0.21 mV 的敏感度和特异度分别为 89% 和 81%；QRS 波增宽（≥120 ms）

提示 IPAH 预后不佳。心电图诊断肺动脉高压的敏感性为 55%，特异性为 70%，一张正常的心电图并不能作为排除肺动脉高压的依据，异常心电图表现更可能代表着严重肺动脉高压。

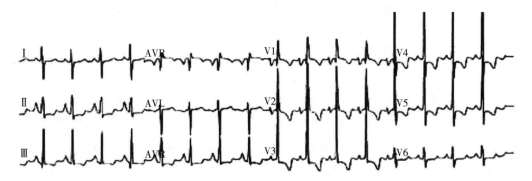

图 2-17-1　肺动脉高压患者心电图

电轴右偏，右心房增大，右心室肥厚，右心导联心肌劳损表现，为肺动脉高压的典型心电图

4. 胸部 X 线检查　典型肺动脉高压患者的 X 线胸片可见肺动脉段凸出、右下肺动脉扩张，同时伴有外周肺血管稀疏（肺野透亮度增加），右心房、右心室扩大（图 2-17-2）。合并左心疾病的肺高血压患者可见不同程度的肺淤血，合并严重肺部疾病（如慢性阻塞性肺疾病、肺间质疾病、胸廓畸形、胸膜改变）的肺高血压患者应留意相应基础疾病表现，合并近端肺动脉闭塞或单侧肺动脉缺如患者常

表现为病变侧肺门影变小以及相应区域肺血流量明显减少或消失。值得注意的是，X 线胸片正常不能作为排除肺动脉高压的依据。

5. 超声心动图　超声心动图是筛选肺动脉高压最重要的无创性检查方法，它可以反映肺动脉高压及其相关表现。主要从以下 3 方面进行评估。

（1）判断肺动脉高压（表 2-17-4）：通过三尖瓣反流峰速估测右心室收缩压。其他支持征象

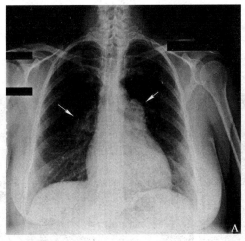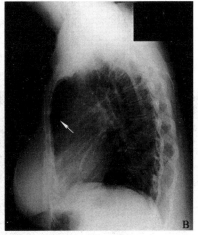

图 2-17-2　典型肺动脉高压患者的胸片

A：胸部正位片；B：胸部侧位片

肺动脉段凸出、右下肺动脉扩张（正位片箭头所示），同时伴有外周肺血管稀疏（肺野透亮度增加），右心房、右心室扩大（正位片心尖上翘，侧位片心前区三角减小）

表 2-17-4　支持肺动脉高压诊断的超声心动图表现

心室	肺动脉	下腔静脉和右心房
右心室与左心室基底部直径比值 > 1.0	右心室流出道加速时间 < 105 ms 和（或）收缩中期凹陷	下腔静脉直径 > 21 mm，吸气塌陷率下降（深吸气时 < 50%，平静呼吸时 < 20%）
室间隔反向运动（左心室偏心指数 > 1.1）	舒张早期肺动脉反流速度 > 2.2 m/s	舒张末期和收缩末期右心房面积变化 > 18 cm²
	肺动脉直径 > 25 mm	

包括右心室 / 左心室基部内径比值 > 1、室间隔变平或左移（左心室偏心指数 > 1.1）、肺动脉内径 > 25 mm、下腔静脉内径 > 21 mm 及吸气时塌陷率 < 50%、收缩末期右心房面积 > 18 cm²、右心室流出道多普勒加速时间 < 105 ms 和（或）收缩中期切迹以及舒张早期肺动脉瓣反流速度 > 2.2 m/s 等。

（2）发现心内结构、功能异常或血管畸形等：如先天性房、室水平分流或动脉导管未闭提示先天性心脏病相关 PAH。左心瓣膜狭窄、左心室壁增厚、左心室收缩 / 舒张功能异常提示左心疾病所致肺动脉高压。短期内大量心包积液需考虑结缔组织病相关 PAH。肺动脉管腔内占位提示第四大类肺动脉高压可能。

（3）右心功能评估：二维超声心动图无法直接评估右心功能，但可通过右心房大小、三尖瓣环收缩期位移、Tei 指数及有无心包积液等间接评价，三维、四维超声心动图可提供更可靠的右心室容量和收缩功能测定结果。

超声心动图诊断肺动脉高压的敏感度和准确度整体良好，但对于部分患者肺动脉压力估测值误差较大，因此临床评估时，应结合三尖瓣结构、三尖瓣反流信号强弱及其他支持征象来综合评估。如三尖瓣反流峰速难以测量时，肺动脉压力易被低估；当存在三尖瓣大量反流，尤其单纯右心疾病或三尖瓣疾病时，肺动脉压力易被高估。只有在排除右心室流出道梗阻的前提下，三尖瓣反流峰速估测的右心室收缩压加上右心房压才近似于肺动脉收缩压（图 2-17-3）。

☞ 拓展阅读 2-17-3
BSE 指南：超声心动图评估肺动脉高压

6. 肺功能评价　肺功能检查有助于发现潜在的肺实质或气道疾病。PAH 患者通常有轻至中度外周小气道功能障碍，大部分患者弥散功能轻、中度下降。IPAH 患者如一氧化碳弥散量（DLCO）显著降低（ < 45% 预测值）往往提示心输出量明显降

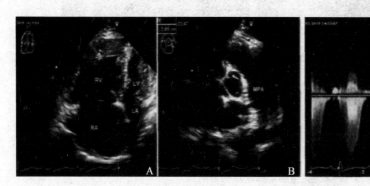

图 2-17-3　超声心动图示典型的特发性肺动脉高压图像
　　A. 心尖四腔观显示增大的右室、右房和增厚的右室肌；B. 心底短轴观显示肺动脉主干增宽，内径 3.89 cm；C. 三尖瓣收缩期反流血峰值达 4.5 m/s，估测肺动脉收缩压为 91 mmHg

低，预示预后不良。肺容积减少往往提示存在胸廓畸形、胸膜增厚或肺间质纤维化等疾病。

7. 胸部 HRCT　胸部 CT 可提供关于心脏、血管、肺实质及纵隔病变的详细信息，主要用于肺动脉高压病因诊断、肺血管介入影像学评估以及评价预后。CT 平扫发现以下征象提示肺动脉高压可能：肺动脉直径≥29 mm；主肺动脉直径/升主动脉直径比值≥1.0；大于 4 亚段的肺动脉直径/支气管直径比值＞1。HRCT 能更好地发现和鉴别肺实质、肺间质疾病。当出现双侧小叶间隔线增厚、小叶中心边界不清的小结节状模糊影，常提示肺毛细血管瘤的诊断。一般对于肺动脉高压患者，需要完成 CT 肺动脉造影（CT pulmonary angiography, CTPA），这样大多数（CTEPH）患者可以获得明确诊断而避免肺动脉造影。

8. 核素肺通气/灌注显像　该检查主要用于筛查 CTEPH，肺通气/灌注显像阴性可排除第四大类肺动脉高压。但对于肺静脉闭塞症亦可见通气/灌注不匹配现象，因此阳性结果则不具有特异性，需

结合其他临床征象和影像学检查进一步明确诊断。

9. 心脏磁共振　心脏磁共振是目前评价右心大小、形态和功能的"金标准"，且具有较高的可重复性。心脏磁共振可无创评估血流动力学状态，估测每搏输出量、心输出量、肺动脉弹性和右心室质量。对疑诊肺动脉高压患者，心脏磁共振支持性诊断征象包括：右心扩大、肺动脉增宽、钆对比剂延迟强化、肺动脉弹性减低及肺动脉瓣反流等（图 2-17-4）。

10. 睡眠呼吸监测　夜间低氧血症和阻塞性睡眠呼吸暂停是导致肺动脉高压的重要因素。对有可疑睡眠呼吸暂停症状、存在不明原因二氧化碳潴留的患者以及合并唐氏综合征的先天性心脏病患儿，应常规进行睡眠呼吸监测检查。

11. 腹部超声　腹部超声主要用于肺动脉高压病因筛查和病情严重程度评估。肺动脉高压患者如并发右心衰竭可出现严重肝、脾淤血，肝静脉扩张，腹水等征象。

12. 肺动脉造影　当患者临床怀疑有血栓栓塞

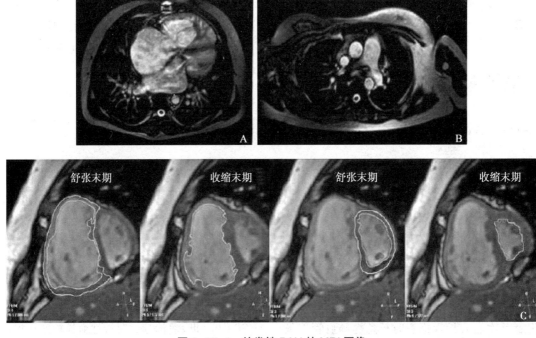

图 2-17-4　特发性 PAH 的 MRI 图像

A. PAH 患者横断面四腔心切面图像示右心房、右心室扩张；B. PAH 患者横断面肺动脉干切面图像示肺动脉干扩张，同层肺动脉干直径与升主动脉直径之比大于 1；C. 右室舒张末期容积增加，左室舒张末期容积减少

性肺动脉高压而无创检查不能提供充分证据，中心型 CTEPH 术前准备或者需要了解肺血管炎患者肺血管受累程度时可以进行肺动脉造影。肺动脉造影是评价肺血管形态及血流分布的重要手段，可结合 CTPA、肺通气灌注显像等其他影像技术对肺血管畸形或肺动脉 / 静脉狭窄性疾病进行诊断。

13. 心导管检查　右心导管检查不仅是确诊肺动脉高压的金标准，也是诊断和评价肺动脉高压必不可少的检查手段（图 2-17-5）。右心导管检查的项目包括：心率和体循环血压，上下腔静脉压力和血氧饱和度，右心房、右心室收缩压、舒张压及平均压和血氧饱和度，肺动脉收缩压、舒张压及平均压和血氧饱和度，心输出量，心指数，全肺血管阻力，小肺动脉阻力，体循环阻力，肺动脉楔压。

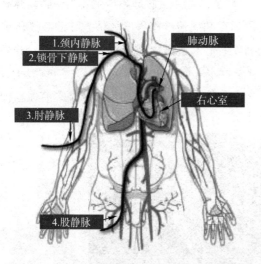

图 2-17-5　右心导管检查中导管进入的标准路径

急性肺血管扩张试验：少数 PAH 由肺动脉痉挛引起，单独应用大剂量钙通道阻滞剂可显著改善症状、血流动力学和长期预后。急性肺血管扩张试验是筛选此类患者的有效方法。尽管其他 PAH 亚类中也有少数患者符合急性肺血管扩张试验阳性标准，但难以从单纯钙通道阻滞剂治疗中持续获益。故仅推荐对于 IPAH、遗传性 PAH 和药物相关 PAH 患者首次右心导管检查时行急性肺血管扩张试验。用于试验的药物均为起效迅速、半衰期短的选择性肺血管扩张药物，包括吸入伊洛前列素、静

脉泵入腺苷、吸入一氧化氮或静脉泵入依前列醇。急性肺血管扩张试验阳性标准：mPAP 下降幅度超过 10 mmHg 且绝对值 ≤40 mmHg，同时心输出量增加或不变，须同时满足以上 3 项标准方为阳性。

（八）诊断和鉴别诊断

PH 诊断应包括 4 个步骤：临床怀疑 PH，证实 PH，临床分类，临床评估。PH 诊断流程如图 2-17-6 所示。

右心导管检查是诊断肺动脉高压的金标准，因此尽可能争取每个疑诊患者通过右心导管检查来加以确诊。超声心动图检查具有无创优势，操作简便，临床普及，因而在基层医院和筛选病例时具有不可替代的地位。目前推荐使用 1998 年制定的 WHO 心功能分级评价肺动脉高压患者心功能状态（表 2-17-5），与纽约心脏协会心功能分级相比，强调晕厥症状的重要性，是评估病情严重程度及预后的重要指标。未治疗的 IPAH 和遗传性 PAH 平均生存时间与 WHO 心功能分级密切相关。

客观评估患者的运动耐量，对于判定病情严重程度和治疗效果有重要意义。6 min 步行试验（6 minute walking test，6MWT）简单易行且经济，其结果与功能分级负相关，并能预测 IPAH 患者的预后。6MWT 通常与 Borg 评分共同评估劳力性呼吸困难的程度。

因目前尚无单独指标能准确判断患者病情和评估预后，故需综合多个临床指标进行评估（表 2-17-6）。

🔗 拓展阅读 2-17-4
2015 年 ESC 肺动脉高压的诊断与治疗指南

（九）治疗

1. 一般治疗　主要是针对基础疾病和相关危险因素进行治疗，例如给低氧血症的患者吸氧，对阻塞性睡眠呼吸障碍的患者给予持续气道正压通气（CPAP）和吸氧治疗，对慢性血栓栓塞性疾病患者给予抗凝甚至肺动脉内膜剥脱治疗等。

适当的运动对提高患者的生活质量可能有益，

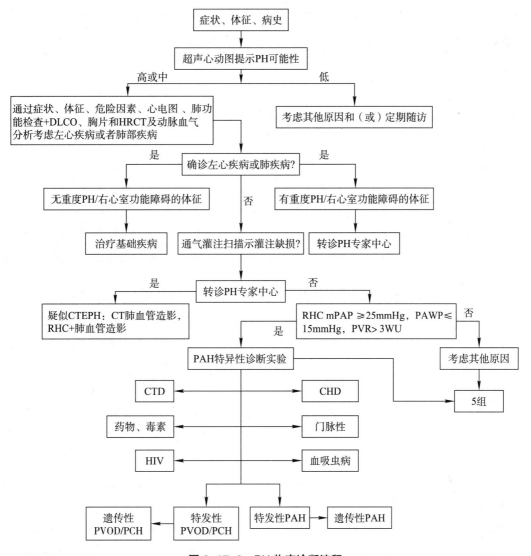

图 2-17-6　PH 临床诊断流程

注：PH，肺动脉高压；PAH，动脉型肺动脉高压；CTEPH，慢性血栓栓塞性肺动脉高压；DLCO，一氧化碳弥散量；HRCT，高分辨率 CT；RHC，右心导管检查；mPAP，肺动脉平均压；PAWP，肺动脉楔压；PVR，肺血管阻力；CTD，结缔组织病；CHD，先天性心病；HHV，人类免疫缺陷病毒；PVOD，肺静脉闭塞症；PCH，肺毛细血管瘤

表 2-17-5　肺动脉高压患者 WHO 心功能分级

分级	分级描述
Ⅰ	患者有肺动脉高压但是无体力活动受限。一般的体力活动（上 3 楼及以上）不会引起呼吸困难、疲乏、胸痛或近乎晕厥
Ⅱ	患者有肺动脉高压伴体力活动轻度受限。在静息状态下无不适，但是一般的体力活动（上 2～3 楼）即可造成患者呼吸困难、疲乏、胸痛或近乎晕厥
Ⅲ	患者有肺动脉高压伴体力活动严重受限。在静息状态下无不适，低于正常体力活动量（上 1～2 楼）即可造成患者呼吸困难、疲乏、胸痛或近乎晕厥
Ⅳ	患者有肺动脉高压且无法从事任何体力活动。患者表现有右心衰竭的体征，即使在静息状态下（平卧）也可以表现有呼吸困难和（或）乏力。任何体力活动都会增加患者的不适

表2-17-6 成人肺动脉高压患者危险分层

指标	低风险	中等风险	高风险
WHO 心功能分级	Ⅰ级、Ⅱ级	Ⅲ级	Ⅳ级
6MWT（m）	> 440	165 ~ 440	< 165
NT-proBNP（ng/L）	< 300	300 ~ 1 400	> 1 400
RAP（mmHg）	< 8	8 ~ 14	> 14
CI［L/（min·m²）］	≥2.5	2.1 ~ 2.4	≤2.0
S_VO_2（%）	> 60	60 ~ 65	< 60
危险分层标准	至少3种低风险指标且无高风险指标	介于低风险和高风险之间	至少2个高风险指标，其中必须包括 CI 和 S_VO_2

注：6MWT，6 min 步行试验；NT-proBNP，氨基末端脑利钠肽前体；RAP，右心房压；CI，心指数；S_VO_2，混合静脉血氧饱和度

但应控制在不出现症状为宜。高海拔、低氧环境对肺动脉高压患者是不利的，应尽量避免或吸氧加以补救。预防感染，及时接种流感和肺炎疫苗加强免疫，感染情况下积极抗感染治疗均可以延长肺动脉高压患者的生命。对于育龄女性患者，可以采取避孕以避免怀孕生产加重病情发展。肺动脉高压患者易产生不同程度的焦虑和（或）抑郁状态，应充分考虑并评估患者的精神心理状态，鼓励家属给予心理支持，必要时请专科医师进行干预和疏导。

2. 肺动脉高压的支持治疗 肺动脉高压的支持治疗主要针对右心功能不全和肺动脉原位血栓形成，包括华法林、吸氧、利尿剂和地高辛等。

（1）氧疗：低氧血症的发生机制包括低心输出量所致混合静脉血氧饱和度的降低和极少量的肺通气灌注不匹配的情况。某些低氧血症明显的患者可能存在卵圆孔未闭。先天性心脏病出现右向左分流所致低氧血症时，即使增加吸入氧浓度，低氧血症仍难以纠正。一般通过吸氧使患者的血氧饱和度维持在 90% 以上。

（2）地高辛和其他心血管药物：地高辛可改善 PAH 患者的心输出量，但长期疗效尚不清楚。对合并快速型房性心律失常的患者，可考虑应用地高辛控制心室率。除左心疾病所致肺动脉高压外，不建议对其他类型肺动脉高压患者应用血管紧张素转化酶抑制剂（ACEI）/血管紧张素Ⅱ受体阻滞剂（ARB）、β受体阻滞剂、硝酸酯类药物和伊伐布雷定等药物。特殊情况需应用时应严密监测患者血压、心率和症状，避免 PAH 靶向药物和上述药物合用产生严重不良反应。

（3）利尿剂：对于合并右心功能不全的肺动脉高压患者，常规予利尿剂，可以明显减轻症状。对容量不足，尤其是心导管测定右心房压力偏低，超声心动图提示左心室严重受压且血压偏低的患者，应谨慎使用利尿剂。利尿剂的个体反应存在差异性，使用过程中要加强观察，注意监测电解质。

（4）口服抗凝剂：CTEPH 患者需终身抗凝，IPAH、遗传性 PAH 和减肥药相关 PAH 如无抗凝禁忌证，可考虑长期抗凝治疗，而对于其他类型肺动脉高压，尚无证据支持抗凝治疗可使患者获益。但合并矛盾性栓塞的艾森门格综合征及合并肺动脉原位血栓形成的患者需酌情抗凝治疗。

3. 钙通道阻滞剂治疗 只有急性肺血管扩张试验阳性的 PAH 患者可单独使用大剂量钙通道阻滞剂治疗，心率偏快者首选地尔硫䓬，心率偏慢则首选硝苯地平或氨氯地平。治疗此类 PAH 患者所需靶剂量往往较大：硝苯地平 120 ~ 240 mg/d，地尔硫䓬 240 ~ 720 mg/d，氨氯地平 20 mg/d。先给予常规起始剂量，观察患者血压、心率、心电图及症状变化，逐渐增加至最大耐受剂量，并定期随访。至少每3个月接受1次超声心动图检查。

建议服药 1 年后复查右心导管，如患者 WHO 心功能分级稳定在 Ⅰ、Ⅱ 级，右心结构和功能基本正常，右心导管测定肺动脉压力正常或接近正常（mPAP≤30 mmHg），可判断患者对钙通道阻滞剂治疗持续敏感，可继续长期治疗。如不满足上述标准，需考虑逐渐转换为 PAH 靶向药物治疗。

因为钙通道阻滞剂相对便宜，因此对每一例患者都要进行急性药物试验，一旦发现药物试验阳性的患者，应积极给予钙通道阻滞剂。

4. PAH 靶向药物治疗

（1）前列环素类药物：前列环素主要由血管内皮细胞产生，对所有血管具有强的扩张作用，是最强的内源性血小板聚集抑制剂，同时还具有细胞保护、抗增殖作用。前列环素可刺激腺苷酸环化酶，使平滑肌细胞内 cAMP 浓度升高，进而扩张血管。研究发现 PAH 患者肺动脉中前列环素合成酶表达减少且尿中前列环素代谢产物降低，表明 PAH 患者前列环素代谢通路下调。已有多种人工合成的前列环素用于治疗 PAH，这些药物尽管药代动力学特征不同，但药效学作用相似。

1）依前列醇（epoprostenol）：是首个人工合成的前列环素类似物，半衰期短（3～5 min），需要应用持续输注装置通过深静脉持续泵入。多项随机对照试验证实了依前列醇治疗 WHO 心功能 Ⅲ、Ⅳ 级的 PAH 患者的疗效和安全性。依前列醇是目前唯一经随机对照试验证实可降低 PAH 病死率的药物，可将死亡风险降低 70%。依前列醇的起始剂量一般为 2～4 ng/（kg·min），目标剂量一般为 20～40 ng/（kg·min），最高可达 100 ng/（kg·min）以上，应根据患者耐受性制订个体化治疗方案。依前列醇是目前 WHO 心功能 Ⅳ 级 PAH 患者的首选治疗药物。严重不良反应主要包括输送系统异常、局部感染、导管阻塞和败血症。用药过程中应避免突然停药，否则部分患者可能出现肺动脉高压反弹，使病情恶化甚至死亡。

2）伊洛前列素（iloprost）：是一种化学性质稳定的前列环素类似物，可雾化吸入，也可静脉泵入。吸入伊洛前列素起效迅速，肺血管选择性好，对体循环影响较小。随机对照试验显示，吸入伊洛前列素可显著改善 PAH 和 CTEPH 患者的症状、运动耐量和血流动力学参数。由于吸入伊洛前列素起效快速（2～5 min），不仅可作为急性肺血管扩张试验用药，也可用于肺动脉高压危象的抢救。吸入伊洛前列素需配备合适的雾化吸入装置（推荐压缩雾化器），以便雾化颗粒高效地沉积于肺泡。吸入伊洛前列素常见的不良反应包括面部潮热、下颌疼痛、低血压和咳嗽（气道高反应状态）。伊洛前列素亦可通过静脉泵入，用于治疗并发严重右心衰竭的 PAH 或 CTEPH。

3）曲前列尼尔（treprostinil）：是一种三苯环的前列环素类似物，室温下仍保持稳定。曲前列尼尔有多种剂型，可通过皮下或静脉持续注射，也可通过吸入或口服给药。可以采用皮下注射，以避免深静脉注射的不便和并发症。临床研究证实，皮下注射或雾化吸入曲前列尼尔均能显著改善 PAH 患者的运动耐量、血流动力学参数和症状。皮下及静脉注射起始剂量一般为 1.25 ng/（kg·min），根据患者耐受程度逐渐加量，目标剂量一般为 20～80 ng/（kg·min）。皮下注射曲前列尼尔最常见的不良反应为注射部位疼痛和消化系统症状，其次为面部潮热和头痛等。其中注射部位疼痛和消化道症状是我国患者停药的最主要原因。对出现明显不良反应的患者可考虑减缓加量速度，并适当对症治疗。

4）贝前列素（beraprost）：是第一个化学性质稳定，口服具有活性的前列环素类似物。空腹吸收迅速，口服后 30 min 血药浓度达峰值，单剂口服的清除半衰期为 35～40 min。在欧美进行的随机对照试验显示，贝前列素治疗 3～6 个月可以改善 IPAH 患者的 6 min 步行试验距离，但其长期疗效尚未确认。

5）司来帕格（selexipag）：是一种口服选择性前列环素受体激动剂，尽管其与其代谢产物具有和内源性前列环素相似的作用模式，但其与前列环素的药理学机制不同。研究显示司帕来格可显著降低 PAH 患者的综合临床事件终点（致残率及病死率）。司帕来格的不良反应和其他前列环素类药物相似，主要为头痛和消化系统症状。

（2）5 型磷酸二酯酶（phosphodiesterase type-5，PDE 5）抑制剂：肺血管包含大量 PDE 5，而 PDE 5 是环磷酸鸟苷（cyclic guanosine monophosphate，cGMP）的降解酶，其抑制剂可通过 NO/cGMP 通路发挥血管舒张作用。目前 PDE 5 抑制剂主要包括西地那非、他达拉非和伐地那非。使用 PDE 5 抑制剂过程中应避免与硝酸酯类和鸟苷酸环化酶激动剂等药物合用，以免引起严重低血压。

西地那非是首个批准用于 PAH 治疗的 PDE 5 抑制剂，多项临床研究证实西地那非可改善 PAH 患者的症状和心功能，安全性和耐受性均较好。西地那非的常见不良反应主要源于其血管舒张作用（如头痛、潮热和鼻出血）和对其他非 5 型磷酸二酯酶的抑制作用（肌肉疼痛和视觉障碍）等。上述不良反应往往是轻至中度，且具有剂量依赖性，绝大部分患者可逐渐耐受。推荐初始剂量为 20 mg，每日 3 次，口服。

（3）内皮素受体拮抗剂：内皮素 -1（ET-1）主要由血管内皮细胞产生，是一种强效血管收缩因子和平滑肌有丝分裂原。它通过肺血管壁上的两种内皮素受体 A 和 B 产生作用。内皮素受体 A 存在于平滑肌细胞，而内皮素受体 B 存在于内皮细胞和平滑肌细胞。平滑肌细胞上内皮素受体 A 的激活介导了 ET-1 的缩血管和促有丝分裂作用。而内皮细胞上内皮素受体 B 的激活能够促进 ET-1 清除，增加 NO 和 PGI 的释放。研究显示，PAH 患者的血浆和肺组织中 ET-1 系统处于激活状态。

1）波生坦（bosentan）：同时阻滞内皮素受体 A 和 B，是具有口服活性的非选择性内皮素受体拮抗剂。目前已经有大量多中心对照临床试验结果证实，该药治疗肺动脉高压，可改善肺动脉高压患者的临床症状和血流动力学参数，提高运动耐量，改善生活质量和生存率，推迟到达临床恶化的时间。

该药已经被欧洲和美国的指南认为是治疗心功能分级 Ⅲ 级肺动脉高压患者的首选治疗。

波生坦的疗效与剂量间的量效关系不明显，但其肝功能损害程度却与剂量成正比，故宜使用较小的治疗剂量。除肝损害外，它的不良反应还包括贫血、致畸、睾丸萎缩、男性不育、体液潴留和下肢水肿。治疗期间应监测肝功能和血常规，尤其是治疗开始时的前 3~6 个月。

2）安立生坦（ambrisentan）：是一种选择性的、具有口服活性的内皮素受体 A 拮抗剂，研究显示，其效果与其他内皮素受体拮抗剂类似，能改善患者的运动耐量和血流动力学参数。安立生坦最常见的不良反应是外周水肿，大多数患者为轻到中度，仅有 1.6% 的患者长期服用安立生坦会发生重度外周水肿。服用安立生坦无须常规监测肝功能。

3）马昔腾坦（macitentan）：是一种新型组织靶向性并具有高度亲脂性的双重内皮素受体拮抗剂。可显著延缓 PAH 患者到达临床恶化进程，并能改善患者心功能分级、运动耐量和血流动力学参数。马昔腾坦的严重不良反应为贫血，需严密监测血常规，无须常规监测肝功能。

（4）鸟苷酸环化酶激动剂：利奥西呱（riociguat）是一种新型的可溶性鸟苷酸环化酶激动剂，能够促进机体产生更多扩张血管物质（NO），从而扩张血管。利奥西呱是目前唯一具备 PAH 和 CTEPH 双适应证的靶向药物。利奥西呱治疗结缔组织病相关 PAH 和手术纠正后的先天性心脏病相关 PAH 疗效和安全性均良好。利奥西呱的常见不良反应包括消化道症状（恶心、呕吐、腹泻）、低血压、咯血。利奥西呱禁与 PDE 5 抑制剂联用，既往反复咯血的患者慎用。

（5）靶向药物的联合治疗：PAH 的病理生理机制是多因素的，理论上联合治疗较单药治疗效果更好。PAH 靶向药物联合应用有序贯联合治疗和起始联合治疗两种策略。联合治疗可以同时开始 2 种或多种治疗，抑或在一种治疗的基础上加用第 2 种或第 3 种治疗。近年发布的多项随机对照试验结果显示，序贯联合治疗和起始联合治疗均可显著减少 PAH 患者临床恶化事件发生。因此，除 PAH 危险分层为低危的患者、老年患者和疑诊肺静脉闭塞症/肺毛细血管瘤的患者，危险分层为中危或高危的患者均推荐联合治疗。

肺动脉高压的临床治疗流程如图 2-17-7 所示。

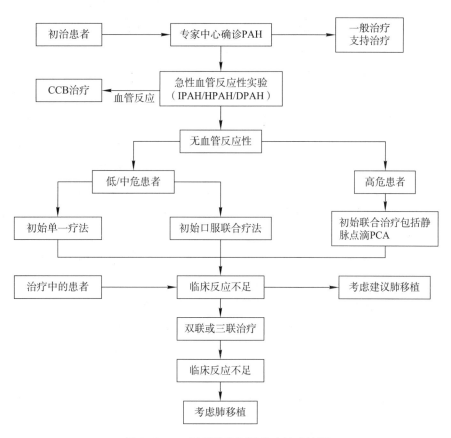

图 2-17-7　肺动脉高压的临床治疗流程

注：PAH，动脉性肺动脉高压；CCB，钙通道阻滞剂；IPAH，特发性肺动脉高压；HPAH，遗传性肺动脉高压；DPAH，药物相关性肺动脉高压；PCA，前列环素

拓展阅读 2-17-5

2018 年 ACCP 成人肺动脉高压药物治疗指南

5. 介入及手术治疗

（1）房间隔球囊造口术：充分使用上述内科治疗之后，患者仍无明显好转，即可推荐患者进行球囊房间隔造口术（balloon atrial septostomy，BAS）。房间隔缺损的存在对严重 PH 者可能是有益的。尽管右向左分流使体动脉血氧饱和度下降，但心房之间的分流可增加体循环血流量，从而增加氧运输。此外，心房水平的分流能缓解右心房、室压力，减轻右心衰竭的症状和体征。一般使用切割球囊来完成技术操作。

入选标准：晚期肺动脉高压，WHO 心功能Ⅲ、Ⅳ级，反复出现晕厥和（或）右心衰竭者；用于肺移植术前过渡，或其他治疗无效的情况下使用。排除标准：超声心动图或者右心导管证实存在解剖上的房间交通；右房压＞20 mmHg，静息状态动脉血氧饱和度＜85%。

（2）球囊肺动脉成形术和肺动脉内膜剥脱术：部分肺动脉造影确诊的 CTEPH 患者可行手术治疗。对于中近端肺动脉即段水平以上堵塞的患者，经评估堵塞面积与肺血管阻力成比例，且能耐受手术风险的，可行肺动脉内膜剥脱术（pulmonary end arterectomy，PEA），有望使肺动脉压力降至正常，甚至达到根治。对于段水平以下堵塞、不适合行 PEA 手术者，或 PEA 术后残余 PH，或有手术禁忌证而亟须改善血流动力学者，可推荐行经皮腔内肺动脉成形术（percutaneous transluminal pulmonary angioplasty，PTPA），亦称球囊肺动脉成形术（balloon pulmonary angioplasty，BPA）。

（3）肺或心肺移植：单侧肺移植、双肺移植、活体肺叶移植及心肺移植已在国外成熟应用于肺动脉高压患者的治疗。对于终末期 PAH 和慢性呼吸系统疾病所致肺动脉高压的患者，一般选择肺移植即可。对于复杂先天性心脏病和左心疾病所致肺动脉高压的患者，则需考虑心肺联合移植或单纯心脏移植治疗。肺静脉闭塞症和肺毛细血管瘤由于缺乏有效的治疗药物，多数患者病情进展迅速，确诊后应及早进行肺移植评估。目前国内外针对肺动脉高压患者一般选择双肺移植治疗，部分原因在于双肺移植术后并发症较单肺移植少。肺及心肺移植的主要指征：经充分的内科药物治疗（至少使用过包括静脉或皮下前列环素类药物在内的联合治疗）仍合并严重血流动力学受损［心指数 < 2 L/（min·m²）］，运动耐量显著降低（6 min 步行试验距离 < 350 m）和明显右心衰竭征象。肺移植技术明显延长了这些患者的寿命和生活质量，患者可以停止使用治疗肺动脉高压的药物。

（4）肺动脉去神经术：有报道经皮肺动脉去神经术对药物治疗反应不佳的肺动脉高压患者的心功能和血流动力学参数有所改善。不过该技术具体应用范围和疗效仍有待进一步证实。

6. 右心衰竭的治疗

（1）重症监护室管理：肺动脉高血压患者由于各种诱因出现右心衰竭进展或接受外科手术时需转入重症监护室治疗。部分患者需进行床旁漂浮导管监测，以便对血流动力学进行全面评估。监测内容包括常规生命体征、中心静脉压、中心静脉血氧饱和度和血乳酸水平。当患者中心静脉氧饱和度 < 60%、血乳酸水平上升和尿量减少时，预示右心衰竭恶化。肺动脉高压并发重症右心衰竭的治疗原则包括治疗诱发因素（如贫血、心律失常、感染或其他合并症）、优化容量管理（通常应用静脉利尿剂）、降低右心室后负荷（对于 PAH 和 CTEPH 患者，首选静脉或皮下或吸入前列环素类似物，可联合其他 PAH 靶向药物治疗）、应用正性肌力药物（首选多巴酚丁胺，对于心率偏快的患者可选择左西孟旦）改善心输出量以及维持体循环血压（首选去甲肾上腺素和多巴胺）等。气管插管可导致血流动力学不稳定，右心衰竭患者应尽量避免。

（2）右心辅助装置：肺动脉高压并发严重右心衰竭且药物治疗效果不佳时可考虑使用体外膜肺氧合（ECMO）进行救治，但需提前明确下一步治疗方向，即过渡到恢复，或过渡到肺移植或心肺联合移植。建议 ECMO 仅用于明确有恢复机会或等待移植的患者。

（十）预后

先天性心脏病所致 PAH 预后较好，结缔组织病相关 PAH 预后恶劣。PAH 是一种进行性血管病，晚期 IPAH 患者出现进行性右心功能不全，血流动力学参数出现心输出量下降、右心房压力上升以及右心室舒张末压力升高的表现，最终导致心衰和死亡。

PAH 的预后与病因和分级有关，例如系统性硬化症相关 PAH 的生存期为 1 年，未经治疗的 IPAH 平均生存期为 2.8 年，1、3 和 5 年生存率分别为 68%、48% 和 34%。PAH 的功能分级对预后也有评定价值，对于未经治疗的肺动脉高压，WHO 心功能分级为 Ⅰ 级和 Ⅱ 级的患者平均生存期有 6 年，而 Ⅳ 级则仅有 6 个月左右。提示预后不良的因素包括肺动脉高压心功能分级高；6 min 步行试验距离 < 300 m；右房增大；右房平均压力增高；心指数降低等。

自 20 世纪 90 年代以来，PAH 靶向药物陆续上市，PAH 的预后得到改善，2010 年法国随访研究结果显示，新发 IPAH、遗传性 PAH 及阿米雷司相关 PAH 患者的 1、2 和 3 年生存率分别达到 89%、68% 和 55%。2006 年以前，我国没有 PAH

靶向药物，IPAH 和家族性 PAH 的 1、3 和 5 年生存率分别为 68.0%、38.9% 和 20.8%，2007 年以后，我国逐步进入靶向药物时代。2011 年我国研究表明，IPAH 的 1、3 年生存率分别为 92.1%、75.1%，基本达到西方发达国家水平。

（十一）预防

肺动脉高压的预防主要在于早期诊断、早期干预。避免相关药物、毒物的接触，避免病毒、寄生虫等感染，强调原发疾病的治疗。有基础疾病的患者尽早进行基础疾病的治疗，防止肺动脉高压的发生和发展。对家族性、遗传性患者，尽早开始基因筛查，加强筛查和检测，及早干预。避免肺动脉高

压的加重以及并发症的发生。

☞ 拓展阅读 2-17-6
中国肺高血压诊断和治疗指南

☞ 典型案例（附分析）2-17-1
咳嗽、胸闷、气急半月

☞ 典型案例（附分析）2-17-2
反复劳累后晕厥 16 年，咳嗽、咳痰 1 个月

（张国清　沈节艳　刘锦铭）

第二节　肺血栓栓塞症

诊疗路径：

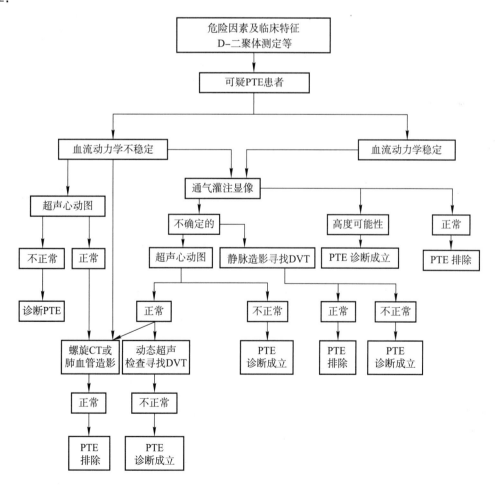

（一）概述

肺栓塞（pulmonary embolism，PE）是以各种栓子阻塞肺动脉系统为发病原因的一组疾病或临床综合征的总称，包括肺血栓栓塞症（pulmonary thromboembolism，PTE）、脂肪栓塞综合征、羊水栓塞、空气栓塞等。PTE 是 PE 最常见的类型，占 PE 中的绝大多数，通常所称的 PE 即指 PTE。

PTE 为来自静脉系统或右心的血栓阻塞肺动脉或其分支所致的疾病，以肺循环和呼吸功能障碍为主要临床和病理生理特征。急性 PTE 造成肺动脉较广泛阻塞时，可引起肺动脉高压，至一定程度可导致右心失代偿、右心扩大，出现急性肺源性心脏病。肺动脉发生栓塞后，若其支配区的肺组织因血流受阻或中断而发生坏死，称为肺梗死（pulmonary infarction，PI）。由于肺组织的双重供血与供氧机制，仅有不足 15% 的 PTE 患者发生 PI。

引起 PTE 的血栓主要来源于深静脉血栓形成（deep venous thrombosis，DVT）。DVT 与 PTE 实质上为一种疾病过程在不同部位、不同阶段的表现，两者合称为静脉血栓栓塞症（venous thromboembolism，VTE）。血栓栓塞肺动脉后，血栓不溶、机化、肺血管重构致血管狭窄或闭塞，导致肺血管阻力（PVR）增加，肺动脉压力进行性升高，最终可引起右心室肥厚和右心衰竭，称为慢性血栓栓塞性肺动脉高压（CTEPH），是急性 PTE 的一种远期并发症，属于肺动脉高压的第四大类。

PTE 和 DVT 已经构成了世界性的重要医疗保健问题。其发病率较高，病死率亦高。

西方国家 DVT 和 PTE 的年发病率分别约为 1.0‰ 和 0.5‰。新近资料显示，美国 VTE 的年新发病例数超过 60 万，其中 PTE 患者 23.7 万，DVT 患者 37.6 万，因 VTE 死亡的病例数超过 29 万；欧盟国家 VTE 的年新发病例数超过 150 万，其中 PTE 患者 43.5 万，DVT 患者 68.4 万，因 VTE 死亡的病例数超过 54 万。未经治疗的 PTE 病死率为 25%~30%。由于 PTE-DVT 发病和临床表现的隐匿性和复杂性，对 PTE-DVT 的漏诊率和误诊率普遍较高。

亚洲国家 VTE 并不少见，部分国家的尸检 VTE 发生率与西方国家相近。以我国为例，过去我国医学界曾将 PTE 视为"少见病"，但近年来 VTE 诊断例数迅速增加，绝大部分医院诊断的 VTE 例数较 20 年前有 10~30 倍增长。来自国内 60 家大型医院的统计资料显示，住院患者中 PTE 的比例从 1997 年的 0.26‰ 上升到 2008 年的 1.45‰。由于 PTE 的发病过程较为隐匿，症状亦缺乏特异性，确诊需特殊的检查技术，使 PTE 的检出率偏低，临床上仍存在较严重的漏诊和误诊现象，对此应当给予充分关注。

PTE 是一种致死率和致残率都很高的疾病。PTE 7 日全因病死率为 1.9%~2.9%，PTE 的 30 日全因病死率为 4.9%~6.6%，VTE 全因病死率高峰期发生于初始治疗 6 个月内，随后呈明显下降趋势，其中 PTE 患者病死率显著高于单纯 DVT 的患者。随着国内医师对 PTE 认识和诊治水平的提高，我国急性 PTE 的住院病死率呈逐年下降趋势，由 1997 年的 25.1% 下降至 2008 年的 8.7%。最新的注册登记研究结果显示，急性 PTE 的住院期间全因病死率为 3.37%。

（二）危险因素

DVT 和 PTE 具有共同的危险因素，即 VTE 的危险因素，包括任何可以导致静脉血液淤滞、静脉系统内皮损伤和血液高凝状态的因素。危险因素包括原发性和继发性两类（表 2-17-7）。

原发性危险因素由遗传变异引起，包括 V 因子突变、蛋白 C 缺乏、蛋白 S 缺乏和抗凝血酶缺乏等，常以反复静脉血栓形成和栓塞为主要临床表现。如患者，特别是 40 岁以下的年轻患者无明显诱因下反复发生 DVT 和 PTE，或发病呈家族聚集倾向，应注意做相关原发性危险因素的检查。

继发性危险因素是指后天获得的易发生 DVT 和 PTE 的多种病理和病理生理改变，多为暂时性或可逆性危险因素，如手术、创伤、急性内科疾病（心力衰竭、呼吸衰竭、感染等）、某些慢性疾病

表 2-17-7　VTE 的危险因素

原发性	继发性	
抗凝血酶缺乏	创伤 / 骨折	血小板异常
先天性异常纤维蛋白原血症	髋部骨折（50%～75%）	克罗恩病
血栓调节因子异常	脊髓损伤（50%～100%）	充血性心力衰竭（>12%）
高同型半胱氨酸血症	外科手术后	急性心肌梗死（5%～35%）
抗磷脂抗体综合征	疝修补术后（5%）	恶性肿瘤
纤溶酶原激活物抑制因子过量	腹部大手术（15%～30%）	肿瘤静脉内化疗
凝血酶原 20210A 基因变异	冠脉搭桥术（3%～9%）	肥胖
凝血因子Ⅻ缺乏	脑卒中（30%～60%）	因各种原因的制动 / 长期卧床
凝血因子Ⅴ基因突变	肾病综合征	长途航空或乘车旅行
纤溶酶原缺乏	中心静脉插管	口服避孕药
异常纤溶酶原血症	慢性静脉功能不全	真性红细胞增多症
蛋白 S 缺乏	吸烟	巨球蛋白血症
蛋白 C 缺乏	妊娠 / 产褥期	植入人工假体
	血液黏滞度增高	高龄

注：括号内数字为该人群中发生 VTE 的百分率。

（抗磷脂综合征、肾病综合征、炎性肠病、骨髓增殖性疾病等）、恶性肿瘤和口服避孕药等。恶性肿瘤是 VTE 重要的风险因素，不同类型肿瘤的 VTE 风险不同，血液系统、肺、消化道、胰腺以及颅脑的恶性肿瘤被认为具有较高的 VTE 风险，恶性肿瘤活动期时 VTE 风险增加。上述危险因素既可以单独存在，也可以同时存在，具有协同作用。年龄是独立的危险因素，随着年龄的增长，DVT 和 PTE 的发病率逐渐增高。

临床上对于存在危险因素，特别是同时存在多种危险因素的病例，应加强预防和及时识别 DVT 和 PTE 的意识。对未发现明确危险因素的患者，应注意其中部分人存在隐藏的危险因素，如恶性肿瘤等。但即使积极地应用较完备的技术手段，临床上仍有相当比例的病例难以明确危险因素。

（三）病理和病理生理

引起 PTE 的血栓可以来源于下腔静脉径路、上腔静脉径路或右心腔，其中大部分来源于下肢深静脉，特别是从腘静脉上端到髂静脉段的下肢近端深静脉（占 50%～90%）。盆腔静脉丛亦是血栓的重要来源。颈内和锁骨下静脉内插入、留置导管和静脉内化疗，使来源于上腔静脉径路的血栓较以前增多。右心腔来源的血栓所占比例较小。PTE 的形成机制见图 2-17-8。

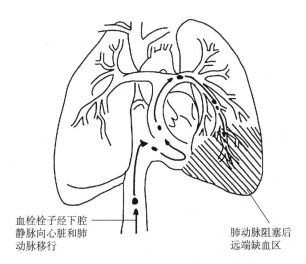

血栓栓子经下腔静脉向心脏和肺动脉移行

肺动脉阻塞后远端缺血区

图 2-17-8　PTE 的形成机制

外周静脉血栓形成后脱落，随静脉血流移行至肺动脉内，导致肺动脉内血栓栓塞肺动脉的血栓栓塞既可以是单一部位的，也可以是多部位的。病理检查发现多部位或双侧性的血栓栓塞更为常见。一般认为栓塞更易发生于右侧和下肺叶。发生栓塞后有可能在栓塞局部继发血栓形成，参与发病过程。

1. 肺血管阻力（PVR）增加和心功能不全 栓子阻塞肺动脉及其分支达一定程度（30%~50%）后，因机械阻塞作用，加之神经体液因素（血栓素 A2 和 5- 羟色胺的释放）和低氧所引起的肺动脉收缩，导致 PVR 增加，动脉顺应性成比例下降，肺动脉压力逐步升高。PVR 的突然增加导致右心室后负荷增加，右心室壁张力升高，升高至一定程度则引起急性肺源性心脏病，右心室扩大，可出现右心功能不全，回心血量减少，体静脉淤血。右心扩大致室间隔左移，使左心室功能受损，导致心输出量下降，进而可引起体循环低血压或休克。主动脉内低血压和右心房压升高使冠状动脉灌注压下降，心肌血流减少，特别是心室内膜下心肌处于低灌注状态，加之 PTE 时心肌耗氧增加，可致心肌缺血，诱发心绞痛。

2. 呼吸功能不全 PTE 的呼吸功能不全主要为血流动力学障碍的结果。栓塞部位的肺血流减少，肺泡无效腔量增多；肺内血流重新分布，通气 / 血流比例失调；右心房压升高可引起功能性闭合的卵圆孔开放，产生心内右向左分流；神经体液因素可引起支气管痉挛；毛细血管通透性增高，间质和肺泡内液体增多或出血；栓塞部位肺泡表面活性物质分泌减少，肺泡萎陷，呼吸面积减小；肺顺应性下降，肺体积缩小并可出现肺不张；如累及胸膜，则可出现胸腔积液。以上因素导致呼吸功能不全，出现低氧血症，以及代偿性过度通气（低碳酸血症）或相对性低肺泡通气。

3. CTEPH 部分急性 PTE 经治疗后血栓不能完全溶解，血栓机化，肺动脉内膜发生慢性炎症并增厚，发展为慢性 PTE；此外，DVT 多次脱落，反复栓塞肺动脉亦为慢性 PTE 形成的一个主要原因，肺动脉血栓机化的同时伴随不同程度的血管重构、原位血栓形成，导致管腔狭窄或闭塞，PVR 和肺动脉压力逐步升高，形成 CTEPH，继而出现慢性肺源性心脏病、右心代偿性肥厚和右心衰竭。

PTE 所致病情的严重程度取决于以上机制的综合作用。栓子的大小和数量、多个栓子的递次栓塞间隔时间、是否同时存在其他心肺疾病、个体反应的差异及血栓溶解的快慢，对发病过程和预后有重要影响。由于肺组织接受肺动脉、支气管动脉和肺泡内气体弥散等多重氧供，故 PTE 时很少出现肺梗死。如存在基础心肺疾病或病情严重，影响到肺组织的多重氧供，才有可能导致肺梗死。

（四）临床表现

1. 症状 PTE 的症状多种多样，但均缺乏特异性。症状的严重程度亦有很大差别，可以从无症状、隐匿，到血流动力学不稳定，甚至发生猝死。

常见症状有：①不明原因的呼吸困难及气促，尤以活动后明显，为 PTE 最多见的症状；②胸痛，包括胸膜炎性胸痛或心绞痛样疼痛；③晕厥，可为 PTE 的唯一或首发症状；④烦躁不安、惊恐甚至濒死感；⑤咯血，常为小量咯血，大咯血少见；⑥咳嗽、心悸等。各病例可出现以上症状的不同组合。临床上有时出现所谓"三联征"，即同时出现呼吸困难、胸痛及咯血，但仅见于约 20% 的患者。

2. 体征

（1）呼吸系统体征：呼吸急促最常见；发绀；肺部有时可闻及哮鸣音和（或）细湿啰音，肺野偶可闻及血管杂音；合并肺不张和胸腔积液时出现相应的体征。

（2）循环系统体征：心动过速；血压变化，严重时可出现血压下降甚至休克；颈静脉充盈或异常搏动；肺动脉瓣区第二心音（P_2）亢进或分裂，三尖瓣区收缩期杂音。

（3）其他：可伴发热，多为低热，少数患者有 38℃以上的发热。

3. DVT 的症状与体征 在考虑 PTE 诊断的同时，必须注意是否存在 DVT，特别是下肢 DVT。其主要表现为患肢肿胀、周径增粗、疼痛或压痛、皮肤色素沉着，行走后患肢易疲劳或肿胀加重。但需注意，半数以上的下肢 DVT 患者无自觉症状和明显体征。应测量双侧下肢的周径来评价其差别。进行大、小腿周径的测量点分别为髌骨上缘以上 15 cm 处，髌骨下缘以下 10 cm 处。双侧相差 > 1 cm 即考虑有临床意义。

（五）辅助检查

1. 疑诊相关检查　如患者出现上述临床症状、体征，特别是存在前述危险因素的病例出现不明原因的呼吸困难、胸痛、晕厥、休克，或伴有单侧或双侧不对称性下肢肿胀、疼痛等，应进行如下检查。

（1）血浆 D- 二聚体（D-dimer）：酶联免疫吸附法是较为可靠的检测方法，其敏感性高，但特异性差。急性 PTE 时血浆 D- 二聚体升高。临床应用中推荐临床评估联合 D- 二聚体检测筛查急性 PTE。临床评估为低度可能的患者如 D- 二聚体检测阴性，可基本除外急性 PTE，如 D- 二聚体检测阳性，建议行确诊检查。评估 D- 二聚体检测结果的诊断价值时应该考虑年龄因素的影响，并根据年龄修正 D- 二聚体的正常阈值。对临床评估为高度可能的患者，D- 二聚体检测阴性的可能性比较低，无论 D- 二聚体检测的结果如何，都应基于临床经验和临床研究结果进行确诊检查。

（2）动脉血气分析：急性 PTE 时常表现为低氧血症、低碳酸血症，肺泡 – 动脉血氧分压差（$P_{A-a}O_2$）增大，部分患者的血气结果可正常。

（3）心电图：大多数病例会出现非特异性的心电图异常。最常见的改变为窦性心动过速。当有肺动脉及右心压力升高时，可出现 V_1-V_4 导联的 T 波倒置和 ST 段异常、$S_I Q_{III} T_{III}$ 征（即 I 导联的 S 波加深，III 导联出现 Q/q 波及 T 波倒置，见图 2-17-9）、完全或不完全性右束支传导阻滞、肺型 P 波、电轴右偏及顺钟向转位等。对心电图改变，需作动态观察，注意与急性冠脉综合征相鉴别。

（4）胸部 X 线检查：PET 患者的 X 线胸片可见：①肺动脉阻塞征，区域性肺纹理变细、稀疏或消失，肺野透亮度增加；②肺动脉高压征及右心扩大征；右下肺动脉干增宽或出现截断征，肺动脉段膨隆以及右心室扩大；③肺组织继发性改变，肺野局部见片状阴影，尖端指向肺门的楔形阴影，肺不张或膨胀不全，肺不张侧可见横膈抬高，有时合并少至中量胸腔积液。X 线胸片对鉴别其他胸部疾病有重要帮助。

（5）超声心动图：超声心动图在提示诊断和排除其他心血管疾病方面有重要价值。对于严重的 PTE 病例，可以发现右心室壁局部运动幅度降低，右心室和（或）右心房扩大，室间隔左移，左心室腔变小，呈 D 字形（图 2-17-10），右心室运动减弱，近端肺动脉扩张，三尖瓣反流速度增快，下腔静脉扩张，吸气时不萎陷。若在右心房或右心室发现血栓，同时患者的临床表现符合

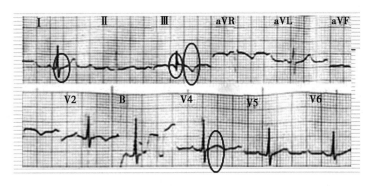

图 2-17-9　心电图 $S_I Q_{III} T_{III}$ 征

I 导联的 S 波加深，III 导联出现 Q/q 波及 T 波倒置，胸导联 T 波低平

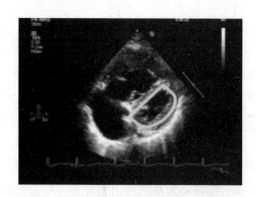

图 2-17-10　超声心动图

右心室扩大，心室间隔左移，左心室腔变小，呈 D 字形，右心室运动减弱，肺动脉增宽

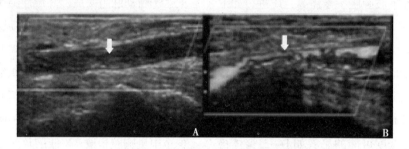

图 2-17-11　下肢深静脉超声检查

A：静脉内回声不均匀，见稍高回声（箭头处）；B：血流通过狭窄的静脉（箭头处）

（1）CT 肺动脉造影（CTPA）：是目前最常用的 PTE 确诊手段。采用特殊操作技术进行 CTPA，能够准确发现段以上肺动脉内的血栓。直接征象为肺动脉内的低密度充盈缺损，部分或完全包围在不透光的血流之间（轨道征），或者呈完全充盈缺损，远端血管不显影；②间接征象为肺野楔形密度增高影，条带状高密度区或盘状肺不张，中心肺动脉扩张及远端血管分支减少或消失（图 2-17-12）。

（2）核素肺通气 / 灌注显像：是 PTE 的重要诊断方法。典型征象是呈肺段分布的肺血流灌注缺损，并与通气显像不匹配（图 2-17-13）。一般可将扫描结果分为 3 类。①高度可能：其征象为至少 2 个肺段的局部灌注缺损，而该部位通气良好或 X 线胸片无异常；②正常或接近正常；③非诊断性异常：其征象介于高度可能与正常之间。若结果呈高度可能，具有诊断意义。

（3）磁共振肺动脉造影（MRPA）：对段以上肺动脉内血栓的诊断敏感性和特异性均较高。另可

PTE，可做出诊断。超声检查时，偶可因发现肺动脉近端的血栓而直接确诊。若存在 CTEPH，可见右心室壁肥厚。

（6）下肢深静脉超声检查：下肢为 DVT 最多发的部位，超声检查为诊断 DVT 最简便的方法，若阳性，可以诊断为 DVT（图 2-17-11），同时对 PTE 有重要提示意义。

2. 确诊相关检查　在临床表现和初步检查提示 PTE 的情况下，应安排 PTE 的确诊检查，包括以下 4 项，其中 1 项阳性即可明确诊断。

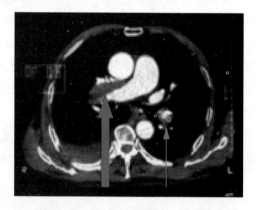

图 2-17-12　肺动脉造影（CTPA）

右肺动脉主干及左下肺动脉充盈缺损（见箭头），右侧胸腔积液

用于对碘造影剂过敏的患者。

（4）肺动脉造影：为诊断 PTE 的经典与参比方法。直接征象有肺动脉内造影剂充盈缺损，伴或不伴轨道征的血流阻断；间接征象有肺动脉造影剂流动缓慢，局部低灌注，静脉回流延迟等。属有创性检查技术，有发生致命性或严重并发症的可能

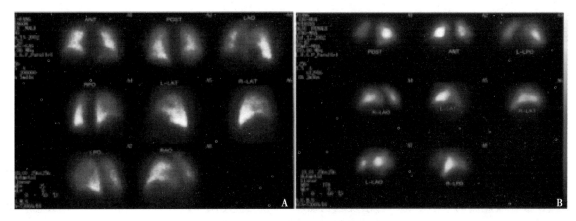

图 2-17-13　核素肺通气 / 灌注显像

A. 通气显像；B. 灌注显像

通气显像未见异常，灌注显像明显缺损，通气 / 灌注不匹配，提示 PTE 高度可能

性，故应严格掌握其适应证。

3. 求因相关检查

（1）明确有无 DVT：对某一病例只要疑诊 PTE，无论其是否有 DVT 症状，均应进行体检，并行深静脉超声、放射性核素或 X 线静脉造影、CT 静脉造影（CTV）、MRI 静脉造影（MRV）、肢体阻抗容积描记术（impedance plethysmography，IPG）等检查，以明确是否存在 DVT 及栓子的来源。

（2）寻找发生 DVT 和 PTE 的诱发因素：对于急性 PTE 患者，推荐积极寻找相关的危险因素，尤其是某些可逆的危险因素（如手术、创伤、骨折、急性内科疾病等）。对于不存在可逆诱发因素的患者，注意探寻潜在疾病，如恶性肿瘤、抗磷脂综合征、炎性肠病、肾病综合征等。对于年龄相对较轻（如 < 40 岁），家族性 VTE，且没有确切可逆诱发因素的急性 PTE 患者，建议进行易栓症筛查。求因对于确定 VTE 的治疗策略和疗程至关重要。在急性 PTE 的求因过程中，需要探寻任何可能导致静脉血流淤滞、血管内皮损伤和血液高凝状态的因素，包括原发性和继发性 2 类，具体见表 2-17-7。即使充分评估，部分患者仍然找不到危险因素，通常称为特发性 VTE。对这部分患者，应该进行密切随访，需要注意潜在的恶性肿瘤、风湿免疫病、骨髓增殖性疾病等。对儿童和青少年患者，应该注意

寻找潜在的抗磷脂综合征、炎性肠病、肾病综合征等；对于育龄期女性患者，注意长期口服避孕药和雌激素药物相关病史。

4. 危险分层　建议对确诊的急性 PTE 患者进行危险分层以指导治疗。依据 2018 年《中国肺血栓栓塞诊治与预防指南》推荐的危险分层方法，首先根据血流动力学状态区分其危险程度，血流动力学不稳定者定义为高危，血流动力学稳定者定义为非高危。血流动力学稳定的急性 PTE，再根据是否存在右心功能不全和（或）心脏生物学标志物升高将其区分为中危和低危（表 2-17-8）。国际指南也有以肺栓塞严重程度指数（pulmonary embolism severity index，PESI）或简化肺栓塞严重程度指数（simplified PESI，sPESI）评分作为评估病情严重程度的标准。sPESI 评分：由年龄 > 80 岁、恶性肿瘤、慢性心肺疾病、心率 ≥ 110 次 /min、收缩压 < 100 mmHg、动脉血氧饱和度 < 90% 组成，每项记 1 分。0 分为低危，≥ 1 分为中危。

（六）鉴别诊断

由于 PTE 的临床表现缺乏特异性，易与其他疾病相混淆，以致临床上漏诊与误诊率极高。做好 PTE 的鉴别诊断，对及时检出、诊断 PTE 有重要意义。

1. 冠状动脉粥样硬化性心脏病（冠心病）　一

表 2-17-8　急性肺栓塞的危险分层

危险分层	休克或低血压	影像学 （右心功能不全）	实验室指标 （心脏生物学标志物升高）
高危	+	+	+/-
中高危	-	+	+
中低危	-	+/-	-/+
低危	-	-	-

部分 PTE 患者因血流动力学变化，可出现冠状动脉供血不足，心肌缺氧，表现为胸闷、心绞痛样胸痛，心电图有心肌缺血样改变，易误诊为冠心病所致心绞痛或心肌梗死。冠心病有其自身发病特点，冠脉造影可见冠状动脉粥样硬化、管腔阻塞证据，心肌梗死时心电图和心肌酶水平有相应的特征性动态变化。需注意，PTE 与冠心病有时可合并存在。

2. 慢性血栓栓塞性肺动脉高压（CTEPH）是以肺动脉血栓机化、肺血管重构致血管狭窄或闭塞，肺动脉压力进行性升高，最终导致右心功能衰竭为特征的一类疾病。CTEPH 最常见的症状是活动后呼吸困难，呈进行性加重，运动耐量下降，其他症状包括咯血、晕厥等；随着病情进展，可出现肺动脉高压和右心衰竭征象，如口唇发绀、颈动脉怒张、P_2亢进、下肢水肿，甚至出现胸腔积液和腹水等。诊断标准：经过 3 个月以上规范抗凝治疗后，影像学证实存在慢性血栓，右心导管检查提示肺动脉平均压（mPAP）≥25 mmHg，且除外其他病变，如血管炎、肺动脉肉瘤等。

3. 肺炎　当 PTE 有咳嗽、咯血、呼吸困难、胸膜炎样胸痛，出现肺不张、肺部阴影，尤其合并发热时，易被误诊为肺炎。肺炎有相应肺部和全身感染的表现，如咳脓性痰、寒战、高热、外周血白细胞显著增高、中性粒细胞比例增加等，抗菌治疗可获疗效。

4. 主动脉夹层　PTE 可表现为胸痛，部分患者可出现休克，需与主动脉夹层相鉴别，后者多有高血压，疼痛较剧烈，胸片常显示纵隔增宽，心血管超声和胸部 CT 造影检查可见主动脉夹层征象。

5. 其他原因导致的胸腔积液　PTE 患者可出现胸膜炎样胸痛，合并胸腔积液，需与结核、肺炎、肿瘤、心力衰竭等其他原因导致的胸腔积液相鉴别。其他疾病有其各自的临床特点，胸腔积液检查常有助于做出鉴别。

6. 其他原因导致的晕厥　PTE 患者出现晕厥时，需与迷走反射性、脑血管性晕厥及心律失常等其他原因导致的晕厥相鉴别。

7. 其他原因导致的休克　PTE 所致休克属心外梗阻性休克，表现为动脉血压低而静脉压升高，需与心源性、低血容量性、血容量重新分布性休克等相鉴别。

（七）治疗

临床工作中应基于危险分层做出临床处理决策，对所有疑诊或确诊 PTE 的患者均应重视一般支持治疗，抗凝治疗为 PTE 的基础治疗手段，溶栓治疗可迅速溶解部分或全部血栓，减少严重 VTE 患者的病死率和复发率，若存在溶栓禁忌证或溶栓与积极内科治疗无效，可考虑行介入治疗或手术治疗。

1. 一般处理与呼吸循环支持治疗　对高度疑诊或确诊 PTE 的患者，应进行严密监护，监测呼吸、心率、血压、静脉压、心电图及动脉血气的变化；采用经鼻导管或面罩吸氧，以纠正低氧血症。对于出现右心功能不全但血压正常者，可使用多巴酚丁胺和多巴胺；若出现血压下降，可增大剂量或使用其他血管加压药物，如去甲肾上腺素等。

对于急性 PTE，若血流动力学稳定，在充分抗凝的基础上，建议尽早下床活动。若为近端 DVT

与高危 PTE，考虑其血栓脱落及再次加重的风险，建议在充分抗凝治疗之后，尽早下床活动；对于远端 DVT 与低危 PTE 建议尽早下床活动。

2. 溶栓治疗　溶栓治疗基本原则：

（1）急性高危 PTE：如无溶栓禁忌，推荐溶栓治疗。急性非高危 PTE 患者，不推荐常规溶栓治疗。

（2）急性中高危 PTE：建议先给予抗凝治疗，并密切观察病情变化，一旦出现临床恶化，且无溶栓禁忌，建议给予溶栓治疗。临床恶化的标准：在治疗和观察过程中出现低血压、休克；或尚未进展至低血压、休克，但出现心肺功能恶化，如症状加重、生命体征恶化、组织缺氧、严重低氧血症、心脏生物学标志物升高等。

（3）急性 PTE：应用溶栓药物，建议 rt-PA 50 mg、尿激酶 2 万 U/kg 或重组链激酶 150 万 U，2 h 持续静脉滴注。使用尿激酶、链激酶溶栓时无须同时使用肝素治疗；但以 rt-PA 溶栓时，rt-PA 注射结束后应继续使用肝素。用尿激酶或链激酶溶栓治疗后，应每 2~4 h 测定凝血酶原时间（PT）或活化部分凝血活酶时间（APTT），当其水平降至正常值的 2 倍时，即应启动规范的肝素治疗。溶栓后应注意对临床及相关辅助检查情况进行动态观察，评估溶栓疗效。

（4）急性高危 PTE：溶栓治疗前如需初始抗凝治疗，推荐首选普通肝素（unfractionated heparin，UFH）。急性 PTE 患者溶栓治疗后，如效果不佳或出现临床恶化，可考虑适当追加溶栓药物剂量。急性高危 PTE 如果存在溶栓禁忌证，如条件允许，建议介入治疗或手术治疗。

溶栓的时间窗一般定为 14 天以内，但若近期有新发 PTE 征象，可适当延长。对有明确溶栓指征的病例宜尽早开始溶栓。

溶栓治疗的主要并发症为出血。最严重的是颅内出血，发生率 1%~2%，发生者近半数死亡。用药前应充分评估出血的危险性，必要时应配血，做好输血准备。溶栓前宜留置外周静脉套管针，以方便溶栓中取血监测，避免反复穿刺血管。

溶栓治疗的绝对禁忌证有活动性内出血和近期自发性颅内出血。相对禁忌证有：2 周内的大手术、分娩、器官活检或不能压迫止血部位的血管穿刺；2 个月内的缺血性脑卒中；10 天内的胃肠道出血；15 天内的严重创伤；1 个月内的神经外科或眼科手术；难以控制的重度高血压（收缩压 > 180 mmHg，舒张压 > 110 mmHg）；近期曾行心肺复苏；血小板计数 < 100×10^9/L；妊娠；细菌性心内膜炎；严重肝、肾功能不全；糖尿病出血性视网膜病变等。对于致命性大面积 PTE，上述绝对禁忌证亦应被视为相对禁忌证。

3. 抗凝治疗

（1）急性期抗凝治疗：抗凝治疗为 PTE 和 DVT 的基本治疗方法，可以有效地防止血栓再形成和复发，为机体发挥自身的纤溶机制溶解血栓创造条件。抗凝血药物主要有 UFH、低分子肝素（low-molecular-weight heparin，LMWH）和华法林（warfarin）。抗血小板药物的抗凝作用不能满足 PTE 或 DVT 的抗凝要求。

临床高度可疑急性 PTE，在等待诊断结果过程中，建议开始应用胃肠外抗凝治疗（UFH、LMWH、磺达肝癸钠等）。应用 UFH 或 LMWH 前应测定基础 APTT、PT 及血常规（含血小板计数、血红蛋白）；应注意是否存在抗凝的禁忌证，如活动性出血、凝血功能障碍、未予控制的严重高血压等。

一旦确诊急性 PTE，如果没有抗凝禁忌，推荐尽早启动抗凝治疗。急性 PTE，初始抗凝治疗推荐选用 LMWH、UFH、磺达肝癸钠、负荷量的利伐沙班或阿哌沙班。

急性 PTE，如果选择华法林长期抗凝，推荐在应用胃肠外抗凝药物的 24 h 内重叠华法林，调节国际标准化比率（international normalization ratio，INR）目标值为 2.0~3.0，达标后停用胃肠外抗凝。不推荐常规药物基因组检测来指导华法林的剂量调节。急性 PTE，如果选用利伐沙班或阿哌沙班，在使用初期需给予负荷剂量；如果选择达比加群或依度沙班，应先给予胃肠外抗凝药物至少5天。

对于疑诊的急性PTE患者，若无出血风险，在等待明确诊断的过程中应给予胃肠外抗凝，包括静脉泵入UFH、皮下注射LMWH或者磺达肝癸钠等。对于急性高危PTE患者，首选UFH进行初始抗凝治疗，以便于及时转换到溶栓治疗。

延展期抗凝治疗的药物通常与初始抗凝药物一致，也可根据临床实际情况做出适当调整。常用的延展期抗凝药物有华法林、LMWH和直接口服抗凝药物（利伐沙班、达比加群、阿哌沙班等）。此外，在延展期治疗过程中，如果患者拒绝抗凝治疗或无法耐受抗凝药物，尤其是既往有冠心病史，并且曾因冠心病应用抗血小板治疗的患者，可考虑给予阿司匹林口服进行VTE二级预防。

（2）偶然发现或亚段PTE的处理：无症状偶然发现的PTE，如果存在VTE进展危险因素或复发风险，建议给予至少3个月的抗凝治疗（方案与急性PTE相同）。对于亚段PTE，如果存在相关临床症状，建议给予至少3个月的抗凝治疗（方案与急性PTE相同）。对于亚段PTE（无症状且无下肢近端DVT），若VTE复发风险低，建议临床观察；若VTE复发风险高，建议给予至少3个月的抗凝治疗（方案与急性PTE相同）。

亚段PTE常出现假阳性，应注意避免误诊。当存在以下临床特征时，提示亚段PTE的诊断成立：①CTPA显示栓塞肺动脉远端未显影；②多个亚段存在充盈缺损；③累及更近端的亚段肺动脉；④多项影像学检查发现缺损；⑤缺损与周围形成明显对照，并未附着于肺动脉壁；⑥多次显影均有缺损；⑦存在相应临床症状；⑧临床初筛提示PTE高度可能；⑨不能解释的D-二聚体水平升高等。

（3）复发性PTE或DVT的抗凝治疗：抗凝治疗期间，出现VTE复发，建议首先积极寻找复发原因。使用口服抗凝药物治疗过程中，出现VTE复发，建议暂时转换为LMWH治疗。接受长期LMWH抗凝治疗过程中，出现VTE复发，建议增加LMWH的剂量。在抗凝治疗期间出现复发，应首先注意是否存在抗凝治疗不规范的情况，如抗凝方案不正确、药物剂量不足等，若为此原因，进行规范化抗凝治疗。排除以上因素后，当出现不能解释的复发性VTE时，应评估患者是否存在潜在的疾病。在规范抗凝治疗过程中出现PTE或DVT复发，应考虑将口服维生素K拮抗剂转换为LMWH抗凝治疗，或将原来应用LMWH的抗凝治疗的剂量适当增大（增加1/4～1/3剂量），同时积极寻找复发的可能原因并进行干预。

（4）抗凝药物的用法

1）UFH的推荐用法：予3 000～5 000 IU或按80 IU/kg静注，继之以18 IU/（kg·h）持续静滴。在开始治疗后的最初24 h内每4～6 h测定APTT，根据APTT调整剂量，尽快使APTT达到并维持于正常值的1.5～2.5倍。达稳定治疗水平后，改为每天测定APTT一次。肝素亦可用皮下注射方式给药。一般先予静注负荷量300～5 000 IU，然后按250 IU/kg的剂量每12 h皮下注射一次。调节注射剂量，使注射后6～8 h的APTT达到治疗水平。

因可能会引起肝素诱导的血小板减少症（heparin-induced thrombocytopenia，HIT），在使用UFH时，第1周每1～2天、第2周起每3～4天必须复查血小板计数一次。若出现血小板迅速或持续降低达30%以上，或血小板计数<$100×10^9$/L，应停用UFH。

2）LMWH的用法：根据体重给药，不须监测APTT和调整剂量。

UFH或LMWH须至少应用5天，直到临床情况平稳。对大面积PTE或髂股静脉血栓，UFH或LMWH须用至10天或更长。

3）华法林：在肝素开始应用后的第1～3天加用口服抗凝剂华法林，初始剂量为3.0～5.0 mg。由于华法林需要数天才能发挥全部作用，因此与肝素需至少重叠应用4～5天，当连续两天测定的INR达到2.5（2.0～3.0）时，或PT延长至正常值的1.5～2.5倍时，方可停止使用肝素，单独口服华法林治疗。应根据 INR 或 PT 调节华法林的剂量。

抗凝治疗的持续时间因人而异。一般口服华法林的疗程至少为 3~6 个月。有明确可逆性危险因素的急性 PTE（如服用雌激素或临时制动），在 3 个月抗凝治疗后，如危险因素去除，可以停用抗凝治疗。危险因素持续存在的 PTE，在 3 个月抗凝治疗后，建议继续抗凝治疗。特发性 PTE 治疗 3 个月后，如果仍未发现确切危险因素，同时出血风险较低，推荐延长抗凝治疗时间，甚至终身抗凝。特发性 PTE 治疗 3 个月后，如出血风险高，建议根据临床情况，动态评估血栓复发与出血风险，以决定是否继续进行抗凝治疗。对于栓子来源不明的首发病例，需至少给予 6 个月的抗凝；对复发性 VTE、并发肺心病或危险因素长期存在者，抗凝治疗的时间应更为延长，达 12 个月或以上，甚至终身抗凝。

妊娠的前 3 个月和最后 6 周禁用华法林，可用肝素或低分子肝素治疗。产后和哺乳期妇女可以服用华法林。

华法林的主要并发症是出血。华法林所致出血可以用维生素 K 拮抗。华法林有可能引起血管性紫癜，导致皮肤坏死，多发生于治疗的前几周。

4. 介入治疗　急性高危 PTE 或伴临床恶化的中危 PTE，若有肺动脉主干或主要分支血栓，并存在高出血风险或溶栓禁忌，或经溶栓或积极的内科治疗无效，在具备介入专业技术和条件的情况下，可行经皮导管介入治疗。在经皮导管介入治疗的同时辅以肺动脉内溶栓治疗。对于系统性溶栓出血风险高的患者，如果有导管直接溶栓的设备和人员，导管直接溶栓优于系统性溶栓，导管溶栓时溶栓剂量可以进一步减低，从而降低出血风险。

低危 PTE 不建议导管介入治疗。

已接受抗凝治疗的急性 DVT 或 PTE，不推荐放置下腔静脉滤器。

5. 手术治疗　急性高危 PTE，若有肺动脉主干或主要分支血栓，且存在溶栓禁忌、溶栓治疗或介入治疗失败、其他内科治疗无效，在具备外科专业技术和条件的情况下，可考虑行肺动脉血栓切除术。对于顽固性低氧、循环不稳定的高危 PTE，内科或介入治疗效果不佳，准备手术之前，可尝试用体外膜肺氧合（ECMO）以加强生命支持。ECMO 对高危 PTE 患者来说是一项有效的治疗措施，但 ECMO 治疗效果仍有待进一步研究探讨。

综上，对确诊的急性 PTE 患者需进行危险分层综合评估，以便于准确评估病情严重程度与制定个体化的临床处理策略。一经确诊的急性 PTE 患者，若无抗凝禁忌，推荐尽早启动抗凝治疗，急性中低危 PTE 患者即需住院行抗凝治疗；急性中高危 PTE 患者建议先给予抗凝治疗，并密切观察病情变化，一旦出现临床恶化，且无溶栓禁忌，建议给予溶栓治疗；急性高危 PTE 患者，如无溶栓禁忌，推荐溶栓治疗，若存在溶栓禁忌证，或经溶栓或积极的内科治疗无效，可考虑行介入治疗与手术治疗。

6. 特殊情况下 PTE 的诊断与处理

（1）妊娠合并 PTE

1）妊娠期间如果疑诊急性 PTE：①建议进行 D- 二聚体检测，若阴性可基本除外急性 PTE；②建议行下肢加压静脉超声检查，一旦确诊 DVT，即可按照 VTE 进行处理；③如下肢加压静脉超声检查阴性，临床仍高度怀疑 PTE，建议行核素肺通气/灌注显像。对于疑诊急性 PTE 的妊娠妇女，需要平衡潜在的致死性风险和放射暴露带来的损伤。核素肺通气/灌注显像和 CTPA 对胎儿的放射暴露为 1~2 mSv，但 CTPA 对孕妇乳腺组织的放射暴露高达 10~70 mSv，为核素肺通气/灌注显像的 35 倍，会增加孕妇的乳腺癌风险。此外，CTPA 检查所需要的碘造影剂可以诱发胎儿甲状腺功能减低，所以诊断妊娠合并 PTE 优先选择核素肺通气/灌注显像。

2）妊娠合并急性 PTE 的治疗：①妊娠期间抗凝药物首选 LMWH，产后建议切换为华法林；②溶栓治疗仅限用于危及生命的高危 PTE。

（2）恶性肿瘤合并 PTE

1）恶性肿瘤患者疑诊急性 PTE，D-二聚体检测阴性具有除外诊断价值。

2）活动期恶性肿瘤合并 PTE 患者，建议给予 LMWH 抗凝治疗至少 3~6 个月。

在抗凝治疗 3 个月后，若出血风险不高，推荐延长抗凝时间，甚至终身抗凝。临床上肿瘤栓塞与血栓栓塞症状相似，应注意鉴别。恶性肿瘤合并 PTE，急性期抗凝治疗结束后，需要权衡血栓复发的风险和出血的风险，评估是否需要长期甚至终身抗凝，后续长期治疗方案包括继续应用 LMWH、转换为华法林、直接口服抗凝药物或停止抗凝治疗。

（3）PTE 合并活动性出血：活动性出血是抗凝治疗的禁忌。对于 PTE 合并大出血、临床相关非大出血，首先应停止抗凝治疗，针对出血原因进行相关治疗，为抗凝治疗创造条件。小出血对于全身影响较小，比如牙龈出血等，如能通过局部治疗起到止血作用，可暂时不停用抗凝治疗，如局部处理无效，仍应权衡对全身的影响以及抗凝治疗的必要性，制订治疗方案。

（4）围手术期 PTE：围手术期一旦疑诊 PTE，建议积极完善检查，评估 PTE 可能性；如果病情不平稳，转运检查应慎重，尽量采取床旁检查。一旦病情平稳，应积极考虑确诊检查，如 CTPA 等。是否需要进行桥接抗凝治疗应根据患者出血与血栓风险的评估。对于高度 VTE 风险且无大出血风险的患者应考虑桥接抗凝。相反，低度 VTE 风险的患者不应给予桥接抗凝。而中度 VTE 风险的患者需根据出血和血栓栓塞进行个体化考虑。低出血风险手术，如小的口腔手术、皮肤科操作及白内障手术等，无须中断抗凝治疗。

围手术期并发急性高危 PTE：①若发生在手术 1 周内，不建议溶栓治疗，必要时考虑介入治疗；②若发生在手术 1 周后，且出血风险较低，建议考虑溶栓治疗。

对于正在进行抗凝治疗的 PTE 患者，如需外科手术：①如使用华法林，且存在 VTE 复发高风险，无大出血风险，建议在术前停用华法林并进行桥接抗凝。②如使用 UFH，建议在手术前 4~6 h 停用；如使用 LMWH，建议在手术前大约 24 h 停用，术后 24 h 重新启用。如进行高出血风险手术，建议在术后 48~72 h 重新启用。③如使用直接口服抗凝药物抗凝且需要在术前暂时中断该药物治疗的患者，不建议进行桥接治疗。建议根据肾功能、药物半衰期、出血风险停用及重新启用直接口服抗凝药物。

（5）PTE 合并右心血栓：对于右心血栓，需要根据血栓的部位、大小、形态、活动度、性质以及是否存在心内分流等特点评估疾病加重风险，同时鉴别非血栓性疾病（心脏肿瘤，如黏液瘤等）。建议：①首选超声心动图进行诊断并评估右心血栓的风险，同时鉴别非血栓性疾病。②对于右心血栓，抗凝治疗至少 3 个月，并定期复查心脏超声，评估血栓变化和疾病风险。③对体积较大的右心新鲜血栓，建议 UFH 抗凝治疗，如出现血流动力学不稳定，建议在严密监测下行溶栓治疗。④外科取栓治疗，适用于体积较大的 A 型血栓（游离型漂浮血栓）；体积较大的 C 型血栓（与心腔部分附着的活动性血栓），并具有潜在堵塞右心房或右心室流出道的风险；骑跨于卵圆孔的右心血栓等。

（6）血小板减少合并 PTE：HIT 的诊断主要基于临床和实验室检查，临床可表现为无症状的血小板计数减少和（或）广泛的致死性血栓栓塞事件，血栓可表现为静脉血栓和（或）动脉血栓。对于确诊或高度怀疑 HIT 患者，不建议输注血小板。在 HIT 急性期应用华法林可能加重血栓形成，导致肢体坏疽和皮肤坏死，因此不推荐在急性期（血小板计数 $< 150 \times 10^9/L$）应用华法林抗凝治疗。如果诊断 HIT：①建议停用 UFH 或 LMWH，更换为阿加曲班或比伐卢定；②HIT 早期不推荐应用华法林行初始治疗，当血小板恢复至 $150 \times 10^9/L$ 以上时，可启用小剂量华法林。胃肠外非肝素抗凝药与华法林重叠至少 5 天，直至达到目标 INR。HIT 不伴血栓

形成，建议抗凝治疗至少4周；HIT伴血栓形成，建议抗凝治疗至少3个月。

（八）预防

对存在发生DVT-PTE危险因素的病例，宜根据临床情况采用相应的预防措施。主要方法为：①机械预防措施，包括加压弹力袜、下肢间歇序贯加压充气泵和腔静脉滤器；②药物预防措施，包括皮下注射小剂量肝素、低分子肝素和口服华法林。对重点高危人群，应根据病情轻重、年龄、是否合并其他危险因素等来评估发生DVT-PTE的危险性，并给予相应的预防措施。

（贲素琴　李圣青）

数字课程学习

⬇ 教学PPT　　　　✍ 自测题

第十八章

间质性肺病

关键词

间质性肺病	弥漫性肺实质性疾病	特发性肺纤维化
过敏性肺炎	隐源性机化性肺炎	过敏性肺泡炎
肺间质病变	皮肌炎	多发性肌炎
系统性硬化	类风湿关节炎	干燥综合征
结节病		

第一节　概　　述

弥漫性间质性肺病（diffuse interstitial lung disease）系以肺泡壁为主并包括肺泡周围组织及其相邻支撑结构病变的一种非肿瘤、非感染性疾病群，病变可波及细支气管和肺实质，又称弥漫性肺实质性疾病（diffuse parenchymal lung disease）。目前发现有200多种间质性肺病（interstitial lung disease，ILD），这些间质性肺病具有的共同特点为：临床表现为运动性呼吸困难或咳嗽，肺影像学以双肺弥漫性间质浸润为特征，病理生理以生理或气体交换异常包括肺弥散功能降低与肺泡-动脉氧分压差 $P_{A-a}O_2$ 异常为特点，组织病理学表现为炎症、纤维化与组织重建。

（一）间质性肺病的分类

多数间质性肺病的发病原因不清楚，临床根据病因、临床特征与病理学特征分类为已知原因间质性肺病、特发性间质性肺炎、肉芽肿性间质性肺病及罕见间质性肺病，具体分类见表2-18-1。

原因已明确的间质性肺病由职业性或环境因素引起的间质性肺病、药物性与结缔组织疾病相关性间质性肺病组成。职业性或环境相关性间质性肺病与吸入环境中的粉尘或过敏原有关联，因此询问病史或者环境接触史时应该格外仔细。药物引起的间质性肺病近年来也呈增多的趋势，包括抗生素、解热镇痛药、抗心律失常药和化疗药，近年来的生物治疗、肿瘤的靶向与免疫治疗也被发现可以引起间质性肺炎，这类间质性肺炎多数在使用药物期间出现，也可在停药后发生间质性肺炎。停药后或经

表 2-18-1　间质性肺病的分类

分类	疾病
已知原因间质性肺病	职业性间质性肺病 药物性间质性肺病 结缔组织病相关性 过敏性肺炎
特发性间质性肺炎（IIP）	
主要 IIP	特发性肺纤维化（idiopathic pulmonary fibrosis，IPF） 非特异性间质性肺炎（non-specific interstitial pneumonia，NSIP） 呼吸性细支气管炎伴间质性肺病（respiratory bronchiolitis-interstitial lung disease，RBILD） 脱屑性间质性肺炎（desquamative interstitial pneumonia，DIP） 急性间质性肺炎（acute interstitial pneumonia，AIP） 隐源性机化性肺炎（cryptogenic organizing pneumonia，COP）
少见 IIP	淋巴细胞间质性肺炎（lymphoid interstitial pneumonia，LIP） 特发性胸膜肺实质的弹力纤维增生症（idiopathic pleuroparenchymal fibroelastosis）
未能分类 IIP	
肉芽肿性间质性肺病	结节病（sarcoidosis）
罕见间质性肺病	肺泡蛋白沉积症（pulmonary alveolar proteinosis） 淋巴管平滑肌瘤病（lymphangio-leiomyomatosis） 朗格汉斯组织细胞增生症（langerhans' cell histiocytosis） 特发性含铁血黄素沉着症（idiopathic hemosiderosis） 慢性嗜酸细胞性肺炎（chronic eosinophilic pneumonia） 肺泡微石症（pulmonary alveolar microlithiasis） 肺淀粉样变（pulmonary amyloidosis）

激素治疗后病变可以吸收，再次使用该药物后又出现间质性肺炎。少数患者可短期内进入呼吸衰竭。结缔组织病相关性间质性肺病（connective tissue disease associated interstitial lung disease，CTD-ILD）也是较为常见的间质性肺病，它属于结缔组织病全身表现的一部分，部分患者可以肺部表现为主。其病理学改变以非特异性间质性肺炎最为常见，类风湿关节炎最常合并普通型间质性肺炎。皮肌炎合并间质性肺病较为凶险，特别是抗 MDA5 抗体阳性患者。诊断间质性肺病时，通常都要做自身抗体检查以明确是否为结缔组织病相关性间质性肺病。因此，对于所有间质性肺病都应该仔细询问职业与环境接触史、用药史，以及筛查是否患有结缔组织疾病。其中过敏性肺炎也是在间质性肺病中较为常见的一种疾病，它是一种反复吸入具有抗原性的有机粉尘及低分子化学物质所导致的肺部肉芽肿性疾病。过敏性肺炎的临床表现形式多样，可呈急性、亚急性和慢性起病。诱发过敏性肺炎的致病抗原种类繁多，包括细菌、真菌、动物蛋白和某些化学物质如异氰酸盐等。根据接触过敏原的强度与频率又把过敏性肺炎分为急性、亚急性与慢性过敏性肺炎。急性过敏性肺炎多在接触过敏原后数小时或数日后出现发热、咳嗽、呼吸困难和不适等症状，肺部听诊可闻及较广泛的湿性啰音。慢性过敏性肺炎系反复接触致敏源所致，故发病较为隐匿，可在数月或数年后发病，临床表现主要为进行性呼吸困难伴有发作性喘息和反复发生的低热，后期由于出现肺纤维化可发生呼吸衰竭，体检时可在肺部闻及湿性啰音，部分患者可出现杵状指。过敏性肺炎的诊断依赖于临床症状与环境接触的因果关系，血液中检测到致敏原对诊断有帮助，另外，肺泡灌洗液细胞分析对诊断有帮助，淋巴细胞增多是过敏性肺炎患者最常见的肺泡灌洗液细胞学特点，表现为肺泡灌洗液细胞总数明显升高，其中淋巴细胞比例增多尤为明显，这对过敏性肺炎的诊断具有提示作用。临床上通常将肺泡灌洗液中淋巴细胞比例 > 30%（或吸烟人群中肺泡灌洗液的淋巴细胞 > 20%）作

为过敏性肺炎的一项诊断标准。在肺泡灌洗液中淋巴细胞增多的情况下，如同时在肺泡灌洗液中检出浆细胞、肥大细胞和胞质呈泡沫样的巨噬细胞，则更加支持过敏性肺炎的诊断。过敏性肺炎的肺 HRCT 主要表现为磨玻璃阴影、小叶中央型结节、马赛克征和纤维化。过敏性肺炎的诊断标准目前尚不统一，诊断需要包含吸入过敏原史、相关呼吸道症状、肺部爆裂音、IgG 抗体或沉淀抗体阳性、明确环境中的过敏原、肺功能异常、肺泡灌洗液有淋巴细胞比率升高、影像学出现磨玻璃影等，或肺组织活检符合过敏性肺炎可做出诊断。

特发性间质性肺炎（idiopathic interstitial pneumonia，IIP）是间质性肺病的重要组成部分，它是一组原因不明的累及弥漫性肺实质的疾病，也称间质性肺病，由多种疾病组成，特点为弥漫性肺泡炎和结构紊乱，最终导致肺纤维化为特征的非肿瘤性疾病。这些疾病不仅仅累及肺的间质，也累及肺泡、气道与血管等。特发性间质性肺炎的具体分类可见表 2-18-2。特发性肺纤维化（idiopathic pulmonary fibrosis，IPF）是这类间质性肺炎中最常见的一种间质性肺病，这种疾病本身呈慢性进展性特点，且缺乏有效逆转疾病的药物，预后较差，中位生存期为 3～5 年。非特异性间质性肺炎（nonspecific interstitial pneumonia，NSIP）是美国病理学家 Katzenstein 于 1994 年对一组不能归类的慢性间质性肺炎进行总结时提出的概念，以定义那些组织学上缺少诊断任何其他一种间质性肺炎特征的间质性肺疾病。NSIP 的组织学特征包括不同程度的间质炎症和纤维化，具有一致性的外观。病理上分为三个亚型：富细胞型、纤维化型及混合型，富细胞型 NSIP 显示轻到中度的间质慢性炎症浸润，基本没有纤维化，对糖皮质激素及细胞毒性药物反应良好并且预后乐观；纤维化型 NSIP 显示间质增厚，新旧一致的纤维化，肺泡结构完整，伴不同程度的细胞炎症。目前认为该病是一种独立的间质性肺病，就诊时临床表现主要为 6—7 月干咳、胸闷、气促、呼吸困难；肺功能测定为限制性肺通气功能

表 2-18-2　主要特发性间质性肺炎的分类

分类	临床 - 影像 - 病理诊断	影像和（或）病理形态学类型
致纤维化型 IP	特发性肺纤维化 非特异性间质性肺炎	普通型间质性肺炎 非特异性间质性肺炎
吸烟相关性 IP	呼吸性细支气管炎伴间质性肺病 脱屑性间质性肺炎	呼吸性细支气管炎伴间质性肺病 脱屑性间质性肺炎
急性 / 亚急性 IP	急性间质性肺炎 隐源性机化性肺炎	急性间质性肺炎 隐源性机化性肺炎

注：IP，间质性肺炎

障碍；患者女性多于男性；一般无吸烟史，发病年龄小于 60 岁；肺 HRCT 表现主要为双侧下叶、均匀的网状密度影，可伴有牵拉性支气管扩张，矢状面重建可见下叶肺容积减少。有些 NSIP 常与结缔组织疾病相关，因此诊断 NSIP 时一定要排查系统性疾病。这种疾病对激素治疗效果较敏感，特别是富细胞型 NSIP。隐源性机化性肺炎（cryptogenic organizing pneumonia,COP）指原因不明的肺泡和肺泡管中存在肉芽组织的一种疾病，由成纤维细胞、肌成纤维细胞、疏松结缔基质、胶原组成，肉芽组织可以延伸到细支气管。早期将其命名为闭塞性细支气管炎伴机化性肺炎（bronchiolitis obliterans with organizing pneumonia，BOOP），2002 年美国胸科协会 / 欧洲呼吸学会建议将其改名为隐源性机化性肺炎。继发性机化性肺炎常与感染、药物、胶原病、吸入致病原（可卡因）、吸入有害气体、胃食管反流、器官移植、放疗、射频等相关。隐源性机化性肺炎多为亚急性起病，病情较轻；偶有急性起病者，其临床表现同 ARDS。呼吸系统症状和体征包括咳嗽、气促、咯血、胸痛、肺部细湿啰音等，无哮鸣音。全身症状和体征包括低热、盗汗、乏力等，不出现杵状指。肺部影像学表现多种多样，最常见为肺炎型，表现为肺实变，其他征象包括磨玻璃影、结节影等，分布以胸膜下和支气管周围为主，其特点为病灶多发性、形态多样性以及易变性。治疗以激素为主，激素治疗对多数患者有效，肺部阴影可以完全吸收，约半数患者在糖皮质激素减量使用时复发。仅少数患者遗留肺纤维化，是一种预后良好的间质性肺病。急性间质性肺炎（acute interstitial pneumonia，AIP）是间质性肺炎预后最差的一种疾病，特点为起病急，短期内从呼吸困难进入低氧血症和严重呼吸衰竭，表现为快速进展的低氧血症和呼吸窘迫，体检可以闻及肺部爆裂音，肺 HRCT 表现为新增的广泛磨玻璃阴影与实变阴影。目前缺乏有效的治疗方法。呼吸性细支气管炎伴间质性肺病和脱屑性间质性肺炎都与吸烟相关，又被称为吸烟相关性间质性肺病。淋巴细胞间质性肺炎较为少见，多与其他疾病如结缔组织疾病或肿瘤相关，女性相对多见，通常起病较为缓慢，表现为慢性咳嗽和呼吸困难，通常伴有发热、胸痛、体重下降和肌痛。肺影像学表现为磨玻璃阴影、囊状影、网格阴影和结节影。

目前较为常见的间质性肺病有特发性肺纤维化、过敏性肺炎（又称外源性变应性肺泡炎）、结缔组织病相关性间质性肺病与结节病。结节病属于肉芽肿疾病的范畴，其病理学改变为非干酪坏死性肉芽肿，肺部影像学早期以双侧肺门对称肿大淋巴结为特征表现。嗜酸细胞性肺炎（eosinophilic pneumonia）指嗜酸性粒细胞引起肺实质浸润为特征的一组异质性疾病，伴或不伴有外周血中嗜酸性粒细胞增多。该类疾病的特点为肺部阴影、肺泡嗜酸性粒细胞增多，伴或不伴外周血嗜酸性粒细胞增高。它是嗜酸性粒细胞性肺病的主要组成部分。通常符合以下任何一项标准即可诊断为嗜酸性粒细胞性肺病：①肺部病变伴外周嗜酸性粒细胞增多；②肺活检证实组织嗜酸性粒细胞增多；③支气管肺泡灌洗液中嗜酸性粒细胞增多，一般认为肺泡灌洗液中嗜酸性粒细胞超过 25% 可诊断嗜酸性粒细胞性肺病。

（二）临床表现

间质性肺病的临床表现根据疾病不同而呈多样性，其中多数患者会出现劳力性呼吸困难，IPF 患者多呈慢性进展性，过敏性肺炎多发生在接触过敏原后。咳嗽也是间质性肺病的常见症状，常表现为刺激性干咳，部分患者可出现喘息，如过敏性肺炎和结节病。结缔组织病相关性间质性肺病患者也可出现胸痛，提示病变累及胸膜。另外结缔组织病相关性间质性肺病可出现全身症状，如消化不良、胃食管反流疾病、皮肤病变与关节症状。体格检查可在肺部闻及爆裂音，部分患者可出现杵状指，如特发性肺纤维化或慢性过敏性肺炎。疾病后期可出现肺动脉高压、肺心病和呼吸衰竭症状。

（三）辅助检查

1. 影像学检查　在诊断间质性肺病中起重要作用，间质性肺病患者皆应行 HRCT 检查。间质性肺病的肺 HRCT 表现为：胸膜下线、小叶间隔增厚、磨玻璃影、网格状影、实变影、牵拉性支气管扩张或牵拉性细支气管扩张、蜂窝影、结节等，这些影像学特征可以单独出现，多数情况下多重影像特征同时出现。根据疾病的不同可出现不同特点，磨玻璃阴影如过敏性肺炎、脱屑性间质性肺炎、非特异性间质性肺炎、肺泡蛋白沉积症（铺路石样改变），实变影如机化性肺炎、急性间质性肺炎、特发性肺纤维化急性加重等，网格阴影如非特异性间质性肺炎，蜂窝肺伴有牵拉性支气管扩张主要见于特发性肺纤维化、慢性过敏性肺炎或某些职业性间质性肺病，囊样改变如淋巴管平滑肌肌瘤病、朗格汉斯组织细胞增生症和淋巴细胞间质性肺炎。

2. 肺功能检查　以限制性通气功能障碍为主、伴有弥散功能减低为主要特点，表现为肺总量（TLC）减低与一氧化碳弥散量下降，通常呼吸流速保持正常或升高。在过敏性肺炎中可出现混合性通气功能异常，表现为 TLC 减低伴有呼吸流速降低（FEV_1/FVC 下降）。肺泡毛细血管功能单位减少到一定程度可出现肺泡动脉氧分压梯度增大，疾病晚期出现低氧血症。

3. 血液学检查　自身抗体检查如抗核抗体谱可呈阳性，乳酸脱氢酶、血沉和癌胚抗原（carcinoembryonic antigen，CEA）可轻度升高，如果 CEA 增高显著或呈进行性升高需要鉴别肺癌。涎液化糖链抗原 6（Krebs von den Lungen 6，KL6）升高常提示 ILD。

4. 气管镜检查　用于间质性肺病的诊断手段包括肺泡灌洗与经气管镜肺活检。支气管肺泡灌洗液（BALF）细胞分类有助于某些间质性肺病的诊断，健康非吸烟者的 BALF 细胞学分类的正常参考值范围为：巨噬细胞 > 85%，淋巴细胞 10% ~ 15%，中性粒细胞 ≤3%，嗜酸性粒细胞 ≤1%，鳞状上皮细胞或纤毛柱状上皮细胞均 ≤5%。目前根据细胞学分析结果将 BALF 分为 4 种不同的炎症细胞类型：

（1）淋巴细胞增多型（淋巴细胞为主型）：淋巴细胞 > 15%。

（2）中性粒细胞增多型（中性粒细胞为主型）：中性粒细胞 > 3%。

（3）嗜酸性粒细胞增多型（嗜酸性粒细胞为主型）：嗜酸性粒细胞 > 1%。

（4）肥大细胞增多型（肥大细胞为主型）：肥大细胞 > 0.5%。

特发性肺纤维化中常伴中性粒细胞轻度升高和嗜酸性粒细胞比率轻度升高，淋巴细胞比率升高通常提示过敏性肺炎或结节病，嗜酸性粒细胞比率显著升高见于嗜酸性粒细胞性肺病，超过 25% 可确诊嗜酸细胞性肺炎。BALF 淋巴细胞亚群分析用于某些肉芽肿性疾病的诊断。患者 BALF 中增多的淋巴细胞主要为 T 淋巴细胞，$CD4^+$ 和 $CD8^+$ 的 T 细胞都增加，过敏性肺炎常以 $CD8^+$ 的 T 细胞增加为主，$CD4^+/CD8^+ < 1$ 对过敏性肺炎的诊断具有一定的提示作用，而大多数结节病患者 BALF 中 $CD4^+/CD8^+ > 1$。

另外 BALF 肺泡内充满脂蛋白样物质（PAS 染色阳性）可诊断肺泡蛋白沉积症，BALF 偏振光显微镜可发现粉尘颗粒提示硅肺，BALF 巨噬细胞内脂肪颗粒可诊断类脂性肺炎，BALF 对铍盐淋巴细胞转换试验阳性可诊断肺铍沉积症。经支气管肺活检（transbronchial lung biopsy，TBLB）由于获取肺组织标本较少，其诊断价值有限，但对于过敏性肺炎、机化性肺炎、嗜酸细胞性肺炎等仍有诊断价值。经气管镜冷冻活检可以获取较 TBLB 更大的组织，其诊断价值可较 TBLB 有所提升。

5. 肺活检　外科肺活检可以获取较大肺组织样本，是确诊间质性肺病最重要的手段。对于新近诊断原因不明的间质性肺病，其肺 HRCT 符合可能普通型间质性肺炎、不确定普通型间质性肺炎类型和提示其他诊断征象的患者，外科肺活检是确诊的重要手段。

（四）诊断思路

诊断思路见图 2-18-1。

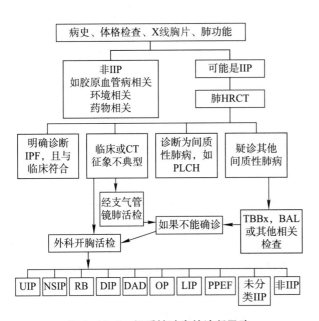

图 2-18-1　间质性肺炎的诊断思路
注：UIP，普通型间质性肺炎；NSIP，非特异性间质性肺炎；RB，呼吸性支气管炎；DIP，脱屑性间质性肺炎；DAD，弥漫性肺泡损伤；OP，机化性肺炎；LIP，淋巴细胞性间质性肺炎；PPEE，肺实质胸膜弹力纤维增生症；IIP，特发性间质性肺炎；TBBx，经支气管镜肺活检；BAL，肺泡灌洗；PLCH，肺朗格汉斯组织细胞增生症

（五）治疗

间质性肺病根据诊断的不同，治疗方法也有区别，主要治疗包括以下方法：

1. 激素疗法　糖皮质激素具有较强的抗炎作用，是很多间质性肺病治疗的首选药物，如结节病、过敏性肺炎、机化性肺炎、嗜酸细胞性肺炎、结缔组织疾病相关性间质性肺病等。各种间质性肺炎激素疗法的剂量与疗程也有区别。通常激素的起始剂量为泼尼松 0.5~1 mg/kg，维持 1~3 个月后根据病情逐渐减量至维持剂量。各种疾病的激素疗程也不相同，肺结节病的疗程 1~2 年，隐源性机化性肺炎约半年~1 年，慢性嗜酸细胞性肺炎 3 个月~1 年。激素应用过程中需要注意的副作用包括：糖耐量异常、消化道损伤、骨质疏松、白内障、易患感染、股骨头坏死等。

2. 免疫抑制剂　对于 CTD-ILD，通常联合使用激素和免疫抑制剂，另外免疫抑制剂与激素联合使用可以减少激素用量，对于激素减量困难者也可加用免疫抑制剂。对于激素减量后复发患者，如结节病、机化性肺炎和嗜酸细胞性肺炎复发时，可采用激素联合免疫抑制剂治疗。常用的药物有环磷酰胺、硫唑嘌呤、氨甲蝶呤等，但需要注意其不良反应，如环磷酰胺引起膀胱出血、硫唑嘌呤引起肝功能损伤等。

3. 抗纤维化药物　目前主要适用于 IPF 的治疗，主要的药物有吡非尼酮和尼达尼布。

4. 去除致病因素　过敏性肺炎的治疗需要脱离过敏原，药物引起间质性肺病时应该及时停用可能的药物。

5. 肺移植　适用于致纤维化型间质性肺病，IPF 为最主要的适应证。

（蒋捍东）

第二节　特发性肺纤维化

特发性肺纤维化（IPF）是特发性间质性肺

炎最常见的类型，其发病原因不明，它是一种慢性、进行性、致纤维化的一种间质性肺疾病，其病理学特征为普通型间质性肺炎（usual interstitial pneumonia，UIP），表现为纤维化与蜂窝肺形成。本病多局限在肺脏，好发于中老年人群，临床特点为运动性呼吸困难并呈进行性加重，后期可进入呼吸衰竭。IPF 是一种慢性进展性疾病，目前缺乏有效治疗的药物，其预后较差。

（一）流行病学

IPF 目前属于罕见病的一种，发病人群以中老年为主，60 岁以上者多见，男性多于女性。北美与欧洲的发病率介于（3～9）/10（万人·年），国内该病的流行病学资料匮乏，但近年来全球的发病率呈上升趋势。

（二）临床表现

1. 症状　IPF 最主要的临床表现为劳力性呼吸困难，同时可以伴有其他症状如咳嗽等。多数起病较隐匿，呈慢性持续进展型，终末期发生低氧血症，最终死于呼吸衰竭。

（1）呼吸困难：发病初期症状不明显，随疾病的发生发展逐渐出现劳力性呼吸困难，初期可表现为登楼或爬坡时出现气短和呼吸困难，后逐渐发展至走平路时出现呼吸困难，至疾病后期，在进食与穿衣时也可出现呼吸困难。终末期可出现口唇与四肢发绀、肺动脉高压、肺心病和右心功能不全的征象。很多患者把早期的呼吸困难归结于年龄增长或心脏及其他原因而误诊。

（2）咳嗽：IPF 患者常出现咳嗽，通常为刺激性干咳，也可伴有黏液咳出。通常咳嗽较为顽固，一般止咳药物效果不佳。部分患者因顽固性咳嗽就诊而诊断该病。

（3）其他症状：IPF 的全身症状较少，有少部分患者可出现低热、乏力、肌肉痛和关节痛，这些症状缺乏特异性。

（4）IPF 急性加重期（acute exacerbation of IPF，AE-IPF）的临床表现：AE-IPF 系患者在数天至数周之内出现呼吸急促，四肢末端和口唇发绀，部分患者可以出现发热和流感样症状，双肺基底部可闻及 velcro 啰音或爆裂音。病情往往进展迅速，很快进入 I 型呼吸衰竭。AE-IPF 治疗效果差，病死率高。

2. 体格检查　早期患者可无明显体征，随疾病进展，患者肺部可闻及吸气末的细小爆裂音，又被称为 Velcro 啰音，以肺底部和下肺野多见。通常肺部 Velcro 啰音的出现与肺部蜂窝肺及纤维化的形成相对应。这种啰音会持续存在，不会因治疗而消失。在急性进展期，肺部啰音会短时间增多。约半数患者出现杵状指（趾）。因此对于出现杵状指（趾）的患者应该考虑 IPF 存在的可能。

（三）辅助检查

1. 胸部 HRCT　是诊断 IPF 的必要手段，其影像学特征为蜂窝肺、牵拉性支气管扩张/细支气管扩张和磨玻璃影，根据其 HRCT 征象与其符合 IPF 病理学类型——普通型间质性肺炎（UIP）的解析程度分为 4 种类型，即 UIP 类型，可能 UIP 类型，不确定 UIP 类型和提示其他诊断征象。UIP 类型：是 IPF 的典型影像学表现，蜂窝肺是最重要特征，是诊断 UIP 必不可少的。可伴有或不伴有外周牵拉性支气管扩张或细支气管扩张的存在。典型的 UIP 分布胸膜下多见，并以肺基底部为著。可伴有纵隔淋巴结肿大，也可出现磨玻璃阴影，但这不是 IPF 的主要影像学特征。典型的影像学 UIP 特征与病理学 UIP 的符合率在 90% 以上，对于有典型 UIP 影像学特征的患者可以不做肺组织活检而做出诊断。可能 UIP 类型：该影像学类型的特点为胸膜下与下肺野为主要分布的网格状阴影，同时伴有外周牵拉性支气管扩张或细支气管扩张，但没有蜂窝肺。这种影像学表现高度提示肺组织病理学类型为 UIP。具备这类影像学特征的患者需要结合肺部病理以明确 IPF 的诊断。不确定 UIP 类型：该类型的 HRCT 表现为胸膜下很局限的磨玻璃阴影，或网格状阴影，但没有明显的纤维化征象。这类影像学表现不符合 UIP 或可能 UIP 的特点，但又不提示其他诊断。具有这类影像学特征的患者需要结合肺部病理以明确诊断。其他诊断征象：其他特征包括胸膜斑块、食管扩张、远端锁骨破坏、广泛增大的淋巴结、胸腔积液、胸膜增厚，这些皆

不符合 UIP 特点，这类 HRCT 征象不提示 IPF 的诊断。UIP 的影像学类型与特征详见表 2-18-3 和图 2-18-2。

表 2-18-3　UIP 的 HRCT 特征与类型

UIP 型	可能 UIP 型	不确定 UIP 型	其他诊断
病变分布在胸膜下、基底，病变分布通常不均匀 蜂窝肺伴或不伴牵拉性支气管扩张或细支气管扩张	病变分布在胸膜下、基底，病变分布通常不均匀 网格样改变伴或不伴牵拉性支气管扩张或细支气管扩张 可有轻度磨玻璃影	病变在胸膜下、基底，轻度网格征，可有轻度磨玻璃阴影或结构变形（早期 UIP） CT 征象和（或）肺纤维化分布无任何诊断提示意义	CT 征象：以囊、显著马赛克征、大量微结节、小叶中央型结节、结节、实变为主要特征 主要分布特点：以支气管血管周围型、淋巴管周围型、上、中肺野为主 其他特征：包括胸膜斑块、食管扩张、远端锁骨破坏、广泛增大的淋巴结、胸腔积液、胸膜增厚

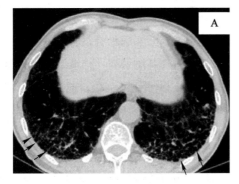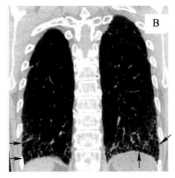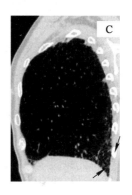

图 2-18-2　UIP 的 HRCT 图像

IPF 患者影像学表现为 UIP 特征，蜂窝肺伴有牵拉性支气管扩张，以下肺野与胸膜下为著，如箭头所示
A. 横断面；B. 冠状位；C. 矢状位

2. 组织病理学检查　IPF 的特征性组织病理学改变是 UIP，其主要病变为纤维化伴有肺组织结构的重塑形成蜂窝肺，病变常分布在胸膜下或间隔旁肺实质，病变的程度也呈不一致性，病理学上也将

UIP 分为 4 个类型：UIP 类型，可能 UIP 类型，不确定 UIP 类型和提示其他诊断征象，其特点详见表 2-18-4。

表 2-18-4　UIP 的病理学类型与特征

UIP 型	可能 UIP 型	不确定 UIP 型	其他诊断
致密纤维化伴结构破坏［破坏性结痂和（或）蜂窝］ 纤维化分布在胸膜下或间隔旁实质 斑片状肺纤维化 成纤维灶 无提示其他诊断的病理改变	符合 UIP 特征中的部分项，但不能诊断 UIP/IPF 同时无提示其他诊断的病理改变 或只有蜂窝肺改变	纤维化伴或不伴有结构破坏，病变特征提示 UIP 以外诊断或继发性 UIP 具备 UIP 型的部分特征，但同时存在能够提示其他疾病诊断的病理学改变	存在其他 IIP 组织病理学特点（如无成纤维灶） 组织学特征符合其他疾病，如过敏性肺炎、朗格汉斯组织细胞增生症或结节病等

3. 肺功能　疾病早期肺功能可以正常，随疾病进展，肺纤维化导致以限制性通气功能障碍伴有弥散功能减低，表现为肺总量（TLC）减低和一氧化碳弥散量下降，残总比（RV/TLC）正常或升高，呼吸流速（FEV_1/FVC）保持正常或升高。运动后可出现肺泡动脉氧分压差增大和低氧血症，疾病后期可出现 I 型呼吸衰竭。

4. 气管镜检查　主要包括肺泡灌洗液（BALF）检查与经支气管肺活检（TBLB）。BALF 的细胞分类以中性粒细胞轻度升高，或嗜酸性粒细胞比率升高多见，但不是诊断 IPF 必需的，只是有助于鉴别诊断，如过敏性肺炎以淋巴细胞比率升高为主，嗜酸性粒细胞比率显著升高见于嗜酸性粒细胞性肺病。TBLB 由于获取组织较小，多用于鉴别诊断。近年来使用经气管镜冷冻活检可以获取较 TBLB 更大的组织标本，为诊断增加更多信息，但其应用价值还有待于进一步明确。但对于肺 HRCT 有典型 UIP 特征的患者不推荐常规进行 BALF/TBLB 检查。

5. 血液学检查　自身抗体检查如抗核抗体谱可呈阳性，乳酸脱氢酶、血沉和癌胚抗原（CEA）可轻度升高，但不具有特异性，如果 CEA 增高显著或呈进行性升高需要鉴别肺癌。KL6 也可升高，但不能鉴别 IPF 与其他间质性肺病，因此不具备诊断 IPF 的特异性。

6. 外科肺活检　目前多以胸腔镜为主，它可以获取较满意的肺组织样本来做出诊断，是确诊 IPF 的重要手段。由于 IPF 的病理学特征存在异质性，通常建议对 2 个或 3 个肺叶进行多部位肺活检取标本，这样才可以获得更多组织学信息以做出正确的诊断。不推荐对于肺 HRCT 具备典型 UIP 影像学特征的患者进行外科肺活检，但对于新近诊断原因不明的间质性肺病患者，其肺 HRCT 符合非 UIP 类型时，可选择进行外科肺活检。

（四）诊断

IPF 的诊断通常根据患者临床表现、肺部 HRCT 影像学特点、肺组织活检以及结合患者接触暴露因素、自身抗体检查等综合判断。IPF 的诊断也是一种排除性诊断，对所有疑诊 IPF 患者需要仔细询问环境暴露与职业接触史、药物使用情况、是否接受放疗以及有无自身免疫性疾病。对于具备 IPF 的典型临床背景（年龄 > 60 岁、临床上缺乏明显的环境或药物暴露因素、没有结缔组织病的证据），CT 上表现为典型 UIP，可以诊断 IPF，不需要外科肺活检。HRCT 表现为可能 UIP、不确定 UIP 或提示其他诊断类型时，需要外科肺活检与 BALF 检查，根据肺 HRCT 特征，结合病理学特点以及综合患者年龄、性别、吸烟状态、BALF 和临床特点，通过多学科讨论（multiple-discipline decision-making，MDD）做出诊断，呼吸科、风湿科、病理科和影像科医师的多学科讨论能够更准确地诊断。目前对已临床疑诊 IPF 患者通用的诊断标准如下：

（1）首先除外已知病因所致的间质性肺病，如职业接触、室内外环境暴露、结缔组织病和药物性肺损伤等，结合以下任何一项，或第 2 项，或第 3 项便可以诊断 IPF。

（2）胸部 HRCT 表现为 UIP 型。

（3）对于肺 HRCT 表现为可能 UIP、不确定 UIP 和提示其他诊断类型的患者，需要结合肺 HRCT 特征与外科活检病理学结果综合判定。

（4）AE-IPF 的诊断标准：①通常在 1 个月内出现临床上显著的急性呼吸困难恶化；②胸部 HRCT 证实，在原来 UIP 型改变背景上，双肺新出现磨玻璃影和（或）实变影；③排除心衰或液体负荷过重导致呼吸恶化的重要因素。

（五）鉴别诊断

IPF 的鉴别诊断主要与下列疾病相鉴别：

1. 结缔组织病相关性间质性肺病（CTD-ILD）　一些 CTD-ILD 在影像与组织病理学上表现为 UIP，肺部表现属于结缔组织病全身表现的一部分，系已知原因的 ILD，通常此类患者除呼吸道症状外，主要特征为全身症状，如皮肤、关节表现，另外抗核抗体、类风湿因子、抗环瓜氨酸肽抗体等自身抗体阳性皆提示 CTD-ILD。

2. 慢性过敏性肺炎（chronic hypersensitivity

pneumonitis，cHP）系慢性反复吸入有机或化学过敏原而引起的间质性肺病，也被称为外源性变应性肺泡炎，临床特征为有明确的过敏原接触史，如饲养鸽子、鹦鹉，肺 HRCT 可有 UIP 类似表现，但病变以上肺野居多，沿支气管血管束分布多见。BALF 细胞分类呈淋巴细胞比率升高，可超过30%，病理学特征为浆细胞间质浸润、细胞型细支气管炎和肉芽肿，部分患者组织病理学也可表现为UIP。总体上 cHP 预后好于 IPF，5 年生存率较高。

3. 职业性间质性肺病　如石棉沉着病等，有石棉、二氧化硅或其他粉尘接触史是重要鉴别点。

4. 肺气肿合并感染　影像学表现类似 IPF，可见多个似蜂窝肺样改变，但胸膜下分布不明显，有明显肺气肿征象，控制肺感染后此间质改变消失可以作鉴别。

（六）治疗

目前有效治疗 IPF 的手段较少，抗纤维化药物可以减慢肺功能的恶化，在一定程度上可延缓病情的发展，但目前尚无能够逆转病情的药物。除肺移植外，其他的治疗还有待于进一步观察。

1. 吡非尼酮　是一种多效性的吡啶化合物，具有抗炎、抗纤维化和抗氧化特性。在动物和体外实验中，吡非尼酮能够抑制重要的促纤维化和促炎细胞因子，抑制成纤维细胞增殖和胶原沉积。吡非尼酮能够显著地延缓用力肺活量（FVC）下降速率，一定程度上降低病死率，不良反应包括光过敏、乏力、皮疹、胃部不适和厌食。推荐轻到中度肺功能受损的 IPF 患者应用吡非尼酮治疗。重度肺功能受损的 IPF 患者服用吡非尼酮治疗能否获益，以及药物服用的疗程需要进一步研究。

2. 尼达尼布　是一种多靶点酪氨酸激酶抑制剂，能够抑制血小板衍化生长因子受体、血管内皮生长因子受体以及成纤维细胞生长因子受体。尼达尼布能够显著地减少 FVC 绝对值降低超过 10%的 IPF 患者数量，一定程度上降低急性加重频率，常见不良反应为腹泻，推荐轻到中度肺功能受损

的 IPF 患者应用尼达尼布治疗。重度肺功能受损的 IPF 患者服用尼达尼布治疗能否获益，以及药物服用的疗程需要进一步探讨。

3. 抗酸药物　IPF 合并高发的胃食管反流病，其中近半数患者没有临床症状。慢性微吸入，包括胃食管反流是继发气道和肺脏炎症的危险因素，可能引起或加重 IPF。应用抗酸药物包括质子泵抑制剂，或 H_2 受体拮抗剂，可能降低胃食管反流相关肺损伤的风险。回顾性研究显示，抗酸剂治疗可能对生存有益，其他研究也发现抗酸治疗组 FVC 的下降略低于未用抗酸剂组，但抗酸治疗不能降低 IPF 患者的全因死亡率或住院率。IPF 患者可以规律应用抗酸治疗。IPF 抗酸治疗的有效性和安全性，以及与抗纤维化治疗药物的相互作用，需要进一步评估。

4. N-乙酰半胱氨酸　能够打破黏蛋白的二硫键，降低黏液的黏稠度；高剂量（1 800 mg/d）时，N-乙酰半胱氨酸在 IPF 患者体内可以转化为谷胱甘肽前体，间接提高肺上皮细胞衬液中谷胱甘肽水平，起到抗氧化作用。N-乙酰半胱氨酸单药治疗可以改善 IPF 患者的咳痰症状，长期服用安全性好。对于已经应用 N-乙酰半胱氨酸单药治疗的 IPF 患者，可以维持治疗。

5. 其他治疗　戒烟、吸氧与康复也用于 IPF 患者。

6. 肺移植　目前唯一可以改善 IPF 患者生存的有效治疗方法。

（七）预后

IPF 是一种预后较差的疾病，疾病呈进行性发展，既往的中位生存期为 3~5 年，但该病的异质性较大，部分患者可长期稳定或发展速度较慢，多数患者预后不佳。抗肺纤维化作用药物的出现在某种程度上部分改善了上述现象，但长期疗效还有待于观察。

（蒋捍东）

第三节　过敏性肺炎

过敏性肺炎（hypersensitivity pneumonia，HP）又称外源性变应性肺泡炎（extrinsic allergic alveolitis，EAA），是易感人群反复吸入各种具有抗原性的有机粉尘、低分子量化学物质引起的一组弥漫性间质性肉芽肿性肺病。临床症状的发展依赖于抗原的暴露形式、强度、时间、个体敏感性及细胞和体液免疫反应强度。急性期以暴露抗原后 6～24 h 出现的短暂发热、寒战、肌肉关节疼痛、咳嗽、呼吸困难和低氧血症，脱离抗原暴露后 24～72 h 症状可消失为临床特征，持续抗原暴露将导致肺纤维化。

（一）流行病学

随着对广泛存在的环境抗原的认识以及更敏感的诊断手段出现，越来越多的过敏性肺炎被认识和诊断，因此，近来流行病学研究提示 HP 是仅次于特发性肺纤维化（IPF）和结节病的一种常见的间质性肺病。流行病学资料显示，HP 的年发病率为 0.3～0.9/10 万。由于抗原暴露强度、频率和时间不一样，HP 在不同人群的患病率差异很大。既往在不同的职业性过敏原暴露人群中，常以暴露的物质名称作为疾病的名称，如"农民肺、饲鸟者肺"等，农民肺患病率为 1%～19%，饲鸟者肺患病率为 6%～20%。有关化学抗原暴露的人群中 HP 的流行病学资料很少。不同 HP 的危险人群和危险季节都不一样。农民肺发病高峰在晚冬和早春，患者多是男性农民，与他们在寒冷、潮湿气候下使用储存干草饲养牲口有关。饲鸽者肺（pigeon fanciers' lung）没有明显的季节性，在欧洲和美国多发生于男性，而在墨西哥则多发生于女性。

（二）病因和发病机制

过敏性肺炎的发病机制未明，目前认为过敏原（抗原）作为诱发因素，遗传或环境作为触发因素。迄今为止，已经发现超过 300 种抗原可引起 HP，导致 HP 的抗原通常来源于细菌（如嗜热放线菌）、真菌（如青霉菌、酵母菌）或家禽（如鸽子蛋白）。某些化学物质，如异氰酸盐、锌、油墨和染料，也可作为半抗原诱导 HP 的发生。抗原暴露与 HP 发病之间的潜伏期可从几个月到几十年不等，特别是在隐匿性或低水平暴露的情况下，临床医生判断和检测抗原的类型和来源十分困难。如近年来报道的热水浴缸或金属加工液中遇到的分枝杆菌，超声波加湿器、空调、蒸汽熨斗、水损坏办公室及水相关场所（如游泳池、水耕栽培）产生的各种细菌、分枝杆菌或真菌的气溶胶等。

过敏性肺炎的发生机制主要是吸入抗原后引起的肺部巨噬细胞–淋巴细胞性炎症伴有肉芽肿形成，以 $CD8^+$ 淋巴细胞增殖和 $CD4^+Th1$ 淋巴细胞刺激浆细胞后产生大量抗体，尤其是 IgG 为特征。HP 的急性期主要是吸入抗原刺激引起的巨噬细胞–淋巴细胞反应性炎症，涉及外周气道及其周围肺组织。亚急性期主要表现为聚集的单核细胞成熟为泡沫样巨噬细胞，形成肉芽肿，但是在亚急性过程中，也形成包括浆细胞的淋巴滤泡，伴携带 CD40 配体的 $CD4^+Th1$ 淋巴细胞增殖，后者可以激活 B 细胞，部分抗体在肺部局部形成。慢性阶段主要表现为肺纤维化。引起急性、亚急性和慢性的免疫机制相互重叠。涉及的免疫过程可能包括Ⅲ型、Ⅳ型免疫反应，细胞与细胞因子的相互作用等。

1. **Ⅲ型免疫反应**　早期认为过敏性肺炎是由免疫复合物介导的肺部疾病，其理论依据包括：①一般于暴露后 2～9 h 开始出现 HP 的症状；②有血清特异性沉淀抗体；③病变肺组织中发现抗原、免疫球蛋白和补体；④在免疫复合物刺激下激活巨噬细胞，释放细胞因子。但是，进一步的研究也发现：①同样环境的抗原暴露人群中，50% 血清沉淀抗体阳性者没有发病，而且血清沉淀抗体阳性与否与肺功能无关；②抗原吸入刺激后血清补体不降低；③抗原–抗体复合物介导的血管炎不明显；④ HP 也可发生于低球蛋白血症患者。因此，Ⅲ型免疫反应不能完全解释 HP 的发病机制。

2. **Ⅳ型（细胞）免疫反应**　细胞免疫反应的特征是肉芽肿形成。HP 的肺组织病理学改变特点之一是淋巴细胞性肉芽肿性炎症，肉芽肿是亚急性期 HP 的主要病理改变，而且抑制细胞免疫的制剂可以抑制肉芽肿性肺炎。抗原吸入后刺激外周血淋巴细胞重新分布到肺部，局部淋巴细胞增殖及淋巴细胞凋亡减少使得肺淋巴细胞增多。因此抗原刺激几天后，局部免疫反应转向 T 细胞为主的肺泡炎，淋巴细胞占 60% ~ 70%。在单核细胞因子——主要是巨噬细胞炎症蛋白 -1（macrophage inflammatory protein-1，MIP-1）的激活下，幼稚巨噬细胞转化成上皮样细胞和多核巨细胞，形成肉芽肿。然而，这种单核细胞转化成多核巨细胞形成肉芽肿的生物学细节还不是很清楚。

3. 细胞 - 细胞因子　目前认识到 HP 的发生需要反复抗原暴露，宿主对暴露抗原的免疫致敏，免疫反应导致肺部损害。抗原被吸入后，可溶性抗原结合到 IgG，免疫复合物激活补体途径，巨噬细胞被补体 C5 激活或活化抗原颗粒激活后可进一步释放趋化因子，包括 IL-8、巨噬细胞炎症蛋白 -1α（macrophage inflammatory protein-1α，MIP-1α）、调节激活正常 T 细胞表达和分泌因子（regulated on activation normal T cell expressed and secreted，RANTES）及细胞因子如 IL-1、IL-6、IL-12、肿瘤坏死因子（TNF-a）、转化生长因子（TGF-β）等。首先趋化中性粒细胞，几个小时后趋化和激活循环 T 淋巴细胞和单核细胞迁移入肺。IL-8 对淋巴细胞和中性粒细胞都有趋化性。MIP-1a 不仅对单核 / 巨噬细胞和淋巴细胞有趋化性，也可促进 CD4+Th0 细胞转化成 Th1 细胞。IL-12 也促进 Th0 转化成 Th1 细胞。CD4+Th1 淋巴细胞产生 IFN-γ，促进肉芽肿形成。HP 的鼠模型证实，IFN-γ 是激活巨噬细胞发展形成肉芽肿的关键。IL-1 和 TNF-a 引起发热和其他急性反应，TNF-α 也促进其他因子如 IL-l、IL-8 及 MIP-1 的产生，促进细胞在肺内的聚集与激活及肉芽肿的形成。HP 患者的 BALF 中可溶性 TNF 受体 TNFR1、TNFR2 和 TNF-α 水平均增高，同时肺泡巨噬细胞的 TNFR1 表达也增强，提示 TNF-α 及其受体在 HP 中的作用。IL-6 可促

进 B 细胞向浆细胞转化和 CD8+ 细胞成熟为毒性淋巴细胞。激活的肺泡巨噬细胞分泌 TGF-β，促进纤维化形成和血管生成。巨噬细胞除了通过释放细胞因子产生作用外，还通过增强表达附着分子促进炎症反应。激活的巨噬细胞中 CD80 和 CD86 表达增强，激活的 T 淋巴细胞中 CD28 增强表达。CD80/86（也被称为 B-7）及其配体 CD28 是抗原呈递和 CD4+Th 细胞激活 B 细胞必需的共同刺激分子，阻止这种结合可以抑制鼠 HP 模型的炎症反应。内皮黏附分子是炎症细胞进入肺组织的关键。激活的巨噬细胞不仅表达 CD18/11［细胞间黏附分子 -1（intercellular cell adhesion molecule-1，ICAM-1）的配体］，还增强表达 ICAM-1。抑制 ICAM-l 可以阻止淋巴细胞聚集。HP 患者的 BALF 中自然杀伤细胞也增加，抗原暴露后肥大细胞增加，脱离抗原后 1 ~ 3 个月恢复到正常。大多数 HP 的 BALF 肥大细胞具有结缔组织特征，与纤维化有关，而不像哮喘患者那样呈黏液型。虽然 HP 没有组胺相关的症状，但是肥大细胞可能也产生了细胞因子，参与单核细胞和淋巴细胞的聚集和成熟，促进纤维化。HP 早期 BALF 包括玻璃体结合蛋白、纤维连接蛋白和前胶原 III 多肽，前胶原 III 多肽和肥大细胞相关，HP 的鼠模型和患者资料都显示 BALF 的肥大细胞增多，而肥大细胞缺陷的鼠不会发展成肺部炎症。

4. 其他　肺泡灌洗液显示致敏宿主暴露抗原后 43 h 内中性粒细胞在肺部聚集，这可能是由于气道内免疫复合物刺激，补体旁路途径的激活和吸入抗原的内毒素效应或蛋白酶效应。这些因素造成的肺损伤促进肺部的抗原暴露，促进免疫致敏和进一步的肺免疫损害。

80% ~ 95% 的 HP 患者都是非吸烟者。吸烟抑制 HP 的机制尚不清楚，与吸烟者相比，非吸烟者暴露于抗原后特异性 IgG 水平更高，吸烟可抑制肺泡巨噬细胞摄取和向淋巴细胞递呈抗原，从而抑制特定的抗体形成，此外，吸烟已被证明可降低 BALF 中 CD4+Th 细胞的百分比，可能会干扰细

胞免疫反应从而抑制 HP 的发病，但这一现象并不绝对。人群对 HP 的易感性也不一样。除了与暴露的物质和时间相关，也与宿主的易感性（遗传或获得）有关。吸烟和病毒感染也影响 HP 肺炎的发展。现行吸烟者可以保护机体避免 HP 的发生，而病毒感染又可以增加 HP 的可能性。这可能涉及抗原递呈细胞和 T 细胞共同刺激分子的变化和肺泡巨噬细胞抑制炎症能力的减低。有些患者虽然暴露多年，但症状仅在近期呼吸道感染后出现。小鼠 HP 模型显示，呼吸道合胞病毒感染增加肉芽肿形成和 IL-8、IFN-γ 的产生。只有不到 10% 的常规暴露人群发病，大多数暴露人群仅有正常的抗体反应。抗体单独存在不足以产生疾病，而是涉及 CD8$^+$ 细胞毒性淋巴细胞的迟发性过敏反应共同参与。

　　总之，临床研究和动物实验结果提示，HP 是易感个体受到环境抗原刺激后通过 III 型和 IV 型免疫反应引起的肺部慢性炎症伴肉芽肿形成，然而，确切的免疫机制还不很清楚。此外，个体易感性差异、炎症吸收和纤维化的机制也不清楚。

（三）病理生理学和病理组织学

　　HP 以肺间质单核细胞性炎症渗出、细胞性细支气管炎和散在分布的非干酪样坏死性肉芽肿为特征性病理改变，但是发病形式和所处的疾病阶段不同，组织病理学改变也有各自的特点。

　　急性期的组织病理特点主要是肺泡间隔和肺泡腔内有淋巴细胞、肥大细胞、中性粒细胞、单核 - 巨噬细胞浸润。早期病变主要位于呼吸性细支气管周围，其后呈肺部弥漫性改变。浸润的细胞大多数是淋巴细胞，聚集在肺泡腔内，多数淋巴细胞是 CD8$^+$ 的 T 淋巴细胞。常见中央无坏死的肉芽肿和多核巨细胞，可见局灶性闭塞性细支气管炎伴机化性肺炎样改变。

　　亚急性期的主要组织学特点是非干酪样坏死性肉芽肿，主要由上皮样组织细胞、多核巨细胞和淋巴细胞组成一种松散的、边界不清楚的小肉芽肿病变，通常单个存在于细支气管或邻近肺泡腔。肉芽肿一般于抗原暴露后 3 周左右形成，避免抗原接触

后 3 ~ 4 个月内可消失。组织学可见肺泡间隔和肺泡腔内有淋巴细胞、浆细胞、肥大细胞等炎性细胞渗出，呈现时相一致的以细支气管为中心的非特异性间质性肺炎（NSIP）改变。虽然急性暴露后早期可以见到中性粒细胞，但是中性粒细胞和嗜酸性粒细胞通常不明显。急性期一般无纤维化改变。间质纤维化和蜂窝肺主要见于疾病晚期或慢性 HP。

　　慢性 HP 可出现在停止抗原暴露后数年，细支气管炎和肉芽肿病变可能消失，仅遗留间质性炎症和纤维化，可伴蜂窝肺样改变，这种间质纤维化与气道中心性或与普通型间质性肺炎（UIP）难以鉴别。因此，HP 可能代表一部分病理证实的 NSIP、隐源性机化性肺炎、UIP。

　　引起 HP 的环境还包括含有革兰氏阴性杆菌内毒素的尘埃，急性暴露后可出现发热和咳嗽；慢性暴露引起支气管炎和肺气肿。这种混合暴露的结果是患者可以发生 HP（一种淋巴细胞性疾病），也可以患慢性阻塞性肺疾病（一种中性粒细胞性疾病），或两者都有。

（四）临床表现

　　1. 急性期　一般在明确的职业或环境抗原接触后 2 ~ 9 h 开始出现流感样症状，如畏寒、发热、全身不适伴胸闷、呼吸困难和咳嗽，症状于 6 ~ 24 h 最典型。两肺底部可闻及湿啰音或细小爆裂音，偶闻哮鸣音。反应强度或临床表现与吸入抗原的量和暴露时间有关。如果脱离抗原接触，病情可于 24 ~ 72 h 内恢复。如果持续暴露，接触和症状发作的关系可能不明显，反复急性发作导致几周或几个月内逐渐出现持续进行性发展的呼吸困难，伴咳嗽，表现为亚急性形式。

　　2. 慢性期　慢性形式是长期暴露于低浓度抗原所致，也可以是反复抗原暴露导致急性或亚急性反复发作后的结果。主要表现为隐匿性发展的呼吸困难伴咳嗽咳痰及体重减轻。肺底部可以闻及吸气末细小爆裂音，少数有杵状指。晚期有发绀、肺动脉高压及右心功能不全征象。

　　20% ~ 40% 的慢性 HP 表现为慢性支气管炎的

症状，如慢性咳嗽伴咳痰，有些甚至在普通 X 线胸片上不能发现肺实质的病变。病理学研究证实了农民肺存在支气管炎症。嗜鸽者肺也经常表现支气管炎的症状和黏液纤毛清除系统功能降低。因为多数 HP 患者是非吸烟患者，在没有其他原因解释其慢性支气管炎的原因时，这可能是 HP 本身的结果，慢性 HP 也可以发生气道高反应性。

（五）辅助检查

1. 血液化验　急性 HP 的外周血白细胞和中性粒细胞一过性轻度增高，红细胞沉降率、C 反应蛋白通常升高。外周血嗜酸性粒细胞和血清 IgE 可以正常。在一些 HP 患者的血清中可以检测到针对特异性抗原的沉淀抗体（IgG、IgM 和 IgA）。但由于抗原尚没有标准化，因此很难确认阴性的意义，除非抗原用 HP 患者或非 HP 的患者血清检验过，因此，目前商品化 HP 抗体组合试验阴性不能除外过敏性肺炎的诊断。而且，血清特异性沉淀抗体阳性也见于无症状的抗原接触者，这种特异性抗体的存在只说明有过敏原接触史，并无诊断特异性，反过来抗体阴性也不能排除诊断。

2. X 线胸片　急性期主要表现为以双侧中下肺野分布为主的弥漫性边界不清的小结节影，斑片磨玻璃影或伴实变，病变倾向于下肺野。在停止抗原暴露后 4~6 周，急性期异常结节或磨玻璃结节可以消失。影像学的变化与症状的关系不明显。亚急性期主要表现为细线条和小结节形成的网状结节影。慢性期主要表现为以中上肺野分布为主的结节、粗线条或网状影，疾病晚期还有肺容积减小、纵隔移位以及肺大泡形成或蜂窝肺。一些病例表现为急性、亚急性和慢性的重合。罕见的异常胸片表现包括胸腔积液、空洞、不张，以及胸内淋巴结增大。

3. 胸部 CT/HRCT　急性期主要表现为大片状或斑片状磨玻璃和气腔实变阴影，内有弥漫性分布、边界难以区分的小结节影，直径 < 5 mm，沿小叶中心和细支气管周围分布，斑片性磨玻璃样病变和肺泡过度充气交错形成马赛克征。亚急性期主

要显示弥漫性分布、边界不清的小结节影，沿小叶中心和细支气管周围分布，这些结节代表细支气管腔内肉芽组织或细胞性细支气管周围炎症。细支气管炎引起的支气管阻塞导致气体陷闭，形成小叶分布的斑片样过度充气区。慢性期主要表现为小叶间隔和小叶内间质不规则增厚，蜂窝肺伴牵拉性支气管或细支气管扩张和肺大泡，间或混有斑片样磨玻璃样改变。蜂窝肺见于 50% 的慢性 HP，肺气肿主要见于下肺野，发生于亚急性和慢性 HP 患者，可能与细支气管炎或阻塞有关。这种改变类似 IPF，不同的是 HP 的纤维化一般不影响肋膈角。轻度反应性纵隔淋巴结增大也比较常见。

4. 肺功能　疾病早期可能仅表现弥散功能障碍、肺泡 - 动脉氧分压差（$P_{A-a}O_2$）增加和运动时低氧血症，随着疾病进展出现限制性通气功能障碍，肺容积减低，气流速度正常或增加，肺弹性回缩力增加。也可以有轻度气道阻塞和气道阻力增加，这可能与细支气管炎或肺气肿形成有关。10%~40% 的 HP 患者存在非特异性气道高反应性。5%~10% 的 HP 患者临床有哮喘发作。停止抗原暴露后，气道高反应性和哮喘减轻。

5. 支气管肺泡灌洗　如果支气管肺泡灌洗距离最后一次暴露超过 5 天，40%~80% 的患者 BALF 中 T 淋巴细胞数呈现 2~4 倍的增加，尤其是 CD8+ 细胞增加明显，导致 CD4+/CD8+ < 1 或正常，但是有时 CD4+/CD8+ 也可以 > 1 或正常。这可能与暴露的形式、疾病的形式（急性或慢性）、行支气管肺泡灌洗术离最后一次暴露的时间有关。CD4+ 细胞主见于 HP 的纤维化阶段，BALF 的淋巴细胞数与持续的抗原暴露有关。此外，肺泡巨噬细胞也呈激活状态。当在暴露后 48 h 内进行支气管肺泡灌洗或吸入抗原后的急性期，BALF 的中性粒细胞比例可以呈中度增加，表现为一过性的中性粒细胞性肺泡炎，肥大细胞数目有时也会增加。

6. 组织病理学　可以通过经支气管肺活检（TBLB）、经支气管镜冷冻肺活检，但金标准仍为外科肺活检。病理上表现为典型的三联征：急性

和亚急性 HP 的病理学表现为淋巴细胞浸润为主的间质性肺炎（类似细胞型非特异性间质性肺炎，cellular non-specific interstitial pneumonia，c-NSIP）、形成不良的非坏死性肉芽肿、细胞性细支气管炎。慢性 HP 的患者病理学改变较为多样，包括细胞型非特异性间质性肺炎、纤维化型非特异性间质性肺炎、普通型间质性肺炎、细支气管周围炎症伴形成不良的肉芽肿、支气管中心性纤维化（bronchiolocentric fibrosis，BF）。其中以 c-NSIP 型最多见。

绝大多数的慢性 HP 患者 BALF 淋巴细胞计数超过 30%（或目前吸烟者 > 20%），CD4$^+$/CD8$^+$ 淋巴细胞的比例降低或 < 1。肺功能典型的表现为限制性通气功能障碍和 DLCO 下降。

7. 抗原检测　HP 的致病抗原检测对诊断、预防复发及预后都非常重要。主要分为三步。第一步：寻找致病抗原，详细地询问暴露史，包括职业、居家及经常去的地方、特殊嗜好、用药史等。通过设计标准的问卷调查可以有效帮助鉴定抗原来源。第二步：实验室鉴定怀疑抗原，检测血清特异性 IgG 抗体。但值得注意的是，阳性代表患者接触过这类抗原及对该类抗原产生了免疫反应，但不能诊断 HP。第三步：如果有条件的话，可采用特异性抗原吸入刺激试验。但该试验目前尚未标准化，尚不能应用于临床。

（六）诊断、临床分型和鉴别诊断

1. 诊断　主要根据临床有机粉尘的暴露史、临床表现、胸部影像学表现、抗原检测、BALF 中淋巴细胞计数及组织病理学等多方面资料进行排他性诊断。HP 患者的肺部体征可以正常，慢性 HP 的患者往往出现吸气相 Velcro 啰音和杵状指，还可以出现具有特征性的吸气中期喘鸣音，典型的呈短促的吸气相吱吱声（squeak）或鸟叫、鸟鸣声（chirping rale），有别于 IPF 维化或结缔组织病相关的肺纤维化疾病。胸部 HRCT 对于 HP 的诊断非常重要。10% 的 HP 患者 HRCT 看似正常，病灶主要分布于中上肺，不同临床分型患者的 HRCT 胸部特征性病变不同。

2. 临床分型

（1）急性型：短期内吸入高浓度抗原所致，常在吸入抗原后 4~8 h 发病，临床表现主要为干咳、胸闷，常伴有寒战、发热和全身不适等流感样症状，症状多在 12~24 h 达到高峰，脱离抗原后 48 h 内消失。

（2）亚急性型（也称间歇型）：多由急性转变而来或轻度多次发作，症状持续 48 h 至 4 个月，临床表现主要为持续咳嗽和活动性呼吸困难，可有低热等，病情常有反复。急性和亚急性 HP 的胸部 HRCT 表现为多灶性、叶段分布的磨玻璃影（ground-glass opacity，GGO），双肺弥漫性边界不清的小叶中心性结节影和空气潴留 / 气体限闭征（马赛克样灌注）。

（3）慢性型（或称慢性进展型）：由反复少量或持续吸入抗原引起，亦可由急性、亚急性发展形成，呼吸道症状或肺部疾病超过 4 个月，临床表现主要是进行性加重的活动性呼吸困难。影像学表现主要为纤维化改变，包括网格影、肺结构扭曲、牵拉性支气管扩张，伴或不伴蜂窝影。分布特征为斑片状、随机、沿支气管血管束周围或胸膜下分布，少见基底段分布。部分慢性患者可同时伴有急性 HP 的改变和小叶面积减少。

3. 鉴别诊断　急性期需要与感染性肺炎（病毒、支原体等）鉴别，另外也需要与职业性哮喘鉴别；慢性期主要与各种其他原因导致的间质性肺炎相鉴别，也需要与结节病、肺结核相鉴别。具体见表 2-18-5。

（七）治疗

1. 避免环境暴露　必须非常详细地询问暴露史，发现致病抗原和及时避免接触在 HP 的治疗中有非常重要的意义。有些患者可以仅通过及时脱离过敏环境达到痊愈。对于慢性 HP 的患者，因肺组织已经出现纤维化等不可逆改变，即使脱离致病抗原，病情仍可能继续进展。而且，尽管进行了深入的调查，仍有高达 60% 的病例无法找到隐

表 2-18-5　过敏性肺炎的鉴别诊断

病程	疾病
急性	急性感染性疾病（病毒、支原体引起的支气管炎、肺炎）
	职业性哮喘
	肺栓塞
	吸入性肺炎
	隐源性机化性肺炎
亚急性	反复细菌性肺炎
	变态反应性支气管肺曲霉病（ABPA）
	肺结核
	肺部真菌病
	硅、滑石沉着病，肺铍沉积症
	朗格汉斯组织细胞增生症
	嗜酸性肉芽肿性多血管炎
	结节病
慢性	特发性肺纤维化（IPF）
	COPD 合并纤维化
	支气管扩张症
	非结核分枝杆菌病

匿的 HP 抗原。

2. 糖皮质激素　目前，全身糖皮质激素仍是治疗 HP 的最主要药物，总体治疗目标是尽可能使用最低的剂量和最短的持续时间，但具体的剂量和目标尚无统一规定，一般推荐甲泼尼龙起始剂量 0.5 mg/（kg·d），维持 4~6 周，后逐渐减量至维持剂量 10 mg/d。对于急性期，推荐疗程为 3~6 个月，对于慢性 HP，应坚持更长时间的治疗。高剂量吸入糖皮质激素可部分改善患者的临床症状，适度减少全身糖皮质激素的剂量，建议联合使用。

3. 免疫抑制剂　在慢性 HP 中有一定的治疗作用，对于纤维化型的 HP 患者，联合使用硫唑嘌呤和麦考酚酯及激素治疗可能获益。对免疫抑制剂和激素无反应者，也正在验证利妥昔单抗的安全性及有效性。

4. 肺移植　对上述药物治疗无反应的慢性 HP 患者，应考虑肺移植。总体上，肺移植后生存期较 IPF 长。

（八）预后

一般情况下 HP 的预后较好，大部分可缓解或稳定；约 50% 的 HP 会发展为慢性 HP，5 年生存率为 70% 左右。随着年龄的增长，病死率呈上升趋势。对于慢性 HP 患者生存的不利因素包括高龄，吸烟史，肺部啰音，基线肺总量和弥散量降低，BALF 中淋巴细胞缺乏，在影像学和（或）组织病理学上出现纤维化现象和未能鉴定出暴露来源。预后较好的慢性 HP 患者所具备的临床特征包括：能够鉴定出所暴露的抗原，胸部 HRCT 上出现气体限闭或马赛克样低密度影，组织病理学为细胞型 NSIP 和细支气管周围炎症伴形成不良的肉芽肿型的慢性 HP。

☞典型案例（附分析）2-18-1
反复咳嗽、咳痰 15 年，气促 5 年

（汤　葳　陈　燕）

第四节　结缔组织病相关的间质性肺病

（一）概述

结缔组织病（connective tissue disease，CTD）是一组全身性自身免疫性疾病，病变累及多个脏器。间质性肺病（ILD）又称弥漫性肺实质性疾病，是以肺泡壁为主并包括周围组织及其相邻结构的一组疾病群。结缔组织病相关间质性肺病（CTD-ILD）是其常见的原因之一，包括任何合并明确诊断的结缔组织病或者一组症状、体征和异常的实验室检查提示的结缔组织病的 ILD，是 CTD 患者死亡的重要原因。不同的 CTD-ILD 可在临床表现、影像学和病理特征上表现为不同类型，部分 ILD 患者可发展为进展性肺纤维化，使肺功能严重受损，最终引起呼吸衰竭，严重影响患者的生活质量，甚至危及生命。

（二）流行病学

ILD 是 CTD 较常见的肺部受累表现，国外报道约 70% 的系统性硬化（systemic sclerosis，SSc），10%～47% 的类风湿关节炎（rheumatoid arthritis，RA）和 6%～24% 的系统性红斑狼疮（systemic lupus erythematosus，SLE）患者可发生肺间质纤维化。我国整体 CTD 继发 ILD 的发病率目前尚不清楚。北京协和医院对 1990—1997 年 842 例住院 CTD 患者进行的回顾性分析显示：49.4% 的 SSc 患者继发 ILD，其中 12.5% 死于 ILD；28.7% 的多发性肌炎（polymyositis，PM）和皮肌炎（dermatomyositis，DM）患者继发 ILD，其中 31.9% 死于 ILD；RA、干燥综合征（Sjögren syndrome，SS）、混合性 CTD 和 SLE 患者继发 ILD 的发生率分别为 22.5%、15.5%、

14.5% 和 3.2%。由此可以看出，ILD 是 CTD 的重要合并症和死亡原因。

（三）病因和病理生理

1. 病因　常见发生 CTD-ILD 的结缔组织病包括：特发性炎性肌病（包括 PM、DM）、SSc、RA、原发性干燥综合征（primary Sjögren syndrome，pSS）等。在某些情况下，ILD 可能是该种 CTD 首要或唯一的临床特征。

2. 病理组织学和病理生理学　CTD-ILD 的病理组织学和预后密切相关，最常见的 ILD 病理类型为非特异性间质性肺炎（NSIP）和普通型间质性肺炎（UIP），其他常见的还有淋巴细胞间质性肺炎及隐源性机化性肺炎和相对少见的弥漫性肺泡损伤（diffuse alveolar damage，DAD）。不同 CTD 常见的 ILD 影像学分型及特征见表 2-18-6。

表 2-18-6　CTD-ILD 常见组织病理学和胸部 HRCT 的影像学特征

疾病	组织病理学特征	胸部 HRCT 典型影像学特征
系统性硬化	非特异性间质性肺炎	网格影，磨玻璃影，双侧肺底为主
	普通型间质性肺炎	外周与双肺底伴网格样蜂窝肺改变
类风湿关节炎	普通型间质性肺炎	外周与双肺底伴网格样蜂窝肺改变
	非特异性间质性肺炎	肺底磨玻璃密度影
皮肌炎 / 多发肌性炎	非特异性间质性肺炎	肺底磨玻璃密度影
	普通型间质性肺炎	外周与双肺底伴网格样蜂窝肺改变
	机化性肺炎	气道不均匀实变，磨玻璃密度影
	弥漫性肺泡损伤	弥漫磨玻璃密度影
干燥综合征	非特异性间质性肺炎	肺底磨玻璃密度影
	淋巴细胞间质性肺炎	薄壁囊性改变，磨玻璃密度影，小叶中心结节
系统性红斑狼疮	弥漫性肺泡损伤	弥漫磨玻璃密度影
混合性结缔组织病	非特异性间质性肺炎	网格影，磨玻璃密度影，双肺底为主

上述肺部病变的基础在于肺组织是由丰富的胶原、血管等结缔组织构成，本身具有调节免疫、代谢和内分泌等非呼吸功能，故 CTD 可通过全身性炎症导致肺部上述组分的损伤，出现间质炎症、肺泡间隔炎症、血管炎、肺泡渗出、肉芽肿形成等多种病理改变。CTD-ILD 发病早期的重要事件

之一是炎症，肺间质炎症细胞浸润、肺泡上皮损伤及其损伤的严重程度是决定 ILD 进展的主要因素。炎症和肺泡上皮损伤通过多种信号通路（包括 TGF-β 依赖性通路等）导致肺间质成纤维细胞活化，活化的肺成纤维细胞通过一系列作用形成肺内促纤维化微环境，最终导致纤维化发生。值得注意

的是，某些 CTD 患者可同时出现两种或两种以上病理类型的 ILD，这也是 CTD-ILD 的重要特点。

（四）临床表现

大多数 CTD-ILD 患者的病程极为缓慢，可为数月至数年，起病隐匿，几乎都发生于成年人。鉴于风湿性疾病往往是 ILD 的重要病因，因此对于以间质性肺炎为临床表现的患者，需要对结缔组织相关的疾病症状进行详细的询问。如：骨骼肌疼痛、衰弱、疲乏、发热、关节疼痛或肿胀，光过敏现象、雷诺现象、眼干、口干等。反之，在风湿免疫病的患者中，详细询问是否存在咳嗽、劳累后气促等典型 ILD 的相关症状必不可少。

1. 主要症状

（1）进行性呼吸困难：最初只发生在运动或劳累时，随着疾病的进展，可发生在静息时。

（2）干咳、咯血：早期不严重，晚期可有刺激性干咳、可因劳动或用力呼吸而诱发。继发感染时可有脓痰，少数可有咯血。

（3）胸痛：尤其是 RA、SLE、混合性 CTD 中往往容易出现。

2. 不同结缔组织病引起的 ILD

（1）系统性硬化（SSc）：又称硬皮病，是最常见引起 ILD 的类型，根据不同亚型，高达 90% 的 SSc 患者可出现肺部 ILD 的表现。全身性累及的 SSc 比局限性的 SSc 更容易出现 ILD，发病人群在非洲裔美国人中最多见，患者具有高皮肤评分、高抗拓扑异构酶抗体评分的特点。但也可以发生在无皮肤表现的 SSc 患者中，称为 sine scleroderma。SSc-ILD 多发生在起初的 4~5 年中，主要病理类型为纤维化 NSIP 和 UIP。

（2）类风湿关节炎（RA）：随着治疗措施的不断增多和生物制剂的使用，RA 的关节病变得到有效的控制和管理，因此，ILD 逐渐成为 RA 导致死亡的原因之一，也是目前唯一的关节外并发症患病率增加的类型。当呼吸系统轻微受累时通常不易被发现，但患者可能已经有呼吸系统症状和功能减退，而这类患者很容易进展为肺纤维化阶段。

因此，早期识别对预后非常关键。组织病理学在 RA-ILD 中最常见的是 UIP 和 NSIP，UIP 的病理学表现预示着更差的预后。与 RA-ILD 相关的高危因素包括高龄、吸烟史、男性、高类风湿因子和抗环瓜氨酸肽抗体滴度。RA-ILD 的发病率呈双峰分布，多数患者在关节表现出现 10 年后发生，少数患者在关节疾病发生后不久出现。也有很少一部分患者以肺部表现为首发症状。

（3）皮肌炎和多发性肌炎（DM/PM）：是一组通过免疫介导破坏肌肉功能导致功能障碍的特发性炎性肌病。这种疾病通常涉及皮肤、关节和心肺系统，在肺部以 ILD 最为常见。临床表现以肌炎为特征，可有发热、雷诺现象、技工手、关节炎和 ILD 的临床表现。特发性炎性肌病中最常见的 CTD-ILD 临床表型为抗合成酶综合征，可测定抗 Jo-1（组氨酸转移 RNA 合成酶）和其他氨基酰基 tRNA 合成酶如 PL-12、PL-7。组织病理学包括 NSIP、隐源性机化性肺炎、UIP 和 DAD。

（4）系统性红斑狼疮（SLE）：虽然胸壁痛和胸膜炎是最常见的 SLE 相关肺部合并症，但也有部分 SLE 患者可发展为急性肺泡炎、实变、弥漫性肺泡出血，肺萎缩和肺动脉高压，与此相关的病死率可高达 50%。SLE 相关的急性肺泡炎是一种罕见的、严重的并发症，目前机制还不清楚。它的临床表现为发热、咳嗽、呼吸困难和进行性低氧血症，有时可见咯血。胸部影像学提示弥漫性肺部浸润（包括磨玻璃结节影和实变）及胸腔积液，病理表现为 DAD，可以合并肺泡出血和毛细血管炎。弥漫性肺泡出血发生在 4% 的 SLE 患者中，表现为呼吸困难、咳嗽，还有经常咯血，有些患者可出现双肺浸润及贫血，但不咯血。在这种情况下，还必须考虑是否合并感染、肺栓塞和毛细血管炎。病理活检可表现为轻度出血、免疫复合物沉积或毛细血管炎。

（5）干燥综合征（SS）：有多种肺部表现，包括支气管和气道狭窄、ILD、囊性改变、淋巴增生性疾病及在少数情况下表现为淋巴瘤。SS 患者经常出现干咳、气道高敏症状及活动后气促，这源于支气管黏膜下层的炎性浸润和淋巴结增生。ILD 的病理表现包括 NSIP、UIP、隐源性机化性肺炎和淋巴细胞间质性肺炎，其中 NSIP 最为常见。淋巴细胞浸润的分布更倾向于沿着支气管树，结节性淋巴样增生（假淋巴瘤）也可能发生在 SS，其特征是肺结节或浸润含有反应性淋巴细胞。

（五）辅助检查

CTD-ILD 的初始肺部评估包括 HRCT 和肺功能检查，如果怀疑已出现肺动脉高压，则应该进行心脏超声检查。

1. 胸部影像学　X 线胸片在检测轻微的 ILD 时不敏感，但有助于鉴别其他风湿病的肺部表现，如胸腔积液或结节，而且也有助于判别是否合并或需要鉴别的肺炎及充血性心力衰竭。HRCT 是甄别 ILD 的最佳影像学手段，有助于发现 CTD-ILD 临床前期的 ILD 病变。尤其是在以 NSIP 和 UIP 为组织病理学表现的 CTD-ILD 中，影像学与病理之间存在很好的相关性。

2. 肺功能检查　CTD-ILD 患者的肺功能检查结果主要为限制性通气功能障碍和弥散功能减低，用力肺活量（FVC）、肺一氧化碳弥散量（DLCO）下降，可同时伴肺总量（TLC）下降。FEV_1 和 FVC 成比例下降或 FVC 下降更加明显，故二者比值（FEV_1/FVC）正常甚至升高。TLC、FVC、FEV_1 采用肺功能中的通气功能和肺容积检查，DLCO 测定采用单口呼吸法。

3. 支气管镜检查　支气管肺泡灌洗液（BALF）的细胞学检查对 ILD 诊断和预后的意义仍存在广泛争议。肺活检虽然是诊断 ILD 的金标准，但因其为有创性检查，且存在一定诱发病情恶化的可能，确诊 CTD 的 ILD 患者行外科肺活检的获益始终存在争议。BALF 和肺活检对鉴别诊断的意义更大，通常用于 ILD 与感染、过敏和肿瘤等疾病的鉴别诊断。

4. 其他　由于 CTD-ILD 的患者存在高危的肺动脉高压，而肺动脉高压又有许多治疗选择，早期

识别是很重要的，为提高生存率和生活质量，若患者出现不成比例的低 DLCO 或属于肺动脉高压常见的风湿性疾病亚型，如 SSc 或 SLE，应尽早行经胸超声心动图或右心导管评估肺动脉压力。此外，目前有越来越多的证据提示胃食管反流和沉默误吸是造成 ILD 急性加重的高危因素，尤其在 SSc 中。因此，需要在 CTD-ILD 的患者中注意该类病症的识别和治疗。

（六）诊断和鉴别诊断

1. 疾病的筛查　CTD-ILD 的筛查策略分为两个方面：①CTD 患者尚未出现明显的 ILD 相关临床症状时，风湿科医师对高危患者进行规律随诊和有效筛查，在呼吸科等相关科室的协助下确诊 ILD；②呼吸科医师对 ILD 患者的肺外多系统受累表现进行排查，完善血清自身抗体谱检测，并在风湿科医师的协助下确诊 CTD。

早期筛查 CTD 相关 ILD 的意义在于尽早发现处于早期、可逆、肺功能正常或轻微受损的患者，通过针对 CTD 的免疫抑制治疗和针对 ILD 的抗纤维化治疗，有效阻止乃至逆转 ILD 病变进程，最大限度地保护患者的肺功能。

筛查的对象及随访间隔时间的建议：①出现 ILD 相关临床表现的 CTD 患者，推荐首诊时即开始 ILD 的筛查，并在随后每 3～6 个月进行随访；②虽无 ILD 表现但为好发 ILD 的高危 CTD 患者，如皮肤硬化评分高且进展快、伴胃食管反流症状、抗 Scl-70 抗体阳性的 SSc 者，有长期吸烟史、高滴度抗环瓜氨酸肽抗体阳性的男性 RA 患者，伴腺外受累的 PSS 者，抗合成酶抗体阳性的 PM/DM 者等。推荐在首诊及之后每 6～12 个月进行随访，CTD 病情活动时，酌情缩短随访间隔时间；③所有拟诊为特发性间质性肺炎者，推荐在首诊及其后的每 6～12 个月进行随访。

ILD 的筛查内容包括：①ILD 相关临床症状和体征，如干咳、胸闷、活动后气短、发绀、听诊闻及肺底爆裂音及杵状指等；②肺功能检查，应包括反映肺通气、容量及弥散功能的主要指标——

FVC、TLC 及 DLCO；③胸部 HRCT 能更清晰地分辨肺内微细结构，有助于发现 CTD 患者中无症状、隐匿起病的早期 ILD 病变。

CTD 的筛查包括：① CTD 常见临床症状，如发热、消瘦、关节肿痛、晨僵、口眼干、皮疹、肌痛、肌无力和雷诺现象等；② CTD 常见临床体征，如关节肿胀／压痛、Gottron 皮疹、技工手、甲周红斑、指端血管炎、猖獗齿、硬指等；③自身抗体谱检测应作为 ILD 的常规检查，包括抗核抗体、抗核抗体谱、肌炎特异性抗体（如抗合成酶抗体谱、抗MDA5 抗体等）、抗环瓜氨酸肽抗体、抗中性粒细胞胞质抗体、类风湿因子等，有助于发现临床表现隐匿的 CTD。

2. 诊断　目前尚无确切的诊断标准用于 CTD-ILD 的确诊，主要是风湿科和呼吸科医师分别对 CTD 和 ILD 进行诊断，并通过病史询问、影像学检查、痰或支气管肺泡灌洗检查，甚至肺活检病理检查鉴别和排除肺部感染、肿瘤、心脏疾患及药物和过敏等其他原因引起的肺间质病变，最终确诊 CTD-ILD。

首先需明确 CTD 的诊断，CTD 可参考各自的分类标准明确诊断。SLE、PSS、SSc、RA、混合性CTD、PM/DM 和临床无肌病皮肌炎均可采用相应的国际通用诊断标准进行诊断。

确诊 ILD 时，需根据临床表现、胸部 HRCT 特征、肺功能检测结果明确 ILD 的存在。CTD-ILD 常对称性累及双下肺，多位于胸膜下区域。借鉴特发性间质性肺炎的影像学分类特征，CTD-ILD 的影像学特征也可分为普通型间质性肺炎、纤维型或富细胞型非特异性间质性肺炎、机化性肺炎、淋巴细胞间质性肺炎和弥漫性肺泡损伤。

3. 鉴别诊断　注意甄别其他可能引起类似 ILD 临床症状和影像学特征的病因，包括肺部机会性感染（侵袭性肺真菌、分枝杆菌、巨细胞病毒等）、肺水肿、肺出血、肺癌性淋巴管炎、药物相关性肺病、环境暴露、嗜酸细胞性肺炎等。

（七）治疗

1. 全身激素及二线抗炎药物治疗　由于各类风湿免疫病的病理生理、自然病程各不相同，治疗也需要个体化。目前而言，前瞻性、随机的针对风湿免疫病引起的 ILD 的试验主要是在 SSc 中进行的，结果证明环孢素和麦考酚酯可以使病情稳定。根据这一结果，目前建议在有临床 CTD-ILD 炎症活动表现和证据的患者，或在影像学方面或肺组织活检提示炎症与纤维化共存的患者中给予包括糖皮质激素及二线抗炎药物（如环孢素、麦考酚酯、硫唑嘌呤、利妥昔单抗或钙调神经磷酸酶抑制剂）的尝试性用药。有学者提出 HRCT 病灶范围≥20%或 FVC 占预计值百分比 <70% 时，是治疗 SSc 相关间质性肺病的最佳时机。也有人认为，在病情进展时，即 DLCO 占预计值百分比降低 >15% 或者FVC 下降 >10%，也应及时开始治疗。对于重症患者，临床推荐使用 6～12 个月的环磷酰胺辅以后续麦考酚酯或硫唑嘌呤的二线抗炎治疗。

2. 胃食管反流病　是 CTD-ILD 患者，尤其是SSc 相关间质性肺病患者常见的合并症。除了给予质子泵抑制剂治疗外，一般措施如避免进食降低食管下段括约肌张力的食物，少吃多餐，避免在睡前进食，以及抬高床头都是目前提倡的减少胃食管反流症状的措施，必要时可加用促进胃肠动力的药物。

3. CTD-ILD 合并继发性肺动脉高压　明显降低了患者的生存率。慢性缺氧、原发性血管病变及肺纤维化都是造成低氧血症的重要原因。提倡对所有 CTD-ILD 的患者进行定期的超声心动图筛查，以发现和监测肺动脉高压的发生发展。但包括波生坦在内的针对原发性肺动脉高压的治疗对 ILD 患者所引起的继发性肺动脉高压无明显疗效。

4. 预防感染　2016 年一项针对特发性肺纤维化患者住院期间感染病原菌种类的研究显示，继发感染的常见致病菌依次是流感嗜血杆菌、铜绿假单胞菌、金黄色葡萄球菌及肺炎克雷伯杆菌，且住院期间肺部感染的严重程度与 30 天住院死亡率显著相关。因此，需密切关注患者在治疗过程中有无感染高危因素及感染征象，一旦发现，评估利弊后，应及时给予抗感染治疗。

5. 其他治疗　对于严重纤维化的CTD-ILD，越来越多的证据显示抗纤维化的药物可能会带来获益。进行心肺康复锻炼，吸烟者戒烟是CTD-ILD的重要辅助治疗措施。在长期使用全身糖皮质激素的患者中，需要着重注意预防肺孢子菌肺炎的发生。肺炎球菌疫苗和流感疫苗的接种也是强烈推荐的。对于出现重度低氧血症的患者给予长期氧疗，也需要监测肺动脉高压的发生发展。最后，肺移植评估可以在进展性疾病或常规反应不良的患者中进行适时考虑和推荐。

（八）预后

疾病的预后很大程度上取决于原发病的识别和及时的治疗。目前对于风湿免疫病的整体治疗水平已有很大提高，肺部作为靶器官之一，整体的预后也得到相应的改善。但各亚类的CTD整体疾病活动性评估达到完全缓解或低疾病活动状态不尽相同。部分患者可以通过积极的免疫抑制剂治疗使ILD影像学改变完全逆转甚至消失，部分患者ILD病变无法逆转但可以长期维持稳定，还有部分患者虽然经过积极治疗，但ILD病变仍持续进展，最终发展为终末期呼吸衰竭。坚持早期、规范、个体化的治疗原则，综合考虑CTD病情活动度、ILD严重程度和进展倾向，决定免疫抑制剂治疗及抗纤维化治疗的权重和主次关系，实施严密监测与随访，可尽快实现维持CTD病情缓解及肺功能长期稳定，对改善患者的远期预后至关重要。

☞典型案例（附分析）2-18-2
咳嗽、活动后气促1周

（汤　葳　陈　燕）

第五节　结节病

（一）概述

结节病（sarcoidosis）是一种原因不明、免疫介导的以非干酪样坏死性上皮样细胞肉芽肿为病理特征的多系统性疾病。疾病累及的组织器官不同且具有多样性，主要表现为双侧肺门淋巴结肿大、肺部浸润、皮肤和眼的损害，也可累及心、肝、脾、唾液腺、肌肉、骨骼、肾及中枢神经系统。本病大多预后良好，部分呈现自限性病程，约25%的患者表现为慢性、进展性病程，最终导致肺纤维化、肝硬化、致死性心律失常、失明等不可逆病变，严重影响患者的生活质量和寿命。

（二）流行病学

结节病呈世界性分布，不分年龄、性别、地域，各种族的人群均可发病，但发病率仍有差别，这种差别可能是由人群的环境暴露、疾病监督管理的方法及有患病倾向的HLA等位基因和其他基因的不同所造成。通常发病年龄在50岁以下，以20~39岁最多，略倾向于女性。地域上多见于寒冷的地区和国家，尤以北欧国家更常见，亚洲和非洲的年发病率相对较低。在种族上，黑人结节病的发病率最高，黄种人次之，白人最低。

（三）病因和发病机制

结节病的病因至今仍不清楚，有多种猜测。目前较支持的是感染、环境和遗传因素。感染的病原体主要是分枝杆菌、痤疮短棒菌苗属、伯氏疏螺旋体和病毒。最近关于结节病病因学的病例对照研究显示，与结节病相关的环境、职业危险因素包括暴露于燃烧植物、植物花粉、金属颗粒（铍、铝、钛和锆等）、建筑材料、潮湿及发霉环境等。支持遗传因素的证据有，结节病患者的同胞或双亲的患病率是对照组的5倍；HLA-B8与急性结节病相关，HLA-DQB1*0201和HLA-DRB1*0301均与急性结节病和良好预后相关。

目前报道的众多病因学研究中，多数学者认为其免疫学发病机制为：在具有遗传易感性的宿主，暴露于特定的环境（如感染、无机或有机粉尘等），这类可能的致病因子被抗原递呈细胞吞噬、处理并递呈抗原，与抗原特异性 CD4$^+$的 T 细胞作用，引起多种细胞因子释放并相互作用，募集更多的单核－巨噬细胞、T 细胞等到炎症区，促使肉芽肿的形成。其后肉芽肿性炎症是消散、持续或向纤维化发展取决于炎症细胞、调节细胞、细胞凋亡及 Th1/Th2 细胞因子间的相互作用，而这多与遗传相关。有研究认为，当以 Th1 为主的细胞因子环境转换为 Th2 为主时，肺泡巨噬细胞活化，刺激成纤维细胞增殖并产生胶原，导致纤维化发生。

（四）病理

结节病最常累及肺及胸内淋巴结，其主要病理改变有 3 种：非特异性间质性肺炎、非干酪样坏死性肉芽肿和肺纤维化。但仅有非干酪样坏死性上皮样细胞肉芽肿才具有病理诊断的意义。

结节病的肉芽肿多沿淋巴管分布，主要位于支气管周围、小叶间隔和胸膜下，也可弥漫累及肺的任何部位。结节病典型肉芽肿改变为上皮样细胞及多核巨细胞等组成肉芽肿的中心区，周围有较多淋巴细胞、浆细胞和成纤维细胞（图 2-18-3）。

结节病的典型病理特征是非干酪样坏死性上皮样细胞肉芽肿（图 2-18-4），但此病理表现缺乏特异性，结节病的病理诊断必须和临床相结合。

（五）临床表现

结节病的临床表现主要与患者的种族、病程长短、累及部位和器官的多少以及疾病进展有关。

结节病的发病方式有两种。①急性结节病：多见于高加索人群和非洲裔美国人。急性起病，表现为双侧肺门淋巴结肿大、踝关节炎、结节性红斑（通常位于下肢），且多数有全身症状，如发热、肌痛、葡萄膜炎、全身乏力和体重减轻等，也被称为 Löfgren's 综合征。急性结节病的预后多良好，2 年内多数自然缓解。②慢性结节病：起病隐匿，症状表现与受累器官相关。全身症状少，易复发，自然缓解率较急性结节病低。

临床表现有 3 种情况，分别为无症状、非特异性全身症状和特定器官累及的表现。

1. 无症状 多数患者是在常规胸片检查时发现胸部异常后而被诊断的。

2. 非特异性全身症状 约 1/3 患者可有全身症状。表现为发热（通常为低热，也有达到 40℃ 的患者），体重下降（多数患者在就诊前 3 个月内体重下降 2 ~ 6 kg），疲劳和全身乏力（严重者可导致患者不能从事日常工作）以及盗汗等。

3. 特定器官累及的表现 由于病变累及的组织器官不同，临床表现各异。根据不同器官的患病

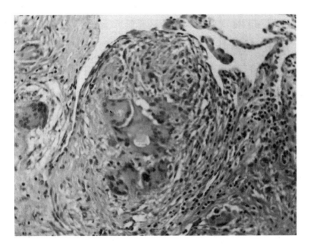

图 2-18-3 结节病上皮样肉芽肿

非干酪样坏死性上皮样细胞肉芽肿，由多核巨细胞、类上皮组织细胞、淋巴细胞及成纤维细胞构成

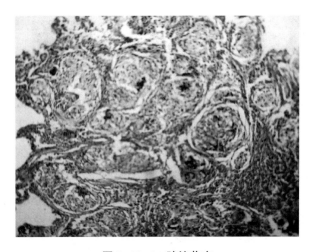

图 2-18-4 肺结节病

肺组织见多个境界清楚的非坏死性肉芽肿，其内见多核巨细胞

率，为了叙述方便，分为胸部表现和胸外表现。

（1）胸部表现：90%的结节病患者有肺累及，但仅40%~60%患者有呼吸道症状，起病隐匿、症状较轻，缺乏特异性。主要表现为干咳、呼吸困难，30%~50%的患者有胸痛，偶有血痰。肺部体检通常无异常发现。

（2）胸外表现：以眼、皮肤及浅表淋巴结较为常见，虽然肝、脾患病率高，但多无临床症状。眼部病变包括葡萄膜炎、干燥性角膜炎、虹膜睫状体炎、视网膜炎、结节炎及白内障等，可导致视力下降、视力模糊甚至失明。皮肤病变主要为结节性红斑、皮下结节、冻疮样狼疮及斑丘疹等。结节性红斑多见于急性起病，通常6~8周内消散。冻疮样狼疮多见于鼻子、面颊、口唇或耳朵，与预后不良相关。皮肤病损除结节性红斑外，均为非侵袭性。1/3的患者有浅表淋巴结肿大。其他较为少见的表现有面神经麻痹、心脏传导阻滞与心律失常、心包炎、肝脾大、多发性大关节炎等。

（六）胸部影像学

1. 胸部 X 线检查　胸内结节病的 X 线异常主要表现在3个方面：肺门及纵隔淋巴结肿大、肺内病变及胸膜病变。

（1）肺门及纵隔淋巴结肿大：典型表现为双侧对称土豆状肺门肿块，边缘清楚，密度均匀

（图2-18-5），占75%~90%。这种对称性的特点是诊断结节病的重要线索，同时也是区别于淋巴瘤、转移瘤、真菌以及结核感染的重要特征。主要见于结节病Ⅰ、Ⅱ期。

（2）肺内病变：有25%~50%结节病患者出现肺内浸润，其分布呈两侧对称，且以中心和上肺叶为主。典型的表现为微小结节或小结节影（图2-18-6）。结节病肺内病变有：①肺部浸润阴影，呈小片状阴影，类似小叶性肺炎；②肺间质阴影，表现为肺纹理增粗紊乱或呈弥漫性网结节病灶；③肺泡炎，呈弥漫性肺泡浸润或磨玻璃样改变；④粟粒状或较大的单发、多发团块样阴影少见。晚期可有肺间质纤维化、蜂窝肺、肺大疱、囊性支气管扩张等影像学表现。

（3）气管病变：发生率低，肿大的肺门淋巴结有时压迫支气管引起相应的肺叶、段不张，远端的支气管扩张；晚期肺纤维化、蜂窝肺牵拉可使较大的气管支气管变形和狭窄。病变发生在支气管壁和黏膜也可使支气管变形和狭窄。

（4）胸膜病变：发生率低，主要为胸腔积液或胸膜肥厚。

2. 胸部 CT 和 HRCT　肺结节病累及肺部时，其胸部 HRCT 表现多样性。对肺结节病的胸部 CT 检查主要异常表现简述如下。

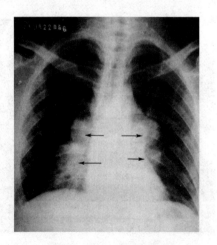

图 2-18-5　肺结节病
两侧对称的土豆状肺门肿块，边缘清楚，密度均匀（黑箭头），为典型肺门淋巴结肿大的表现

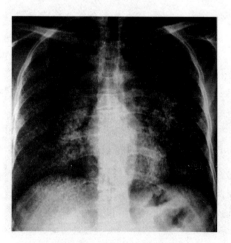

图 2-18-6　肺结节病
双肺多发的微小结节影，伴有右侧气管旁及两肺门淋巴结肿大

（1）肺门及纵隔淋巴结肿大：两侧对称性的淋巴结肿大占 75%～90%，主要见于结节病Ⅰ、Ⅱ期，最常累及的淋巴结为双侧肺门、右气管旁（右上纵隔）、主肺动脉窗淋巴结及隆突下淋巴结肿大（图 2-18-7）。非对称性的淋巴结肿大，单侧肺门淋巴结肿大为肺结节病的非典型表现，占 1%～3%。淋巴结钙化在病程较长的患者中更易见到。

（2）肺实质病变

1）小结节影：沿淋巴管分布微结节（1～4 mm）病变是肺结节病患者最常见的肺实质病变（75%～90%）；HRCT 示典型微结节直径为 2～4 mm，但也可大至 5～10 mm，边界清，圆形；呈双侧对称性分布，上中肺多见，通常位于支气管血管束周围及胸膜下、叶间裂附近（图 2-18-8）。另外，肉芽肿可引起支气管血管束周围间质增厚，呈结节状或不规则状，可强烈提示肺结节病。

2）肺纤维化：约 20% 的肺结节病患者随着病程推移出现肺纤维化改变，HRCT 表现为线状影或条带实变影（图 2-18-9），牵拉性支气管扩张，肺结构扭曲（叶间裂、支气管血管束移位）；肺纤维化样改变主要位于中上肺叶，呈斑片状分布。

3）实变影：随病变进展，微小结节的微-小结节状影融合可表现为小斑片状实变阴影，类似小叶性肺炎；片状阴影进展融合为大片状气腔实变阴影（图 2-18-10），其内可见支气管空气征，由肺门向外周放射状分布。

胸部 CT 对结节病预后及治疗反应的判断有一定的意义。一般认为胸部 CT 表现为肺内结节、肺泡实变以及小叶间隔增厚，提示肉芽肿性炎症或纤维化，对治疗反应良好，有可能经治疗逆转。蜂窝肺、囊肿、广泛的条索状阴影及牵拉性支气管扩张表明肺纤维化并对治疗反应差，不可能改善。

（七）辅助检查

1. 实验室检查

（1）常规实验室检查：活动期结节病可出现外周血淋巴细胞计数减少、轻度贫血及全血细胞减少。红细胞沉降率加快。C 反应蛋白在少数病例中

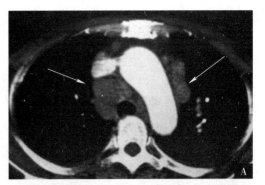
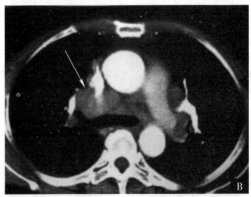
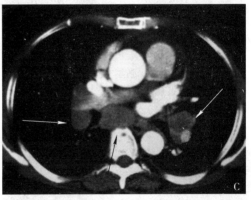
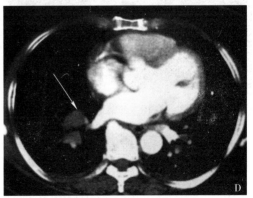

图 2-18-7　肺结节病淋巴结肿大
右气管旁（右上纵隔）、血管旁、双侧肺门和
气管隆凸下淋巴结肿大（白箭头）

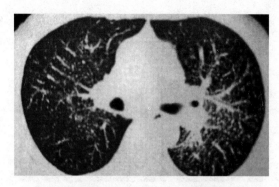

图 2-18-8　肺结节病小结节影
双肺弥漫性小结节影，沿支气管血管束分布，
胸膜下见小结节影

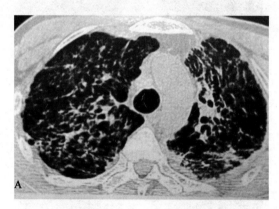

图 2-18-9　肺结节病肺纤维化
双肺多发线状及条索状阴影，与支气管血管束分布有关，
牵拉支气管扩张，肺结构扭曲

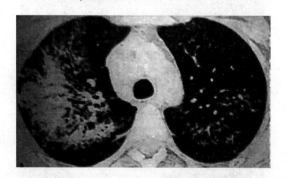

图 2-18-10　肺结节病实变影
微小结节的微 - 小结节状影融合可变现小斑片状实变阴影，
片状阴影进展融合为大片状气腔实变阴影，其内可见支气管空
气征，由肺门向外周放射状分布

可增高。有 2%～10% 的活动期患者合并高钙血症
及高钙尿症。总血清球蛋白和特异性免疫球蛋白浓
度一般高于正常，当病变侵及骨骼和肝脏时，血清
碱性磷酸酶、γ- 谷氨酰转肽酶可能升高。

（2）血清血管紧张素转化酶（serum angiotensin
converting enzyme，SACE）活性测定：SACE 由上
皮样肉芽肿分泌，反映了体内总的"肉芽肿负荷"。
30%～80% 的结节病患者 SACE 升高。对结节病活
动性和预后的判断有一定意义。但是 SACE 作为一
种诊断工具缺乏敏感性和特异性。

2. 结核菌素试验　结节病患者的旧结核菌素
或结核菌素纯蛋白衍生物（PPD）皮内试验呈阴性
或弱阳性反应。在西方国家被用以鉴别结节病和结
核。在我国，结核病为常见病，将此项结果用于结
节病诊断时需要慎重。国内文献报道结节病患者的
结核菌素试验阳性率为 12%～28%。

3. 镓（Ga）扫描　镓能被活化的吞噬细胞和
淋巴细胞摄取，可了解结节病病变活动性和受累程
度，并为活检部位提供依据。头颅镓扫描呈"熊猫
脸"，较具特异性，而其他部位出现阳性结果可见
于许多疾病，临床应注意鉴别。

4. 肺功能检查　可了解肺受损的程度，但与
临床和 X 线胸片改变的相关性差。肺功能可以正
常，也可以呈限制性或阻塞性通常功能障碍，病变
严重时可有弥散功能下降。动脉血气分析早期可以
正常，晚期有低氧血症和二氧化碳增高。

5. 组织活检　是确定结节病诊断的重要手段，
可依据受累部位选择不同的活检方法。可通过肺、
纵隔淋巴结、皮肤或其他受累部位的组织活检确定
结节病诊断。

（1）支气管镜内膜活检：对肺结节病的诊断有
一定价值，对疑为肺结节病患者，可对不同部位的
支气管黏膜进行活检。有时肺结节病患者的支气管
镜下可见到广泛支气管黏膜结节（图 2-18-11）。

（2）经支气管肺活检（TBLB）：已广泛应用
于结节病的诊断，在结节病中的总阳性率约 80%
（60%～97%），是目前最常用的诊断手段之一。

联合应用支气管镜内膜活检和 TBLB 是目前诊
断结节病的重要手段，阳性率可达 90%。超声支气
管镜引导下的经支气管针吸活检术（endobronchial
ultrasound-guided transbronchial needle aspiration，

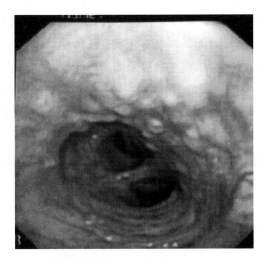

图 2-18-11　肺结节病气管镜表现
左上叶支气管开口气管黏膜结节状改变

EBUS-TBNA）诊断结节病的阳性率可达 90%。

（3）电视辅助胸腔镜肺活检或开胸肺活检：阳性率高但创伤性大，应在经支气管镜内膜活检或 TBLB 未能确诊者中应用。

（4）肺外活检：浅表淋巴结、皮肤结节，也可取鼻黏膜、眼泪腺及前斜角肌脂肪垫活检。必要时用纵隔镜取纵隔淋巴结，阳性率为 40%~80%，但创伤性大，并发症增加。

（5）支气管肺泡灌洗液（BALF）检查：细胞成分和 T 淋巴细胞亚群的分析对结节病的诊断、活动性判断及预后有一定的价值。活动性结节病患者的 BALF 中淋巴细胞明显增高（正常<10%，结节病患者>15%），特别是 CD4$^+$ 细胞明显增加（CD8$^+$ 增加多见于过敏性肺炎、特发性肺纤维化、病毒感染及药物反应者），CD4$^+$/CD8$^+$ 比例也显著升高（正常<2.0）。一般认为 BALF 淋巴细胞>28% 或 CD4$^+$/CD8$^+$>3.5 可作为结节病活动期的指标。

（八）诊断与鉴别诊断

1. 诊断　结节病诊断需要组织病理证实非干酪样坏死性上皮样细胞肉芽肿，符合相应的临床与放射学表现，并排除有相似表现和组织病理学的其他疾病。结节病的诊断是一种排除性诊断，没有单一的确诊方法。

2019 年中华医学会呼吸病学分会间质性肺疾病学组、中国医师协会呼吸医师分会间质性肺疾病工作委员会制定了中国肺结节病诊断和治疗专家共识。该共识的诊断主要依据为：①具有相应的临床和（或）影像学特征；②组织学显示非干酪样坏死性上皮样细胞肉芽肿；③除外有相似的组织学或临床表现的其他疾病。

对结节病的诊断目前尚缺乏有效的、特异性的非创伤性手段，明确诊断依赖于组织的活检病理检查。由于结节病属多脏器疾病，其症状随受累脏器而不同。在我国，从临床角度诊断结节病应特别注意除外结核病或合并结核病，也应排除淋巴系统肿瘤或其他肉芽肿性疾病。

2. 分型和分期　结节病一般分为两型：胸内结节病和全身多脏器结节病，后者为胸内、胸外均受侵犯。根据胸部 X 线表现，目前国际上通常将胸内结节病分为以下五期：

0 期：无异常 X 线所见。

Ⅰ期：肺门淋巴结肿大，而肺部无异常。

Ⅱ期：肺部弥漫性病变，同时有肺门淋巴结肿大。

Ⅲ期：肺部弥漫性病变，不伴有肺门淋巴结肿大。

Ⅳ期：肺纤维化。

3. 鉴别诊断　肺结节病的鉴别诊断考虑范围与胸部影像学和临床表现有关。Ⅰ期淋巴结肿大结节病应注意与淋巴瘤、肺门转移癌、肺门淋巴结结核等相鉴别；Ⅱ期和Ⅲ期肺结节病应注意与肺结核、肺淋巴管癌、转移性肺肿瘤等疾病鉴别；Ⅳ期肺纤维化时应注意与硅肺、特发性肺纤维化等疾病鉴别。

（九）治疗

结节病患者临床过程和表现差异大，自然缓解率高，总的自行缓解率可达约 70%，其中Ⅰ期肺结节病患者自行缓解率 60%~90%，Ⅱ期缓解率 40%~70%。由于治疗药物相关的副作用多见，导致结节病治疗的指征一直存在争议，目前尚缺乏对所有患者均合适的治疗方法及药物。药物的治疗主要包括糖皮质激素和免疫调节剂等，有关剂量和疗程缺乏前瞻性随机临床对照研究，治疗是否能改变其长期预后也不明确。经药物治疗缓解的肺结节病患者停药后复发达 14% ~ 74%，自然缓解复发达 2% ~ 8%。特别是药物的长期使用会带来诸多副作用，所以在药物治疗前要充分权衡治疗的利弊，并与患者充分交流，告知相关信息。目前多数人认同的观点为当结节病导致受累器官功能受损时，可开始治疗。对病情稳定，如无症状的患者（0 或 I 期肺结节病患者）不需治疗；对病情进展，侵犯主要

脏器的患者，应控制结节病的活动，保护重要脏器的功能。对 II 期以上有症状，或肺功能进行性下降，或影像学病变进展的肺结节病患者应开始治疗。表 2-18-7 列出了结节病累及不同组织器官时的治疗指征和相关药物的初始剂量，可参考使用。

用于结节病治疗的药物主要包括糖皮质激素、免疫调节剂和生物制剂等，目前将其分别视为结节病的一、二、三线治疗药物。

1. 糖皮质激素　是结节病治疗的首选药物。激素可以快速减轻局部或全身症状，抑制肺泡炎向

表 2-18-7　不同组织器官的结节病治疗指征和药物的初始剂量

组织器官	临床表现	治疗
肺	呼吸困难及 $FEV_1 < 70\%$	泼尼松（或相当剂量的其他激素），0.5 mg/（kg·d）或 20 ~ 40 mg/d
	咳嗽，听诊闻及哮鸣音	吸入糖皮质激素
眼睛	前葡萄膜炎	局部糖皮质激素
	后葡萄膜炎	泼尼松，20 ~ 40 mg/d
	视神经炎	泼尼松，20 ~ 40 mg/d
皮肤	冻疮样狼疮	泼尼松，20 ~ 40 mg/d
		羟氯喹，400 mg
		沙利度胺，100 ~ 150 mg/d
		甲氨蝶呤，每周 10 ~ 15 mg
	斑块，结节	泼尼松，20 ~ 40 mg/d
		羟氯喹，400 mg/d
	结节性红斑	非甾体抗炎药
中枢神经系统	脑神经麻痹	泼尼松，20 ~ 40 mg/d
	大脑	泼尼松，20 ~ 40 mg/d
		硫唑嘌呤，150 my/d
		羟氯喹，400 mg/d
心脏	完全性心脏传导阻滞	起搏器
	心室颤动，心动过速	埋藏式自动心复律 - 除颤器
	左心室射血分数 < 35%	埋藏式自动心复律 - 除颤器
		泼尼松，30 ~ 40 mg/d
肝脏	胆汁淤积性肝炎伴有全身症状	泼尼松，20 ~ 40 mg/d
		熊去氧胆酸，15 mg/（kg·d）
关节和肌肉	关节痛	非甾体抗炎药
	肉芽肿性关节炎	泼尼松，20 ~ 40 mg/d
	肌炎，肌病	泼尼松，20 ~ 40 mg/d
高尿钙和高血钙	肾结石，疲乏	泼尼松，20 ~ 40 mg/d
		羟氯喹，400 mg/d

肉芽肿发展，并能减少肺纤维化形成，纠正或延缓累及器官可能发生的功能不全。激素是结节病一线治疗中最重要的药物，但激素治疗的长期获益不明确。长期激素使用可出现副作用，部分患者停药后可复发或反跳，因此应掌握其适应证。

目前的共识为最初泼尼松口服剂量为 20～40 mg/d 或等效剂量。治疗后的 1～3 个月应当评估疗效。3 个月无反应的患者通常不会对更长的疗程有反应。对治疗有反应的患者，通常在治疗 4～8 周内可有明显改善症状，泼尼松的剂量应逐步减少到 5～10 mg/d，或是隔日一次服用。疗程最少持续 12～18 个月，不推荐超过 2 年的疗程。治疗结束后，应当对患者随访，防止复发。但一些患者需要更长期小剂量（5～10 mg/d）维持治疗，防止复发。对长期服用激素的患者需评估发生骨质疏松的风险。阿仑膦酸钠片和鼻喷降钙素可以预防结节病患者骨质疏松的发生。结节病患者有高钙血症和高尿钙的可能性，钙剂和维生素 D 的应用必须小心。

2. 免疫抑制剂 该类药物作为结节病治疗的二线用药，主要用于对激素治疗后无效、激素减量困难，或不能耐受激素副作用的患者，多次激素治疗停药后复发的慢性肺结节病患者。可选用下列药物。

（1）甲氨蝶呤：对皮肤损害和肺泡炎有一定的疗效，主要用于慢性、严重、难治性结节病，常用剂量为每周一次口服 10～15 mg，疗程 3～6 个月，疗效 60%～80%。

（2）羟氯喹：对皮肤和黏膜结节病（如鼻结节病）效果较好，对肺结节病也有一定的作用，先用 200～400 mg/d，一次口服，连用 2 周后改为 250 mg/d，一次口服，连用 6 个月，疗效 30%～50%，应注意眼部毒性反应。

（3）硫唑嘌呤：对激素治疗无效者可试用，剂量每日 50～200 mg/d，分 2 次口服，疗程 3 个月。疗效 50%～80%。

3. 生物制剂 结节病患者的巨噬细胞过度产生的 TNF-α 在其肉芽肿形成中起到了重要的作用。目前用于结节病患者治疗的生物制剂主要是针对 TNF-α 的单克隆抗体，如英夫利西单抗（infliximab）和阿达木单抗（adalimumab）。可作为结节病治疗的三线用药，用于难治性结节病患者治疗。

虽然近年来结节病治疗有了重要进展，但其仍无法根治。糖皮质激素（如泼尼松和泼尼松龙）仍然是其一线的治疗选择。在一线治疗出现不良反应无法耐受或无效的情况下，选用氨甲蝶呤、硫唑嘌呤、来氟米特和霉酚酸酯等二线治疗药物。而以生物制剂为主的三线治疗，目前仅作为那些经过必要选择，且对标准的一线、二线治疗反应欠佳的难治性结节病患者的治疗。建议结节病的治疗采用循序渐进的方式，需及时评估患者对药物的反应及不良反应。

4. 肺移植 是终末期肺结节病可以考虑的唯一有效的治疗方法。移植指征是活动耐力下降（NYHA 分级 III 或 IV 级），符合下列任意一条：①静息状态下低氧血症；②肺动脉高压；③右心房压增高，>15 mmHg。

（十）预后

多数结节病预后良好。肺结节病自行缓解率约为 70%，其中 I 期患者自行缓解率 60%～90%；II 期缓解率约 40%～70%，用泼尼松治疗时往往反应良好；III 期患者缓解率低于 10%～20%，对激素治疗反应欠佳；IV 期患者自行缓解率为 0。预后不良的因素包括黑人、冻疮样狼疮、慢性骨骼、肺部和鼻咽部损害。本病的病死率为 1%～6%，死亡原因主要为呼吸衰竭、肺心病，较少原因是大咯血、心搏骤停及慢性肾功能不全等。

（刘振威 常 春）

数字课程学习

⬇ 教学PPT　　✍ 自测题

第十九章

原发性支气管肺癌

关键词

肺癌	肺部结节	肺叶切除	放射治疗
化学治疗	靶向治疗	免疫治疗	

诊疗路径：

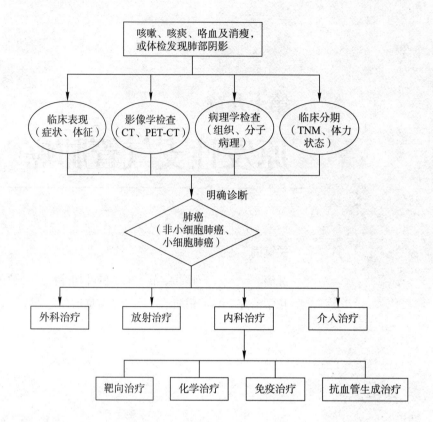

原发性支气管肺癌（primary bronchogenic lung cancer）是起源于呼吸上皮细胞（支气管、细支气管和肺泡）的恶性肿瘤，简称肺癌（lung cancer）。肺癌是最常见的肺部原发性恶性肿瘤，根据组织病理学，可分为小细胞肺癌和非小细胞肺癌。肺癌的发病高峰是 55～65 岁，男性发病率高于女性，男女比约为 2.1∶1。早期临床症状多隐匿，常见症状有咳嗽、咳痰、咯血及消瘦等，X 线影像学主要表现为肺部结节影、肿块影等。约 75% 的肺癌患者就诊时已属晚期，大部分患者确诊时已失去手术机会，故肺癌的总体预后差，5 年生存率低于 20%。要提高肺癌的总体生存率，需重视肺癌筛查，早期诊断，早期治疗，并且要规范化治疗。依靠规范的诊断、分期及制定多学科综合治疗方案，为患者提供可能的最佳治疗方案。

（一）流行病学

肺癌是严重危害人类健康的基本疾病，是目前全球发病率及病死率最高的恶性肿瘤。根据世界卫生组织公布的数据，2017 年全球新发肺癌患者 180 万，占所有癌症（不包括非黑色素瘤皮肤癌）发病人数的 13.0%，死亡人数 160 万，在全部癌症死亡中占 20%。在过去 20 年间，部分西方国家的男性肺癌发病率和病死率有所下降，发展中国家则持续上升；而女性肺癌发病率、病死率在全世界大部分国家和地区仍在上升。在我国，肺癌是男性发病率最高的肿瘤，是女性发病率第二位的肿瘤，居癌症死因之首。2015 年我国新发肺癌人数 73.3 万，肺癌死亡人数 61.0 万。受吸烟及空气污染等因素的影响，肺癌发病率以每年 26.9% 的速度快速增长。

（二）病因及发病机制

肺癌的病因及发病机制尚未完全清楚，大量研究表明与以下因素有关。

1. 吸烟　大量研究资料表明，吸烟是引起肺癌最常见的原因，是肺癌发病率、病死率进行性增加的首要因素。85% 的肺癌患者有吸烟史，包括吸烟和已戒烟者（定义为诊断前戒烟至少 12 个月）。80%～90% 的男性肺癌患者与吸烟有关，19.3%～40% 的女性肺癌患者与吸烟有关。烟雾中的苯并芘、尼古丁、亚硝胺和少量放射线元素钋等均有致癌作用，其中苯并芘是主要的致癌物质，尤其易致鳞状上皮细胞癌和未分化小细胞癌。与从不吸烟者相比，吸烟者发生肺癌的风险平均高 9～10 倍，重度吸烟者更甚，可达 10～25 倍。吸烟量与肺癌之间存在明显的量-效关系，开始吸烟的年龄越小，吸烟时间越长，吸烟量越大，肺癌的发病率和病死率越高。戒烟后肺癌发病风险逐渐下降，戒烟时间越长，肺癌风险降低越多，戒烟 5 年后，肺癌风险降低约 39%，但戒烟 25 年后，肺癌风险仍是从未吸烟者的 3 倍有余。由于仅约 11% 的重度吸烟者最终罹患肺癌，基因敏感性在其中可能起一定的作用。

2. 空气污染　包括室外空气污染，主要是工业废气、汽车尾气等大气污染，及室内空气污染如环境烟草烟雾、燃料烟气等。城市居民的肺癌发病率明显高于乡村，而且随着城市化的程度升高而升高，在我国，重工业城市的肺癌发病率也高于轻工业城市。研究表明工业废气、汽车尾气中含明确致癌物质，尤其是细颗粒物（PM2.5），含有苯并芘、氧化亚砷、放射线物质、镍、铬化合物等致癌物质。室内二手烟导致的空气污染，燃料燃烧和厨房油烟烹饪过程等均可产生致癌物质，亦被认为与肺癌高发相关。室内接触煤烟或其不完全燃烧物为肺癌的高危因素，特别是与女性肺腺癌关系密切，烹调时加热所释放出的油烟雾也是不可忽视的致癌因素。

3. 职业因素　某些职业的工作环境中存在许多致癌物质。如工业生产中接触与肺癌发病相关的致癌物质，包括石棉、砷、镍、铬化合物、铍、煤焦油、芥子气、三氯甲醚、烟草的加热产品以及铀、镭等放射线物质衰变时产生的氡、电离辐射、微波辐射等，将导致肺癌发生风险增加 3～30 倍。其中，石棉是世界公认的致癌物质，可能是人类肺癌中最常见的职业因素。接触石棉的工人中肺癌、胸膜间皮瘤等发病率均明显升高。从接触到发生肺癌的时间与暴露的程度有关，通常超过 10 年。

4. 电离辐射 可以是职业性，也可以是非职业性的。大剂量电离辐射可引起肺癌，不同射线产生的效应也不同，如在日本广岛原子弹释放的是中子和 α 射线，长崎原子弹释放的仅有 α 射线，前者幸存者患肺癌的风险高于后者。

5. 饮食 有研究表明，成年期水果和蔬菜的摄入量过低会导致肺癌发生的风险升高。血清中 β 胡萝卜素水平过低，肺癌发生的风险也会升高。流行病学调查表明，较多地食用含 β 胡萝卜素的绿色、黄色及橘黄色蔬菜和水果，可减少肺癌发生的风险，这一保护作用对于正在吸烟的人或既往吸烟者特别明显。

6. 遗传因素与基因改变 遗传因素对肺癌发病风险的影响应受到重视。肺癌患者的一级亲属罹患肺癌或其他肿瘤的风险增高 2~3 倍；同样的香烟暴露水平，女性发生肺癌的风险高于男性。肺癌可能是外因通过内因而发病的，外因可诱发细胞的恶性转化和不可逆的基因改变，包括原癌基因的活化、抑癌基因的失活和细胞凋亡的抑制。与肺癌发生关系密切的癌基因主要有 *HER* 基因家族、*RAS* 基因家族、*Myc* 基因家族、*ALK* 融合基因、*Sox* 基因及 *MDM2* 基因等。相关的抑癌基因有 *p53*、*Rb*、*p16*、*PTEN* 基因等。实际上，肺癌细胞可能有多种（甚至≥10 种）基因异常。如对显性基因来说，有 *RAS* 癌基因家族编码区的点突变，*Myc* 癌基因家族的扩增、重组或转录调控机制丧失，以及 *Bcl-2*、*HER-2/neu* 和端粒酶基因的过度表达。非小细胞肺癌有 *RAS* 基因突变者预后差，而小细胞肺癌出现 *c-Myc* 扩增者预后差。

7. 其他 某些肺部疾病与肺癌的发病相关。美国癌症学会将肺结核列为肺癌的发病因素之一，肺结核患者罹患肺癌的风险是正常人群的 10 倍，主要是肺腺癌。慢性支气管炎患者罹患肺癌的风险高出正常人群 1 倍。其他慢性肺部疾病如慢性阻塞性肺疾病、结节病、特发性肺纤维化、系统性硬化、病毒感染、真菌感染等，与肺癌的发生可能也存在一定关系。

（三）病理学

根据病变部位，肺癌可分为中央型肺癌和周围型肺癌，前者是发生于段及以上支气管的肺癌，以鳞状上皮细胞癌和小细胞肺癌较多见，后者是发生于段支气管以下的肺癌，以腺癌较多见。从治疗角度出发，临床上将肺癌的组织病理学分为非小细胞肺癌和小细胞肺癌两大类，其中，非小细胞肺癌最为常见，约占肺癌的 85%，包括鳞癌、腺癌、大细胞癌等。

1. 非小细胞肺癌（non-small cell lung cancer, NSCLC）

（1）鳞状上皮细胞癌：简称鳞癌，目前分为角化型、非角化型和基底细胞样型鳞状上皮细胞癌。典型的鳞癌来源于支气管上皮的鳞状上皮化生，常有细胞角化和（或）细胞间桥；非角化型鳞癌因缺乏细胞角化和（或）细胞间桥，常需免疫组化证实存在鳞状分化；基底细胞样型鳞癌中基底细胞样癌细胞成分至少 > 50%。免疫组化染色癌细胞 CK5/6、p40 和 p63 阳性。鳞癌多起源于段或亚段的支气管黏膜，并有向腔内生长的倾向，最易发展成息肉或无蒂肿块，早期常引起支气管狭窄、阻塞，导致肺不张或阻塞性肺炎，癌组织易变性、坏死，形成空洞。常见于老年男性，一般生长较慢，转移晚，手术切除机会多，5 年生存率较高，对化学治疗（化疗）和放射治疗（放疗）的敏感性不如小细胞肺癌。

☞ 拓展阅读 2-19-1
肺鳞癌病理图片

（2）腺癌：常表现为周围型实质肿块，显微镜下可见到腺癌由新生的立方和柱状细胞构成，倾向于形成由纤维基质支持的腺样结构。核可变大或不规则，含有明显核仁，胞质中可见黏蛋白。腺癌可分为原位腺癌（adenocarcinoma in situ, AIS）、微浸润腺癌（minimally invasive adenocarcinoma, MIA）、浸润性腺癌及浸润性腺癌变异型。原位腺癌是指局限的、≤3 cm 的腺癌，癌细胞呈贴壁生长，无脉管或胸膜浸润，无乳头或微乳头结构，肺泡腔内无癌细胞聚集。微浸润腺癌是指局限的、≤3 cm 的腺癌，癌细胞呈贴壁生长，任一视野下间质浸润的最大径≤5 mm，无脉管或胸膜浸润，无肿瘤性坏死。浸润性腺癌包括贴壁为主型腺癌、腺泡样为主型腺癌、乳头状为主型腺癌、微小乳头为主型腺癌、实体为主伴黏液型腺癌。浸润性腺癌变异型包括浸润性黏液腺癌、胶质样腺癌、胎儿型腺癌、肠腺癌。腺癌可分为黏液型、非黏液型及黏液/非黏液混合型。肺腺癌细胞常表达 CK7、TTF-1和 Napsin A。腺癌是肺癌最常见的类型，主要起源于支气管黏液腺，可发生于细小主气管或中央气道，临床多表现为周围型。由于肺腺癌富含血管，局部浸润和血行转移较早，易累及胸膜引起胸腔积液。

☞ 拓展阅读 2-19-2
肺腺癌病理图片

☞ 典型案例（附分析）2-19-1
非小细胞肺癌

（3）大细胞癌：是一种未分化的非小细胞癌，较少见，占肺癌的 10% 以下，在细胞学和组织结构及免疫表型等方面缺乏小细胞癌、腺癌或鳞癌的特征，由含有丰富胞质的、较大的恶性细胞组成。诊断率与送检标本是否得当和病理学检查是否全面有关，诊断大细胞癌只能用手术标本或较大块活检标本，不适用小活检和细胞学标本。大细胞癌生长迅速，常侵犯淋巴结和血管，易转移到局部淋巴结和远处器官。

（4）其他：腺鳞癌、肉瘤样癌、淋巴上皮瘤样癌、唾液腺型癌等。

2. 小细胞肺癌（small cell lung cancer，SCLC）常为中央型，发生于大支气管，浸润支气管壁，导致管腔狭窄，典型表现为肺门肿块和纵隔肿大淋巴结引起的咳嗽、呼吸困难等。小细胞肺癌是一种低分化的神经内分泌癌，癌细胞小，呈圆形或卵圆形，胞质少，细胞边缘不清，细胞核呈颗粒状或深染，核仁缺乏或不明显，核分裂常见。小细胞肺癌细胞质内含有神经内分泌颗粒，具有内分泌和化学受体功能，能分泌 5-羟色胺、儿茶酚胺、组胺、激肽等物质，可引起类癌综合征（carcinoid syndrome）。小细胞肺癌癌细胞常表达神经内分泌标志物如 CD56、神经细胞黏附分子、突触素和嗜铬粒蛋白等。Ki-67 免疫组化对区分小细胞肺癌和类癌有很大帮助，小细胞肺癌的 Ki-67 增殖指数通常在 50%~100%。小细胞肺癌增殖快速，在发生发展早期多已转移到肺门和纵隔淋巴结，并由于易于侵犯血管，在诊断时大多已出现广泛转移，初次确诊时 60%~88% 已有颅脑、肝脏、骨骼或肾上腺等远处转移，只有 1/3 的患者局限于胸内。小细胞肺癌对化疗和放疗较敏感。

☞ 典型案例（附分析）2-19-2
小细胞肺癌

在所有上皮细胞来源的肺癌中，鳞癌、腺癌、大细胞癌和小细胞癌是主要类型的肺癌，约占所有肺癌的 90%。

（四）临床表现

临床表现与原发肿瘤的大小、所在部位、类型、分期、有无合并症或转移等密切相关，5%~15% 的患者无明显症状，仅在常规体检、胸部影像学检查时发现，其余患者或多或少地表现出与肺癌相关的症状和体征。

1. 原发肿瘤引起的症状和体征

（1）咳嗽、咳痰：为最常见的自诉症状，50%~75% 的患者可出现咳嗽，常为刺激性干咳或有少量黏液痰，肿瘤进一步发展导致支气管狭窄后咳嗽加重，多为持续性，呈高调金属音性咳嗽或刺激性呛咳。黏液型腺癌可有大量黏液痰，伴有继发感染时，痰量增加，且呈黏液脓性痰。

（2）咯血：27%~57% 的患者可出现咯血，肿瘤向支气管管腔内生长时可有间歇性或持续性痰血,表面糜烂严重侵蚀大血管者可出现大咯血,多见于中央型肺癌。

(3)呼吸困难和喘息:肿瘤向支气管管腔内生长导致部分气道阻塞时,或转移到肺门纵隔淋巴结致使肿大淋巴结压迫支气管或隆突时,或胸膜腔播散引起大量胸腔积液、心包内转移引起心包积液时,或转移引起膈肌麻痹、上腔静脉阻塞,或广泛肺部侵犯时,可有呼吸困难、气促、喘息,偶尔表现为喘鸣,听诊时可发现局限或单侧哮鸣音。

(4)胸痛、胸部不适:近半数患者可有模糊或难以描述的胸痛或钝痛,可为炎症波及部分胸膜、胸壁引起,也可为肿瘤转移或直接侵犯所致。

(5)消瘦:恶性肿瘤常见表现,晚期由于肿瘤毒素、感染及疼痛所致食欲减退,可表现为消瘦或恶病质。

(6)发热:气道阻塞可引起阻塞性肺炎和肺不张,甚至出现肺脓肿,伴发热、咳嗽等症状,抗生素治疗效果不佳。肿瘤细胞本身释放致热源导致发热或肿瘤组织坏死也可引起发热,称癌性发热。

2. 肺癌局部扩散引起的症状和体征

(1)声音嘶哑:肿瘤直接侵犯或转移至纵隔淋巴结后压迫、侵犯喉返神经导致声带麻痹,声音嘶哑,多见于左侧。

(2)吞咽困难:肿瘤转移至食管旁淋巴结压迫食管造成食管腔部分阻塞,或肿瘤本身压迫、侵犯食管,引起吞咽困难,约见于1%的肺癌患者,甚至引起气管-食管瘘,导致纵隔或肺部感染。

(3)胸腔积液:肿瘤转移累及胸膜或肺淋巴回流受阻可引起胸腔积液,约见于10%的患者,程度不一。

(4)心包积液:肿瘤可通过直接侵犯心包,或阻塞心脏的淋巴回流导致心包积液,可出现呼吸短促、端坐呼吸甚至心力衰竭,大量心包积液或迅速产生时可导致心包填塞。

(5)上腔静脉阻塞综合征:肿瘤直接侵犯纵隔或肿大的转移淋巴结压迫上腔静脉,或上腔静脉内癌栓阻塞腔静脉回流引起。表现为颜面部、上肢和上半身水肿,颈部肿胀,颈静脉怒张,胸前部淤血、静脉怒张,严重者皮肤呈暗紫色,眼结膜充血,视物模糊,头晕头痛等。

(6)Horner综合征:位于肺尖部的肺癌称肺上沟瘤,可压迫颈部交感神经引起患侧眼睑下垂、瞳孔缩小、眼球内陷、同侧额部及胸壁无汗或少汗等症状。

(7)Pancoast综合征:是由于肺尖原发肺癌向胸腔外延续,侵及邻近结构如刺激臂丛神经所致,引起肩部及上胸壁顽固性疼痛,患者上肢麻木、无力、火灼样疼痛,夜间加剧,同时伴有Horner综合征。

3. 肺癌远处转移引起的症状 肺癌可转移至任何器官系统,出现远处转移时可出现相应的症状、体征,其中以小细胞肺癌最为常见,其次是未分化的大细胞肺癌、腺癌、鳞癌,约1/3有症状的患者是胸腔外转移引起的。病理解剖发现,鳞癌患者中50%以上有胸外转移,腺癌和大细胞癌患者为80%,小细胞癌患者则为95%以上。

(1)中枢神经系统转移:转移至颅脑时可出现头痛、恶心、呕吐、精神状态异常等颅内压增高症状,亦可表现眩晕、共济失调、复视、性格改变,少见症状为癫痫发作、一侧肢体乏力甚至偏瘫、小脑功能障碍、定向力和语言障碍等。脊髓束受压迫可出现背痛、下肢无力、感觉异常,膀胱或肠道功能失控等。

(2)骨骼转移:肺癌骨骼转移多为溶骨性病变,少数为成骨性,表现为骨骼局部疼痛和压痛,也可出现病理性骨折。常见部位为肋骨、脊柱、骨盆和四肢长骨。转移至脊柱时可压迫椎管引起局部压迫和受阻症状,严重者导致截瘫。

(3)腹部转移:可转移至肝脏、胰腺、胃肠道、腹膜后淋巴结等,表现为食欲减退、肝区疼痛或腹痛、肝大、黄疸和腹水。部分小细胞肺癌可转移到胰腺,表现为胰腺炎或阻塞性黄疸。肾上腺转移较常见,多无明显症状,检查评估时由CT、MRI、超声或PET-CT发现。

（4）淋巴结转移：锁骨上淋巴结是肺癌常见转移的部位，多无明显症状。典型的多位于前斜角肌区，可单个、多个，固定而坚硬，逐渐增大、增多，可以融合，多无疼痛及压痛。

（5）其他部位转移：如皮肤、皮下组织、肌肉等。由肺癌发生的皮肤转移癌占男性皮肤转移癌的12%～24%，肺癌皮下转移较少见，是晚期肺癌远处转移部位之一。

4. 肺癌作用于其他系统引起的肺外表现　肺癌非转移性的胸外表现可发生于肺癌发现前、后，是由于肿瘤产物（包括异位激素分泌）异常的免疫反应或其他不明原因引起内分泌、神经、消化、造血、骨关节、肾脏及皮肤等系统发生病变，出现相应的临床表现，称为副瘤综合征（paraneoplastic syndrome）。副瘤综合征以小细胞肺癌多见，可表现为先发症状或复发的首发征象。某些情况下其病理生理学是清楚的，如激素分泌异常，但大多数尚未明了，如恶病质、体重减轻、发热和免疫抑制等。

（1）库欣综合征（Cushing syndrome）：异位促肾上腺皮质激素（adrenocorticotropic hormone, ACTH）综合征最常见于小细胞肺癌及支气管类癌，在瘤组织中甚至循环血中可检测到 ACTH 增高，这种激素不同于正常的激素，地塞米松不能抑制 ACTH 在尿中的终末代谢物尿 17- 羟皮质类固醇。可表现为色素沉着、水肿、肌萎缩、低钾血症、代谢性碱中毒、高血糖或高血压等，表现多不典型，向心性肥胖或紫纹罕见。

（2）抗利尿激素分泌异常综合征：表现为低钠血症和低渗透压血症，可出现厌食、恶心、呕吐等水中毒症状，可伴有逐渐加重的嗜睡、易激动、定向障碍、癫痫样发作甚至昏迷等神经并发症。低钠血症还可以由异位心钠肽分泌增多所致。大多数患者的症状可在初始化疗后 1～4 周内缓解。

（3）类癌综合征：典型特征是皮肤、心血管、胃肠道和呼吸功能异常。主要表现为哮鸣样支气管痉挛、阵发性心动过速、胃肠道蠕动增强、水样腹泻、皮肤潮红、瘙痒或感觉异常等。这些症状和体征与肿瘤释放不同的血管活性物质有关，如 5- 羟色胺、缓激肽、血管舒缓素及儿茶酚胺。

（4）异位促性腺激素：多见于大细胞肺癌，主要表现为男性轻度乳房发育。

（5）低血糖：这是胰岛素分泌增多或胰岛素样活动的结果，见于鳞癌，肿瘤切除后可减轻。

（6）高钙血症：轻症者表现为口渴或多尿，重症者可有恶心、呕吐、腹痛、便秘，甚至嗜睡、昏迷等，是恶性肿瘤最常见的威胁生命的代谢并发症，常见于鳞癌，可由骨转移或肿瘤分泌过多的甲状旁腺素相关蛋白引起，切除肿瘤后血钙水平可恢复正常。

（7）肥大性肺性骨关节病：多发生于上下肢长骨远端，发生杵状指，多见于鳞癌。受累骨骼可发生骨膜炎，表现为疼痛、压痛、肿胀，X 线显示骨膜增厚、新骨形成，骨显像显示病变部位有核素浓聚。

（8）神经 - 肌病综合征：包括肌无力样综合征、多发性肌炎、小脑皮质变性、脊髓小脑变性及周围神经病变等。发生原因不明确，这些症状与肿瘤的部位和有无转移无关，可发生于肿瘤出现前数年，亦可与肿瘤同时发生，在手术切除后尚可发生，或原有症状无改变。它可发生于各型肺癌，但多见于小细胞未分化癌。肌无力样综合征类似肌无力的症状，即随意肌力减退，早期骨盆带肌群及下肢近端肌群无力，反复活动后肌力可得到暂时性改善，腱反射减弱。约 70% 的肌无力样综合征患者对新斯的明试验反应欠佳，低频反复刺激显示动作电位波幅递减，高频刺激可引起波幅暂时性升高，可与重症肌无力鉴别。

（9）血液学异常：1%～8% 的患者有凝血、血栓或其他血液学异常，包括游走性血栓性静脉炎、伴心房血栓的非细菌性血栓性心内膜炎、弥散性血管内凝血伴出血、血小板减少性紫癜、毛细血管病性溶血性贫血、粒细胞增多和红白血病等，肺癌伴血栓性疾病的预后较差。

5. 其他 如黑色棘皮症及皮肤炎、掌跖皮肤过度角化症、系统性硬化表现。

（五）诊断方法

1. 影像学检查 简便易行，为临床诊断和治疗提供关键信息，并能提供肿瘤分期依据。

肺癌的影像学表现有一定的特征性，熟悉肺癌的放射学表现有利于及时、准确地诊断疾病，指导后续的检查和进一步分期，进而制订合理的治疗策略。

（1）X线胸片：是肺癌检查的初步方法，在胸片上通常表现为肺部结节影、肿块影、肺叶/肺段的不张、胸腔积液，但存在分辨率低、肺门旁、心影后、膈旁等检查盲区。目前已较少用它筛查和诊断肺癌。

（2）胸部CT：是首选的肺部肿瘤影像学诊断方法，胸部CT的异常表现对肺癌诊断具有极高的参考价值（图2-19-1、图2-19-2）。在胸部CT上：①外周型肺癌多表现为单发的结节或肿块，可见分叶征、血管集束征、空泡征、短毛刺、厚壁空洞形成。②中央型肺癌多表现为肺门肿块影、远端可见阻塞性肺不张或阻塞性肺炎。③肺癌转移至淋巴结可见纵隔、肺门淋巴结肿大，单发或多发，累及同侧纵隔或双侧纵隔；淋巴管转移可见肺内沿淋巴管分布的粟粒大小结节影；肺内转移可见多发结节影；侵犯胸膜可表现胸膜多发结节影或胸腔积液；侵犯心包可见心包积液；炎性肺癌可表现为沿肺叶或肺段分布的实变影；原位癌可表现为肺内纯磨玻璃影；微浸润癌/浸润癌可表现为半实性磨玻璃影。

（3）肺结节：是指影像学上表现为直径≤3 cm的局灶性、类圆形、密度增高的实性或亚实性肺部阴影，可为孤立性或多发性，不伴肺不张、肺门淋巴结肿大和胸腔积液。肺结节往往是早期肺癌的影像学表现形式。孤立性肺结节多无明显症状，为边界清楚、密度增高、直径≤3 cm且周围被含气肺组织包绕的软组织影。多发性肺结节常表现为单一肺结节伴有一个或多个小结节，一般认为＞10个的弥漫性肺结节多为恶性肿瘤转移或良性病变（感染或非感染因素导致的炎症性疾病）所致。

临床上习惯按结节密度进行分类，如实性结节和亚实性结节，后者又包含纯磨玻璃结节和部分实性结节。①实性结节（solid nodule）表现为肺内圆形或类圆形密度增高影，病变密度足以掩盖其中走行的血管和支气管影。②亚实性结节（subsolid nodule）：所有含磨玻璃密度的肺结节均被称为亚实性肺结节，其中磨玻璃病变指CT显示边界清楚或不清楚的肺内密度增高影，但病变密度不足以掩盖其中走行的血管和支气管影。亚实性肺结节中包括纯磨玻璃结节（pure ground-glass nodule, pGGN）、磨玻璃密度和实性密度均有的混杂性结节

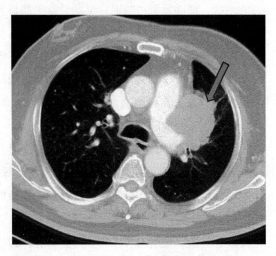

图 2-19-1 左上肺块状影

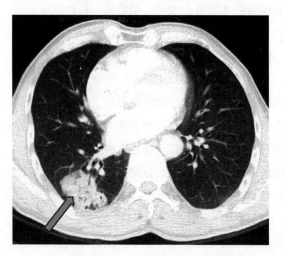

图 2-19-2 右下肺周围型肺癌

（mixed ground-glass nodule，mGGN），后者也称部分实性结节（part solid nodule）。

肺结节的影像学诊断和鉴别诊断要点应该包括结节大小、形态、边缘及瘤–肺界面、内部结构特征及随访的动态变化。

1）外观评估：①结节大小，随着肺结节体积增大，其恶性概率也随之增加。②结节形态，大多数恶性肺结节的形态为圆形或类圆形，与恶性实性结节相比，恶性亚实性结节出现不规则形态的比例较高。③结节边缘，恶性肺结节多呈分叶状，或有毛刺征（或称棘状突起），胸膜凹陷征及血管集束征常提示恶性的可能；良性肺结节多数无分叶，边缘可有尖角或纤维条索等，周围出现纤维条索、胸膜增厚等征象则常提示结节为良性。④结节–肺界面，恶性肺结节边缘多清楚但不光整、毛糙，甚至有毛刺；炎性肺结节边缘多模糊，而良性非炎性肺结节边缘多清楚、整齐，甚至光整。"分叶、毛刺、胸膜凹陷征"往往提示恶性病变。

2）内部特征：①密度，密度均匀的pGGN，尤其是<5 mm的pGGN常提示不典型腺瘤样增生（atypical adenomatous hyperplasia，AAH）；密度不均匀的mGGN，实性成分超过50%常提示恶性可能性大；GGN的平均CT值对鉴别诊断具有重要参考价值，密度高则恶性概率大，密度低则恶性概率低。②结构，支气管被包埋且伴局部管壁增厚，或包埋的支气管管腔不规则，则恶性可能性大。为了更加准确地评估结节病灶内及周边与血管的关系，可通过CT增强扫描，将≤1 mm层厚的CT扫描图像经图像后处理技术进行分析、重建，结节血管征的出现有助于结节的定性。

2. 正电子发射计算机体层显像（PET/CT）利用恶性肿瘤细胞糖酵解速率高于正常或良性病变、对^{18}F标记的脱氧葡萄糖（^{18}F-FDG）摄取率明显增加的特点对肿瘤进行功能显像。标准化摄取值（standardized uptake value，SUV）是目前最常用的评价病灶FDG摄取程度的半定量分析指标，对于肺内结节，一般推荐以2.5作为良恶性鉴别的临界值，即SUV≥2.5诊断为恶性、SUV<2.5倾向良性。一项Meta分析汇集了56个临床研究共8 699例患者，结果提示，^{18}F-FDG PET/CT对于淋巴结转移和胸腔外转移（脑转移除外）有更好的诊断效能。由于PET/CT价格昂贵，常被指南选作肺癌诊断和分期的可选手段。

3. 磁共振显像（MRI）可显示中央型支气管肺癌的大支气管狭窄状态以及心脏大血管的异常，最主要的是鉴别肺门、纵隔淋巴结与肺门区血管。目前常规MRI扫描加上胸部弥散加权成像发现肺门、纵隔肿大淋巴结更敏感，利于术前明确肺癌分期。

4. 痰脱落细胞检查　痰细胞学检查是发现肺癌较为有效的方法，简便易行、安全无痛。对中央型肺癌的检出率高，敏感性约50%，而对周围型肺癌的检出率低于20%。常见的痰标本包括自然咳痰、超声雾化诱导痰和支气管镜术后痰。痰液标本采集后送检时间一般不要超过2 h。痰涂片在低倍镜视野里上皮细胞<10个，白细胞>25个或白细胞/上皮细胞>2.5为合格痰标本。

5. 支气管镜检查

（1）普通电子气管镜：通过气管镜对气管、支气管腔内可视病灶的活检和刷检、不可见病灶的灌洗，寻找病理，明确诊断。

☞ 拓展阅读2-19-3
支气管镜图片

多用于中央型病灶，在气管镜下可见气管或支气管内新生物完全/不完全堵塞管腔，使用活检钳对新生物进行活检取病理，同时使用毛刷刷脱落细胞涂片。气管镜检查是肺癌诊断常用的手段，但因有一定的创伤性和风险，术前应对患者进行详细的评估，手术中应进行密切监测，注意出血、心律失常、喉头水肿等严重并发症。

（2）超声引导下电子气管镜（endobronchial ultrasonography，EBUS）：将带有微型超声探头的气管镜对管壁内、管腔外的病灶进行超声探测，并在超声引导下对管腔外的病灶进行穿刺，取得病理。EBUS 检查主要用于诊断和纵隔淋巴结的分期，已被美国国立综合癌症网络和美国胸科医师学会指南推荐为术前淋巴结分期的重要手段。

（3）其他：电磁导航是使用 SuperDimension In Reach 系统对肺部深处病灶和淋巴结进行的微创探查，如同患者肺部 GPS 导航系统，将设备引导至可疑部位进行活检。主要用于周边的疑难病灶、淋巴结肿大的诊断以及指导胸外科微创手术的部位确定等。

6. CT 定位下经皮肺穿刺　在 CT 扫描定位协助下，通过体外的穿刺针或活检枪对肺内病灶进行负压吸引或切割活检，取得病灶组织后送检来进行诊断和鉴别诊断的一种手段（图 2-19-3）。CT 定位下肺穿刺是最常用的取得肺癌病理的诊断方法，是相对风险小的有创检查之一。主要适用于外周型病灶、胸膜结节等，不适用于中央型病灶、纵隔淋巴结、大血管区域的病灶等；主要手术并发症有气胸、肺出血、胸膜腔出血、胸膜反应、疼痛等。禁忌证为有出血倾向的、严重心肺功能不全、病情重不能配合穿刺体位、重度肺气肿、肺大疱的患者等。

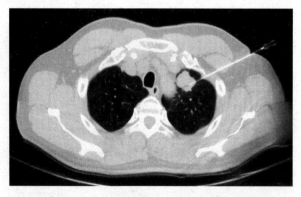

图 2-19-3　CT 引导下经皮肺穿刺，刺激活检针病灶内定位确定

7. 其他有创检查方法　主要包括胸腔闭式引流、淋巴结活检和胸腔镜。

（1）胸腔闭式引流：主要用于肺癌伴胸腔积液患者的诊断或缓解积液所致的压迫症状。在 B 超进行定位后，将引流管一端置入胸腔内，而另一端接引流袋，以便排出胸腔内的胸腔积液，胸腔积液送检找癌细胞，同时可使得肺组织重新张开而恢复功能。主要并发症有血胸、胸膜反应、液气胸等。另外，胸腔积液引流不能过多、过快，一般胸腔积液引流第一次不超过 600 mL，以后每日引流不超过 1 000 mL，诊断性抽液 50～100 mL 即够。

（2）淋巴结穿刺活检术：肺癌容易出现淋巴结转移，有小部分患者可在查体时发现锁骨上或颈部淋巴结肿大，这时可采用淋巴结穿刺或活检术来取得病理，穿刺抽出液制作细胞图片，或整个摘除送检病理，活检相对细针穿刺创伤性大，但病理准确性明显提高。

（3）内科胸腔镜：对不明原因的胸腔积液、良恶性胸膜病变患者可采用内科胸腔镜检查，胸腔镜下观察视野清晰，直视病灶的形态、大小和部位，进行各种活检操作，取材多，组织学阳性率高，相对操作简便。术后注意胸膜腔出血、气胸、皮下气肿、发热等并发症。

8. 分子检测　肺癌常见的驱动基因有表皮生长因子受体（epidermal growth factor receptor，EGFR）、间变性淋巴瘤激酶（anaplastic lymphoma kinase，ALK）、KRAS、ROS1、HER-2、RET、Braf、Met 等。多项研究表明靶向药物治疗能够明显改善携带驱动基因的 NSCLC 患者的预后，晚期 *EGFR* 敏感突变和 *ALK* 阳性 NSCLC 精准靶向治疗的疗效与分子分型的关系已经在临床实践中得到充分证实。肺癌的分型也由单纯的病理组织学分类进一步细分为基于驱动基因的分子亚型。

亚裔人群和我国的肺腺癌患者 *EGFR* 基因敏感突变阳性率为 40%～50%。*EGFR* 突变主要包括 4 种类型：外显子 19 缺失突变（19DEL）、外显子 21 点突变（21L858R）、外显子 18 点突变和外显子 20 插入突变。最常见的 *EGFR* 突变为 19DEL 和 L858R，均为表皮生长因子受体酪氨酸激酶抑制剂（EGFR-TKI）的敏感性突变，18 外显子 G719X、

20 外显子 S768I 和 21 外显子 L861Q 突变亦均为敏感性突变，20 外显子的 T790M 突变与 EGFR-TKI 获得性耐药有关。

ALK 阳性 NSCLC 的发生率为 3%~7%。中国人群腺癌 *ALK* 阳性率为 5.1%。而我国 *EGFR* 和 *KRAS* 均为野生型的腺癌患者中 *ALK* 融合基因的阳性率高达 30%~42%。基于我国人群的研究发现，在年龄小于 51 岁的年轻患者中，*ALK* 重排的发生率高达 18.5%；也有研究发现，在年龄小于 40 岁的年轻患者中，*ALK* 重排的发生率近 20%。

（1）目前常用的检测方法

1）聚合酶链反应（PCR）：是在 DNA 聚合酶的催化下，以母链 DNA 为模板，特定引物为延伸起点，经过一系列步骤，短时间内大量扩增特定的 DNA 片段的分子生物学技术。在肺癌中，目前主要用于 *EGFR* 突变、*KRAS* 突变、*ALK* 融合、*RET* 融合和 *HER* 突变、*Braf* 突变的检测。

2）免疫组化：标记的特异性抗体对组织切片或细胞标本中某些成分的分布和含量进行组织和细胞原位定性、定位或定量的研究。在肺癌的检测中，主要用于 *ALK* 融合基因的检测，程序性细胞死亡配体 -1（PD-L1）表达定性和定量的检测。

3）FISH：是应用荧光染料标记的探针 DNA，变形成单链后与变形后的染色体或细胞核靶 DNA 杂交，在荧光显微镜下观察结果的技术。目前主要用于 *ALK* 融合基因、*ROS1* 融合基因、*RET* 融合、*NTRK* 融合、*HER-2* 扩增、*c-Met* 扩增的检测。

4）二代测序技术（next-generation sequencing, NGS）：对临床小标本使用高通量测序技术，读出海量的基因数据。目前在临床中主要用于各种基因突变、基因扩增的分析以及用于肿瘤突变负荷的分析。相对于 PCR，NGS 技术敏感性高，可用于突变丰度比较低的突变分析。

（2）分子检测要求：所有含腺癌成分的 NSCLC，无论其临床特征（如吸烟史、性别、种族等），应常规进行 *EGFR* 突变 /*ALK* 融合基因检测，*EGFR* 突变检测应涵盖 *EGFR* 18、19、20、21 外显子，*ALK* 和 *ROS1* 的检测应与 *EGFR* 突变检测平行进行。*EGFR* 突变 /*ALK* 融合 /*ROS1* 融合的检测应在患者诊断为晚期 NSCLC 时立即进行。原发肿瘤和转移灶都适于进行 *EGFR* 突变 /*ALK* 融合 /*ROS1* 融合分子检测。

难以获取肿瘤组织样本时，外周血游离肿瘤 DNA（cell-free tumor DNA，ctDNA）*EGFR* 基因突变检测相较肿瘤组织检测，具有高度特异性（97.2%~100%）及对 EGFR-TKI 疗效预测的准确性。

T790M 突变是一代 EGFR-TKI 主要耐药机制之一，占比超过 50%，三代 EGFR-TKI 奥希替尼作用于该靶点，已证实可有效治疗 EGFR-TKI 治疗进展伴 T790M 突变患者，奥希替尼在中国已获批用于 T790M 阳性的一代 EGFR-TKI 耐药患者。研究报道血浆 ctDNA 可用来检测 T790M 突变，可作为二次活检组织标本不可获取的替代标本。目前对于 *ALK*/*ROS1* 融合基因的血液检测，技术尚不成熟。

适合 *ALK* 检测的肿瘤样本，包括肿瘤组织标本和细胞学标本。肿瘤标本获取手段包括手术切除、支气管镜检、经皮肺穿刺、淋巴结活检、手术活检等；对于恶性胸腔积液、心包积液、痰液或支气管灌洗液和细胞学穿刺等样本，恶性胸腔积液等细胞学样本在细胞数量充足条件下可制备细胞学样本蜡块，检测方法可采用免疫组化或逆转录 PCR 或 FISH。

ROS1 阳性 NSCLC 与 *EGFR* 突变、*ALK* 阳性 NSCLC 一样，是 NSCLC 的另一种特定分子亚型。多个研究表明，克唑替尼对 *ROS1* 阳性晚期 NSCLC 治疗有效。近年，多项研究采用 NGS 针对晚期 NSCLC 进行多基因检测，如目前可作为治疗靶点的基因变异：*EGFR* 敏感突变、*EGFR* T790M 突变、*KRAS* 突变、*HER-2* 突变、*ALK* 融合基因、*ROS1* 融合基因、*BRAF* V600E 突变、*RET* 融合基因、*Met* 融合基因、*Met-14* 外显子跳跃突变等。NGS 的标本可为组织或外周血游离 DNA。同时，NGS 亦可

用于发现未知基因，探索动态疗效检测、判断预后及发现耐药机制等。但目前，由于成本高、检测市场不规范、检测效率和质量不能保证，中国市场仍无足够靶向治疗药物等因素限制了 NGS 的大规模临床应用。

对肺癌进行基因检测的主要目的是发现是否存在驱动基因突变、免疫标志物 PD-L1 的表达或肿瘤的突变负荷，指导接下来有针对性地选择靶向治疗药物，或可筛选对免疫检查点抑制剂（immune checkpoint inhibitor）可能获益的患者，指导针对 PD-1/PD-L1 的免疫治疗。

（六）肺癌临床分期

肺癌分期对选择恰当的治疗方法和判断预后极为重要，分期是用简洁的语言来描述原发肿瘤的位置、大小及向肺外生长的情况，有无局部、肺门和纵隔淋巴结转移及远处脏器的转移。

1. TNM 分期　2015 年国际肺癌研究学会（International Association for the Study of Lung Cancer, IASLC）对肺癌分期系统进行了更新，制定了第 8 版国际肺癌 TNM 分期标准，基于此国际抗癌联盟最新版肺癌 TNM 分期标准已于 2017 年 1 月正式颁布实施，见表 2-19-1 及表 2-19-2。

表 2-19-1　肺癌的 TNM 分期

分期	表现
原发肿瘤（T）	
Tx	原发肿瘤不能评价；未发现原发肿瘤，或通过痰细胞学或支气管灌洗发现癌细胞，但影像学及支气管镜无法发现
T0	无原发肿瘤的证据
Tis	原发癌
T1	肿瘤最大径 ≤ 3 cm，周围包绕肺组织及脏层胸膜，支气管镜见肿瘤侵及叶支气管，未侵及主支气管
T1a	肿瘤最大径 ≤ 1 cm
T1b	肿瘤最大径 > 1 cm，≤ 2 cm
T1c	肿瘤最大径 > 2 cm，≤ 3 cm
T2	肿瘤最大径 > 3 cm，≤ 5 cm；侵犯主支气管（不常见的表浅扩散型肿瘤，无论肿瘤大小，侵犯限于支气管壁时，虽可能侵犯主支气管，仍为 T1），但未侵及隆突；侵及脏层胸膜；有阻塞性肺炎或部分或全肺不张。符合以上任何一个条件即归为 T2
T2a	肿瘤最大径 > 3 cm，≤ 4 cm
T2b	肿瘤最大径 > 4 cm，≤ 5 cm
T3	肿瘤最大径 > 5 cm，≤ 7 cm；直接侵及以下任何一个器官，包括胸壁（含肺上沟瘤）、膈神经、心包；全肺肺不张肺炎；同一肺叶出现孤立性癌结节。符合以上任何一个条件即归为 T3
T4	肿瘤最大径 > 7 cm；无论肿瘤大小，直接侵及以下任何一个器官，包括纵隔、心脏、隆突、喉返神经、主气管、食管、椎体、膈肌；同侧不同肺叶内出现孤立癌结节
区域淋巴结（N）	
Nx	区域淋巴结无法评估
N0	无区域淋巴结转移
N1	同侧支气管周围及（或）同侧肺门淋巴结及肺内淋巴结转移，包括原发肿瘤直接侵及的肺内淋巴结
N2	同侧纵隔内及（或）隆突下淋巴结转移
N3	对侧纵隔、对侧肺门、同侧或对侧前斜角肌及锁骨上淋巴结转移

续表

分期	表现
远处转移（M）	
Mx	远处转移无法评估
M0	无远处转移
M1	远处转移
M1a	局限于胸腔内，包括胸膜播散（恶性胸腔积液、心包积液或胸膜结节）及对侧肺叶出现癌结节
M1b	远处气管单发转移灶
M1c	多个或单个器官多处转移

表 2-19-2　TNM 与临床分期的关系

M0	亚组	N0	N1	N2	N3
TX		隐性癌			
Tis		0 期			
T1	T1a	Ⅰa1	Ⅱb	Ⅲa	Ⅲb
	T1b	Ⅰa2	Ⅱb	Ⅲa	Ⅲb
	T1c	Ⅰa3	Ⅱb	Ⅲa	Ⅲb
T2	T2a	Ⅰb	Ⅱb	Ⅲa	Ⅲb
	T2b	Ⅱa	Ⅱb	Ⅲa	Ⅲb
T3		Ⅱb	Ⅲa	Ⅲb	Ⅲc
T4		Ⅲa	Ⅲa	Ⅲb	Ⅲc
M1	M1a	Ⅳa	Ⅳa	Ⅳa	Ⅳa
	M1b	Ⅳa	Ⅳa	Ⅳa	Ⅳa
	M1c	Ⅳb	Ⅳb	Ⅳb	Ⅳb

2. SCLC 分期　对于小细胞肺癌（SCLC），通常采用的是局限和广泛两期分类法，分期的依据是病变能否被照射野包括。局限期是指病灶局限于单侧胸腔内及其所引流的区域淋巴结、双侧的纵隔淋巴结和锁骨上淋巴结，且无该肺的广泛转移，能安全地被单个放射野包围，同侧的胸腔积液、喉返神经受侵及上腔静脉阻塞也列为局限期；广泛期是指病灶超过同侧半胸，包括恶性胸腔积液或心包积液以及血行转移等。根据两种分期的定义，一般认为，TNM 分期中的 Ⅰ～Ⅲ 期相当于 SCLC 的局限期。

3. 分期方法　为了能准确地分期，需要完善分期信息，包括病史、体格检查和实验室检查（如血钙、血常规、肝肾功能等，高钙血症可由于肿瘤转移到骨骼或肿瘤分泌甲状旁腺样激素），胸部、腹部 CT 扫描、头颅 MRI（首选）或 CT 扫描，骨扫描（如果已接受 PET/CT 检查可不做）及气管镜。头颅 MRI 较 CT 在确诊脑转移方面更为敏感，PET/CT 可用于评价肿瘤局部情况及转移。X 线胸片可用于体检、筛查，但对于分期作用较小，敏感性较低，无法与 CT 相比。CT 和 PET/CT 扫描是发现纵隔病变较敏感的技术，可将阳性率提高至 95%。MRI 也可用于评价有无纵隔淋巴结转移，但只在评价肺上沟瘤和判定肺癌有无侵犯胸壁和心包时具有优越性。由于纵隔淋巴结肿大也有可能是由于炎症或结核等，所以 PET/CT 发现纵隔淋巴结肿大仍需组织学确认，如纵隔镜检查，经支气管镜针吸细胞学检查或活检，EBUS 检查等。

气管镜检查可用于疾病的分期，判定肿瘤是否接近或累及隆突，经支气管镜针吸细胞学检查可评估肿瘤对支气管周围侵犯，有无局部或器官、支气管旁和纵隔淋巴结转移，帮助分期。

对于锁骨上窝淋巴结，结合触诊和超声检查，如触及肿大淋巴结或超声探及肿大淋巴结，可进行淋巴结活检，进一步帮助明确病理组织学诊断和判断肿瘤的可切除性。

纵隔镜可用于获取纵隔组织病理标本，从而明确纵隔淋巴结有无转移，对选择恰当的治疗方法和判断预后均有重要意义。对侧纵隔淋巴结出现转移被认为是接受根治性手术的禁忌证。

核素扫描是骨转移的敏感指示剂。然而对于无症状的 NSCLC 患者和实验室结果无异常发现时，核素扫描并非必要的常规检查，因其可导致误解，如陈旧性骨折等非恶性病变也可表现出阳性的骨扫描结果，如果误解为转移，会造成进一步创伤性检查的浪费和延误外科治疗。

（七）内科治疗

目前肺癌的治疗是基于病理类型、分期和分子分型而展开的综合治疗。主要包括靶向治疗、免疫治疗和化疗。用于肺癌晚期或复发患者的治疗。

1. 靶向治疗　针对肿瘤细胞的特异性分子变化给予有的放矢的有力打击。肺癌的靶向治疗显著延长了晚期驱动基因阳性肺癌患者的生存期。驱动基因突变多见于肺腺癌，临床中常用靶向药物治疗的靶点有 EGFR、ALK、ROS1，其他靶点的药物目前尚在临床研究中。

（1）表皮生长因子受体酪氨酸激酶抑制剂（EGFR-TKI）：EGFR 是肺癌中最常见的驱动基因，见于 40%~60% 的非小细胞肺癌，多见于亚裔、不吸烟、女性、腺癌患者。EGFR-TKI 能竞争性结合 EGFR 酪氨酸激酶催化区的 Mg-ATP 结合位点，抑制酪氨酸激酶活性，阻断激酶的自身磷酸化及底物的磷酸化，通过阻断 EGFR 的信号转导通路，促进细胞凋亡，达到抗肿瘤的目的。目前临床上批准用于 EGFR 突变的药物有第一代药物吉非替尼、厄罗替尼和埃克替尼，第二代药物阿法替尼、达可替尼，以及第三代药物奥希替尼。

目前这几个靶向药物均获批用于一线治疗，不同药物一线治疗的疗效稍有差异，一代药物的中位无进展生存期（progress free survive，PFS）在 10~12 个月，二代药物 PFS 在 12~16 个月，第三代药物的 PFS 在 16~18.9 个月，第三代药物的优势在于对携带 T790M 突变的肺癌有效。

EGFR-TKI 常见的不良反应为皮疹和腹泻，其中第二代药物发生率较高。另外的不良反应包括口腔黏膜炎、甲沟炎、肝功能损伤、间质性肺病等。

（2）间变性淋巴瘤激酶（ALK）融合基因：ALK 融合基因主要见于不吸烟的肺腺癌患者，最常见的融合形式为 EML4-ALK。ALK 融合发生率相对较低，见于 4%~7% 的肺腺癌患者，ALK 突变多见于年轻的患者，性别上无明显差异。目前 ALK-TKI 类药物有第一代的克唑替尼，第二代的阿来替尼、色瑞替尼、布加替尼，以及第三代药物的劳拉替尼。第一代药物最早应用于临床治疗，一线用于 ALK 阳性肺癌患者的中位 PFS 约为 11 个月，但随着药物的更新换代，新一代药物在疗效和不良反应方面有显著优势，第二代药物阿来替尼的中位 PFS 是 34.8 个月，不良反应的发生率明显降低，所以二代药物基本取代了 ALK 阳性肺癌一线治疗的地位。

（3）C-ROS 原癌基因（ROS1）：肺癌的驱动基因之一，见于 1%~2% 的非小细胞肺癌患者，多见于不吸烟或少量吸烟的肺腺癌患者，ROS1 基因 49% 的激酶域和 77% 的 ATP 结合位点与 ALK 存在高度的氨基酸同源性。所以部分 ALK 抑制剂对 ROS1 亦有疗效，目前临床中获批的 ROS1 抑制剂有克唑替尼、色瑞替尼和劳拉替尼。

2. 免疫治疗　肿瘤细胞获得性表达 PD-L1，启动 T 细胞 PD-1 信号进而下调识别肿瘤特异性抗原 T 细胞的活性是肿瘤进展和转移的重要机制。免疫检查点抑制剂（ICB）阻断 PD-L1/PD-1 轴，向免疫系统释放制动信号，恢复了 T 细胞抗肿瘤的细胞毒活性，达到特异性杀伤癌细胞的作用。

（1）PD-1/PD-L1 单抗：PD-1 是处于抗肿瘤免疫过程中 T 细胞活化的效应阶段。常用的 ICB 包括帕博利珠单抗（pembrolizumab）、纳武利尤单抗（nivolumab）和阿替利珠单抗（atezolizumab）。PD-L1 表达阳性≥50% 或肿瘤突变负荷较高者，可以使用 ICB。

（2）CTLA-4 单抗：CTLA-4 检测点是处于抗肿瘤免疫过程中 T 细胞的活化阶段。药物有伊匹木单抗（ipilimumab）和替西木单抗（tremelimumab），目前在肺癌治疗中还没有获批。

从发表的研究结果来看，ICB 不仅为非鳞非小细胞肺癌的治疗提供了新的治疗选择，也为鳞癌治疗带来了突破性进展。另外，免疫治疗在 SCLC 中也显示了一定的疗效。

3. 化疗　化疗药物传统上分为烷化剂、抗代谢药物、抗肿瘤抗生素、植物来源的抗肿瘤药物、其他类型抗肿瘤药物等 5 类。治疗肺癌的常用药物包括抗代谢药、植物来源药和铂类化合物等。根据作用机制不同，又可分为作用于 DNA 结构的药物（如烷化剂和铂类化合物）、影响核酸合成的药物（主要是抗代谢药物）、抑制 RNA 合成的药物、影响蛋白质合成的药物（如紫杉醇、长春花碱和依托泊苷等）。

化疗是肺癌治疗的基石，即便在靶向和免疫治疗的年代，对于靶向进展后的患者或免疫治疗进展后的患者，也总会用到全身系统性的化疗。

（1）常用化疗药物：肺癌常用的化疗药物有铂类及其他化疗药物：顺铂、卡铂、奥沙利铂、培美曲塞、吉西他滨、紫杉类（多西他赛、紫杉醇、白蛋白紫杉醇）、长春瑞滨、依托泊苷和伊立替康。

（2）肺癌化疗的原则：肺癌化疗的基本原则是以铂类为基础的含铂双药联合，其他基本原则同晚期肿瘤患者的化疗原则：功能状态（performance status，PS）0～1 分，骨髓储备功能良好，足够的肝肾功能、心肺功能。

（3）常用化疗方案：非小细胞肺癌化疗方案为顺铂/卡铂联合培美曲塞、多西他赛、紫杉醇、吉西他滨或长春瑞滨。小细胞肺癌推荐的化疗方案为顺铂/卡铂联合依托泊苷或伊利替康。不同的病理学组织类型在药物选择上稍有差异，如非鳞肺癌优选含培美曲塞为主的含铂方案，而鳞癌首选含吉西他滨为主的含铂方案。推荐行 4～6 个周期的疗程。维持治疗能显著延长患者的 PFS，4～6 个疗程结束后疾病控制，包括完全缓解（complete response，CR）、部分缓解（partial response，PR）和疾病稳定（stable disease，SD）的患者，非鳞肺癌可选培美曲塞单药长期维持直至疾病进展，鳞癌、Rarnofsky 功能状态评分好的患者可选吉西他滨单药维持。

（4）不良反应与处理：肺癌化疗药物常见的不良反应有骨髓抑制、胃肠道反应、肝肾毒性、心血管损伤、神经毒性和生殖功能障碍等。在化疗中预防性止吐可减轻胃肠道反应，化疗期间密切监测血常规及生化，监测不良反应，及时处理，以防严重不良反应的发生。

4. 抗血管生成治疗

（1）抗血管生成的原理：与人体正常组织血管不同，肿瘤新生血管表现出结构和功能上的异常，表现为血管易渗漏、曲折、囊状扩张，血管间交错随机连接；血管内皮细胞形态异常，细胞间连接松散，基底膜厚度不一。结构和功能的异常导致肿瘤血液灌注空间和时间的多相性，最终形成以组织间隙压升高、低氧和酸中毒为特征的肿瘤微环境。抗血管生成治疗能阻断异常的新生血管形成，改善灌注，减轻缺氧，增加局部的药物浓度，因而抗血管生成治疗在肺癌中多有应用。

（2）肺癌中的应用：目前在肺癌中获批的抗

血管生成药物有抗血管内皮生长因子（vascular endothelial growth factor，VEGF）单抗（贝伐珠单抗），一线联合紫杉醇/铂类用于晚期非鳞非小细胞肺癌。VEGFR-2 的单克隆抗体（雷莫芦单抗）联合二线化疗多西他赛用于晚期非小细胞肺癌。此外还有 VEGFR 的小分子 TKI 类药物（尼达尼布）和多靶点药物（安罗替尼），尼达尼布联合二线化疗多西他赛用于肺腺癌，而安罗替尼获批用于三线及三线以上非小细胞肺癌的治疗。

（3）不良反应：抗血管药物最常见的不良反应有出血、高血压、蛋白尿、伤口愈合障碍、凝血功能异常等。所以肿瘤侵犯大血管、痰血、严重高血压的患者禁用。

贝伐珠单抗采用静脉输注的方式给药，首次静脉输注时间需持续 90 min。如果第一次输注耐受性良好，则第二次输注的时间可以缩短到 60 min。如果患者对 60 min 的输注也具有良好的耐受性，那么随后进行的所有输注都可以用 30 min 的时间完成。建议贝伐珠单抗的治疗维持至疾病进展或出现不可耐受的毒性为止。

（八）肿瘤介入治疗

肿瘤介入治疗包括内镜下的介入治疗和血管介入治疗。

1. 内镜下的局部介入治疗　使用内镜下局部介入治疗以缓解症状的治疗手段。内镜下局部治疗的手段包括激光、高频电灼、圈套、微波、冷冻、光动力、支架置入等，针对不同的临床表现，采取不同的治疗手段。对于气管或支气管内肿瘤导致局部不张的患者，可以用内镜下局部高频电灼、冷冻、消融或光动力去除腔内新生物，打通支气管，改善通气。对于肿瘤压迫气管引起狭窄的患者可以行支架置入。

2. 经血管介入治疗　血管介入在肺癌中的应用包括肺癌大咯血的患者行支气管动脉介入栓塞，上腔静脉压迫的患者行上腔静脉支架置入，或经支气管动脉灌注化疗，随着免疫治疗等新型治疗手段的应用，介入化疗在临床中的应用明显减少。

（九）肿瘤放疗

放疗是利用电离射线进入人体后产生的生物学效应进行疾病控制，属于局控手段。放射线进入生物体后引发的主要生物事件如下：物理阶段，电离，自由基开始形成；物理至化学阶段，自由基在生物分子中形成，DNA 损伤开始出现；生化阶段，DNA 受损，其损伤可能无法修复或错误修复；生物阶段，各类无法修复或错误修复的 DNA 损伤引发的生物学事件，如细胞死亡、凋亡、突变、癌变，各类正常组织的早期和晚期损伤、肿瘤控制等。因此放疗是通过射线对细胞的遗传物质 DNA 造成不可修复的损伤，最终导致细胞死亡的物理性治疗手段。因患者不能耐受或拒绝手术时，放疗是一种可选择的有效的治疗手段。

临床常选择常规分割放疗、适形放疗和立体定向放疗等。常规分割放疗主张采用每次照射剂量 1.8～2.0 Gy，每天 1 次，每周 5 天，总剂量为 60～74 Gy 的治疗方案，照射靶区为影像学检查发现的肿瘤，不做淋巴引流区域的预防性照射；研究发现不耐受手术治疗的早期 NSCLC 患者接受常规分割放疗后局部控制率为 30%～60%，5 年生存率为 5%～30%。伴随三维适形放疗（3 dimensional conformal radiotherapy，3DCRT）和强调适形放疗（intensity modulated radiotherapy，IMRT）为代表的技术发展，实现了肿瘤区域高剂量和正常组织低剂量的优越放射剂量分布，降低了放疗的不良反应发生率。IMRT 具有更好的适形性，能够显著降低正常重要组织结构如心脏、肺、食管、脊髓等的照射剂量，在保持 3DCRT 相同放射损伤的基础上，进一步提高总辐射剂量。立体定向放疗（stereotactic body radiotherapy，SBRT）采取立体定位框架进行患者体位固定，应用各种呼吸控制技术减少呼吸运动对治疗的影响，每次治疗前进行影像引导，实现肿瘤靶区高剂量，肿瘤生物有效剂量一般≥100 Gy，高度适形，靶外区剂量迅速跌落。近年来多项研究表明 SBRT 是不能耐受手术的早期 NSCLC 安全有效的治疗方法。

1. 放疗的原则　明确的病理诊断和分期；综合评价患者身体状况；明确放疗的目的为根治性放疗还是姑息性放疗；选择射线类型、放疗技术及分割方式；制订放疗计划并进行计划评估；治疗计划验证和实施。

2. 根治性放疗　用于局部晚期不可手术的肺癌，化疗 / 放疗综合是标准治疗模式，同步放化疗优于序贯放化疗。非小细胞肺癌推荐放疗剂量为 60 Gy，小细胞肺癌放疗剂量推荐为 54～60 Gy。

3. 姑息性放疗　姑息性放疗主要用于脑转移病灶放疗，骨转移病灶的止痛，上腔静脉压迫患者，以及气管或支气管堵塞的患者缓解症状。

（十）外科治疗

肺癌治疗手段包括手术、化疗、放疗、靶向药物治疗、免疫治疗及中医中药治疗等。肺癌的治疗需综合患者的身体状况、病理学类型（包括分子病理诊断）、侵及范围（临床分期）和发展趋势，采取多学科综合治疗模式，强调个体化治疗。联合多学科包括胸外科、肿瘤内科、放射治疗科、病理科、影像科、介入科等，合理地、有计划地综合应用现有的治疗手段，以期较大幅度地提高治愈率和患者的生活质量。肺癌的综合治疗优于单一治疗已为学术界公认。

手术治疗是早期肺癌的最佳治疗方法，分为根治性手术和姑息性手术，应当力争根治性手术，以期达到切除肿瘤、减少肿瘤转移和复发的目的，并根据术中情况和术后病理结果进行病理 TNM 分期，指导术后综合治疗。肺癌外科手术遵循肿瘤外科治疗原则，最大限度切除肿瘤及最大限度地保护正常组织和功能。

1. 小细胞肺癌

（1）局限期：经病理学及纵隔分期方法如纵隔镜、EBUS 等检查证实 T1-2N0M0 的患者，可考虑根治性手术治疗，手术方案为肺叶切除术 + 淋巴结清扫术，术后需采用含铂两药方案化疗 4～6 个周期。

（2）广泛期：大部分小细胞肺癌就诊时已属广泛期，出现胸内或远处转移，失去手术机会。

2. 非小细胞肺癌

（1）Ⅰ、Ⅱ期：根治性手术切除是Ⅰ、Ⅱ期非小细胞肺癌首选的治疗手段，标准手术方案为肺叶切除 + 淋巴结清扫术，无法耐受肺叶切除术的患者可考虑解剖性肺段切除术或楔形切除术。术后根据患者最终病理 TNM 分期、切缘情况、是否有高危因素及敏感基因突变状态等，选择术后辅助化疗、放疗、靶向治疗等综合治疗。对于位于周边优势部位的原位腺癌，亚肺叶切除术即可将病灶完整切除，不影响患者预后，对于病灶处于多个肺段之间或支气管根部，需行联合肺段切除或肺叶切除者，慎重选择手术；对于微浸润腺癌患者，当位于优势部位 < 2 cm 的病灶，肺叶切除术与肺段切除术的总体预后无显著差异，当病灶 ≥ 2 cm 或病灶位于两个或多个肺段之间或支气管根部，需行肺叶切除或联合肺段切除；接受楔形切除的术中冷冻病理考虑微浸润腺癌患者，当出现术后石蜡病理升级为浸润性腺癌时，根据浸润性腺癌的亚型决定下一步处理方案：如微乳头为主型或实体为主型，再次手术行肺叶切除，如贴壁为主型、乳头状为主型或腺泡样为主型，则建议随访。解剖行肺叶切除术 + 淋巴结清扫仍是浸润性腺癌患者的标准手术方式。

（2）可手术切除的Ⅲ期：对 T3N1 和 T1-3N2 的 ⅢA 期患者通过多学科讨论，采取综合治疗方案，包括手术联合术后化疗或术后放化疗等。术后根据患者最终病理 TNM 分期、切缘情况、敏感基因突变状态等，选择术后辅助化疗、放疗、靶向治疗等综合治疗。通过新辅助化疗，可使部分原先无法达根治性手术治疗的患者降低 TNM 分期，从而获得根治性手术机会。

（3）可手术切除的Ⅳ期：对发生孤立性转移如颅脑转移或肾上腺转移的高选择性 cT1-2N0-1M1 或 cT3N0M1 的Ⅳ期肺癌患者，在预期转移灶可控的情况下（如手术、根治性放疗、消融治疗等），经多学科讨论，可谨慎选择根治性手术治疗，接受

标准的肺叶切除术 + 淋巴结清扫，预后较好，据报道 5 年生存率可达 25.1%，而单纯放化疗患者的 5 年生存率只有 5.8%。

（任 涛 林 强）

数字课程学习

⬆教学PPT ✏自测题

第二十章

胸膜疾病

关键词

渗出液	漏出液	胸腔穿刺术	结核性胸膜炎
恶性胸腔积液	复张性肺水肿	闭合性气胸	开放性气胸
张力性气胸	纵隔气肿	纵隔扑动	

诊疗路径：

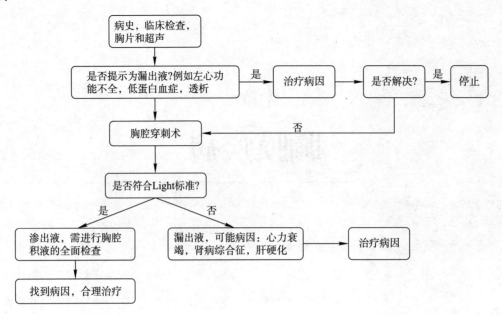

第一节　胸腔积液

胸膜腔是位于肺和胸壁之间的一个潜在的腔隙。正常人胸膜腔含微量液体，在呼吸运动时起润滑作用。正常情况下，胸膜腔内液体产生和吸收速率一致，处于动态平衡。当全身或局部病变使胸膜腔内液体形成过快或吸收过缓，胸膜腔中液体量明显增加，即产生胸腔积液（pleural effusion）。

（一）胸腔积液的转运机制

正常胸膜腔内含有少量的液体（大约 10 mL）。依据目前关于胸腔积液形成和吸收的观点，液体主要在壁层胸膜表面形成，通过微孔将液体吸收至壁层胸膜上的淋巴道。如果胸膜腔内液体量不变，胸腔内液体形成与吸收的速率应该是相等的，液体形成和吸收的正常速率为 15～20 mL/d。正常情况下脏层胸膜对胸腔积液循环的作用较小。

胸膜腔内正常形成的液体是胸膜毛细血管的超滤液。促进与对抗超滤液形成的因素之间形成一个平衡。液体从胸膜毛细血管向胸膜腔移动的动力取决于这些平衡力的大小。毛细血管内的静水压促进液体滤出血管并进入胸膜腔，反之胶体渗透压（主要由血浆中的蛋白质产生）阻止液体滤出毛细血管。同样在毛细血管外腔隙的静水压和胶体渗透压形成相反力量，使液体进入毛细血管周围腔。人类壁层胸膜的流体静水压约 30 cmH$_2$O，而胸腔内压约 –5 cmH$_2$O，其流体静水压差等于 30-（–5）=35 cmH$_2$O，故液体从壁层胸膜的毛细血管向胸膜腔内移动。与流体静水压相反的压力是胶体渗透压梯度，血浆胶体渗透压约 34 cmH$_2$O。胸腔积液含有少量的蛋白质，其胶体渗透压 5 cmH$_2$O，产生的胶体渗透压梯度为 34-5=29 cmH$_2$O。因此，流体静水压与胶体渗透压的梯度差为 35-29=6 cmH$_2$O，故液体从壁层胸膜的毛细血管进入胸膜腔。由于脏层胸膜液体移动的净梯度接近零，故胸腔积液主要由壁层淋巴管微孔重吸收。液体进入淋巴道，这些淋巴道中的活瓣确保了单向回流。胸腔积液滤过胸膜腔上部大于下部，吸收则主要在横膈和胸膜腔下部纵隔胸膜。当各种病理原因导致胸腔积液生成过多时，壁层胸膜的淋巴系统流量增加，以适应过多液体的生成（图 2-20-1）。

（二）病因和发病机制

胸腔积液是常见的内科问题，肺、胸膜和肺外疾病均可引起。按其发生机制，胸腔积液的病因包括：胸膜毛细血管静水压增高，胸膜毛细血管壁通透性增加，胸膜毛细血管内胶体渗透压降低，壁层

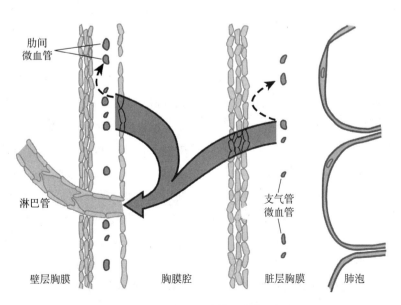

肋间微血管

淋巴管

支气管微血管

壁层胸膜　　胸膜腔　　脏层胸膜　　肺泡

图 2-20-1　胸腔积液的正常转运机制

胸膜淋巴引流功能障碍，损伤及医源性因素（药物、放射治疗、消化内镜检查和治疗、支气管动脉栓塞术、卵巢过度刺激综合征、液体负荷过大、冠脉搭桥手术或冠脉内支架置入、骨髓移植、中心静脉置管穿破和腹膜透析等）。临床上常见的病因见表 2-20-1。

表 2-20-1 胸腔积液的常见病因

胸腔积液	常见病因
漏出液	静水压增高
	充血性心力衰竭
	血浆胶体渗透压降低
	肾病综合征
	腹腔的漏出液通过膈肌进入胸膜腔
	肝硬化
渗出液	炎症
	感染（结核、细菌性肺炎）
	肺栓塞（肺梗死）
	结缔组织病（系统性红斑狼疮、类风湿关节炎）
	膈下疾病（胰腺炎、膈下脓肿）
	恶性肿瘤

（三）临床表现

胸腔积液的患者可伴有或不伴有症状。胸腔积液的量及疾病的性质决定是否出现临床症状。

1. 症状 呼吸困难是最常见的症状，多伴有胸痛和咳嗽。累及胸膜的炎症经常导致胸痛，呼吸时锐痛加重。当胸腔积液量较多时，患者可感觉到呼吸困难。当胸腔积液并发炎反应或明显的感染时，常见发热。病因不同，其症状有所差别。结核性胸膜炎多见于青年人，常有发热、干咳、胸痛，随着胸腔积液量的增加胸痛可缓解，但可出现胸闷气促。恶性胸腔积液多见于中年以上患者，一般无发热，胸部隐痛，伴有消瘦和呼吸道或原发部位肿瘤的症状。炎症性胸腔积液为渗出液，常伴有咳嗽、咳痰、胸痛及发热。心力衰竭所致胸腔积液为漏出液，有心功能不全的其他表现。肝脓肿所伴右侧胸腔积液可为反应性胸膜炎，亦可为脓胸，多有发热和肝区疼痛。积液量少于 0.3 L 时症状多不明显，大量积液时心悸及呼吸困难更加明显。

2. 体征 与积液量有关。少量积液时，可无明显体征。当炎症累及胸膜表面时，可触及胸膜摩擦感并闻及胸膜摩擦音。中至大量积液时，患侧胸廓饱满，触觉语颤减弱，局部叩诊浊音，呼吸音减低或消失。可伴有气管、纵隔向健侧移位。对于肺外疾病如胰腺炎、心力衰竭和类风湿关节炎等，胸腔积液时多有原发病的体征。

（四）辅助检查

1. 诊断性胸腔穿刺和胸腔积液检查 当存在胸腔积液且病因不确定时，通过胸腔穿刺术（通过针或导管回抽液体）取胸腔积液样本，进行细胞学及化学特性的检测。根据检测结果可以判定胸腔积液是渗出液还是漏出液，从而提供病因的线索。

（1）外观和气味：漏出液透明清亮，静置不凝固，相对密度 < 1.018。渗出液多呈草黄色，稍混浊，易有凝块，相对密度 > 1.018。血性胸腔积液呈洗肉水样或静脉血样，多见于肿瘤、结核和肺栓塞。乳状胸腔积液多为乳糜胸。巧克力色胸腔积液考虑阿米巴肝脓肿破溃入胸膜腔的可能。黑色胸腔积液可能为曲霉感染。黄绿色胸腔积液见于类风湿关节炎。厌氧菌感染胸腔积液常有臭味。

（2）细胞：胸膜炎症时，胸腔积液中可见各种炎症细胞及增生与退化的间皮细胞。漏出液细胞数常少于 100×10^6/L，以淋巴细胞与间皮细胞为主。渗出液的白细胞常超过 500×10^6/L。脓胸时白细胞多达 10×10^9/L 以上。中性粒细胞增多时提示为急性炎症；淋巴细胞为主则多为结核性或肿瘤性；寄生虫感染或结缔组织病时嗜酸性粒细胞常增多。胸腔积液中红细胞超过 5×10^9/L 时，可呈淡红色，多由恶性肿瘤或结核所致。胸腔穿刺损伤血管亦可引起血性胸腔积液，应谨慎鉴别。红细胞超过 100×10^9/L 时应考虑创伤、肿瘤或肺梗死。红细胞压积 > 外周血压积 50% 以上时为血胸。

恶性胸腔积液中有 40%~90% 可查到恶性肿瘤细胞，反复多次检查可提高检出率。胸腔积液标本有凝块时应固定及切片，行组织学检查。胸腔积液中恶性肿瘤细胞常有核增大且大小不一、核畸变、核深染、核质比例失常及异常有丝核分裂等特点。一旦形态学上证实为恶性肿瘤，可应用免疫组化方法进一步区分恶性细胞类型，这对于指导肿瘤治疗非常重要。

（3）pH 和葡萄糖：正常胸腔积液 pH 接近 7.6。pH 降低见于脓胸、食管破裂、类风湿关节炎积液；pH < 7.0 者仅见于脓胸以及食管破裂所致胸腔积液。结核性和恶性积液也可降低。

正常胸腔积液中葡萄糖含量与血中含量相近。漏出液与大多数渗出液的葡萄糖含量正常；脓胸、类风湿关节炎明显降低，系统性红斑狼疮、结核和恶性胸腔积液中含量可 < 3.3 mmol/L。若胸膜病变范围较广，使葡萄糖及酸性代谢物难以透过胸膜，葡萄糖和 pH 均较低，提示肿瘤广泛浸润，其胸腔积液肿瘤细胞发现率高，胸膜活检阳性率高，胸膜固定术效果差，患者存活时间亦短。

（4）病原体：胸腔积液涂片查找细菌及培养，有助于病原诊断。结核性胸腔积液沉淀后作结核菌培养，阳性率仅 20%，巧克力色胸腔积液应镜检阿米巴滋养体。

（5）蛋白质：渗出液的蛋白含量较高（> 30 g/L），胸腔积液 / 血清比值大于 0.5，黏蛋白试验（Rivalta 试验）阳性。漏出液蛋白含量较低（< 30 g/L），以白蛋白为主，黏蛋白试验阴性。

（6）类脂：乳糜胸腔积液呈乳状混浊，离心后不沉淀，苏丹Ⅲ染成红色，甘油三酯含量 > 1.24 mmol/L，胆固醇不高，脂蛋白电泳可显示乳糜微粒，多见于胸导管破裂。假性乳糜胸的胸腔积液呈淡黄或暗褐色，含有胆固醇结晶及大量退变细胞（淋巴细胞、红细胞），胆固醇多大于 5.18 mmol/L，甘油三酯含量正常。多见于陈旧性结核性胸膜炎，也见于恶性、肝硬化和类风湿关节炎胸腔积液等。

（7）酶：渗出液乳酸脱氢酶（lactate dehydro-genase，LDH）含量增高，大于 200 U/L，且胸腔积液 / 血清 LDH 比值大于 0.6。LDH 是反映胸膜炎症程度的指标，其值越高，表明炎症越明显。LDH > 500 U/L 常提示恶性肿瘤或并发细菌感染。

淀粉酶升高可见于急性胰腺炎、恶性肿瘤等。急性胰腺炎伴胸腔积液时，淀粉酶溢漏致使该酶在胸腔积液中含量高于血清中含量。部分患者胸痛剧烈、呼吸困难，可能掩盖其腹部症状，此时胸腔积液中淀粉酶已升高，临床诊断应予注意。淀粉酶同工酶测定有助于肿瘤的诊断，如唾液型淀粉酶升高而非食管破裂所致，则恶性肿瘤可能性极大。

腺苷脱氨酶（adenosine deaminase，ADA）在淋巴细胞内含量较高。结核性胸膜炎时，因细胞免疫，淋巴细胞明显增多，故胸腔积液中 ADA 多高于 45 U/L。其诊断结核性胸膜炎的敏感度较高。获得性免疫缺陷综合征合并结核患者的 ADA 不升高。

（8）免疫学检查：结核性胸膜炎引起的胸腔积液中 γ 干扰素增高，其敏感性和特异性高。系统性红斑狼疮和类风湿关节炎引起的胸腔积液中补体 C3、C4 成分降低，且免疫复合物的含量增高。系统性红斑狼疮胸腔积液中抗核抗体滴度可达 1 : 160 以上。类风湿关节炎胸腔积液中类风湿因子 > 1 : 320。

（9）肿瘤标志物：癌胚抗原（CEA）在恶性胸腔积液中早期即可升高，且比血清更显著。若胸腔积液 CEA 升高或胸腔积液 / 血清 CEA > 1，常提示为恶性胸腔积液。近年还开展许多肿瘤标志物检测，如糖链肿瘤相关抗原、细胞角蛋白 19 片段、神经元特异烯醇酶、间皮素等，可作为诊断的参考。联合检测多种标志物可提高阳性检出率。

2. X 线检查 其表现与积液量和是否有包裹或粘连有关。后前位及侧位胸片对怀疑胸腔积液的患者做初始评估非常重要。对于少量胸腔积液，膈肌和胸壁之间的正常锐角（肋膈角）变钝，因为它是胸膜腔最低垂部位。积液量增多时显示有向外侧、向上的弧形上缘的积液影（图 2-20-2）。平卧时积液散开，使整个肺野透亮度降低。大量积液时

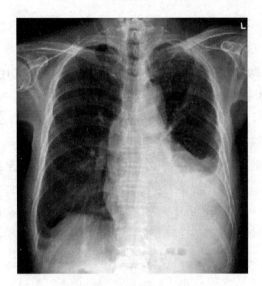

图 2-20-2　左侧胸腔积液

患侧胸部致密影，气管和纵隔推向健侧。液气胸时有气液平面。如果炎症渗出时间较长，胸腔积液在胸腔内不能自由流动，胸腔内可形成组织纤维束（分隔）。在这种情况下，胸腔积液分布不受预计的重力影响分布。这种包裹性积液不随体位改变而变动，边缘光滑饱满，多局限于叶间或肺与膈之间。肺底积液可仅有膈肌升高或形状的改变。积液时常遮盖肺内原发病灶，故应在抽液后复查胸片，可发现肺部肿瘤或其他病变。CT 检查可发现少量的胸腔积液、肺内病变、胸膜间皮瘤、胸内和胸膜转移性肿瘤、纵隔和气管旁淋巴结等病变，能正确鉴别支气管肺癌的胸膜侵犯或广泛转移，以及良性或恶性胸膜增厚，对恶性胸腔积液的病因诊断、肺癌分期与选择治疗方案至关重要。

3. 超声检查　探测胸腔积液的灵敏度高，定位准确。当存在胸腔积液时，胸壁与肺之间出现无回波区的特征表现。临床用于估计胸腔积液的深度和积液量，协助胸腔穿刺定位。B 超引导下胸腔穿刺用于包裹性和少量的胸腔积液。

4. PET/CT　通过放射性同位素 ^{18}F-FDG 的浓度可视化代谢活跃的组织。由于大多数恶性细胞的代谢率高于非恶性细胞，因此 PET/CT 有助于区分恶性和良性病变，恶性肿瘤患者的分期，以及明确恶性肿瘤的复发。

5. 胸膜活检　经皮闭式针刺胸膜活检对胸腔积液的病因诊断有重要意义，可发现肿瘤、结核和其他胸膜肉芽肿性病变。拟诊结核病时，活检标本除做病理检查外，必要时还可做结核分枝杆菌培养。胸膜针刺活检具有简单、易行、损伤性较小的优点，阳性诊断率为 40%~75%。CT 或 B 超引导下活检可提高成功率。脓胸或有出血倾向者不宜做胸膜活检。如活检证实为恶性胸膜间皮瘤，1 个月内应对活检部位行放射治疗。

6. 胸腔镜或开胸活检　对上述检查不能确诊者，必要时可经胸腔镜或剖胸直视下活检。胸腔镜检查对恶性胸腔积液的病因诊断率最高，可达 70%~100%。通过胸腔镜能全面检查胸膜腔，观察病变形态特征、分布范围及邻近器官受累情况，可在直视下多处活检，故诊断率较高。临床上有少数胸腔积液的病因虽经上述诸种检查仍难以确定，如无特殊禁忌，可考虑剖胸探查。

7. 支气管镜　对咯血或疑有气道阻塞者可行此项检查。

（五）诊断与鉴别诊断

胸腔积液的诊断和鉴别诊断分 3 个步骤。

1. 确定有无胸腔积液　中量以上的胸腔积液症状和体征都较明显，诊断不难。少量积液（0.3 L）仅表现为肋膈角变钝，有时易与胸膜粘连混淆，可行患侧卧位胸片，液体可散开于肺外带。体征上需与胸膜增厚鉴别，胸膜增厚叩诊浊音，听诊呼吸音减弱，但往往伴有胸廓扁平或塌陷、肋间隙变窄、气管向患侧移位、语音传导增强等体征。B 超、CT 等检查可确定有无胸腔积液。

2. 区别漏出液和渗出液　临床上将不同原因所致的胸腔积液分为漏出性和渗出性两种。这种分类可指导医师沿着最好的路线进一步评估。漏出液提示主要不是累及胸膜表面的病理过程，然而渗出液经常提示疾病累及了胸膜并引起胸腔积液。

诊断性胸腔穿刺可区别积液的性质。漏出液外观清澈透明，无色或浅黄色，不凝固；而渗出液外观颜色深，呈透明或混浊的草黄或棕黄色，或血性，可自行凝固。两者划分标准多根据相对密度（以 1.018 为界）、蛋白质含量（以 30 g/L 为界）、白细胞数（以 500×10^6/L 为界），小于以上界限为漏出液，反之为渗出液。但其诊断的敏感性和特异性较差。目前多根据 Light 标准：符合以下任何 1 项可诊断为渗出液：①胸腔积液 / 血清蛋白比例 > 0.5。②胸腔积液 / 血清 LDH 比例 > 0.6。③胸腔积液 LDH 水平大于血清正常值高限的 2/3。其准确率可达 93%~96%。但需要注意的是，充血性心力衰竭患者在使用利尿剂之后胸腔积液浓缩导致总蛋白、LDH 和脂肪含量增高，此时根据 Light 标准判断可能会有误差。此外，诊断渗出液的指标还有胸腔积液胆固醇浓度 > 1.56 mmol/L，胸腔积液 / 血清胆红素比例 > 0.6，血清 - 胸腔积液白蛋白梯度 < 12 g/L。有些积液难以确切地被划入漏出液或渗出液，系多种机制参与积液的形成，见于恶性胸积液。N 末端前脑利钠肽对心力衰竭所致胸腔积液有很好的诊断价值。

3. 寻找胸腔积液的病因　漏出性胸腔积液多见于充血性心力衰竭，多为双侧，积液量右侧多于左侧，强烈利尿可引起假性渗出液。传统的观点认为胸膜毛细血管静水压的升高使血管内液体滤出增加进入胸膜腔，但最近数据提出了另一种解释。充血性心力衰竭中胸腔积液主要来自于肺毛细血管中液体渗漏并在肺间质内积聚。间质内的液体通过脏层胸膜渗漏到胸膜腔。和体静脉压增高（右心衰）相比，肺静脉压增高（左心衰）导致肺毛细血管内静水压升高对漏出液的生成作用更大。当全心衰、肺静脉及体静脉压力增高同时存在时，胸腔积液更易产生。

低蛋白血症患者的血浆胶体渗透压下降，由于胸膜毛细血管静水压不能阻抗血浆蛋白所产生的胶体渗透压，而产生胸腔积液。导致低蛋白血症及胸腔积液最常见的病因是肾病综合征，肾脏丢失蛋白过多，胸腔积液多为双侧，可表现为肺底积液。漏出性腹水通过膈肌缺损进入胸膜腔是胸腔积液形成

的最重要机制，有时可见于肝病，特别是肝硬化。肝硬化胸腔积液多伴有腹水，极少仅表现为胸腔积液。虽然患者肝脏合成蛋白能力下降，但低蛋白血症在此类胸腔积液发病机制中作用较小。

渗出性胸腔积液通常提示胸膜表面通透性增加，以至于蛋白和液体更容易进入胸膜腔。尽管多种原因可引起渗出性胸腔积液，但其中两种主要的病因是炎症和肿瘤。

我国渗出液最常见的病因为结核性胸膜炎，多见于青壮年，胸痛（积液增多后胸痛减轻或消失，但出现气急），并常伴有干咳、潮热、盗汗、消瘦等结核中毒症状，胸腔积液检查以淋巴细胞为主，间皮细胞 < 5%，蛋白质多大于 40 g/L，ADA 及 γ 干扰素增高，沉渣找结核分枝杆菌或培养可阳性，但阳性率仅约 20%。胸膜活检阳性率达 60%~80%，PPD 皮试或血 T-SPOT 强阳性。

类肺炎性胸腔积液（parapneumonic effusion）系指肺炎、肺脓肿和支气管扩张感染引起的胸腔积液，如积液呈脓性则称脓胸。患者多有发热、咳嗽、咳痰、胸痛等症状，血白细胞升高，中性粒细胞增加和核左移。X 线片先有肺实质的浸润影，或肺脓肿和支气管扩张的表现，然后出现胸腔积液，积液量一般不多。胸腔积液呈草黄色甚或脓性，白细胞明显升高，以中性粒细胞为主，葡萄糖和 pH 降低。脓胸是胸膜腔内致病菌感染造成积脓，多与未能有效控制肺部感染、致病菌直接侵袭穿破入胸膜腔有关。常见细菌为金黄色葡萄球菌、肺炎链球菌、化脓性链球菌以及大肠杆菌、肺炎克雷伯杆菌和假单胞菌等，且多合并厌氧菌感染，少数可由结核分枝杆菌或真菌、放线菌、奴卡菌等所致。急性脓胸常表现为高热、胸痛等；慢性脓胸有胸膜增厚、胸廓塌陷、慢性消耗和杵状指（趾）等。胸腔积液呈脓性、黏稠；涂片革兰氏染色找到细菌或脓液细菌培养阳性。

恶性肿瘤可能通过多种机制形成胸腔积液，但最终通常为渗出液。通常在胸膜表面可发现恶性肿瘤细胞，常由肺癌、乳腺癌和淋巴瘤等直接侵

犯或转移至胸膜所致，其他部位肿瘤包括胃肠道和泌尿生殖系统。也可由原发于胸膜的恶性间皮瘤引起。此外，肿瘤病灶阻塞淋巴管道或淋巴结，以至于淋巴系统清除胸膜腔内的蛋白和液体的机制受损，此时，在胸腔积液中一般找不到恶性肿瘤细胞。以45岁以上中老年人多见，有胸部钝痛、咳血丝痰和消瘦等症状，胸腔积液多呈血性、量大、增长迅速，CEA或其他肿瘤标志物升高，LDH多大于500 U/L，胸腔积液脱落细胞检查、胸膜活检、胸部影像学、支气管镜及胸腔镜等检查，有助于进一步诊断和鉴别。

其他疾病也可伴有胸腔积液的临床表现。这些疾病包括甲状腺功能减退、卵巢良性肿瘤（Meigs综合征）、石棉暴露和淋巴道原发疾病。

（六）治疗

对胸腔积液的治疗主要取决于原发疾病的性质，通常直接由疾病而不是胸腔积液本身来决定。漏出液常在纠正病因后可吸收。

1. 结核性胸膜炎

（1）一般治疗：包括休息、营养支持和对症治疗。

（2）抽液治疗：由于结核性胸膜炎胸腔积液蛋白含量高，容易引起胸膜粘连，原则上应尽快抽尽胸腔内积液或肋间插细管引流。抽液后可减轻毒性症状，体温下降，有助于使被压迫的肺复张，解除肺及心、血管受压，改善呼吸，使肺功能免受损伤。大量胸腔积液者每周抽液2～3次，直至胸腔积液完全消失。一般情况下，抽胸腔积液后，没必要在胸腔内注入抗结核药物，但可注入链激酶等防止胸膜粘连。

（3）抗结核治疗：结核性胸膜炎的抗结核化疗原则、方案与活动性肺结核治疗相同。

（4）糖皮质激素：疗效不肯定。如全身毒性症状严重、大量胸腔积液者，在抗结核治疗的同时，可尝试加用泼尼松30 mg/d，分3次口服。待体温正常、全身毒性症状减轻、胸腔积液量明显减少时，即应逐渐减量以至停用。停药速度不宜过快，否则易出现反跳现象，一般疗程4～6周。注意不良反应或结核播散，应慎重掌握适应证。

2. 类肺炎性胸腔积液和脓胸　前者一般积液量少，经有效的抗生素治疗后可吸收，积液多者应胸腔穿刺抽液，胸腔积液pH < 7.2时应肋间插管引流。

脓胸治疗原则是控制感染、引流胸腔积液及促使肺复张，恢复肺功能。抗生素要足量，体温恢复正常后再持续用药2周以上，防止脓胸复发，急性期可联合抗厌氧菌的药物，全身及胸腔内给药。引流是脓胸最基本的治疗方法，反复抽脓或肋间插管闭式引流。可用2%碳酸氢钠或生理盐水反复冲洗胸腔，然后注入适量链激酶，使脓液变稀便于引流。对有支气管胸膜瘘者不宜冲洗胸腔，以免引起细菌播散。慢性脓胸应改进原有的脓腔引流，也可考虑外科胸膜剥脱术等治疗。此外，一般支持治疗亦相当重要，应给予高能量、高蛋白及富含维生素的食物，纠正水电解质紊乱及维持酸碱平衡。

3. 恶性胸腔积液　是肿瘤晚期常见的并发症，确诊患者的预后都很差。恶性胸腔积液的治疗包括原发病和胸腔积液的治疗。例如，部分小细胞肺癌所致胸腔积液全身化疗有一定疗效，纵隔淋巴结有转移者可行局部放射治疗。恶性胸腔积液生长迅速，常因大量积液的压迫引起严重呼吸困难，甚至导致死亡。常需反复胸腔穿刺抽液，但反复抽液可使蛋白丢失太多，感染机会增加使全身情况恶化。可选择化学性胸膜固定术，在抽吸胸腔积液或胸腔插管引流后，向胸腔内注入博来霉素、顺铂、丝裂霉素等抗肿瘤药物，或胸膜粘连剂如滑石粉等，可减缓胸腔积液的产生。也可胸腔内注入生物免疫调节剂，如短小棒状杆菌疫苗、IL-2、干扰素、淋巴因子激活的杀伤细胞、肿瘤浸润性淋巴细胞等，可抑制恶性肿瘤细胞，增强淋巴细胞局部浸润及活性，并使胸膜粘连。此外，可胸腔内插管持续引流，目前多选用细管引流，具有创伤小、易固定、效果好、可随时胸腔内注入药物等优点。对插管引流后胸腔积液持续或肺不能复张者，可行胸-腹腔分流术或胸膜切除术。

（七）胸腔穿刺术

采用穿刺针或活检针经皮进入胸膜腔进行取样或治疗的过程称为胸腔穿刺术（thoracentesis）。胸腔穿刺术常用于胸腔积液的诊断或治疗。

1. 适应证

（1）诊断性：原因不明的胸腔积液或壁层胸膜增厚，抽取胸腔积液或行胸膜活检以明确诊断。

（2）治疗性：通过胸腔穿刺引流胸腔积液、积气使受压萎陷的肺复张，缓解呼吸困难症状；或向胸腔内注射药物（例如抗肿瘤药、抗结核药、胸膜粘连剂）或脓胸冲洗等。

2. 禁忌证

（1）病情危重或体质极其虚弱。

（2）对利多卡因等局麻药物过敏。

（3）凝血功能障碍。

（4）有严重精神疾病，不能配合胸穿者。

（5）穿刺部位有脓肿或感染，穿刺时可能将病原体带入胸腔引起感染。

（6）疑为胸腔包虫感染，穿刺可能引起感染扩散或过敏性休克。

3. 胸腔穿刺术前准备

（1）充分了解患者病情，进行体格检查，了解胸腔积液位置。

（2）完善相关检查，包括：血常规、出凝血功能；血气分析；胸部X线片或胸部CT，胸腔B超，心电图等。最好先行超声检查并定位，了解胸腔积液的量、范围、有无胸膜增厚，积液有无包裹，并确定进针深度。

（3）术前签署手术同意单，应向患者及家属说明检查的目的、必要性和安全性。告知患者操作过程中患者需配合的要点，如不能活动身躯、不能言语、不能深长呼吸、不能剧烈咳嗽，术中如有胸闷气短、不能控制的咳嗽加重、冷汗眼黑等不适，应及时轻敲椅背或摇手示意以中断操作。

（4）患者避免空腹，如过度紧张且无禁忌可于术前半小时肌内注射地西泮5~10 mg镇静。

（5）所需器械：胸穿包（两枚带橡胶尾管的穿刺针、血管钳、铺巾、纱布）、消毒药品、2%利多卡因、5 mL针筒及50 mL针筒、胶带等。同时准备好抢救药品包括呋塞米、肾上腺素等。

4. 穿刺步骤

（1）体位：患者多取面向椅背的骑跨坐位，两前臂置于椅背上，前额伏于前臂上。不能起床者可取半卧位，患侧前臂上举抱于枕部。

（2）选择穿刺点：建议通过超声波检查定位，特别是胸腔积液量较少或怀疑存在包裹性积液时，也可以结合X线胸片或胸部CT。胸腔积液较多时，穿刺点应选择胸部叩诊实音最明显处，一般选择肩胛线或腋后线第7~8肋间。

（3）皮肤消毒：常规消毒皮肤，以穿刺点为中心，向周边环形扩展，戴无菌手套，覆盖消毒洞巾。

（4）局部麻醉：首先用2%利多卡因在所选择肋间的下一肋骨上缘做穿刺点进行皮内注射，形成皮丘，随后垂直于胸壁进针，回抽无血后注射利多卡因，逐层进入肋间肌、突破壁层胸膜直至胸腔，回抽出胸腔积液后退出麻醉针。在穿刺过程中谨防刺入血管。

（5）抽液：术者以左手示指与中指固定穿刺部位皮肤，右手将穿刺针后的胶皮管用血管钳夹住，然后进行穿刺。穿刺针按垂直于皮肤表面方向，沿局部麻醉处缓缓刺入，至有突破感后适当进针少许，再接上注射器，松开血管钳并交由助手把持，缓慢抽吸胸腔内积液，抽满后再次用血管钳夹闭胶管，取下注射器，将液体注入容器中，观察患者反应并记录抽取胸腔积液数量。助手用止血钳协助固定穿刺针，以防针刺入过深损伤肺组织。抽液完毕后拔出穿刺针，穿刺点消毒后无菌纱布覆盖，稍用力压迫穿刺部位片刻，用胶布固定后嘱患者静卧。

5. 注意事项

（1）一次抽液不宜过多、过快，诊断性抽液100 mL左右即可。初次抽液不得超过600 mL，以后每次不超过1 000 mL。

（2）严格无菌操作，始终保持胸腔负压，操作中要防止空气进入胸膜腔。

（3）应避免在第 9 肋间以下穿刺，以免穿透膈肌损伤腹腔脏器。

（4）如果麻醉进针时未能抽到胸腔积液，不要贸然行胸膜活检或盲目进针探查，需在 B 超或 CT 引导下进行，以免损伤肺脏造成气胸。

（5）麻醉针进入胸腔回抽出胸腔积液后，退出胸壁时不得注射，防止穿刺针道内肿瘤或病原体种植。

（6）穿刺点应位于下一肋骨的上缘，避免穿刺肋骨下缘以损伤肋间神经血管。

（7）穿刺抽液过程中应密切观察患者反应，如有异常应立即终止。

6. 并发症

（1）胸膜反应：是指在胸腔穿刺过程中患者出现咳嗽、头晕、胸闷、面色苍白、出汗，甚至昏厥等一系列反应。可能与饥饿、体质虚弱、紧张等导致的反射性迷走神经功能亢进有关，也与术者操作不熟练、麻醉剂量不足、过度刺激胸膜有关。术前应与患者详细沟通，消除其紧张情绪，精神极度紧张者如无禁忌证可术前适当使用镇静剂。一旦出现胸膜反应，应立即停止胸穿，让患者平卧，症状轻者经休息后即可自行缓解。但如出汗明显，血压下降较长时间不能恢复者，除给予吸氧、输注葡萄糖液外，必要时可皮下注射肾上腺素 0.5 mg。

（2）气胸：胸穿过程中因操作不当外界空气逸入胸膜腔，或穿刺针刺破肺脏导致气体溢出并进入胸膜腔。常发生于胸腔积液较少、患者配合不佳等情况，或与操作者进针过深、盲目进针探查有关。气胸发生后，可在抽液过程中抽出气体。无症状者可严密观察，卧床休息、吸氧，有症状者应行胸腔闭式引流术排气。

（3）血管、神经损伤：常见于在肋骨下缘进针，损伤肋间动脉或肋间神经。如出血量较大，甚至血胸，需立即止血并引流出胸膜腔内积血。

（4）胸腔感染：常见于操作者无菌观念不强，应全身使用抗生素，形成脓胸者应行胸腔闭式引流

术，胸腔内局部冲洗。

（5）复张性肺水肿：见于大量胸腔积液或气胸患者，因抽液、抽气过快，肺组织迅速复张导致肺水肿。患者表现为剧烈咳嗽、呼吸困难、胸痛、烦躁、咳大量白色或粉红色泡沫痰、低氧血症和低血压，甚至出现休克、昏迷。对于大量胸腔积液或气胸患者应避免引流过快过多。穿刺过程中如患者出现无法控制的咳嗽，可能为复张性肺水肿早期征象，应立即停止操作。如发生肺水肿应及时给氧，治疗肺水肿，稳定血流动力学，必要时机械通气。

（6）穿刺针道肿瘤或结核种植播散，窦道形成。

（八）内科胸腔镜

胸腔镜手术（medical thoracoscopy，或 pleuroscopy）是将胸腔镜经肋间插入胸膜腔，对胸腔内病变在直视下活检或治疗的方法。由于技术的发展和精巧的操作器械出现，内科医生对于不明原因胸腔积液在局麻下用硬质胸腔镜或用纤维支气管镜代胸腔镜配合显像系统行胸腔镜手术，因手术损伤小，安全性高，恢复快，住院时间短，为胸膜病诊治开辟了新途径。

1. 适应证

（1）不明原因的胸腔积液：临床上胸腔积液患者经过各种检查，包括胸腔穿刺和胸膜活检，仍不能明确病因。

（2）肺癌或胸膜间皮瘤的分期：癌性胸腔积液是内科胸腔镜的主要适应证。内科胸腔镜检查有助于肺癌、恶性胸膜间皮瘤以及转移癌的诊断和分期。对转移性恶性胸腔积液，壁层胸膜的盲检确诊率低，直视下脏层或壁层胸膜活检可增加确诊率。

（3）实施胸膜粘连术：对恶性胸腔积液、自发性气胸、复发性非恶性胸腔积液进行胸膜粘连术。可在直视下将滑石粉均匀地喷洒于胸膜的各部分可提高胸膜粘连术的成功率。

（4）弥漫性肺病变及肺外周病变。

（5）胸膜占位性病变。

2. 禁忌证

（1）重症高血压、冠心病、心肌梗死急性期、严重心律失常。

（2）心肺功能显著减退者。

（3）极度虚弱者。

（4）不能纠正的出血性疾患。

（5）广泛胸膜粘连，缺乏胸膜间隙。

（6）呼吸衰竭，需持续机械通气支持。

（7）严重肺动脉高压。

3. 操作步骤

（1）术前准备：术前签署手术同意单，应向患者及家属说明检查的目的、必要性和安全性。并完善相关的术前检查，包括：血常规、出凝血功能、血气分析、X 线胸片或胸部 CT、胸腔 B 超、肺功能、心电图、超声心动图等。

（2）所需器械：包括：手术切开包、套管、胸腔镜或代用的纤维 / 电子支气管镜及其光源和图像系统、活检钳及术后所需胸腔引流等物品等。

（3）术前建立人工气胸：胸腔镜操作的前提条件是要有足够的胸膜腔空间。术前建立人工气胸有利于使部分肺压缩以便术中视野更清楚，选择最佳进镜部位，进镜时不易损伤肺组织。方法：术前 1 日进行，先行皮肤麻醉直达壁层胸膜，然后刺入胸膜腔，将过滤空气 400 ~ 800 mL 注入胸膜腔。对胸腔积液患者应在抽取胸液后再注入空气。术毕，行胸部 X 线透视或摄片。

（4）麻醉与监护：若采用的是带工作孔道的单管胸腔镜，可予以建立静脉通道后，于术前 10 ~ 20 min 给患者地西泮 10 mg 及哌替啶 50 mg。切口局部采用 2% 利多卡因 5 ~ 10 mL 进行局部麻醉，直至壁层胸膜。若采用的是治疗型电视胸腔镜，则需采用双腔气管插管全身麻醉。进行心电、血压、血氧饱和度监测。

（5）切口部位的选择：根据病变部位及手术目的选择切口位置，可保证手术顺利进行，减少并发症。术前 X 线或超声检查有助于定位。通常患者取健侧卧位，一般切口定于腋中线或腋后线第 6 ~ 7 肋间，进入可全面观察胸腔。

（6）置入穿刺套管（trocar）及探查：在切口部位确定后，对切口区域进行常规消毒，局部麻醉充分后切开皮肤，采用止血钳钝性分离皮下各层至胸膜，置入套管，将胸腔镜经套管送入胸膜腔。如果采用的是带操作孔道的单管胸腔镜，即可开始全面观察脏层、壁层、膈胸膜和切口周围胸膜。若采用的是治疗型电视胸腔镜，则应在插入视镜看清病变部位后决定第二或第三个切口位置。对可疑病变，应仔细观察病灶的形态和分布，在直视下进行胸膜活检和（或）肺活检及某些治疗。遇到胸膜粘连，可采用电凝或电切进行粘连带的松懈。

（7）术后处理：操作完成后，置入胸腔闭式引流管，术后行胸部 X 线检查以了解置管位置及胸腔变化。术后应密切观察患者神志、生命体征的变化以及有无皮下气肿等并发症。胸腔引流管放置时间根据指征有所不同。如果患侧肺已完全复张，且无漏气，胸腔引流管即可拔出；如果有漏气，直到漏气停止再拔出。

4. 并发症　内科胸腔镜常见的并发症包括心律失常、高血压、低氧血症、出血、空气栓塞、支气管胸膜瘘、复张性肺水肿、脓胸、肿瘤胸部的种植转移等。多数并发症较轻，可通过医学观察，吸氧，或药物治疗可缓解。总的并发症发生率为 3% ~ 22.6%。严重并发症少见，已报道的死亡率为 0.01% ~ 0.6%。

（张鹏宇）

第二节　气　　胸

胸膜腔由壁层胸膜和脏层胸膜构成，是不含气体的密闭的潜在性腔隙。任何原因使胸膜破损，导致气体进入胸膜腔，造成胸膜腔内积气的状态，称之为气胸（pneumothorax）。

（一）病因和发病机制

正常情况下，胸膜腔内没有气体。当脏层胸膜破损（肺大疱破裂）、壁层胸膜破损（胸壁损伤与胸膜腔交通）或胸腔内有产气微生物时，胸膜腔内出现气体，形成气胸。发生气胸后，大量气体进入胸膜腔，导致胸膜腔内压力升高，胸膜腔内的负压消失，甚至变成正压，造成患侧的肺受压，影响了静脉的回心血流，产生不同程度的心、肺功能障碍。

（二）分类

根据引起气胸的原因分类，可以分为自发性气胸（spontaneous pneumothorax）、外伤性气胸（traumatic pneumothorax）和医源性气胸（iatrogenic pneumothorax），如图 2-20-3 所示。

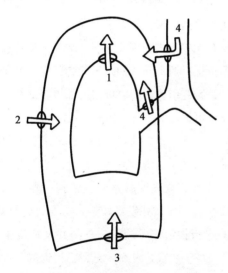

图 2-20-3　气胸发生的空气径路
1. 从肺漏出至胸膜腔（单纯性气胸等）
2. 从胸壁进入胸膜腔（外伤性气胸等）
3. 从横膈膜进入胸膜腔（月经性气胸、外伤性气胸等）
4. 从气管、支气管进入胸膜腔（外伤性气胸等）

1. 自发性气胸　因为肺实质或脏层胸膜在无外源性或介入性因素的影响下破裂，引起气体在胸膜腔内积聚，称之为自发性气胸。自发性气胸根据造成的原因分为原发性气胸和继发性气胸。原发性气胸无明确病因，既往身体健康，肺部常规检查往往未发现有明显的病变。多见于青少年，特别是体型瘦长者。发病原因和病理机制尚未完全明确，目前，多数学者认为是胸膜下（多为肺尖部）肺小疱和肺大疱（bullae）破裂所致。胸膜下肺大疱的形成，可能与肺弹力纤维先天性发育不良有关。胸膜下的肺小疱所致的自发性气胸在胸片上或受伤时不易发现病灶，故亦称之为"特发性气胸"。继发性气胸的产生机制是在原有肺部疾病的基础上形成肺大疱或直接损伤胸膜所致。最常见的病因为慢性阻塞性肺疾病，其次为肺结核、坏死性肺炎、支气管哮喘、原发性或转移性肺癌、硅肺、弥漫性肺间质纤维化、囊肿性肺纤维化等。患者的细支气管因炎症狭窄、扭曲，产生活瓣机制而形成肺大疱。肿大的肺大疱因营养、循环障碍而退行性变性。在咳嗽、打喷嚏或肺内压增高时，导致肺大疱破裂引起气胸。

2. 外伤性气胸　胸部创伤如胸部锐器伤、枪弹穿透伤或严重的挤压伤等损伤脏层胸膜，引起气胸。外伤引起的气胸常合并血胸，称之为血气胸（hemopneumothorax）。胸壁和胸膜腔的任何脏器的损伤均有可能造成气胸和（或）血胸。

3. 医源性气胸　医疗操作损伤了脏层胸膜或壁层胸膜引起的气胸，被称为医源性气胸。如胸腔穿刺、穴位针刺、锁骨下静脉穿刺置管、胸膜活检以及经皮穿刺肺活检等操作，都会引起胸膜和肺组织的损伤，引起气胸或血气胸。

4. 其他特殊类型的气胸　金黄色葡萄球菌性肺炎和先天性肺囊肿继发感染后破裂是儿童自发性气胸的主要原因。靠近脏层胸膜的癌性空洞侵及或破坏脏层胸膜直接向胸膜腔破溃，肿瘤阻塞细支气管导致肺大疱形成继而破裂均可以导致气胸。获得性免疫性缺陷综合征所伴随的卡氏肺囊虫性肺炎导致坏死性肺炎合并肺的囊性蜂窝状组织坏死可引起自发性气胸。月经性气胸（catamenial pneumothorax）常在月经开始后 48～72 h 内发生，多见于右侧。具体机制未明，可能与胸膜或肺的子宫内膜异位有关。亦有生育期年轻女性因每次妊娠而发生的气胸，被称为妊娠合并气胸（pneumothorax

in pregnancy）。

（三）临床类型

根据胸膜腔内压力的变化情况，分为闭合性气胸（closed pneumothorax）、开放性气胸（open pneumothorax）和张力性气胸（tension pneumothorax），如图 2-20-4 所示。

1. 闭合性气胸　又称单纯性气胸，是指胸膜破裂口较小，气胸发生后破损的脏层胸膜随着肺萎陷而自行封闭。呼气与吸气时均无气体进入胸膜腔，抽气后破口不再漏气，胸腔内残余气体将自行吸收，胸腔即可维持负压，肺随之复张。

2. 开放性（交通性）气胸　往往是由锐器、枪弹、爆炸物造成的胸壁缺损，破裂口较大，胸膜腔与外界大气相通，空气随呼吸自由进出胸膜腔。呼吸时两侧胸膜腔压力不均衡。由于患侧胸膜腔内负压消失，伤侧肺萎陷，吸气时纵隔移位压迫健侧，呼气时伤侧胸膜腔内气体从伤口溢出，纵隔随之向伤侧移动，呈现周期性的变化，称之为纵隔扑动（mediastinal flutter）。这种随呼吸运动出现的纵隔扑动会影响腔静脉的回心血流，导致心排血量减少，最终可出现循环衰竭。

3. 张力性气胸　各种外伤、支气管损伤、食管裂伤可造成张力性气胸。破裂口形成单向活瓣或活塞作用，吸气时活瓣张开，空气进入胸膜腔，呼气时活瓣关闭，气体不能排出，导致胸膜腔内压持续增高，伤侧肺脏受压，纵隔向健侧移位，继而压迫健侧肺脏，引起严重的呼吸功能障碍和低氧血症。

（四）临床表现

1. 症状　气胸症状的轻重与气胸的类型、肺受压的程度、胸膜腔积气的量和速度以及患者年龄和受伤前心肺功能状态有关。气胸量少的原发性气胸可无明显症状，中、大量气胸最常见的症状是胸痛、气短，严重时可见呼吸困难。开放性气胸主要

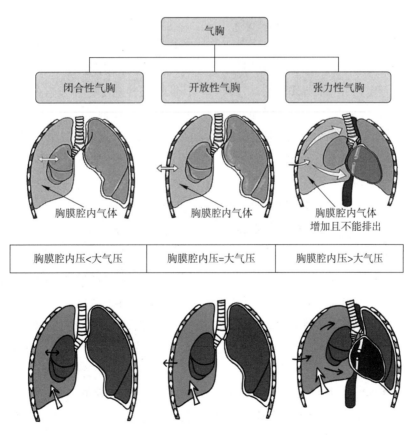

图 2-20-4　气胸的分类及其特点

表现患者烦躁不安、心慌、呼吸困难、发绀、脉搏细弱、血压下降，严重时甚至会出现休克症状。张力性气胸患者表现为重度呼吸困难、烦躁、意识障碍、发绀、大汗淋漓，血压低，严重时出现休克。

2. 体征　少量气胸时体征不明显。左侧少量气胸或纵隔气肿时，有时可在左心缘处听到特殊的水泡破裂音，与心搏频率一致，左侧卧位呼气时听得更明显，称 Hamman 征。气胸量在 40% 以上时，可见患侧胸廓饱满、肋间隙增宽、呼吸运动度减弱。触诊患侧触觉语颤减弱或消失，大量气胸时可见气管向健侧移位。患侧胸部叩诊呈鼓音，心脏浊音区不清。听诊患侧呼吸音减弱或消失。少数患侧可见皮下气肿。主要为气体经支气管、气管周围疏松结缔组织或壁层胸膜破损处溢入纵隔或胸壁软组织，形成纵隔气肿或皮下气肿。如果胸壁有开放性创口，呼吸时空气经伤口进出胸膜腔，发出吸吮样声音（sucking wound）。

3. 影像学表现　胸部 X 线摄片是诊断气胸最简单的方法。可以显示肺萎陷的程度、有无纵隔移位以及有无胸腔积液。少量气胸时，积气局限在肺尖部和腋部，值得注意的是，有时候易被锁骨影遮掩。气胸延及肺下部时，可见肋膈角锐利。气胸聚集于胸腔外侧或肺尖部时，可见透亮度增加，无肺纹理，肺向肺门萎陷呈圆球形阴影。大量气胸时，肺脏向肺门回缩，外缘可呈弧形或分叶状。如气胸合并胸腔积液，则可见液平，称之为液气胸（hydropneumothorax）。大量或张力性气胸时可见纵隔和心脏移向健侧。气胸的影像学分级和表现见图 2-20-5 和图 2-20-6。

胸部 CT 诊断气胸敏感性高，能发现少量气胸或包裹性、局限性气胸，除此之外，还可以观察到肺边缘是否有造成气胸的病变，如肺大疱、胸膜粘连等（图 2-20-7）。

（五）诊断

根据病史、临床症状、体征以及影像学表现，诊断气胸并不困难。肺萎陷 30% 以下为少量气胸，肺萎陷在 30%～50% 称之为中量气胸，肺萎陷超

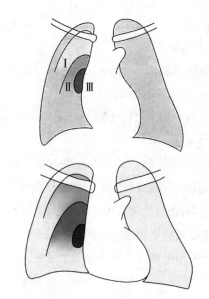

图 2-20-5　气胸的影像学分级
轻度气胸（Ⅰ度）：萎陷的肺尖位于锁骨影以上
中度气胸（Ⅱ度）：萎陷程度位于Ⅰ度与Ⅱ度之间
重度气胸（Ⅲ度）：肺完全萎陷至肺门

过 50% 则称之为大量气胸。值得注意的是，临床上自发性气胸特别是少量气胸时的表现常不典型，尤其是继发性气胸易被原发疾病掩盖而误诊或漏诊。开放性气胸除了有胸壁创口之外，还可以有特征性的伴随呼吸而发出的吸吮声。诊断不但要明确是否有气胸，还要了解有无胸内异物或胸内的合并伤。对临床怀疑有张力性气胸患者，如果暂无法行影像学检查，可行试验性胸膜腔穿刺，在患侧锁骨中线第 2 肋间穿刺，见有高压气体排出即可确诊。

（六）鉴别诊断

1. 支气管哮喘和慢性阻塞性肺疾病　可有呼吸困难，有长期缓慢加重的特点，支气管哮喘有多年哮喘反复发作的病史。当支气管哮喘和慢性阻塞性肺疾病患者呼吸困难突然加重，同时伴有胸痛时，要考虑有并发气胸的可能，应行摄片进一步鉴别。

2. 急性心肌梗死　有急性胸痛、胸闷、呼吸困难等类似于气胸的症状，但患者常有冠心病、动脉粥样硬化、高血压病史，但没有气胸体征，心电图、酶学检查和影像学检查有助于鉴别。

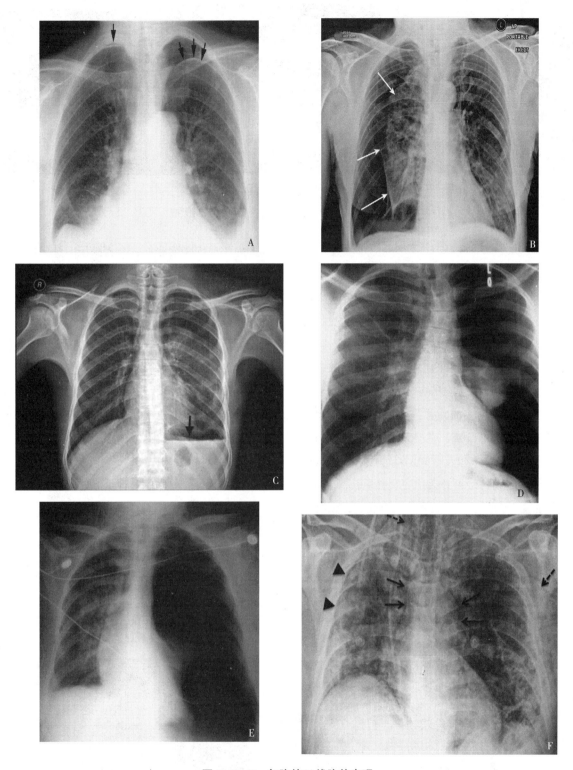

图 2-20-6　气胸的 X 线胸片表现

A. 少量气胸时积气局限于肺尖和腋部，易被锁骨影遮掩（箭头所示肺外缘）；B. 气胸延及肺下部时，肋膈角显示锐利（箭头示肺外缘）；C. 如有液气胸则见液平（箭头示液平面）；D. 大量气胸时，肺向肺门回缩，外缘呈弧形或分叶状，需注意与中央型肺癌鉴别；E. 大量或张力性气胸可见纵隔及心脏移位；F. 纵隔气肿、皮下积气

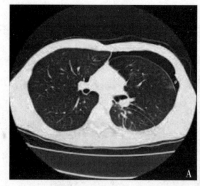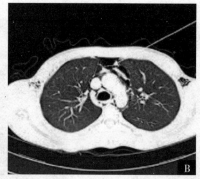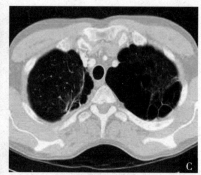

图 2-20-7　气胸的胸部 CT 表现

A. CT 下可见左侧气胸；B. 纵隔气肿；C. 双肺大疱

3. 肺栓塞　同样有胸痛、呼吸困难和发绀等类似气胸的临床症状，但患者往往有下肢或盆腔栓塞性静脉炎、骨折、严重心脏病、房颤等栓子来源的基础疾病，长期卧床的老年患者出现上述症状要警惕肺栓塞的可能。超声心动图、放射性核素肺扫描及肺动脉造影等检查有助于鉴别，特别是肺动脉造影，被认为是诊断肺栓塞的"金标准"。

4. 肺大疱　较小的肺大疱或单纯性的肺大疱可没有任何症状，当肺大疱很大而压迫肺组织时，患者可出现胸闷、气短及呼吸困难等症状。而大多数气胸常常起病急，患者会出现突然胸痛、胸闷、呼吸困难及干咳等症状。如果肺大疱破裂，则会引起自发性气胸。有时候，位于肺周边的肺大疱容易误诊为气胸，区别在于：通过胸部 X 线检查可以清楚地看到肺部的病变情况，肺大疱的边缘是看不到有发线状的气胸线的，但是可以看到肺大疱内有细小的条纹理，这是肺小叶或者是血管的残留物。

肺大疱是向周围膨胀的，会将肺压向肺尖区、肋膈角以及心膈角。而气胸患者的 X 线检查结果显示，胸外侧有透光条带影，位于肺野外胸腔内，上面看不到肺纹理（图 2-20-8）。值得注意的是，如果怀疑有巨大肺大疱者，行诊断性胸膜腔穿刺时要慎重，避免穿破肺大疱引起气胸。

5. 其他　如消化道溃疡穿孔、膈疝、胸膜炎和肺癌等，有时亦有突发胸痛、上腹痛、气急及呼吸困难，亦需与自发性气胸鉴别。

（七）治疗

气胸的治疗原则就是促进患侧肺复张、消除病因并避免复发。

1. 一般保守治疗　肺压缩少于 30%，症状轻微或无明显症状的单纯性气胸不需排气。可以保守治疗，予其限制活动或卧床休息，让胸腔内气体自行吸收，但需注意观察病情变化，警惕气胸进展。吸高浓度氧可以降低胸膜毛细血管内气体

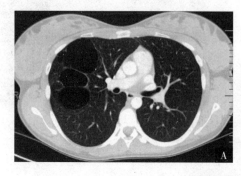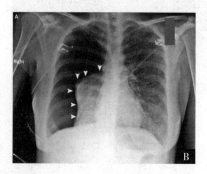

图 2-20-8　肺大疱和气胸的鉴别诊断

A. 肺大疱；B. 气胸聚集于胸腔外侧或肺尖部，透亮度增加，无肺纹理，肺向肺门萎陷呈圆球形阴影（箭头示肺边缘线）

压力，使胸膜毛细血管与胸膜腔内压的压力差增加，从而促进气胸的吸收。此外，吸氧还可以提高血中氧分压，使氮分压下降，从而增加胸膜腔与血液间氮的压力差，促使胸膜腔内的氮气向血液传递（氮－氧交换），加速气胸的吸收。开放性气胸一经发现，必须立即封闭创口，使开放性气胸变成闭合性气胸，以消除纵隔摆动对循环系统的影响。必要时放置胸腔引流。待有条件时及时清创并行进一步检查了解有无胸腔内脏器的损伤或进行性出血，必要时开胸探查。张力性气胸并且发展迅猛，如救治不及时，可迅速出现呼吸、

循环衰竭而威胁生命。在紧急情况下可在患侧前胸壁锁骨中线第2肋间隙穿刺排气减压，穿刺针尾连接水封瓶或活瓣针，目的是使气体能够排出却不能进入胸膜腔。有条件后立即行胸腔闭式引流。如胸腔闭式引流有重度漏气，呼吸困难改善不显著，或临床上疑有严重的肺裂伤或支气管断裂时，应及时开胸探查，修补破裂口。

2. 排气疗法 对气胸量大于30%，或气胸量虽不足30%但患者症状明显者，应给予胸腔穿刺排气或放置胸腔闭式引流，及时缓解症状，加速肺的复张（图2-20-9）。

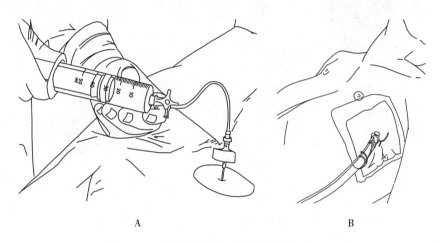

图 2-20-9 排气疗法
A. 胸腔穿刺排气；B. 胸腔闭式引流

（1）胸腔闭式引流的适应证：①中、大量气胸，开放性气胸，张力性气胸。②胸腔穿刺排气治疗下肺仍无法复张者。③需使用机械通气或人工通气的气胸或血气胸者。④拔除胸腔引流管后气胸或血胸复发者。⑤剖胸手术。

（2）胸腔闭式引流的操作步骤

1）根据临床诊断确定插管的部位，气胸引流一般选择在患侧前胸壁锁骨中线第2肋间，血胸或胸腔积液则在腋中线与腋后线第6或第7肋间隙（图2-20-10）。

2）取半卧位，消毒后在胸壁全层行局部浸润麻醉，依次切开皮肤、皮下组织、钝性分离肌层直至壁层胸膜，捅破胸膜时可感觉有突破感，有时可以听及胸膜腔内气体溢出的声音。

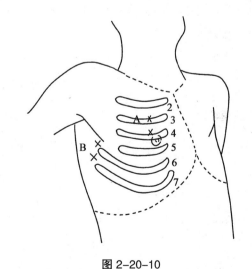

图 2-20-10
A. 气胸的引流部位（患者半卧位，引流部位位于患侧锁骨中线第2肋间）；B. 排液时的引流部位（患者半坐位，引流部位位于患侧腋中－后线第5~7肋间）

3）经肋骨上缘置入带针胸腔引流管，注意引流管的侧孔确切位于胸膜腔内并距离胸壁有 2～3 cm 的距离。外接闭式引流装置，可见有气体溢出。

4）缝合固定引流管，伤口敷料保护。

5）术中要注意患者有无不适主诉，术后观察患者的症状和体征的缓解情况，复查 X 线胸片了解肺复张情况。时刻注意引流管是否通畅以及漏气情况。

☞ 拓展阅读 2-20-1
胸腔闭式引流操作步骤

3. 外科手术治疗　气胸如果经内科保守治疗无效，可以选择外科手术治疗。目前临床上主要行胸腔镜下肺大疱切除术（图 2-20-11），手术时间短、创伤小、术后恢复快。为了防止复发，切除肺大疱和病变组织后还要酌情行胸膜摩擦术。

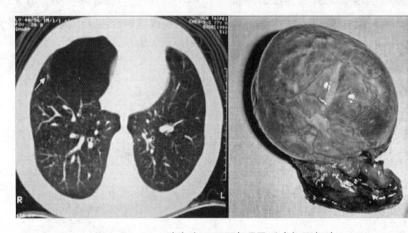

图 2-20-11　肺大疱 CT 下表现及手术切下标本

胸腔镜下肺大疱切除术的适应证：①发生气胸，经检查发现合并有明确肺大疱者。②气胸经闭式引流 7 天以上，仍持续漏气致肺不张者。③自发性血气胸。④伴巨型肺大疱者。⑤复发性气胸（同侧第二次发生）。⑥双侧性气胸，尤其双侧同时发生者，至少切除一侧的肺大疱。⑦特殊职业者：运动员、飞行员、潜水员等。

☞ 拓展阅读 2-20-2
胸腔镜下肺大疱切除术图片

（林之枫）

数字课程学习

⬇ 教学PPT　　　✐ 自测题

第二十一章

睡眠呼吸障碍

关键词

睡眠呼吸障碍　　　　阻塞性睡眠呼吸暂停低通气综合征

无创正压通气

诊疗路径：

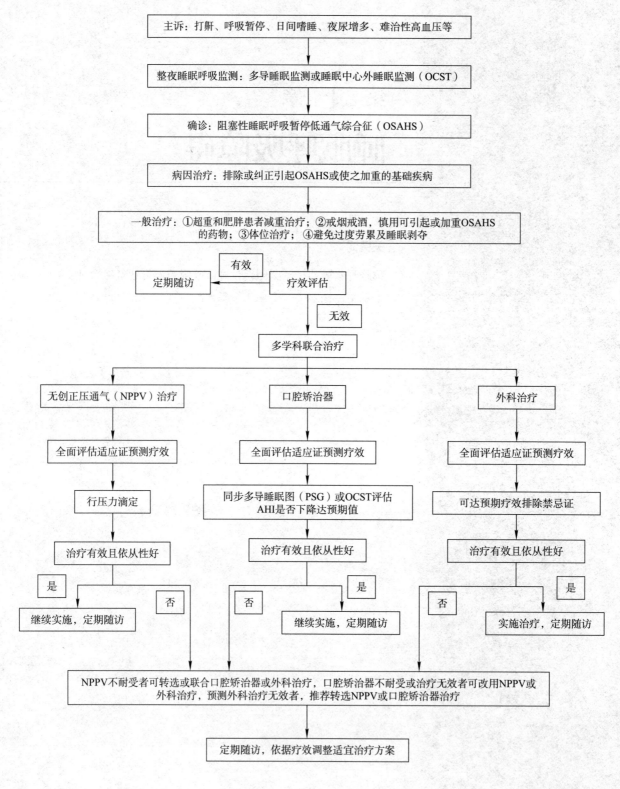

主诉：打鼾、呼吸暂停、日间嗜睡、夜尿增多、难治性高血压等

整夜睡眠呼吸监测：多导睡眠监测或睡眠中心外睡眠监测（OCST）

确诊：阻塞性睡眠呼吸暂停低通气综合征（OSAHS）

病因治疗：排除或纠正引起OSAHS或使之加重的基础疾病

一般治疗：①超重和肥胖患者减重治疗；②戒烟戒酒，慎用可引起或加重OSAHS的药物；③体位治疗；④避免过度劳累及睡眠剥夺

有效 → 定期随访

疗效评估

无效

多学科联合治疗

无创正压通气（NPPV）治疗 ｜ 口腔矫治器 ｜ 外科治疗

全面评估适应证预测疗效 ｜ 全面评估适应证预测疗效 ｜ 全面评估适应证预测疗效

行压力滴定 ｜ 同步多导睡眠图（PSG）或OCST评估AHI是否下降达预期值 ｜ 可达预期疗效排除禁忌证

治疗有效且依从性好 ｜ 治疗有效且依从性好 ｜ 治疗有效且依从性好

是 ｜ 否 ｜ 否 ｜ 是 ｜ 否 ｜ 是

继续实施，定期随访 ｜ 继续实施，定期随访 ｜ 实施治疗，定期随访

NPPV不耐受者可转选或联合口腔矫治器或外科治疗，口腔矫治器不耐受或治疗无效者可改用NPPV或外科治疗，预测外科治疗无效者，推荐转选NPPV或口腔矫治器治疗

定期随访，依据疗效调整适宜治疗方案

第一节 概 述

正常人从清醒状态进入睡眠期，呼吸中枢对化学、机械和皮质冲动传入的反应性降低，化学敏感性下降，呼吸肌感受呼吸中枢的传出冲动也减少，使肺泡通气量减少，伴动脉血二氧化碳分压轻度增高（2~8 mmHg），尤其进入快眼动（rapid eye movement，REM）睡眠后，上述呼吸生理变化更加明显，不过机体仍能维持正常呼吸生理稳态，不会发生显著通气量下降和（或）低氧血症。然而，如果存在上气道结构异常、呼吸中枢调控不稳定、觉醒阈值变化以及上气道肌肉反应性下降等因素，可出现睡眠期呼吸节律和通气量的异常改变，甚至引起严重低氧血症和（或）高碳酸血症，临床上表现为不同类型的睡眠呼吸障碍（sleep disordered breathing，SDB）。

睡眠呼吸障碍又称睡眠相关呼吸障碍（sleep-related breathing disorder，SRBD），是一组以睡眠期出现呼吸异常为主要特征的睡眠疾患，伴或不伴清醒期呼吸异常，包括阻塞性睡眠呼吸暂停低通气综合征（obstructive sleep apnea hypopnea syndrome，OSAHS）、中枢性睡眠呼吸暂停综合征（central sleep apnea syndrome，CSAS）、睡眠相关肺泡低通气症（sleep related hypoventilation）、睡眠相关低氧血症及单独症候群和正常变异五大类（表2-21-1）。睡眠呼吸障碍患病率高，是睡眠疾病中仅次于失眠的第二大类疾病，对人类健康危害严重。其中OSAHS临床最为常见，为本章的主要内容。

表 2-21-1 睡眠呼吸障碍疾病谱

分类	疾病
1. 阻塞性睡眠呼吸暂停低通气综合征	阻塞性睡眠呼吸暂停低通气综合征，成人型
	阻塞性睡眠呼吸暂停低通气综合征，儿童型
2. 中枢性睡眠呼吸暂停综合征	疾病所致中枢性睡眠呼吸暂停不伴陈施呼吸
	中枢性睡眠呼吸暂停伴陈施呼吸
	高原周期性呼吸所致中枢性睡眠呼吸暂停
	药物或物质所致中枢性睡眠呼吸暂停
	原发性中枢性睡眠呼吸暂停
	婴儿原发性中枢性睡眠呼吸暂停
	早产儿原发性中枢性睡眠呼吸暂停
	治疗诱发中枢性睡眠呼吸暂停
3. 睡眠相关肺泡低通气症	肥胖低通气综合征
	先天性中枢性肺泡低通气综合征
	迟发型中枢性肺泡低通气伴下丘脑功能障碍
	特发性中枢性肺泡低通气
	药物或物质所致睡眠相关低通气
	疾病所致睡眠相关低通气
4. 睡眠相关低氧血症	
5. 单独症候群和正常变异	单纯鼾症
	夜间呻吟

第二节 阻塞性睡眠呼吸暂停低通气综合征

阻塞性睡眠呼吸暂停低通气综合征（OSAHS）又称阻塞性睡眠呼吸暂停综合征（obstructive sleep apnea syndrome，OSAS），是指睡眠时反复发生上气道完全或部分阻塞，即呼吸暂停（apnea）和低通气（hypopnea），导致低氧、高碳酸血症、胸腔内压力显著变化、交感神经活动增加及睡眠结构紊乱等，进而影响多个器官脏器功能的临床综合征。主要临床表现为睡眠打鼾伴呼吸暂停、白天嗜睡、疲乏、情绪障碍等，随病情发展可出现高血压、冠心病、心律失常、脑血管意外、糖与脂类代谢紊乱及肺动脉高压等一系列并发症，影响患者的生活质量，甚至导致车祸等灾难性事件发生，患者存在猝死的风险。

（一）流行病学

OSAHS 的人群患病率为 2%～4%，男女比例约 2∶1，绝经后女性患病率与男性相近。发病率随年龄增长而增加，但 70 岁以后患病率趋于稳定。

（二）病因和危险因素

1. 遗传因素　38%～54% 的发病倾向可由遗传因素解释。OSAHS 发病的危险因素、症状及继发病理生理反应均受遗传因素影响，包括肥胖、脂肪分布特征、上气道扩张肌活性调节、中枢通气驱动、化学感受器敏感性及上呼吸道解剖特点等。打鼾和日间嗜睡症状受遗传因素影响的比率分别为 52% 和 54%。

2. 年龄　成人 OSAHS 的患病率随年龄增长而增加。随年龄增长，肺容积对气道的纵向牵张作用减弱；同时，气道壁塌陷性可能由于胶原的减少而增加，上气道扩张肌的代偿功能也会下降。另外，随年龄增长睡眠质量变差，觉醒阈值可能会降低。

3. 性别　男女患病率比例约为 2∶1，绝经后女性患病率接近男性。性别差异可能涉及以下因素：男性体重增加更倾向于向心性肥胖，更易影响肺扩张容积；男性上气道可能较女性更长，塌陷性增加。女性对气道阻力增加的反应性（每分通气量的变化）较男性更高；绝经前女性体内高水平雌性激素降低 OSAHS 的发生率，与雌激素对脂肪分布及对颏舌肌等上气道扩张肌张力的影响有关，而激素水平降低是绝经后患病率上升的主要危险因素。

4. 肥胖　体重指数（body mass index，BMI）超过标准值 20%，或 BMI 高于 28 kg/m^2，为 OSAHS 的主要危险因素。超重和肥胖人群的患病率达 31%，远高于正常体重人群。BMI 每增长 10% 则患病风险增加约 4 倍。肥胖致 OSAHS 的机制主要与上气道局部解剖异常和脂肪堆积导致塌陷性增加、肺容积缩小及上气道扩张肌张力调节机制障碍等有关。

5. 解剖因素　上气道塌陷或阻塞与解剖结构比例失衡相关。鼻咽腔解剖结构异常包括鼻中隔偏曲、下鼻甲肥大、鼻息肉、扁桃体和腺样体肥大等，咽腔及声门上区是睡眠时发生阻塞的最常见部位。颅面发育畸形包括先天性小下颌畸形、Pierre-Robin 综合征等患者固有口咽腔体积缩小和舌后区狭窄，常并发重度 OSAHS。

6. 继发于其他疾病

（1）内分泌系统疾病：肢端肥大症、甲状腺功能减退症、肾上腺皮质增生及垂体功能减退等。20%～42.6% 肢端肥大症患者合并 OSAHS。甲状腺功能减退导致上气道软组织黏液性水肿，易发生上气道阻塞；同时呼吸中枢对低氧、高二氧化碳刺激的敏感性下降也可加重呼吸暂停。经甲状腺素治疗后可恢复。

（2）慢性心功能不全：由于循环延迟、交感神经系统兴奋及体液转移等机制促进中枢性睡眠呼吸暂停和阻塞性睡眠呼吸暂停的发生。

（3）遗传综合征：如 Down 综合征、Crouzon 综合征、Treacher-Collin 综合征及淀粉样变等。

（4）其他：继发于脑卒中、神经肌肉疾病及头颈部肿瘤等。

7. 吸烟、饮酒与药物　吸烟致上气道炎症、感受器受损及觉醒阈值降低而增加 OSAHS 风险。酒精可降低颏舌肌的张力，抑制中枢对低氧和高二氧化碳的敏感性，引起或加重上气道阻塞。肌松剂、苯巴比妥和苯二氮草类镇静催眠药物等可降低上气道扩张肌的反应性，增加气道塌陷性；吗啡等镇痛药物可能通过中枢抑制作用增加呼吸暂停的发生。

（三）病理生理

1. 上气道塌陷的病理生理机制　上气道解剖和功能异常、肺容积变化导致的气管牵拉作用变化、觉醒反应、呼吸驱动的异常，以及上气道扩张肌的代偿作用等均可通过不同机制影响上气道的塌陷性，进而造成睡眠期呼吸暂停或低通气。

（1）上气道解剖和功能异常：异常因素包括局部结构异常和软组织的容积增加等。上气道为非刚性结构，维持其开放的机制复杂，一般应用简易的 Starling 模型帮助理解这一过程，即某一段管腔的塌陷状态取决于跨壁压，即组织压和腔内压的差，当组织压大于腔内压时管壁趋于塌陷，反之则开放。任何增加腔外组织压的因素或者降低腔内压的因素，将使咽腔趋于塌陷，如软组织容积过大、肌张力不足、气道负压增大等。

（2）觉醒反应：呼吸暂停发生后，体内二氧化碳分压的增高和氧分压的降低刺激呼吸感受器，使中枢呼吸驱动增加，同时大脑出现觉醒反应，上气道肌群收缩，上气道重新开放，呼吸恢复。因此，觉醒有助于呼吸暂停的气流恢复，避免过于严重的夜间低氧，是 OSAHS 患者的保护机制。伴随呼吸事件的觉醒反应主要是脑电波的表现，患者行为可能仍处于睡眠状态，往往患者不能察觉。不过，觉醒并非上气道重新开放的唯一机制，化学或机械刺激达到一定的阈值亦可使上气道重新开放。需要注意的是，呼吸暂停后出现觉醒往往引起短暂的过度通气反应，血二氧化碳随过度通气而降低，进而通过化学感受器导致呼吸中枢驱动降低，这一反应可能在部分患者中造成上气道扩张肌的代偿反应抑制，进而加重气道塌陷。

（3）呼吸中枢通气稳定性：呼吸中枢随呼吸节律输出的增强和减弱，上气道扩张肌的肌张力也随之变化。呼吸中枢调控的不稳定性是部分 OSAHS 患者气道易于塌陷的因素之一。

（4）上气道扩张肌功能：睡眠期颏舌肌和腭帆张肌张力是扩张和维持上气道开放的主要因素。其中颏舌肌影响口咽部的前壁，最为重要。上气道扩张肌的时相性活动与吸、呼气神经中枢的活动紧密偶联，并不受肺牵张感受器传入冲动的控制。扩张肌的收缩先于膈肌活动，可避免膈肌开始收缩产生负压作用即出现上气道陷闭。吸气时，持续性气道内负压亦可通过反射使颏舌肌活动增加。上气道扩

张肌的收缩力减小使气道更趋于塌陷，导致吸气相阻力明显增高。睡眠期维持上气道开放的力量较清醒时减弱，特别是在 REM 睡眠期，上气道肌肉活性与吸 / 呼气神经中枢的偶联存在脱节，因此易发生呼吸暂停。呼吸暂停发生时颏舌肌活动减弱，随着呼吸暂停的持续，通过化学感受器和（或）负压反射的介导调节使颏舌肌电活动逐步增强，气道开放，然后再转入下一个周期。

（5）肺容积效应：上气道截面积的大小还受肺容积变化的影响。肺容积缩小时上气道易于塌陷。肺容积对上气道大小的影响可能机制在于上气道和下气道在结构上相互连接，肺容积增加时通过增强气道的纵向牵张力，使气道不易塌陷；肺容积增加可增加氧气和二氧化碳变化的储备量，对血气变化引起通气驱动改变起一定的缓冲作用。睡眠和清醒状态下的功能残气量存在生理上的差异，造成睡眠时气道相对容易塌陷。此外，肥胖和仰卧位通常会降低功能残气量。

☞ 拓展阅读 2-21-1
上气道塌陷的 PALM 机制图

2. 多系统损伤的病理生理机制　睡眠呼吸暂停导致间歇低氧、二氧化碳潴留和睡眠结构紊乱，胸腔内压剧烈波动和交感神经兴奋等可引起全身多系统的病理损害（图 2-21-1）。慢性间歇低氧相关氧化应激和慢性炎症反应，以及交感神经的兴奋导致高血压、心律失常和心脑血管疾病。频繁的微觉醒使患者睡眠中断，深睡眠减少，睡眠质量下降，导致患者白天嗜睡，工作能力下降及认知功能受损，并增加意外事故发生率。生长激素、雄性激素、儿茶酚胺、心房利钠肽及胰岛素等的分泌都与睡眠有关，睡眠结构破坏和间歇低氧可继发激素分泌紊乱，在儿童时期可影响生长发育；在成人中可影响糖与脂肪代谢；抑制睾酮的分泌可导致性功能低下；内分泌系统的病理改变还与血压波动、夜间多尿等症状有关。胸腔压的波动与胃食管反流等疾病相关。

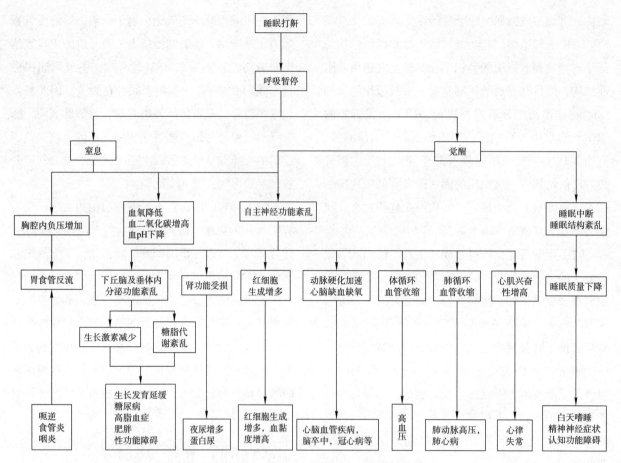

图 2-21-1　OSAHS 多系统损伤的病理生理机制图

拓展阅读 2-21-2
成人阻塞性睡眠呼吸暂停多学科诊疗指南 2018

（四）临床表现

1. 症状

（1）夜间表现：打鼾、呼吸暂停、憋醒、多动不安、夜尿增多，及睡眠行为异常（如磨牙、惊恐、呓语和做噩梦等）。

（2）日间表现：嗜睡、疲倦乏力、认知行为功能障碍、头痛头晕、个性变化（烦躁、易激动、焦虑和多疑等）。

（3）并发症：反复发作的夜间间歇性低氧和睡眠结构破坏等引起一系列靶器官功能受损，包括高血压、冠心病、心律失常、肺动脉高压和肺源性心脏病、缺血性或出血性脑卒中、代谢综合征、心理异常和情绪障碍等症状和体征，并可有进行性体重增加、性功能减退。

（4）OSAHS 合并慢性阻塞性肺疾病、肥胖低通气综合征的相关临床表现。

2. 体格检查　常规体格检查包括：身高、体重和计算体重指数（BMI）、血压、心率；颌面形态、鼻腔、口腔、咽部及心、肺、神经系统检查等。多数患者肥胖或超重，颈粗短，下颌短小，下颌后缩，鼻甲肥大和鼻息肉，鼻中隔偏曲，口咽部阻塞，软腭垂肥大下垂，扁桃体和腺样体（儿童）肥大，舌体肥大等。

（五）辅助检查

1. 多导睡眠图（polysomnography，PSG）　睡眠实验室完成的有人值守的整夜 PSG 监测是 OSAHS 确立诊断、评估病情严重程度、鉴别诊断及治疗方案选择的金标准。标准 PSG 监测同步记录睡眠时脑电图、肌电图、眼动图、口鼻气流、胸腹呼吸运动、动脉血氧饱和度及心电图等参数。正规监测一般需要整夜≥7 h的睡眠。呼吸暂停有3种类型：①阻塞型呼吸暂停，口鼻气流缺失期间，吸气努力持续或增强；②中枢型呼吸暂停，口鼻气流缺失期间，吸气努力消失；③混合型呼吸暂停，口鼻气流缺失期间，开始部分无相关吸气努力，后半部分出现吸气努力（图2-21-2）。

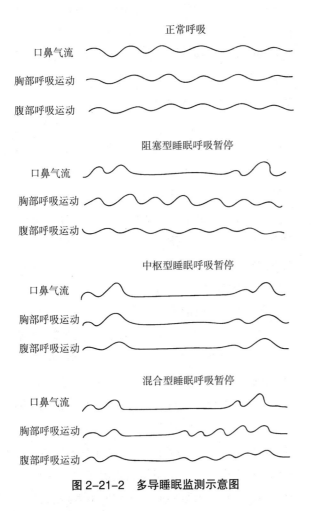

正常呼吸

口鼻气流

胸部呼吸运动

腹部呼吸运动

阻塞型睡眠呼吸暂停

口鼻气流

胸部呼吸运动

腹部呼吸运动

中枢型睡眠呼吸暂停

口鼻气流

胸部呼吸运动

腹部呼吸运动

混合型睡眠呼吸暂停

口鼻气流

胸部呼吸运动

腹部呼吸运动

图2-21-2　多导睡眠监测示意图

2. 便携式睡眠呼吸监测（portable monitoring, PM）又称睡眠中心外睡眠监测（out center sleep test, OCST），可方便移动至家庭或病床边开展的睡眠监测。导联数少于标准PSG，一般包括胸腹运动、血氧饱和度和气流、体位等，用于OSAHS筛查及无合并症、并发症的成人OSAHS的诊断。应用方便且对睡眠干扰少。

3. 日间嗜睡评估　主观评估量表主要有

Epworth嗜睡量表（Epworth sleeping scale, ESS）和斯坦福嗜睡量表（Stanford sleeping scale, SSS），多采用前者（表2-21-2）；客观评估主要采用多次睡眠潜伏期试验（multiple sleep latency test, MSLT）。MSLT为通过让患者白天进行一系列小睡来客观判断其白天嗜睡程度的一种检查方法。每两小时测试一次，每次小睡持续30 min，计算患者入睡的平均潜伏期时间及异常REM睡眠出现的次数。睡眠潜伏期时间<5 min为嗜睡，5~10 min为可疑嗜睡，>10 min为正常。

表2-21-2　Epworth嗜睡量表

在下列情况下 嗜睡发生	从不 （0）	很少 （1）	有时 （2）	经常 （3）
坐着阅读书刊				
看电视				
在公共场所坐着不动（如在剧场或开会）				
作为乘客在汽车中坐1 h以上，中间不休息				
午餐后休息时（未饮酒）				
坐着与人谈话				
环境许可时，下午躺下休息				
开车等红绿灯时				

注：总分24分。0~9分正常；10~13分为轻度嗜睡；14~19分为中度嗜睡；20~24分为重度嗜睡

4. 其他

（1）一般生化或血液检查：多为正常，部分患者存在低氧血症或因低氧而导致红细胞增多。可疑白天通气不足或出现呼吸衰竭者可行血常规、血气分析及肺功能检查。可疑甲状腺功能低下者测定甲状腺激素水平。在OSAHS中筛查代谢异常者，除测量腰围、血压之外，尚需测定空腹血糖、血脂，必要时进行OGTT实验。

（2）影像学检查：头颅X线检查可以定量了解颌面部异常的程度。

（3）鼻咽镜检查：有助于评价上气道解剖异常的程度，对考虑手术治疗有帮助。

（4）动态心电图检查：发现睡眠期心律失常或睡眠状态下心率波动幅度较大者，常提示 OSAHS 可能。

（5）24 h 动态血压监测，可发现血压的昼夜节律消失，表现为非杓型，甚至反杓型模式。超声心动图检查有助于判断心功能及肺动脉高压等。

（六）诊断和鉴别诊断

1. 诊断　主要根据症状、体征和 PSG 监测结果。诊断标准：每夜 7 h 睡眠过程中呼吸暂停及低通气反复发作 30 次以上，或睡眠呼吸暂停低通气指数（apnea hypopnea index，AHI）≥5 次/h 伴有白天嗜睡等临床症状，或 AHI≥15 次/h 伴或不伴症状。呼吸暂停事件以阻塞性为主，AHI 是指每小时睡眠发生呼吸暂停和低通气的次数总和。严重度分级应充分考虑临床症状、合并症情况，根据 AHI 和夜间最低血氧饱和度（SaO_2），将 OSAHS 分为轻、中及重度（表 2-21-3）。其中以 AHI 作为主要指标，夜间最低 SaO_2 作为参考。

表 2-21-3　阻塞性睡眠呼吸暂停低通气
综合征严重度分级

严重度分级	AHI（次/h）	夜间最低 SaO_2（%）
轻度	5 ~ 15	85 ~ 90
中度	15 ~ 30	80 ~ 85
重度	> 30	< 80

2. 鉴别诊断　需与单纯鼾症、上气道阻力综合征、肥胖低通气综合征、中枢性睡眠呼吸暂停综合征、发作性睡病、不宁腿综合征和睡眠中周期性腿动等疾病鉴别。此外，还需与其他类型的睡眠障碍、内科或神经系统疾病、药物使用相关的夜间和日间症状相鉴别。

（1）单纯鼾症：夜间有不同程度打鼾，AHI < 5 次/h，白天无症状。

（2）上气道阻力综合征：夜间可出现不同频度和程度的打鼾，虽上气道阻力增高，但 AHI < 5 次/h，白天嗜睡或疲劳，试验性无创通气治疗有

效则支持本诊断。

（3）中枢性睡眠呼吸暂停综合征（CSAS）：PSG 证实中枢性呼吸暂停事件为主，诊断标准为中枢性呼吸暂停低通气指数≥5 次/h，其中中枢性呼吸事件占所有呼吸事件的 50% 以上。

（4）睡眠相关肺泡低通气症：睡眠期二氧化碳监测发现高碳酸血症，$PaCO_2$ > 55 mmHg 持续 10 min 以上，或较清醒平卧位上升 10 mmHg，达 50 mmHg 持续 10 min 以上可诊断。如果睡眠期存在明确呼吸暂停或低通气，则应诊断阻塞性睡眠呼吸暂停，或在阻塞性睡眠呼吸暂停基础上增加睡眠相关肺泡低通气症的诊断。

（5）肥胖低通气综合征：诊断标准为 BMI > 30 kg/m^2，清醒时动脉血二氧化碳分压 $PaCO_2$ > 45 mmHg，可出现明显日间嗜睡，而打鼾可能不作为基本特征，多数合并 OSAHS。

（6）发作性睡病：主要临床表现为难以控制的白天发作性嗜睡、猝倒、睡眠瘫痪和睡眠幻觉，多在青少年起病，主要诊断依据为 MSLT 时出现异常始发的 REM 睡眠。注意该病与 OSAHS 合并存在的可能性很大，不可漏诊。

（7）不宁腿综合征和周期性肢体运动障碍：不宁腿综合征患者日间困倦，晚间出现难以控制的腿动，以缓解腿部的异样不适感，安静或卧位时严重，活动时缓解，夜间入睡前加重。PSG 监测能够发现肢体的运动，并对不宁腿综合征与周期性肢体运动障碍进行区别。应注意与呼吸事件相关腿动相鉴别，后者经持续气道正压通气治疗后常可消失。通过详细向患者及同室睡眠者询问患者睡眠病史，结合查体和 PSG 监测结果可鉴别。

（8）惊恐发作：夜间惊恐发作是睡眠中的喘气与窒息症状，与 OSAHS 患者憋气症状类似。然而，夜间惊恐发作患者夜间 PSG 监测不显示 OSAHS 特征性的低通气事件或低 SaO_2 模式。惊恐发作的频率较低，伴有强烈的自主觉醒，无过度困倦，阻塞性睡眠呼吸暂停患者通常无惊恐发作病史。

（9）夜间呻吟症（catathrenia）：又称睡眠呻吟

（nocturnal groaning），患者以夜间发声为主要表现，门诊常被误认为 OSAHS；PSG 显示口鼻气流消失同时无胸腹运动，但通常不伴有血氧饱和度的下降。这一点与中枢性睡眠呼吸暂停不同。

（七）治疗

阻塞性睡眠呼吸暂停低通气综合征的治疗目的是消除睡眠间歇低氧和睡眠结构紊乱，改善临床症状，防止并发症的发生，提高患者生活质量，改善预后。治疗强调多学科联合策略，见诊疗路径。

1. 一般治疗　保持规律的作息时间；减重策略包括饮食控制、药物或减重手术等；戒烟、戒酒，慎用镇静催眠类药物，侧卧位睡眠及保持鼻通畅。

2. 病因治疗　纠正引起 OSAHS 或使之加重的基础疾病，如应用甲状腺素治疗甲状腺功能减退症，肢端肥大症患者接受垂体手术治疗等。

3. 药物治疗　因疗效不肯定，目前尚无肯定有效的药物治疗。

4. 无创正压通气（non-invasive positive pressure ventilation，NPPV）治疗　成人 OSAHS 的首选治疗方法，工作原理为给予气道内持续正压，维持气道的持续开放。常用的呼吸机工作模式主要分为三类，即持续气道正压通气（continuous positive airway pressure，CPAP）、自动 CPAP（auto-titrating positive airway pressure，APAP）及双水平气道正压通气（bilevel positive airway pressure，BPAP）。CPAP 指在有足够的自主呼吸的条件下，整个呼吸周期中实施固定的压力。APAP 具有自动调节压力的功能，呼吸机可根据患者的上气道阻力大小及呼吸事件包括气流受限、打鼾、低通气及呼吸暂停的有无，反馈性增加或降低压力水平，在确保上气道开放的前提下，有效地平均压力，用于不能耐受 CPAP、体位/不同睡眠期呼吸事件变异、饮酒和药物等导致呼吸状态不稳定的 OSAHS 患者，以及部分围手术期患者。需要注意的是，此模式不推荐用于 OSAHS 伴有心肺疾病或与阻塞事件无关的夜间低氧治疗。也不推荐用于伴有合并症的

OSAHS 患者 CPAP 自我压力滴定。BPAP 呼吸机可分别调节吸气相正压（inspiratory positive airway pressure，IPAP）和呼气相正压（expiratory positive airway pressure，EPAP），在吸气相提供较高的压力支持，呼气相压力水平较低，IPAP 和 EPAP 之间的压力差提供压力支持，保证足够潮气量，降低二氧化碳水平，减轻呼吸肌负荷。主要用于不能耐受 CPAP，二氧化碳潴留或所需治疗压力 > 15 cmH$_2$O 的患者。BPAP 模式有三种，即自主触发模式（spontaneous modes，BPAP-S）、自主触发时间控制模式（spontaneous-timed modes，BPAP-ST）和时间控制模式（timed modes，BPAP-T）。BPAP-ST 模式主要用于限制性胸廓疾病、神经肌肉疾病和肥胖低通气综合征患者，或因呼吸中枢驱动减低需要辅助通气的患者，合并日间呼吸衰竭的慢阻肺患者等。BPAP-T 模式单独应用机会不多。

（1）适应证：①中、重度 OSAHS（AHI ≥ 15 次 /h）；②轻度 OSAHS（5 次 /h ≤ AHI < 15 次 /h）但症状明显（如白天嗜睡、认知障碍及抑郁等），合并或并发心脑血管疾病、糖尿病等；③ OSAHS 患者围手术期治疗；④经过手术或其他治疗［如悬雍垂腭咽成形术（uvulopalatopharyngoplasty，UPPP）、口腔矫治器等］后仍存在的 OSAHS；⑤ OSAHS 合并 COPD 者，即"重叠综合征"。

（2）应用注意事项：气道持续正压通气治疗必须在专业医务人员的指导下实施。遇到下列情况时，临床医师应根据患者的具体情况，权衡利弊，酌情选择应用：①胸片或胸部 CT 发现肺大疱；②气胸或纵隔气肿；③血压明显降低（血压 < 90/60 mmHg）；④急性心肌梗死患者血流动力学指标不稳定者；⑤脑脊液漏，颅脑外伤或颅内积气；⑥急性中耳炎、鼻炎、鼻窦炎感染未控制者；⑦青光眼；⑧误吸风险等。

（3）压力滴定：由于受睡眠体位，睡眠阶段，体重和上气道结构等因素的影响，不同患者维持上气道开放所需的最低有效治疗压力不同，同一患者在一夜睡眠中的不同阶段所需压力也不断变化。因

此，在进行无创通气治疗前应先行压力滴定。即患者在接受 CPAP 治疗前，应在找出最理想的治疗压力值。理想的压力滴定标准为获得满足下列条件的最低有效压：①消除睡眠期和各种体位的呼吸暂停及低通气事件，达到 AHI < 5 次 /h；②消除鼾声及气流受限；③消除微觉醒，恢复正常睡眠结构；④消除心律失常事件；⑤消除低血氧事件，维持夜间 SaO_2 > 90%；压力滴定一般在紧接前一天的 PSG 诊断后进行。传统的 CPAP 压力滴定通过手动调节气流压力，经反复调压以准确获得最低的有效治疗压力，需在多导睡眠图监测下进行，此方法虽复杂，但相对可靠。重度患者也可采取"分段压力滴定"的方式，即同一夜 PSG 下先进行诊断分析，后实施压力滴定，分段滴定常规采取 CPAP 模式。对于无合并症的患者，可采用 APAP 压力滴定，自动压力滴定当晚对患者进行治疗相关知识教育并选择合适的鼻面罩连接 APAP 后让患者入睡，第二天根据自动分析报告确定治疗压力。

（4）长期治疗和随访：设定个体所需的最适治疗压力后长期家庭治疗，并定期随访，解决治疗中的问题，提高依从性是保证长期疗效的关键。依从性良好的标准为应用 1 个月内超过 70% 的夜晚接受 NPPV 治疗≥4 h。提到长期依从性的策略强调基于生物—社会—心理医学模式的综合策略。具体措施包括选择合适的人机连接界面，合理的工作模式，减少和处理不良反应，辅以相关知识的健康宣教，适当的精神心理干预等。

☞ 拓展阅读 2-21-3
睡眠呼吸疾病无创正压通气临床应用专家共识（草案）2017

5. 口腔矫治器治疗　适用于单纯鼾症及轻、中度 OSAHS 患者，特别是有下颌后缩者，以及不能耐受其他治疗方法者。重度颞颌关节炎或功能障碍者、严重牙周病及严重牙列缺失者不宜采用。

6. 手术治疗　包括耳鼻喉科手术和口腔颌面外科手术两大类，其主要目标是纠正鼻部及咽部的解剖狭窄，扩大口咽腔的面积，解除上气道阻塞或降低气道阻力。主要的手术方式包括悬雍垂腭咽成形术（UPPP），扁桃体、腺样体切除术，鼻中隔偏曲矫正，鼻息肉切除及鼻腔扩容术等。口腔颌面外科手术包括舌骨或舌悬吊术，舌成形术、牵引成骨术及颌骨前移术等。严重患者必要时行气管切开造口术。手术需严格选择适应证，有时需行多个手术联合治疗。

7. 其他　舌下神经刺激治疗、经鼻呼气末气道正压装置、上气道肌肉训练及软腭生物材料植入术等有一定疗效。

（李庆云）

数字课程学习

⤓教学PPT　　📝自测题

第二十二章

呼吸危重症与呼吸支持

关键词

低氧血症　　高碳酸血症　　急性呼吸窘迫综合征　　呼吸支持

机械通气　　人工气道　　呼吸机相关性肺损伤

呼吸机相关性肺炎

肺的主要生理功能是进行气体交换，此交换主要涉及从外界摄取氧和排出代谢产生的二氧化碳。气体在机体内的运输要依靠血液循环来完成，组织细胞则从血液或组织液内环境中摄取氧并排出二氧化碳。呼吸的全过程包括 3 个相互联系的环节：①外呼吸，指外界环境与血液在肺部实现的气体交换，它包括肺通气（肺与外界的气体交换）和肺换气（肺泡与血液之间的气体交换）两个过程；②气体在血液中的运输；③内呼吸，指血液或组织液与组织之间的气体交换。呼吸衰竭所涉及的机制主要是外呼吸。

第一节　呼 吸 衰 竭

诊疗路径：

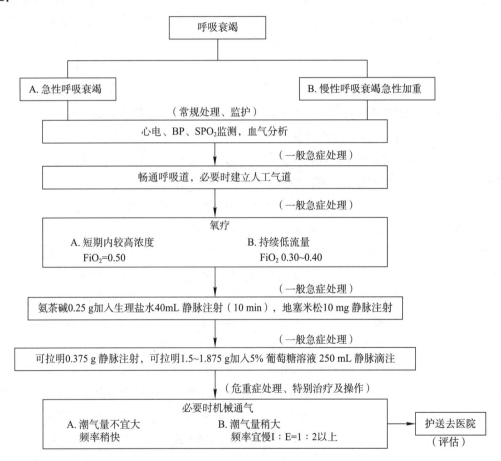

（一）定义与分型

呼吸衰竭（respiratory failure，RF）是指各种原因引起的肺通气和（或）换气功能严重障碍，以致在静息状态下不能维持有效的气体交换，导致低氧血症伴或不伴高碳酸血症，进而引起一系列病理生理功能改变和代谢障碍的临床综合征。其诊断标准为海平面静息状态呼吸空气的情况下，动脉血氧分压（PaO_2）< 60 mmHg 或动脉血二氧化碳分压（$PaCO_2$）> 50 mmHg，并排除心内解剖分流和原发性心排量降低等因素。

呼吸衰竭是一种综合征，是多种疾病急性加重或进展至终末期的病理生理表现。其涉及的病因复杂而广泛，涵盖了呼吸系统、循环系统和中枢 / 周围神经系统疾病等。

临床上呼吸衰竭有3种分类方法。

（1）根据其病理生理和动脉血气分析结果分为两个类型：低氧性呼吸衰竭（也称为Ⅰ型呼吸衰竭），是换气功能障碍所致，表现为低氧血症（PaO_2 < 60 mmHg），不伴有二氧化碳潴留（$PaCO_2$ 正常或下降）；高碳酸血症型呼吸衰竭（也称为Ⅱ型呼吸衰竭），是通气功能障碍所致，临床表现既有低氧血症（PaO_2 下降，可以小于或大于 60 mmHg），又伴有二氧化碳潴留（$PaCO_2$ > 50 mmHg）。临床上常可见到Ⅱ型呼吸衰竭患者在吸氧条件下，$PaCO_2$ > 50 mmHg，同时 PaO_2 > 60 mmHg 或正常。这并非一个特异的病理生理过程，而是医源性干预后所致，故仍应将其归为吸氧条件下Ⅱ型呼吸衰竭。

（2）按病变部位可分为中枢性和周围性呼吸衰竭。驱动或制约呼吸运动的中枢神经系统、外周神经系统、神经－肌肉组织出现功能障碍引起的呼吸衰竭称为泵衰竭（pump failure），而气管－支气管、肺实质和肺血管病变造成的呼吸衰竭，则称为肺衰竭（lung failure）。

（3）根据呼吸功能障碍起因的急缓、病程的长短，分为急性和慢性呼吸衰竭两型。但两者之间并无确切的时间界限，一般而言，急性呼吸衰竭是指呼吸功能原来正常或有基础肺疾病，但本次加重与原发病无关，由于突发原因在数分钟或数小时内迅速发生，病情危重，须及时抢救才能挽救患者的生命；慢性呼吸衰竭是在数日或更长的时间内缓慢发展，多原有慢性呼吸系统疾病，机体对逐渐加重的呼吸功能损害产生一系列代偿反应，对于低氧血症和（或）二氧化碳潴留均可以有效代偿。

（二）发病机制

1.肺换气功能障碍　肺的气体交换指肺泡内气体与肺泡毛细血管血液中气体的交换，主要是氧与二氧化碳的交换。肺气体交换主要决定于通气／血流比例（V/Q）与弥散功能。Ⅰ型呼吸衰竭的主要发病机制为换气功能障碍，主要有通气／血流比例失调和弥散功能障碍两种。

（1）通气／血流比例失调：有效的肺气体交换不仅要求有足够的通气量与血流量，而且要求两者的比例适当。在静息状态下，健康人肺泡通气量约为 4 L/min，肺血流量约为 5 L/min，全肺平均 V/Q 约为 0.8。当通气量大于肺血流量，V/Q > 0.8，此时肺泡内过多的气体交换没有足够的血流交换，造成无效腔样通气。例如临床上常见肺栓塞。当肺血流量较肺通气量增加时，V/Q < 0.8，此时静脉血流经通气不良的肺泡毛细血管未经充分氧合返回左心，造成分流样效应，也被称为功能性静－动脉血分流。例如支气管哮喘急性发作。肺实变或肺不张时，局部肺无通气，而血流继续，V/Q = 0。此时流经肺脏的血液完全未进行气体交换而掺入动脉血，被称为病理性静－动脉血分流。

V/Q 比例失调是引起低氧血症最常见的机制，对 $PaCO_2$ 影响甚微。其原因为：①动、静脉二氧化碳分压差值仅为 6 mmHg，而动、静脉血氧分压差值约为 60 mmHg，当 V/Q < 0.8 时，混合静脉血加入动脉血后，对 PaO_2 的影响明显大于 $PaCO_2$。② V/Q > 0.8 或 V/Q < 0.8 时，均可表现为 V/Q 正常的肺泡通气量代偿性增加；二氧化碳的弥散率约为氧的 21 倍，而且二氧化碳的解离曲线呈线性，只要正常肺泡通气量增加，即可排出更多二氧化碳。其结果表现为 PaO_2 下降而无 $PaCO_2$ 升高。

（2）弥散功能障碍：气体弥散指气体分子从高浓度区向低浓度区移过的过程。弥散是一种被动转移的过程，不需要消耗能量。弥散的机制是气体分子的随意运动，最终使不同浓度的分子在细胞膜两侧达到平衡。肺泡内气体与肺泡壁毛细血管血液中气体（主要是氧和二氧化碳）的交换就是通过弥散方式进行的。单位时间内气体的弥散量取决于肺泡膜两侧的气体分压差、肺泡的面积与厚度及气体的弥散常数。弥散常数又与气体的分子量和溶解度相关。此外，气体总弥散量不仅受肺泡毛细血管膜影响，也受肺毛细血管血流的影响，还取决于血液与肺泡接触的时间。凡能影响肺泡毛细血管膜面积、肺泡毛细血管床容积、弥散膜厚度以及气体与血红蛋白结合的因素均能影响弥散功能。正常成人肺泡总面积约为 80 m^2，静息呼吸时参与换气的肺泡表面积仅 35～40 m^2，运动时增加。首先，当肺泡膜面积极度减少时，可引起换气功能障碍，肺泡膜面积减少可见于肺实变、肺不胀、肺叶切除等。其次是肺泡膜厚度增加，肺泡膜的薄部为气体交换的部位，它是由肺泡上皮、毛细血管内皮及二者共有的基底膜所构成，其厚度小于 1 μm。虽然气体从肺泡腔到达红细胞内还需经过肺泡表面的液体层、管内血浆层和红细胞膜，但总厚度也不到 5 μm。故正常气体交换是很快的。当肺水肿、肺泡透明膜形成、肺纤维化、肺泡毛细血管扩张或稀血症导致血浆层变厚时，肺泡膜通透性降低或弥散距离增宽，从而影响气体弥散。第三是血液流经肺泡毛细血管的时间过短，气体弥散量将下降。在临床实践中，弥散功能障碍极少是唯一病理因素，疾病过程中弥散功能障碍往往总是与通气 / 血流比例失调同时存在。因为肺泡膜增厚或面积减少常导致通气 / 血流比例失调。由于二氧化碳通过肺泡毛细血管膜的弥散速率约为氧的 21 倍，所以弥散功能障碍主要是影响氧的交换。弥散功能障碍所致低氧血症可用吸入高浓度氧加以纠正。临床上常可用吸氧纠正低氧症，也可用吸氧是否能纠正低氧血症来识别是弥散功能障碍所致低氧血症还是静 - 动脉分流所致的低氧血症。

2. 肺通气功能障碍　肺通气是指通过呼吸运动使肺泡气与外界气体交换的过程。凡能影响肺通气动力或阻力的因素均可影响肺通气功能，肺通气功能的正常与通气量大小，不只是决定于肺通气的驱动力大小，还取决于肺通气的阻力。当肺通气功能障碍时，肺泡通气量不足，肺泡氧分压下降，二氧化碳分压增高，可发生 II 型呼吸衰竭，即 PaO_2 下降和 $PaCO_2$ 升高同时存在。肺通气功能障碍分为限制性通气功能障碍、阻塞性通气功能障碍、混合性通气功能障碍 3 种类型。由肺泡张缩受限引起者称限制性通气不足；因气道阻力增高引起者称阻塞性通气不足。

（1）限制性通气障碍：指肺扩张和（或）回缩受限引起的通气功能障碍。通常吸气运动是吸气肌的收缩引起的主动过程，呼气则是肺泡弹性回缩和肋骨与胸骨借重力作用复位的被动过程。主动过程容易发生障碍，导致肺泡扩张受限。其主要涉及呼吸肌、胸廓、呼吸中枢和肺的顺应性，前三者的障碍可统称为呼吸泵衰竭。限制性通气不足依据病变的部位广义地分为肺实质和肺实质外两个亚组。①呼吸泵衰竭，主要因呼吸驱动不足，如安眠药中毒、中枢神经系统疾病均可使呼吸驱动力不足；呼吸运动受限制，包括多种疾病引起的呼吸肌功能受累，例如吉兰 - 巴雷综合征、低钾血症等，以及胸廓疾患如胸廓畸形、脊柱后侧凸、大量胸腔积液和气胸等。近年来发现 COPD 患者中呼吸肌疲劳也是引起呼吸泵衰竭的重要原因之一。②肺实质疾病主要包括肺间质纤维化、尘肺等。此类疾病肺功能障碍的特征为肺泡间隔，包括小气道壁发生纤维化，肺组织纤维化使肺实质组织的弹性回位增加，由于气道壁是互相连接的，尚可保持气道开放。限制性通气不足的肺功能特点是肺总量（TLC）和肺活量（VC）下降。

（2）阻塞性通气障碍：指气道开放不足和（或）提前关闭引起的通气功能障碍。支气管壁充血、肿胀、增生，管壁平滑肌痉挛，管腔内分泌物增多、贮积，异物等阻塞，肺泡壁破坏和肺泡间隔缺失所致肺组织弹性降低，以及对气道壁的牵引力减弱等，均可使气道内径变窄或不规则而增加气道阻力，从而引起阻塞性通气不足。肺功能特点为 RV/TLC 增加，FEV_1 和 FEV_1/FVC 下降。

（3）氧耗量增加：过高的氧耗量是加重低氧血症的原因之一。发热、寒战、呼吸困难和抽搐均可增加氧耗量。因为氧耗量增加可导致混合静脉血氧分压下降，从而加重动 - 静脉分流所引起的低氧血症。氧耗量增加可引起肺泡氧分压下降，正常人可借助增加通气量以防止缺氧，而氧耗量增加的通气功能障碍，使肺泡氧分压不断下降，缺氧亦难缓解。

（三）临床表现与诊断

呼吸衰竭是一组复杂的病理生理状态，其临床表现取决于病因、诱因、病程及严重程度等。慢性呼吸衰竭患者的临床表现包括原发疾病原有的临床表现和缺氧、二氧化碳潴留所致的各器官损害。缺氧和二氧化碳潴留对机体的危害不仅取决于缺氧和二氧化碳潴留的程度，更取决于缺氧和二氧化碳潴留发生的速度和持续时间。因此当慢性呼吸衰竭急性加剧时，缺氧和二氧化碳潴留急剧发生，临床表现往往尤为严重。缺氧和二氧化碳潴留对机体损害不尽相同，但有不少重叠，对于一个呼吸衰竭患者来讲，所显示的临床表现往往是缺氧和二氧化碳潴留共同作用的结果。

1. 临床表现

（1）呼吸功能紊乱：缺氧和二氧化碳潴留均可影响呼吸功能。呼吸困难和呼吸频率增快往往是临床上最早出现的重要症状。表现为患者感觉空气不足或呼吸费力，伴有呼吸频率加快、呼吸表浅、鼻翼扇动，辅助肌（斜角肌、胸锁乳突肌及胸背部的其他肌肉）参与呼吸活动，表现为三凹征（胸骨上窝、锁骨上窝、肋间隙向内凹陷）、端坐呼吸、点头呼吸、提肩呼吸、张口呼吸、鼻翼扇动等。特别是 COPD 患者存在气道阻塞、呼吸泵衰竭的因素，呼吸困难症状与体征更为明显。有时也可出现呼吸节律紊乱，表现为潮式呼吸、叹息样呼吸等，主要见于呼吸中枢受抑制时。呼吸衰竭并不一定有呼吸困难，严重时也出现呼吸抑制。

1）吸气性呼吸困难：主要见于上气道狭窄与梗阻。严重者可出现吸气显著困难。表现为吸气费力，吸气时间延长，三凹征易出现，严重时有吸气性喉鸣音。

2）呼气性呼吸困难：主要见于下呼吸道不完全阻塞及小气道炎症痉挛，如支气管哮喘、肺气肿、慢性阻塞性肺疾病等。表现为呼气费力、呼气延长而缓慢，发作时可闻及哮鸣音。

3）混合性呼吸困难：主要见于重症肺部感染、大面积肺不张、大面积肺梗死、大量胸腔积液和气胸，是由于肺部病变广泛，有效通气和换气面积减少，影响肺换气功能所致。表现为吸气和呼气均感费力，呼吸频率浅而快，呼吸音减弱或消失。

（2）发绀：是指血液中还原血红蛋白增多，皮肤、黏膜呈青紫色的现象。发绀是呼吸衰竭的常见体征，多在皮肤较薄、色素较少和毛细血管丰富的部位，如口唇、鼻尖、耳垂及指（趾）甲床等处。发绀主要取决于缺氧的程度，也受血红蛋白量、皮肤色素及心功能状态的影响。在各种疾病引起的呼吸衰竭时，由于肺泡通气、通气/血流（V/Q）比例失调、肺内右向左分流、氧弥散功能障碍、组织氧消耗增高等原因，导致血氧饱和度降低，当血还原血红蛋白超过 50 g/L 时，皮肤黏膜即可出现发绀。发绀是一项可靠的低氧血症体征，但不够敏感。$PaO_2 < 50$ mmHg、血氧饱和度（SaO_2）< 80% 时，发绀征象明显。

（3）神经精神症状：脑组织耗氧量占全身耗氧量的 1/5～1/4，中枢皮质神经细胞对缺氧最为敏感，缺氧的程度和发生的急缓对中枢神经产生不同的影响。早期轻度缺氧可有注意力不集中、定向障碍；随着缺氧的加重，可导致烦躁不安、神志恍惚、谵妄。$PaO_2 < 30$ mmHg 时出现神志丧失甚至昏迷，并逐渐出现不可逆的脑细胞损伤。二氧化碳潴留对中枢神经系统的作用可分为 3 个阶段：初期 CO_2 直接抑制大脑皮质，使皮质兴奋性降低；随着 $PaCO_2$ 增高，皮质下层刺激增加，间接引起皮质兴奋；最终皮质下层受到抑制，使中枢神经处于麻醉状态，出现二氧化碳麻醉。当 $PaCO_2 > 80$ mmHg 时，可出现头痛、兴奋、抑制、嗜睡、抽搐、意识丧失甚至昏迷等。慢性胸肺疾患引起的呼吸衰竭急性加剧，低氧血症和二氧化碳潴留发生迅速，因此可出现明显的神经、精神症状，此时可称为肺性脑病。

（4）心血管功能障碍：在缺氧早期及轻度缺氧时，一定程度的缺氧兴奋了心血管运动中枢，使心率加快、心肌收缩力增强、心输出量增加。缺氧晚期或严重缺氧时，心肌发生不可逆性损伤，心律失常。长期缺氧导致心肌纤维化、心肌泵衰竭，患者表现为心率变慢、血压下降，甚至心搏停止。同时缺氧导致交感神经兴奋收缩肺小动脉，导致肺动脉高压、右心衰竭，临床上可表现出颈静脉怒张、肝脏肿大、胸/腹腔积液、下肢水肿等。轻度二氧化碳增高可引起心率增快、血压增高；严重二氧化碳潴留直接抑制心血管中枢，引起呼吸性酸中毒，导致心肌收缩下降，心输出量降低，表现为血压降低、心律失常、心力衰竭。二氧化碳还可引起全身血管扩张，表现为球结膜水肿、面色潮红多汗、四肢湿暖，严重者出现低血压等。

（5）血液系统表现：缺氧可增加红细胞生成素促使红细胞增生，表现为血液中红细胞和血红蛋白增多，血液黏稠度增加，加重肺循环和右心负担。其次是弥散性血管内凝血，其发生机制包括：①长期慢性低氧患者血管内皮细胞受损，导致血小板黏附、凝集、溶解，释放血小板因子，促进凝血活酶形成，使血液高凝，形成广泛性微小血栓和凝血，导致肺动脉栓塞发生；②重度肺部感染尤其是革兰氏氏阴性杆菌，其内毒素损害内皮系统，促进炎症反应，激活血小板；③长期低氧导致血液浓缩，微循环血液淤滞，血液黏度增加；④高碳酸血症和酸中毒损害血管内皮细胞，激活Ⅻ因子，导致内源性凝血。

（6）消化系统症状：缺氧直接或间接损伤肝细胞造成肝功能异常，患者还可出现应激性溃疡和消化道出血的表现，其发生机制包括：①缺氧使胃壁血管收缩，黏膜缺血缺氧，胃黏膜屏障受损，胃黏膜糜烂出血；②二氧化碳潴留增强了胃壁细胞碳酸酐酶的活性，胃酸分泌增多，促进出血肠道黏膜层和黏膜下层细胞变性坏死；③肠道淤血、肠道局部供血不足引起缺血性肠病，导致肠黏膜萎缩、坏死、出血。

（7）肾并发症：低氧和高碳酸血症通过交感神经使肾血管收缩，肾血流量严重减少，可出现肾功能不全，但多为功能性肾功能不全，严重二氧化碳潴留、缺氧晚期，可出现急性肾衰竭。

（8）酸碱失衡和电解质紊乱：呼吸衰竭时因缺氧和（或）二氧化碳潴留，以及临床上应用糖皮质激素、利尿剂和食欲减退等因素存在，可并发酸碱失衡和电解质紊乱。常见的异常动脉血气及酸碱失衡类型是：①严重缺氧伴有呼吸性酸中毒（呼酸）；②严重缺氧伴有呼酸并代谢性碱中毒（代碱）；③严重缺氧伴有呼酸并代谢性酸中毒（代酸）；④缺氧伴有呼吸性碱中毒（呼碱）；⑤缺氧伴有呼碱并代碱；⑥缺氧伴有三重酸碱失衡（triple acid-base disorders with hypoxia，TABD）。

2. 临床诊断

（1）呼吸衰竭的病因诊断：根据病因、病史、诱因、临床表现及体征，通常可临床诊断呼吸衰竭。病因判断包括：①肺功能检测，判断通气障碍的性质（阻塞性、限制性或混合性）及是否合并有换气功能障碍；②影像学检查，包括X线胸片、CT和放射性核素通气/灌注扫描等；③动脉血气分析，动脉血气分析对明确诊断、分型、指导治疗及判断预后均有重要意义。其诊断标准为：①Ⅰ型呼吸衰竭为海平面平静呼吸空气的条件下$PaCO_2$正常或下降，$PaO_2 < 60$ mmHg；②Ⅱ型呼吸衰竭为海平面平静呼吸空气的条件下$PaCO_2 > 50$ mmHg，$PaO_2 < 60$ mmHg；③吸氧条件下，Ⅱ型呼吸衰竭为$PaCO_2 > 50$ mmHg，$PaO_2 > 60$ mmHg；Ⅰ型呼吸衰竭为$PaCO_2$正常或下降，$PaO_2 > 60$ mmHg，需计算氧合指数（PaO_2/FiO_2）< 300 mmHg，提示为呼吸衰竭。

（2）急性呼吸衰竭（acute respiratory failure，ARF）：诊断必须排除非呼吸因素导致的低氧血症，如急性左心衰竭、各种右向左分流的先天性心脏病等。ARF通常为Ⅰ型呼吸衰竭，若缺氧伴随$PaCO_2 > 50$ mmHg即可诊断为Ⅱ型呼吸衰竭。

（3）慢性呼吸衰竭（chronic respiratory failure，CRF）：基本上是在原有胸肺或神经肌肉疾病基础上发生。CRF患者由于机体的多种代偿和适应，可以使机体组织无明显缺氧，即在呼吸空气时，仍能维持正常生活，称为代偿性CRF。若发生继发呼吸道感染或气胸等并发症，临床上出现严重缺氧和高碳酸血症，则称之为失代偿性 CRF。

（四）治疗原则

呼吸衰竭的治疗原则是：治疗病因、去除诱因、保持呼吸道通畅、纠正缺氧、解除二氧化碳潴留、治疗与防止缺氧和二氧化碳潴留所引起的各种并发症。

1. 通畅气道，维持有效肺泡通气量 无论是气管、支气管阻塞，还是呼吸衰竭，保持呼吸道通畅是呼吸衰竭救治成功的基本保障。其中，清除呼吸道分泌物、应用解痉平喘药物是基本方法，根据病情演变程度积极建立人工气道是最便捷有效的途径，包括紧急救治时口咽通道放置、紧急经口或鼻气管插管与气管切开等。同时只有实现有效肺泡通气才能维持氧合与避免二氧化碳潴留。依据患者呼吸衰竭的原因采用相应的治疗方案，呼吸兴奋剂只针对药物性呼吸中枢抑制者有效，中枢或外周神经病变只能以机械通气维持，气道阻塞性肺病通常仅需要适度水平的辅助通气支持逐渐改善肺功能，而严重的急性弥漫性肺损伤患者因肺间质病变、细支气管闭塞、肺泡实变，肺组织丧失通气与换气功能，在最佳机械通气支持下仍无法改善低氧时则需要使用体外膜肺（ECMO）技术改善氧合。

（1）支气管舒张剂：正确使用支气管舒张剂对慢性呼吸衰竭患者的气道通畅和改善是非常有益的。用药方式有吸入、口服用药，最好选用吸入方式给药，例如 0.5% 沙丁胺醇溶液 1~5 mg 或特布他林 2.5~10 mg 雾化吸入治疗；茶碱类药物口服或静脉用药，对于呼吸衰竭患者最好使用静脉用药，常用多索茶碱或氨茶碱针 0.25~0.5 g 加入生理盐水 250~500 mL 静脉滴注。

（2）呼吸道的湿化和雾化治疗：呼吸道的湿化和雾化疗法采用湿化或雾化装置将药物（溶液或粉末）分散成微小的雾滴或雾粒，使其悬浮于气体中，并进入呼吸道及肺内，达到洁净气道、湿化气道，局部治疗（解痉、祛痰、抗感染等）及全身治疗的目标。这对于慢性呼吸衰竭患者起到较好的解痉、祛痰、通畅气道的作用。常用湿化及雾化的药物有：祛痰药物如盐酸氨溴索等，支气管舒张剂例如 β_2 激动剂沙丁胺醇、特布他林和抗胆碱类药物（异丙托溴铵、噻托溴铵）、糖皮质激素等。

（3）人工机械通气：氧气疗法是纠正严重、顽固性低氧血症的基本手段，但对于重度缺氧患者，单纯氧疗有时很难得到改善。此时机械通气支持是重要的治疗手段。机械通气（mechanical ventilation，MV）是借助于人工装置的机械力量产生或增强患者的呼吸动力和呼吸功能。机械通气是治疗急性呼吸衰竭和慢性呼吸衰竭急性加重最有效的手段。对于慢性呼吸衰竭患者来说，正确使用机械通气治疗能十分有效地纠正缺氧和二氧化碳潴留，并能为重症呼吸道感染的治疗赢得时间，减少和避免缺氧和二氧化碳潴留对其他脏器造成的损害。当 $FiO_2 > 50\%$，PaO_2 仍 < 60 mmHg 时，即应尽早开展机械通气支持。早期轻症患者可尝试应用非侵入性鼻（面）罩正压通气，而重症患者则需要气管插管或切开行正压通气治疗。

2. 抗感染治疗 反复的支气管－肺部感染既是引起慢性呼吸衰竭的重要因素，又是呼吸衰竭加重的关键所在。多项研究表明，90% 左右的 COPD 急性发作是由支气管－肺部感染所诱发的，正是严重支气管－肺部感染加重气道阻塞，导致了呼吸衰竭。而慢性呼吸衰竭，特别在使用呼吸机治疗时更容易加重支气管－肺部感染。因此，积极防治支气管－肺部感染是成功地治疗慢性呼吸衰竭的关键。其抗感染治疗的原则和方法如下。

（1）选择有效的抗菌药物：慢性呼吸衰竭患者的特点为年老体弱，反复住院治疗，较多使用雾化吸入、气管插管或切开以及机械通气等治疗，经常使用抗生素治疗，因此发生院内获得性支气管－肺部感染机会多。病原菌大多为革兰氏阴性杆菌、耐甲氧西林金黄色葡萄球菌（MRSA）和厌氧菌，并且细菌的耐药性明显增高。因此经验性治疗时，应首先选用下列喹诺酮类或氨基糖苷类联合药物之一：①抗假单胞菌 β－内酰胺类，如头孢他啶、头孢哌酮、哌拉西林、替卡西林、美洛西林等；②广谱 β- 内酰胺类 /β- 内酰胺酶抑制剂（替卡西林 / 克拉维酸、头孢哌酮 / 舒巴坦钠、哌拉西林 / 他唑巴坦）；③碳青霉烯类（如亚胺培南）；④必要时联合万古霉素（针对 MRSA）；⑤当估计真菌感染可能性较大时，应选用有效的抗真菌药物。有条件者应尽快行痰培养及药物敏感试验，明确致病菌和选用敏感有效的抗生素。但是必须明确痰培养的结果并不完全代表肺部感染病原菌，因此对于痰培养的结果一定也要结合病史、临床综合分析判断。

（2）联合用药：慢性呼吸衰竭多有混合感染，常需联合应用抗生素治疗。兼顾革兰氏阳性、革兰氏阴性和厌氧菌感染，一般用两类药即可。常用有第二代、第三代头孢菌素与氨基糖苷类或喹诺酮药物联合应用，青霉素过敏者选用氟喹诺酮类或克林霉素。

3. 酸碱失衡及电解质紊乱的治疗

（1）酸碱失衡的治疗：慢性呼吸衰竭大部分是由于支气管 - 肺部感染加重而引起气道阻塞加重，使二氧化碳潴留和严重缺氧，随之出现酸碱失衡和电解质紊乱。因此在治疗上首先要积极治疗支气管 - 肺部感染，解痉祛痰、通畅气道，解除二氧化碳潴留。强调尽快地通畅气道，解除二氧化碳潴留，随着气道通畅及二氧化碳潴留解除，呼酸及低氧血症随之纠正。因此原则上不需要补碱性药物。但是当 pH < 7.20 时，为了减轻酸血症对机体的损害，可以适当补 5% 碳酸氢钠，一次量为 40 ~ 60 mL，以后再根据动脉血气分析结果酌情补充。只要将 pH 升至 7.20 以上即可。当呼酸并代酸时，补碱量可适当加大，在 pH < 7.20 时，一次补 5% 碳酸氢钠量可控制在 80 ~ 100 mL，以后再根据动脉血气分析结果酌情处理。而对于伴有严重低氧血症的呼碱，只要治疗肺部感染、通畅气道、吸氧纠正低氧血症即可，随着上述治疗后并好转，呼碱随之好转。要注意预防碱中毒的发生。慢性呼吸衰竭患者的碱中毒可见于呼酸并代碱、呼碱、呼碱

并代碱、二氧化碳排出后碱中毒（post-hypercapnic alkalosis）和呼碱型三重酸碱失衡。其中并发的代碱大部分是医源性引起的，临床上应注意预防，只要患者尿量 500 mL/d 以上，常规补氯化钾 3.0 ~ 4.5 g/d，牢记"见尿补钾、多尿多补、少尿少补、无尿不补"的原则。应注意二氧化碳不要排出过快，特别是机械通气治疗时，避免二氧化碳排出后碱中毒的发生。

（2）水电解质紊乱的纠正：慢性呼吸衰竭患者酸碱失衡常同时存在严重水和电解质紊乱，其中水、钠异常较为常见；血 HCO_3^- 和 Cl^- 的变化常与血二氧化碳变化有关；电解质紊乱特别是血 K^+、Cl^- 和酸碱失衡互为因果。例如低 Cl^-、低 K^+ 可引起代碱，而代碱又可引起低 K^+ 和低 Cl^-。注意针对不同情况，进行相应的预防与治疗。

4. 呼吸中枢兴奋剂的应用

（1）适应证：缺氧伴有二氧化碳潴留患者若出现神经精神症状时，可以使用呼吸中枢兴奋剂。这不仅可以起到兴奋呼吸中枢的目的，而且可以起到清醒意识、利于祛痰的作用。Ⅱ型呼吸衰竭患者当 $PaCO_2$ > 75 mmHg 时，即使无意识障碍也可酌情使用呼吸中枢兴奋剂。

（2）使用方法及注意事项：对于慢性呼吸衰竭患者需要用呼吸中枢兴奋剂治疗时，剂量不宜偏大，常用为 5% 葡萄糖溶液或生理盐水 500 mL+ 洛贝林 5 mg × 3 或尼可刹米 0.375 g × 3。使用时应注意保持呼吸道通畅，必要时可增加吸氧浓度。因为呼吸中枢兴奋剂的使用使机体耗氧量增大。

5. 合理使用利尿剂和强心剂　慢性呼吸衰竭患者不需要常规使用利尿剂和强心剂，当慢性呼吸衰竭伴心力衰竭时，可适当使用。利尿剂可以通过抑制肾脏钠、水重吸收而消除水肿，减少循环血容量，减轻右心前负荷，特别是容量负荷过重的慢性呼吸衰竭患者，合理使用利尿剂是有益的。其原则为小剂量、联合使用排钾和保钾利尿剂，疗程宜短，间歇用药，一般可用氢氯噻嗪 25 mg，每天 1 ~ 3 次，联合螺内酯 40 mg，每天 1 ~ 2 次，使用

过程中注意补钾。慢性呼吸衰竭患者有缺氧，对洋地黄敏感性增高，易中毒如心律失常，甚至猝死。因此，即使慢性呼吸衰竭合并心力衰竭时，使用洋地黄也应持慎重态度。其原则为选用小剂量（常规剂量的 1/2～1/3）、作用快、排泄快的强心剂，常用毛花苷丙 0.2～0.4 mg 或毒毛花苷 K 0.125～0.5 mg 加入葡萄糖 250 mL 内缓慢静滴，应注意纠正低氧和低钾血症，不宜把心率快慢作为观察疗效的指标，因为低氧和低钾血症均可引起心率增快。

6. 肾上腺糖皮质激素的应用 肾上腺糖皮质激素能阻断炎症反应中的多个环节，通过增加抗炎症反应的蛋白质合成和减少促炎症反应蛋白质的合成释放来达到非特异性抗炎的目的，是目前控制气道慢性炎症最基本、最有效的药物。对于慢性呼吸衰竭如 COPD 急性加重期患者，全身应用糖皮质激素及稳定期长期规律吸入给药，都可以达到减轻气道炎症、通畅气道的目的。其次，糖皮质激素治疗还有提高患者应激能力、减轻脑水肿的作用，但不宜长期使用。

7. 消化道出血的防治 慢性呼吸衰竭患者由于缺氧、二氧化碳潴留以及使用糖皮质激素和氨茶碱等因素，常可并发消化道出血。其防治原则为病因治疗和对症治疗：①尽快纠正缺氧和解除二氧化碳潴留；②应慎用或禁用对胃肠道有刺激的药物或食物；③预防性应用制酸剂，如氢氧化铝凝胶、H_2 受体拮抗剂（西咪替丁或雷尼替丁），以控制胃液酸度，减少出血机会；④对有消化道出血先兆者，应及早安置胃管，先抽尽胃内容物，胃内注入去甲肾上腺素或用凝血酶；⑤如无 DIC 并存，消化道出血时可用酚磺乙胺、6- 氨基己酸等；⑥如合并 DIC，应用抗凝剂肝素及低分子右旋糖酐等；⑦出血明显，发生严重贫血者，应补充血容量，纠正贫血。

8. 营养支持 慢性呼吸衰竭患者因能量代谢增高，蛋白分解加速、摄入不足，机体处于负代谢。长时间营养不良会降低机体的免疫功能，感染不易控制，呼吸肌疲劳，以致发生呼吸泵衰竭，不利于患者的救治和康复。故在慢性呼吸衰竭治疗中应注意对患者的营养支持。

第二节　急性肺损伤 / 急性呼吸窘迫综合征

早在第一次世界大战和第二次世界大战期间，军医在治疗战争创伤后引起的呼吸衰竭患者时，发现有一类具有特殊临床症状与体征的急性呼吸衰竭，由于当时认识不足，先后出现了多种不统一的命名，如肺挫伤、休克肺、湿肺及肺水肿。1967 年美国 Ashbaugh 等首先报道了 12 例成人急性呼吸窘迫（acute respiratory distress in adult）患者中死亡 7 例，病死率达 58.33%。此事引起了世界各国学者高度重视。为了和婴儿呼吸窘迫综合征（infantile respiratory distress syndrome，IRDS）相区别，故命名为成人呼吸窘迫综合征（adult respiratory distress syndrome，ARDS）。1994 年起将 "A" 的含义由 "adult"（成人）改为 "acute"（急性）。

流行病学调查显示急性肺损伤（acute lung injury，ALI）/ 急性呼吸窘迫综合征（acute respiratory distress syndrome，ARDS）是临床常见危重症。1994 年，欧美共识会议发表了有关 ALI/ARDS 的定义与诊断标准，将 ALI/ARDS 定义为多种病因引起的急性呼吸功能衰竭综合征，其病理生理特点为非心源性肺水肿、低氧血症和弥漫性肺实质实变。ALI 是这一临床综合征的早期阶段，低氧血症程度较轻，而 ARDS 则是 ALI 较为严重的阶段。ALI 发病率为每年 18/10 万，ARDS 为每年（13～23）/10 万。2005 年的研究显示，ALI/ARDS 发病率分别在每年 79/10 万和 59/10 万。提示 ALI/ARDS 发病率显著增高，明显增加了社会和经济负担，这甚至可与胸部肿瘤、AIDS、哮喘或心肌梗死等相提并论。

（一）定义

2012 年，欧洲危重病医学会与美国胸科学会组成的委员会发表了 ARDS 的柏林定义。根据柏林定义，ARDS 是一种急性弥漫性肺部炎症，可导致肺血管通透性升高，肺重量增加，参与通气的肺组织减少。其临床特征为低氧血症，双肺透光度降低，肺内分流和生理无效腔增加，肺顺应性降低。ARDS 急性期的病理学特征包括弥漫性肺泡损伤（即水肿、炎症、透明膜或出血）。ARDS 是在严重感染、休克、创伤及烧伤等非心源性疾病过程中，肺毛细血管内皮细胞和肺泡上皮细胞损伤造成弥漫性肺间质及肺泡水肿，导致的急性进行性低氧性呼吸功能不全或衰竭。以肺容积减少、肺顺应性降低、严重的通气／血流比例失调为病理生理特征，临床上表现为进行性低氧血症和呼吸窘迫，肺部影像学上表现为非均一性的渗出性病变。

ARDS 主要病理特征为肺微血管通透性增高而导致肺泡渗出液中富含蛋白质的肺水肿及透明膜形成，并伴有肺间质纤维化。由肺内炎性细胞（如中性粒细胞、巨噬细胞）为主导的肺内炎症反应失控导致的肺泡毛细血管膜损伤，这是形成肺毛细血管通透性增高肺水肿的病理基础。病理生理改变以肺顺应性降低、肺内分流增加及通气／血流比例失调为主。临床表现为顽固性低氧血症、呼吸频数和呼吸窘迫，胸部 X 线显示双肺弥漫性浸润影，后期多并发多器官功能障碍。

（二）病因

自 1967 年首次提出 ARDS 命名以来，文献报道有关引起 ARDS 的病因日益增多。多种危险因素可诱发 ARDS，主要包括：①直接肺损伤因素：严重肺部感染，胃内容物吸入，肺挫伤，吸入有毒气体，淹溺、氧中毒等。②间接肺损伤因素：严重感染，严重的非胸部创伤，急性重症，胰腺炎，大量输血，体外循环，弥散性血管内凝血等。概括 ARDS 的病因分为 10 类。

（1）休克：感染中毒性、出血性、心源性。

（2）创伤：肺部与胸部外伤、颅脑外伤和烧伤等。

（3）严重感染与脓毒血症：细菌性肺炎、病毒性肺炎、真菌感染与真菌性肺炎、立克次体感染、结核、脓毒血症等。

（4）误吸：胃内容物、淹溺、吸入有害气体、高浓度氧、烟雾等。

（5）药物：麻醉药物过量、美沙酮、秋水仙碱和药物过敏反应等。

（6）代谢紊乱：急性胰腺炎、糖尿病酮症酸中毒和尿毒症等。

（7）血液疾病：多次大量输血、弥散性血管内凝血。

（8）妇产科疾病：子痫及子痫前期、羊水栓塞、其他。

（9）弥漫性结缔组织病。

（10）其他：心律转复后、体外循环、器官移植等。

（三）发病机制和病理生理

ARDS 为多种原发疾病所引起，发病机制错综复杂，至今仍未被完全阐明。ARDS 可能是全身炎症反应的肺部表现，也是机体正常炎症反应的过度表达结果。此种炎症瀑布可分为相互重叠的 3 个阶段，即启动、放大和损伤。在启动阶段，多种免疫与非免疫细胞产生各种炎症介质和细胞因子，随后在炎症放大阶段，效应细胞如中性粒细胞被活化、募集、扣押在包括肺组织在内的靶器官中。一旦效应细胞被扣押于肺内，将释放活性氧代谢产物和蛋白酶，在损伤阶段引起细胞损害。此种炎症瀑布是系统性和全身性的，多种效应细胞和炎症介质两个主要因素参与了肺损伤，对 ARDS 的发病机制起关键性作用。这些细胞和细胞因子、炎性介质构成了 ARDS 炎症反应和免疫调节"细胞网络"和"红胞因子网络"。它们通过不同的信号传导途径，调控着机体的免疫反应，也与炎症反应的失控有关。参与炎症的细胞有多形核白细胞、肺泡上皮细胞、血管内皮细胞、肺血管内皮细胞、肺泡巨噬细胞、肺间质巨噬细胞和肺血管巨噬细胞等。其中 PMN 和肺内巨噬细胞在损伤中起重要作用。它们可以释放大量的细胞因子和炎性介质，引起炎症的放大和损伤。参与炎症反应的炎症介质有氧自由基、花生四烯酸代谢产物白三烯、前列腺素、补体系统、蛋白酶、肿瘤坏死因子（TNF）、白细胞介素（IL）、血小板活化因子（PAF）、一氧化氮（NO）和肺表面活性物质（pulmonary surfactant, PS）等。其中单核－巨噬系统产生的 TNF 称为 TNFα，作为一种促炎介质，可能是肺损伤的启动因子之一。ILs 由多种细胞分泌，既有促炎所用的 IL-1、IL-6 和 IL-8，也有对炎症起调控作用的抗炎介质 IL-10 和 IL-13。

上述炎症反应的失控可导致肺泡毛细血管内皮细胞和肺泡上皮细胞损伤，其结果是肺水肿和透明膜形成并伴肺间质纤维化。其病理生理改变是肺顺应性降低、肺内分流增加和通气／血流比例失调，最终导致顽固性低氧血症。

（四）病理

ARDS 的主要病理特点是弥漫性肺泡损伤，表现为肺泡透明膜形成（富含蛋白的肺泡和间质水肿）伴 Ⅰ 型肺泡上皮细胞或肺毛细血管内皮细胞坏死、肿胀、间质纤维化，或伴 Ⅱ 型上皮细胞增生。在渗出开始阶段包括肺损伤的最初几天，先后发生：①肺泡 Ⅰ 型上皮细胞的广泛坏死和基底膜的脱落均代表上皮的损害；②在肺泡管和肺泡腔由纤维蛋白和基质蛋白构成的透明膜形成；③内皮细胞肿胀伴有细胞间基质增宽；④中性粒细胞炎症。在肺泡毛细血管和肺小动脉可见纤维蛋白栓。幸存的 ARDS 患者大多数可表现肺组织结构变化，表现为间质纤维化和肺实质重构伴有囊状和蜂窝样改变，而影响肺功能。大体观察：病变呈双侧性分布，肺表面常见灶状出血。肺肿胀、两肺湿重明显增加，含水量可为正常的 3 ~ 4 倍，少数重量可达 4 000 g 以上。可根据肺重量对 ARDS 进行严重程度的分级：超过正常重量 25% ~ 50% 为轻度，50% ~ 75% 为中度，75% 以上为重度。肺切面有明显充血、出血、水肿、实变或肺不张。光学显微镜观察可见肺间质及肺泡水肿、出血、透明膜形成、小血管血栓形成、急性肺炎、肺不张和代偿性肺气肿。

（五）临床表现

除有原发病的相关症状与体征外，ARDS 尚具有以下临床表现。

1. 症状与体征

（1）呼吸增快和窘迫：呼吸困难、呼吸频数是呼吸衰竭最早最客观的表现，呼吸频率增速可达 30 ~ 50 次 /min，鼻翼扇动，辅助呼吸肌运动增强；口唇和甲床明显发绀。由于女性、小儿和年老体弱者的呼吸次数和呼吸窘迫较轻，故呼吸频率超过 25 次 /min，即应提高警惕性。典型临床经过可分为 4 期。

1）损伤期：在损伤后 4 ~ 6 h 以原发病表现为主，呼吸可增快，但无典型呼吸窘迫。

2）相对稳定期：在损伤后 6 ~ 48 h，经积极救治，循环稳定，而逐渐出现呼吸困难、频率加快、低氧血症、过度通气和 $PaCO_2$ 降低，肺部体征不明显。

3）呼吸衰竭期：在损伤后 24 ~ 48 h，呼吸困难、窘迫和出现发绀，常规氧疗无效，且不能用其他原发心肺疾病来解释，呼吸频率加快，可达 35 ~ 50 次 /min，胸部听诊可闻及湿啰音。

4）终末期：极度呼吸困难和严重发绀，出现神经精神症状如嗜睡、谵妄和昏迷等。血气分析为严重低氧血症、二氧化碳潴留，常有混合性酸碱失衡，最终可导致循环功能衰竭。

（2）咳嗽和咳痰：早期咳嗽不明显，可出现不同程度的咳嗽；亦可少量咯血，咳出血水样痰是 ARDS 的典型症状之一。

（3）烦躁、神志恍惚或淡漠：多在疾病晚期出现。

（4）其他：因 ARDS 早期已出现明显的肺水肿，容易伴发肺部感染，有些患者可出现寒战和发热，易误诊为原发疾病所致，应加以鉴别。

2. 体征

（1）发绀：因严重缺氧且通过吸氧很难改善，故发绀为本病的重要特征之一。

（2）肺部体征：肺部早期体征较少，中晚期可听到干性或湿性啰音，如出现呼吸困难，吸气时肋间及锁骨上窝下陷。

（3）心率：常超过 100 次 /min。

（六）辅助检查

1. 影像学表现　CT、MRI、PET/CT 和光学相干断层扫描（optical coherence tomography，OCT）等在 ARDS 病理生理等方面的研究中日益广泛，但 X 线胸片依然是最为简便和有效评价肺部病变的方法。ARDS 的 X 线胸片表现可分为 3 期：① ARDS 发病 24 h 内。早期胸片显示肺血管纹理呈网状增多、边缘模糊，提示为间质性肺水肿，病灶主要位于中下肺野。②磨玻璃样表现，X 线胸片显示以肺门为中心呈蝶翼状分布或位于中下肺野的斑片状阴影，部分可见空气支气管征及多发小片状或小结节状高密度影。③ ARDS 晚期 X 线胸片表现呈两肺野或大部分呈均匀密度增加，磨玻璃样改变，心影边缘不清或消失，呈"白肺"（white lung）样改变。并发肺部感染时，X 线胸片显示肺纹呈网状或多发性肺脓肿，空洞形成及纵隔气肿、气胸及胸腔积液等。

2. 动脉血气分析　PaO_2 和 PaO_2/FiO_2 变化是 ARDS 诊断的主要客观标准，迄今为止，尚缺少对 ARDS 早期诊断的简便而有效的诊断指标，顽固性低氧血症（$PaO_2 < 60$ mmHg 和 $PaO_2/FiO_2 < 300$ mmHg）仍是临床常用的诊断依据。动态监测 PaO_2 有进行性下降趋势，应高度警惕。ARDS 早期为 PaO_2 下降、$PaCO_2$ 正常或下降，pH 升高或正常，表现为 I 型呼吸衰竭；晚期为 PaO_2 严重下降同时伴有 $PaCO_2$ 升高和 pH 下降，表现为 II 型呼吸衰竭和呼吸性酸中毒。

（七）诊断

理想的 ALI/ARDS 诊断标准应该包含特征性病理学改变依据，但临床医师获取患者的肺组织却有一定难度。目前详细询问病史，明确原发病，注意呼吸改变，及时行胸部 X 线检查及动脉血气分析仍是及早发现 ALI/ARDS 的有效措施。诊断依据为中华医学会呼吸病学分会制定的诊断标准和 2012 年柏林定义。

1. ALI/ARDS 的高危因素

（1）直接肺损伤因素：严重肺部感染、胃内容物吸入、肺挫伤、吸入有毒气体、淹溺、氧中毒等。

（2）间接肺损伤因素：脓毒症（sepsis）、严重的非胸部创伤、重症胰腺炎、大量输血、体外循环、DIC 等。

2. ALI/ARDS 的诊断标准　2000 年中华医学会呼吸病学分会提出 ALI/ARDS 诊断标准：①有发病的高危因素。②急性起病，在直接或间接肺损伤后 12 ~ 48 h 内发病，呼吸频率快和（或）呼吸窘迫。③低氧血症：ALI 时 $PaO_2/FiO_2 \leqslant 300$ mmHg，ARDS 时 $PaO_2/FiO_2 \leqslant 200$ mmHg。④早期病变以间质性为主，胸部 X 线检查为双肺浸润影。⑤肺毛细血管楔压（pulmonary capillary wedge pressure，PCWP）$\leqslant 18$ mmHg 或临床上能除外心源性肺水肿。同时符合以上 5 项条件者，可诊断为 ALI 或 ARDS。

2012 年，经欧洲重症医学会倡议，美国胸科学会和重症医学学会共同参与达成 ARDS 柏林诊断标准（表 2-22-1）。

表 2-22-1　ARDS 柏林诊断标准

项目	内容
起病时间	一周以内急性起病的或者加重的呼吸系统症状
肺水肿来源	呼吸衰竭不能完全用心功能不全或液体过负荷解释；在没有危险因素存在的情况下，需要做客观的检查（如超声心动图）以除外高静水压性肺水肿
胸部影像	双肺浸润影，不能用胸腔积液、结节、肿块、肺不张所解释
低氧血症	轻度：$200 < PaO_2/FiO_2 \leqslant 300$ 中度：$100 < PaO_2/FiO_2 \leqslant 200$ 重度：$PaO_2/FiO_2 \leqslant 100$ 且 PEEP 或 CPAP $\leqslant 5$ cmH$_2$O

（八）治疗

ALI/ARDS 的治疗，至今尚无特效的方法，目前主要是根据其病理生理改变和临床表现进行针对性多靶点和支持性治疗。积极治疗原发病，特别是控制感染，改善通气和组织氧供，防止进一步的肺损伤和肺水肿，是目前治疗的主要原则。

1. 积极治疗原发病、预防 ALI/ARDS 发生　积极治疗原发病，尽早除去诱因，这是治疗 ALI/ARDS 的首要原则。

（1）积极控制感染：全身性感染、创伤、休克、烧伤、急性重症胰腺炎等是引起 ALI/ARDS 的首位高危因素，又是影响 ALI/ARDS 救治效果的首要原因。严重感染患者中有 25%～50% 发生 ALI/ARDS，而且在感染、创伤等导致的多器官功能障碍中，肺往往也是最早发生衰竭的器官。因此控制原发病，遏制其诱导的全身失控性炎症反应，是预防和治疗 ALI/ARDS 的必要措施。在危重患者抢救过程中，应严格无菌操作，撤除不必要的血管内导管和导尿管，预防皮肤溃疡，寻找并处理外科感染，以减少医院内感染。对 ALI/ARDS 并发感染征象的患者，应加强对感染部位的寻找，并应结合血、尿、痰微生物培养和临床情况，选择强有力的抗生素治疗。

（2）积极抢救休克。

（3）静脉输液避免过多过快：晶体液与胶体液以 1∶1 为宜，参考中心静脉压、血压、肺动脉楔压、脉压与尿量，随时调整输入液体量。

（4）尽量少用库存血。

（5）及时的骨折复位、固定。

（6）危重患者抢救应吸氧，但应避免长时间高浓度的氧吸入，一般吸氧浓度为 40%～50%，维持 PaO_2 60 mmHg。

2. 改善通气和组织供氧　ALI/ARDS 患者吸氧治疗的目的是改善低氧血症，使 PaO_2 达到 60～80 mmHg。可根据低氧血症改善的程度和治疗反应调整氧疗方式，首先使用鼻导管，当需要较高的吸氧浓度时，可采用可调节吸氧浓度的文丘里面罩或带贮氧袋的非重吸式氧气面罩。ARDS 患者往往低氧血症严重，大多数患者一旦诊断明确，常规的氧疗常常难以奏效，机械通气仍然是最主要的呼吸支持手段。当 $FiO_2 > 0.5$，而 PaO_2 < 60 mmHg，应尽早进行机械通气治疗。早期轻症患者可用无创性鼻（面）罩机械通气，多数患者需要气管插管或切开行机械通气支持。实施机械通气时应采用小潮气量（6～8 mL/kg 预测体重）肺保护性通气策略以及加用适度的呼气末正压通气（positive end expiratory pressure, PEEP）（气道平台压 < 30 mmHg），并应注意 PEEP 一般为 5～15 cmH_2O，以防止肺塌陷的产生。在实施肺保护性通气策略时，应确保 PaO_2 升高 > 60 mmHg，$PaCO_2$ 可适度、缓慢上升，但应保持 pH > 7.20。

无创机械通气（non-invasive mechanical ventilation, NIV）可以避免气管插管和气管切开引起的并发症，近年来得到了广泛的推广应用。但 NIV 在急性低氧性呼吸衰竭中的应用却存在很多争议。迄今为止，尚无足够的资料显示 NIV 可以作为 ALI/ARDS 导致的急性低氧性呼吸衰竭的常规治疗方法。不同研究中，NIV 对急性低氧性呼吸衰竭的治疗效果差异较大，可能与导致低氧性呼吸衰竭的病因不同有关。2004 年的一项荟萃分析显示，在不包括慢性阻塞性肺疾病和心源性肺水肿的急性低氧性呼吸衰竭患者中，与标准氧疗相比，NIV 可明显降低气管插管率，并有降低 ICU 住院时间及住院病死率的趋势。但分层分析显示 NIV 对 ALI/ARDS 的疗效并不明确。有一项 RCT 研究显示，与标准氧疗比较，NIV 虽然在应用第一小时明显改善 ALI/ARDS 患者的氧合，但不能降低气管插管率，也不能改善患者预后。可见，ALI/ARDS 患者应慎用 NIV。当 ARDS 患者神志清楚、血流动力学稳定，并能够得到严密监测和随时可行气管插管时，可以尝试 NIV 治疗。有学者建议，在治疗全身性感染引起的 ALI/ARDS 时，如果预计患者的病情能够在 48～72 h 内缓解，可以考虑应用 NIV。应用 NIV 可使部分合并免疫抑制的 ALI/ARDS 患者避免有创机械通气，从而避免呼吸机相关肺炎（VAP）的发生，并可能改善预后。

一般认为，ALI/ARDS 患者在以下情况时不适宜应用 NIV：①神志不清；②血流动力学不稳定；

③气道分泌物明显增加而且气道自洁能力不足；④因脸部畸形、创伤或手术等不能佩戴鼻面罩；⑤上消化道出血、剧烈呕吐、肠梗阻和近期食管及上腹部手术；⑥危及生命的低氧血症。应用 NIV 治疗 ALI/ARDS 时应严密监测患者的生命体征及治疗反应。如 NIV 治疗 1~2 h 后，低氧血症和全身情况得到改善，可继续应用 NIV。若低氧血症不能改善或全身情况恶化，提示 NIV 治疗失败，应及时改为有创机械通气。

有创机械通气支持期间充分复张 ARDS 病变区域塌陷的肺泡（即肺复张）是纠正低氧血症和保证 PEEP 效应的重要手段。临床研究证实肺复张策略能有效地促进塌陷肺泡复张，改善氧合，降低肺内分流。一项 RCT 研究显示，与常规潮气量通气比较，采用肺复张联合小潮气量通气，可明显改善 ARDS 患者的预后。

对于成人 ARDS 尤其是中重度呼吸功能障碍患者，可使用俯卧位通气，俯卧位通气通过降低胸腔内压力梯度、促进分泌物引流和促进肺内液体移动，明显改善氧合。目前尚无充分证据显示应用高频振荡通气（HFO）能得到更多的获益。

3. 体外膜式氧合（ECMO）　是持续体外生命支持（extracorporeal life support, ECLS）技术的一种，主要用于部分或完全替代患者心肺功能，使心肺得以充分休息，从而为原发病的治疗争取时间。虽然 ECMO 在发达国家已成为一项床旁可及的生命支持技术，但在国内则起步较晚，前期主要应用于心脏病领域，在呼吸衰竭领域的应用则始于 2009 年新型 H1N1 在国内的流行和重症病例的集中出现，目前已有多家医院已开始着手将 ECMO 应用于重症呼吸衰竭的救治。近年来，中华医学会呼吸病学分会结合国内外相关文献和国内实际情况颁布了《体外膜式氧合治疗成人重症呼吸衰竭推荐意见》。

（1）工作原理：ECMO 原理是通过泵（其作用类似人工心脏）将血液从体内引至体外，经膜式氧合器（其作用类似人工肺，简称膜肺）进行气体交换之后再将血回输入体内，完全或部分替代心和（或）肺功能。按照治疗方式和目的，ECMO 主要有静脉 - 静脉 ECMO（VV-ECMO）和静脉 - 动脉 ECMO（VA-ECMO）两种。其中 VV-ECMO 适用于仅需要呼吸支持的患者，VA-ECMO 可同时进行呼吸和循环支持。体外二氧化碳清除（extracorporeal carbon dioxide removal，$ECCO_2R$）主要用于体内过多二氧化碳的清除，为 ECMO 的一种特殊形式。

（2）适应证：ECMO 治疗的基本目的是提供相对于常规呼吸支持更为有效和安全的通气与氧合支持，从而为诊断和治疗原发病争取更多的时间。主要包含以下 4 类患者。

1）挽救治疗（rescue therapy）：对于常规呼吸支持手段不能维持足够氧合与通气需求的重症呼吸衰竭，以 ECMO 可以获得部分或完全的呼吸支持，使患者不至于因缺氧和（或）二氧化碳潴留而死亡。目前大多数 ECMO 患者属于此类范畴。

2）早期干预：对于部分重症患者，以常规呼吸支持可以维持相对稳定的通气与氧合，但需要较高的气道压及 FiO_2。为减少气压伤和高浓度氧的风险，可早期给予 ECMO。与需要挽救治疗者相比，这类患者的病情相对轻，ECMO 介入的时机相对较早。

3）过渡治疗：最常见于心肺移植患者，为等待供体而行 ECMO。

4）支持治疗：如严重肺功能障碍需行手术治疗，或主气道狭窄需行气道内介入，大咯血需行血管内介入，肺泡蛋白沉积症行全肺灌洗等。

（3）禁忌证：如患者具有原发病可逆性小、多种严重的合并症与并发症、严重影响 ECMO 操作的社会 - 经济因素，应视为相对禁忌证。此外，以下情况应特别注意：①有应用肝素的禁忌或相对禁忌，如严重凝血功能障碍，合并有近期颅内出血，对肝素过敏，具有肝素诱导的血小板减少症（heparin-induced thrombopenia，HIT）等；②ECMO 前机械通气时间过长，表明 ARDS 的原发病处理较为困难，或者合并有严重气压伤、呼吸机相关肺部感染等并发症，或具有更高的相关风险，其 ECMO 的成功率越低。一般认为高通气支持水平（峰压 > 30 cmH$_2$O，FiO$_2$ > 0.8），应用大于 7 天的患者不宜行 ECMO。

ECMO 支持技术是不同原因导致重症低氧性呼吸衰竭患者的一项重要有效治疗手段，越来越多的研究表明重症 ARDS 患者应用 ECMO 支持治疗后能使患者获益。ECMO 的应用领域逐步扩展至肺移植的过渡和慢阻肺急性加重患者的体外 CO$_2$ 清除。

4. 严格控制输入液体量　严格控制输入液体量，宜保持体液负平衡，每天出入液体量一般控制在入量比出量少 500 mL 左右。必要时可放置 Swan-Ganz 导管，动态监测肺毛细血管楔压，随时调整输入液体量。

5. 其他药物治疗　目前国内外已试图针对其主要发病环节进行药物治疗，以减轻肺和全身炎症。

（1）糖皮质激素：可作用于 ALI/ARDS 的多个发病环节，很早即用于 ALI/ARDS 的治疗。目前国内学者不主张常规应用糖皮质激素来防治 ALI/ARDS。但对多发性长骨和骨盆骨折并发的 ALI/ARDS、急性胰腺炎、误吸等并发的 ALI/ARDS，仍主张应用糖皮质激素来治疗。常用的剂量为地塞米松 20 ~ 30 mg/d，疗程宜短，一般为 3 ~ 5 天。

（2）非皮质醇类抗炎药物：此类药物主要包括前列腺素代谢的脂氧合酶和环氧合酶通路抑制剂，如布洛芬、吲哚美辛和氯芬那酸等。早期应用方可奏效。

（3）氧自由基清除剂和抗氧化剂：此类药物主要有 N- 乙酰半胱氨酸、维生素 E、超氧化物歧化酶等。目前临床上应用的经验不多。

（4）血管扩张剂：理论上血管扩张剂能降低肺血管阻力、改善肺部灌流，实际上它也降低了生理性肺血管低氧性收缩和外周血管阻力，进一步加大 ARDS 已存在的肺内和外周分流、减少氧合。因此，目前大多学者不主张应用血管扩张剂治疗

ARDS。但有应用山莨菪碱治疗 ARDS 的报道。其方法为：①尽早应用为好；②量不宜过大，一般为每次 10 ~ 20 mg，每 6 h 静脉滴注 1 次，病情改善后，即酌情减量或停用，以免血管进一步扩张，加重通气 / 血流比值失调。

（5）肺表面活性物质（PS）替代治疗

1）促进 PS 的合成和分泌：糖皮质激素、肾上腺能和胆碱能受体激动剂均有此作用。故有人设计用以下方案：氨茶碱 + 糖皮质激素 + 异丙肾上腺素的 ARDS 治疗方案。溴环己胺醇是祛痰剂溴己新的代谢产物，可替代激素用于 ARDS 的防治。

2）表面活性物质替代疗法：目前有以下几种治疗用表面活性物质制剂。①自然提取物：用支气管肺泡灌洗液或羊水经离心所得，含全部脱辅基蛋白。②改良天然制剂。③人工制剂。④重组表面活性剂。但临床应用的经验不多，尚需在提高效能、减少过敏反应、给药方法和制剂来源等方面，进行深入研究。

（6）减轻肺水肿：主要应控制补液量，特别是胶体液量，以免肺循环液体静水压增加或大量血浆蛋白通过渗透性增加的肺泡毛细血管膜，在肺泡和间质积聚，加重肺水肿。在血流动力学状态稳定情况下，为减轻肺水肿，可酌用少量利尿剂。

（7）加强营养支持：ARDS 患者机体处于高代谢状态，能量消耗增加，即使在恢复期亦持续较长时间。因此，必须尽早地给予强有力的营养支持。

（九）预后

随着对 ALI/ARDS 的认识提高，通过最佳治疗，ARDS 病死率有所下降，但仍保持在 30% ~ 40%。对于大于 65 岁、有败血症危险和其他器官功能不良的患者而言病死率较高。ARDS 患者死亡原因可分为早期（72 h）多为原发疾病和损伤；晚期（3 天后）多为继发感染、脓毒症、呼吸衰竭和多器官功能不全。存活 ARDS 患者中，可有肺部纤维化和肺功能异常，包括限制性通气功能障碍和弥散功能下降。从炎症失控、弥漫性肺泡损伤着手去寻找早期诊断方法及治疗措施，仍是降低 ALI/

ARDS 病死率的关键，也是今后研究的方向。

第三节　呼吸支持技术

呼吸支持（breath support）技术是救治呼吸衰竭的有效手段。临床上常针对呼吸衰竭的不同程度采用不同呼吸支持方法。呼吸支持技术包括开放气道、吸氧、气管插管、气管切开、机械通气、体外膜肺和血管内氧合等技术。本节主要就氧疗和机械通气技术进行介绍。

一、氧疗

氧疗（oxygen therapy）是指应用氧气纠正缺氧的一种治疗方法。氧疗各种原因引起的低氧血症患者常规和必不可少的治疗方法。通过提高吸入氧浓度，促进氧在肺内的弥散，提高血氧含量，纠正或缓解缺氧状态。氧气本身作为一种药物，既有其治疗作用，也可能带来不良反应，因此需要严格把握其使用剂量（吸入浓度和时间）。

（一）适应证

理论上只要 PaO_2 低于 60 mmHg 就可给予氧疗，并不能治疗低氧血症的潜在病因，对潜在病因的诊断和治疗必须作为紧急事项。氧疗目的也是要使 $PaO_2 > 60$ mmHg。

（1）动脉血氧分压（PaO_2）降低。①成人、儿童及出生 > 28 日的婴儿，$PaO_2 < 60$ mmHg 或 $SaO_2 < 90\%$；②新生儿 $PaO_2 < 50$ mmHg，$SaO_2 < 88\%$ 或毛细血管氧分压 < 40 mmHg。

（2）在不能监测血气的紧急状况下，高度怀疑缺氧。

（3）严重外伤（应激状态耗氧增加）。

（4）急性心肌梗死。

（5）短期治疗（如麻醉复苏期）。

（二）方法

慢性呼吸衰竭患者临床上最常用、简便的方法是应用鼻导管吸氧，氧流量 1～3 L/min，其吸氧浓度（FiO_2）= 21% + 4% × (1～3) = 25%～33%。面罩的优势在于其给氧浓度比较稳定，可提供中等量浓度氧，并可部分或基本避免重复呼吸，适用于急救或需较高浓度氧的患者。面罩给氧的缺点是使用时影响咳痰、进食和说话。面罩给氧主要有几种形式：无储存气囊和活瓣的开放式面罩、文丘里面罩、附储气袋面罩和头罩／氧帐。简单面罩所能提供的氧浓度为 35%～55%，而非重复呼吸附储气袋面罩则可提供接近 100% 浓度的氧气。

对于无高碳酸血症呼吸衰竭风险的急性呼吸衰竭的患者，可采用吸入较高浓度氧（35%～50%）或高浓度氧（> 50%），提高氧分压，尽快使 $PaO_2 > 60$ mmHg，增加氧弥散量，纠正或改善低氧血症。一旦患者已经稳定，氧浓度可以向下调节［使用鼻导管（1～6 L/min）或简单面罩以（5～10 L/min）］维持目标饱和度为 94%～98%。对于慢性 II 型呼吸衰竭应采用控制性氧疗，其吸氧浓度通常为 25%～35%，从低吸氧浓度开始，逐渐加大吸氧浓度，其最终目标是 $PaO_2 > 60$ mmHg 和 $SaO_2 > 90\%$，并对升高的 $PaCO_2$ 没有明显加重趋势。

二、机械通气技术

机械通气是指借助各种类型的呼吸机，将空气、氧气、或空气－氧气混合气压入肺内，产生或辅助患者的呼吸肌动作使肺间歇性膨胀，达到增强和改善呼吸功能、减轻或纠正缺氧与二氧化碳潴留的一种治疗措施或方法，是严重呼吸衰竭患者患病期间的一种呼吸支持方法。机械通气不是一种病因治疗，而是一种功能替代疗法，为针对呼吸衰竭的各种病因治疗争取时间和创造条件。机械通气的目的是保证患者充分的通气和氧合，稳定的血流动力学，并尽量减少和防止肺损伤。

（一）机械通气的目的

（1）替代呼吸：对呼吸停止（包括窒息）者，通过机械通气达到通畅气道并恢复有效肺泡通气。

（2）减少呼吸做功：机械通气部分或全部替代患者呼吸做功并完成通气功能，帮助呼吸肌及原发疾病恢复。

（3）改善氧合状态：机械通气通过增加吸入气体氧浓度、减轻分流和通气 / 血流比例达到氧合改善的目标。

（4）纠正高碳酸血症：通过改善肺泡通气使 $PaCO_2$ 和 pH 维持在正常水平。

（5）防止肺不张。

（6）对使用镇静和肌肉松弛药物的患者提供通气保障。

（7）稳定胸壁。

（8）保护气道。

（二）机械通气的应用指征

判断是否需要行机械通气可参考以下条件：①意识障碍；②呼吸频率 > 35 次 /min 或 < 8 次 /min、呼吸节律异常或自主呼吸微弱或消失；③ PaO_2 < 50 mmHg，尤其是吸氧后仍 < 50 mmHg；④ $PaCO_2$ 进行性升高，pH 进行性下降；⑤呼吸衰竭经常规治疗后效果不佳，有病情恶化趋势。应用范围包括：

（1）通气功能障碍为主的疾病：COPD、支气管哮喘、重症肌无力、吉兰 - 巴雷综合征、多发性肌炎、胸廓畸形、胸部外伤或胸部手术后等所致外周呼吸泵衰竭；脑炎、外伤、肿瘤、脑血管意外和药物中毒等引起的中枢性呼吸衰竭。

（2）换气功能障碍为主的疾病：ARDS、肺炎、间质性肺疾病、肺栓塞等。

（3）需强化气道管理者：使用某些呼吸抑制药物时，各种外科手术常规麻醉和术后管理的需要，体弱或患有心脏疾病者需行手术治疗。

（三）机械通气的禁忌证和相对禁忌证

机械通气治疗禁忌证选择可分两方面：一方面必须进行机械通气，通气时应采用适当通气方式及呼吸工作参数；另一方面对于自主呼吸尚能维持基本通气，尽量不采用机械通气。

严格讲没有绝对机械通气禁忌证，但对于一些特殊情况，应采用相应机械通气或者采取相应特殊通气方式，否则会造成严重不良后果。如下情况列为机械通气相对禁忌证。

1. 伴有肺大泡的呼吸衰竭患者　由于机械通气为正压通气易造成肺大疱破裂引起气胸，纵隔气肿等并发症。

2. 张力性气胸及纵隔气肿未行引流者　原则上有气胸的患者只要自主呼吸能维护基本通气，临床症状不很严重，则不进行机械通气，如果必须进行机械通气，在机械通气前必须行闭式引流尤其是张力性气胸、纵隔气肿，否则机械通气会加重气胸，造成适得其反的结果。

3. 大咯血或严重误吸引起窒息　大咯血或误吸引起窒息原则不宜立即进行机械通气，因为机械通气会将血块或误吸物质压入小气道引起阻塞性肺不张，应先吸出血液或误吸物后再进行机械通气。

4. 急性心肌梗死　过去认为急性心肌梗死禁忌机械通气，现在认为心梗伴有肺水肿、呼衰，在治疗原发病基础上可进行机械通气，可采用低压通气并注意病情变化。

5. 左心衰竭　过去认为急性左心衰禁忌机械通气，现在认为急性左心衰时机械通气采用适当压力可有利于左心衰纠正。

6. 低血压休克　原则上低血压休克未纠正前应列为禁忌，当必须进行机械通气时，应采取低压通气及应用升压药维持血压。

7. 活动性肺结核　病灶范围不大可进行机械通气，如合并咯血、肺大疱或多次气胸应慎用，如果必须进行机械通气治疗，可参照上述几种情况处理。

（四）常用机械通气模式

1. 控制机械通气（controlled mechanical ventilation，CMV）　是呼吸机完全替代自主呼吸的通气方式。包括容积控制通气和压力控制通气。

（1）容积控制通气（volume controlled ventilation，VCV）：此模式的潮气量（V_T）、呼吸频率（RR）、吸气呼气比（I/E）和吸气流速完全由呼吸机来控制（图 2-22-1）。其特点：能保证潮气量和分钟通气量的供给，完全替代自主呼吸，有利于呼吸肌休息，但不利于呼吸肌锻炼。此外，由于所有的参数

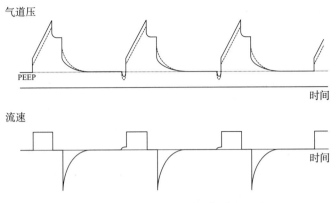

图 2-22-1　VCV 的通气波形

都是人为设置，易发生人机对抗。适用于躁动不安的 ARDS、休克、急性肺水肿患者。

（2）压力控制通气（pressure controlled ventilation，PCV）：此模式是预置压力控制水平和吸气时间（图 2-22-2）。吸气开始后，呼吸机提供的气流很快使气道压达到预置水平，之后送气速度递减并维持预置压力至吸气结束，再转向呼气。其特点为吸气峰压较低，可降低气压伤的发生，能改善气体分布和 V/Q，有利于气体交换。但需根据病情和吸气需求调节合适的压力控制水平，以保证适当水平的 V_T。适用于较重的急性呼吸窘迫综合征（ARDS）患者。

2. 辅助控制通气（assisted/controlled ventilation，A/C）　此模式是自主呼吸触发呼吸机送气后，呼吸机按预置参数（V_T、RR、I/E）供气；患者无力触发或自主呼吸频率低于预置频率，呼吸机则以预置参数通气（图 2-22-3）。其特点：具有 CMV 的优点，并提高了人机协调性；容易出现通气支持过

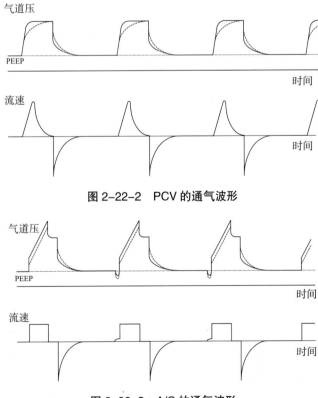

图 2-22-2　PCV 的通气波形

图 2-22-3　A/C 的通气波形

度。其应用范围同 CMV。

3. 间歇指令通气（intermittent mandatory ventilation，IMV）与同步间歇指令通气（synchronized intermittent mandatory ventilation，SIMV）　IMV 是指按预置频率给予 CMV，间歇控制通气之外的时间允许自主呼吸存在；SIMV 是指 IMV 的每一次送气在同步触发窗内由自主呼吸触发，若在同步触发窗内无触发，呼吸机按预置参数送气，间歇控制通气之外的时间允许自主呼吸存在。其特点为支持水平可调范围大（从完全的控制通气到完全自主呼吸），能保证一定的通气量，同时在一定程度上允许自主呼吸参与，防止呼吸肌萎缩，对心血管系统影响较小。发生过度通气的可能性较 CMV 小。IMV 时指令通气可以和患者的自主呼吸不完全同步，SIMV 时则同步进行（图 2-22-4）。

4. 压力支持通气（pressure support ventilation，PSV）　此模式是吸气努力达到触发标准后，呼吸机提供高速气流，使气道压很快达到预置的辅助压力水平以克服吸气阻力或扩张肺脏，并维持此压力；当吸气流速降低到至吸气峰流速的一定百分比时，吸气终止转为呼气（图 2-22-5）。PSV 有较好的人机同步性。其特点：属自主呼吸模式，患者感觉舒服，有利于呼吸肌休息和锻炼；自主呼吸能力较差或呼吸节律不稳定者，易发生触发失败和通气不足；压力支持水平设置不当，可发生通气不足或过度。可应用于有一定自主呼吸能力，呼吸中枢驱动稳定者，也可作为撤机技术应用。

5. 指令（每）分钟通气（mandatory/minimum minute volume ventilation，MVV）　此模式是呼吸机按预置的分钟通气量（MV）通气。自主呼吸的 MV 若低于预置 MV，不足部分由呼吸机提供；若等于或大于预置 MV，呼吸机停止送气。临床上应

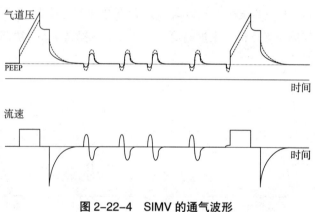

图 2-22-4　SIMV 的通气波形

PSV

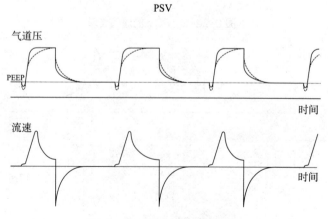

图 2-22-5　PSV 的通气波形

用 MVV 主要为保证从控制通气到自主呼吸的逐渐过渡，避免通气不足发生。

6. 持续气道正压（continuous positive airway pressure，CPAP）/ 呼气末正压（positive end-expiratory pressure，PEFP）　CPAP 是在自主呼吸条件下，整个呼吸周期内（无论吸气或呼气时）气道均保持正压。PEEP 是指在机械通气时，气道持续保持正压。两者具有相似的功效：①增加肺泡内压和功能残气量，使肺泡 – 动脉血氧分压差［$P_{A-a}O_2$］减少，有利于氧向血液内弥散；②使萎陷的肺泡复张，在整个呼吸周期维持肺泡的通畅；③对容量和血管外肺水的肺内分布产生有利影响。

7. 双相间歇气道正压（biphasic intermittent positive airway pressure，BIPAP）　BIPAP 为一种双水平 CPAP 的通气模式，高水平 CPAP 和低水平 CPAP 按一定频率进行切换，两者所占时间比例可调。在高压相和低压相，患者吸气和呼气都得以保留，做到完全"自主呼吸"（图 2-22-6）。这种模式突破了传统控制通气与自主呼吸不能并存的难题，能实现从 PCV 到 CPAP 的逐渐过渡，具有较广的临床应用范围和较好的人机同步性。

（五）机械通气的常见并发症

不适宜的机械通气支持非但不能起到抢救患者的目的，反而会引起各种并发症，严重者可加速患者的死亡。

1. 呼吸机所致肺损伤（ventilator-induced lung injury，VILI）　机械通气时肺泡内压明显升高，使肺泡壁和脏层胸膜破裂而引起的肺间质气肿、纵隔气肿、皮下气肿、气胸等称为气压伤（barotrauma）或容积伤（volutrauma）。

防止呼吸机所致肺损伤的方法有：①合理选择通气参数，应用"允许性高碳酸血症"通气策略限制潮气量（6~8 mL/kg），维持气道峰压 <40 cmH_2O 或吸气平台压 <35 cmH_2O；②采用能发挥自主呼吸的通气模式，如 SIMV、PCV、PSV、CPAP 等；③采用非常规通气手段，如高频通气、气管内吹气、液体通气、氮氧混合通气、吸入 NO、应用体外膜肺和血管内氧合等。

2. 呼吸机相关性肺炎（ventilator associated pneumonia，VAP）　VAP 是机械通气的常见并发症，多在接受机械通气治疗 48 h 后患者出现。其常见致病菌为革兰氏阳性杆菌、金黄色葡萄球菌、厌氧菌等。预防呼吸机相关性肺炎措施：①加强无菌操作和消毒隔离措施，避免交叉感染；②及时更换呼吸机管道，一般 2~7 天更换管道一次，Y 形管以下与患者相接的管道每天更换；③防止咽喉部分泌物滞留和误吸，避免胃食管反流；④严格掌握广谱抗生素、糖皮质激素等药物的应用指征；⑤对气道内分泌物进行定期培养，监测病原菌群的变化，及时采取相应措施。

3. 肺不张　临床表现为气管偏向患侧，不张部位语颤增强，呼吸音减弱或消失；动脉血氧分压下降；胸部 X 线片可见不张部位肺纹理增粗，气管和纵隔向患侧移位，侧位片可见不张肺组织呈楔

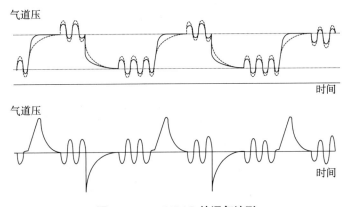

图 2-22-6　BIPAP 的通气波形

形或三角形密度影增高，其尖端指向肺门。预防措施包括在实施辅助通气过程中定时翻身、叩背，及时引流气道分泌物、湿化气道；定时检查气管插管的深度确保气管导管置于合适的长度；长期接受辅助通气支持患者应定时使用叹息功能模式，防止肺泡闭陷。

4. 氧中毒　氧中毒的早期表现为器官刺激症状，如难以控制的干咳、呼吸急促、血压下降、胸骨后锐痛。18 h 后出现肺活量降低，继而肺顺应性下降，进行性呼吸困难，血气分析提示氧分压增高。24～48 h 内可演变成 ARDS，发生肺间质和肺泡内液体渗出，可出现咯血。72 h 后胸部 X 线片可见双侧弥散性浸润灶，肺间质纤维化及多器官衰竭等表现。预防措施包括：①呼吸机给氧浓度避免长时间高于50%，氧浓度越高，时间越长，肺损伤越重；②通过应用 PEEP 或其他手段改善氧合。

5. 通气不足或通气过度　通气不足多因分泌物排出不畅、气管痉挛、导管扭曲、气囊移位、气囊漏气、机械通气参数设置不合理导致，而通气过度则多为缺氧、疼痛、精神紧张、机械通气参数设置不合理导致。预防措施主要是去除诱因，合理设置机械通气参数及加强气道管理。

6. 呼吸机依赖　多见于长期依赖机械通气支持的患者，主要原因有患者肺功能不全，患者心理障碍，呼吸机使用时间过长，呼吸肌疲劳、萎缩。患者在逐步降低呼吸支持后出现烦躁不安、激动、意识障碍；呼吸速率增加、呼吸困难；血压增高、心率增快；动脉血气异常等。对于脱机困难患者，积极治疗原发病，去除呼吸衰竭诱因；进入脱机前为患者进行呼吸功能训练；合理的膳食管理，为患者提供能量及多种营养物质；加强心理护理，消除顾虑。

7. 腹胀、胃肠胀气　主要因为气管食管瘘，经面罩无创通气时张口呼吸而导致。预防措施包括加强护理，定时翻身，促进胃肠蠕动；避免进食产气的食物，注意血钾的变化，避免由于低钾引起的腹胀。加强气道管理，及时检查气囊的充气情况，

密切观察气管插管或气管套管的位置；规范鼻饲的操作流程，避免由于护理操作不当引起的腹胀。

8. 血流动力学异常　机械通气过程中因胸膜腔内压升高，回心血量减少而导致血压下降。主要表现为胸闷、恶心、心率正常或下降，预防措施包括密切观察生命体征与神志、面色、尿量等病情变化，及时监测中心静脉压（CVP）；减少镇静镇痛药的剂量；合理调节机械通气参数。

（六）无创正压机械通气与有创正压机械通气的选择

通过鼻面罩或口鼻面罩进行的无创正压通气（non-invasive positive pressure ventilation，NPPV），保留了人体正常的呼吸气体交换通路，有效避免了经有创人工气道正压通气的各种常见并发症。NPPV 的方法相对简便，患者易于接受。随着对面罩、无创通气机内置自动漏气补偿系统、人机同步性能以及机械通气模式等方面的不断改进与完善，NPPV 在临床应用日趋广泛，应用指征逐渐扩展，在急、慢性呼吸衰竭的救治中发挥越来越重要的作用。

NPPV 通气模式主要有持续气道正压通气（CPAP）、双水平气道正压通气（BiPAP）、压力控制通气（PCV）、压力支持通气（PSV）和成比例辅助通气（PAV）等。NIPPV 原则上可用于各种呼吸衰竭的治疗。多项多中心临床研究表明 NPPV 对 COPD 急性加重、阻塞性睡眠呼吸暂停综合征、急性心源性肺水肿具有明确的治疗效果，对支气管哮喘、急性肺损伤、间质性肺炎、神经源性病变等也有一定的疗效；对于一些慢性呼吸功能不全的患者，长期应用可防治呼吸肌疲劳，明显改善生活质量，有可能延长其生存率；在有创-无创序贯通气治疗中可作为有创正压机械通气治疗的延续；对于一些需做上腹或胸部手术同时合并有肺功能明显损害、年龄超过 70 岁或肥胖的患者，术前 NPPV 适应，术后作辅助支持，可预防呼吸衰竭的发生。NIPPV 的相对禁忌证：①气道分泌物过多；②一般情况较差；③缺乏有效的气道保护，如咳嗽反射、

会厌反射减弱，有消化道大出血；④生命体征不稳定；⑤精神状态不稳定；⑥自主呼吸微弱或无自主呼吸。

应用 NPPV 过程中应及时判断其疗效，这对继续应用 NPPV 还是转换为有创机械通气具有重要意义，避免因延迟气管插管而致病情恶化。成功应用 NPPV 的特征包括动脉血气短时间内迅速明显改善、呼吸困难症状减轻等。NPPV 治疗失败的表现包括初始治疗反应不明显、应用 NPPV 2 h 后病情（呼吸困难与动脉血气）不能改善，或应用后反而加重应及时转为有创机械通气。

有创正压机械通气（invasive positive pressure mechanical ventilation）是指经人工气道（气管插管或气管切开）进行的机械通气，是临床上应用治疗各型呼吸衰竭最主要的呼吸支持技术。由于有创正压机械通气技术采用正压通气，有悖于人体生理条件下的负压呼吸，因此呼吸机使用过程中应注意在保证患者氧合基础上，减轻正压通气所致并发症，如呼吸机相关肺损伤。目前临床上普遍认同使用较小潮气量（6~8 mL/kg）的肺保护性通气策略，允许一定的二氧化碳潴留（$PaCO_2 < 80$ mmHg）和呼吸性酸中毒（pH < 7.35），即允许性高碳酸血症。为防止呼气末肺泡萎陷，可应用一定水平的呼气末正压（PEEP）。适宜的潮气量通气与 PEEP 可避免患者吸气末肺容积过大和呼气末肺容积过小。这是实施肺保护通气策略的主要内容和防止呼吸机所致肺损伤的关键。此策略在临床救治 ARDS、COPD 急性加重、重症哮喘等重症呼吸衰竭中，取得了令人满意的疗效。

（七）呼吸机相关性肺损伤

机械通气的并发症包括如气压伤（各种气体泄漏）、氧中毒和血流动力学改变等。机械通气也能够引起肺的结构性损伤。呼吸机相关性肺损伤（ventilator-associated lung injury，VILI）是指正压通气引起本已受损的肺脏损伤加重并可对正常肺脏造成损伤，这种损伤以炎症细胞浸润、透明膜形成、血管通透性增加和肺水肿为其病理特征。呼吸机相

关性肺损伤中容积伤是指在肺容积（绝对值）增高时继续进行正压机械通气，导致肺泡破裂、气体泄漏和各种气压伤（如气胸、纵隔气肿和皮下气肿）。引起气体泄漏的关键因素是局部肺组织的过度膨胀，而非增高的气道压力本身。肺过度膨胀而引起的更细微的损伤可表现为血管周围和肺泡水肿。

在低肺容量（绝对值）时进行机械通气也会造成损伤，包括气道和肺单位反复开闭、表面活性物质功能改变和局部缺氧。这类损伤被称为"肺萎陷伤"，其特征为气道上皮脱落、透明膜形成和肺水肿。肺萎陷伤对肺的影响更加严重，这与均一性机械通气有关。

生物伤是指正压机械通气直接（损伤各种细胞）或间接（激活上皮细胞、内皮细胞或炎症细胞的细胞信号通路）造成各种细胞内介质的释放。有些炎症介质能直接损伤肺组织；也有些炎症介质会使肺逐渐形成肺纤维化。还有的介质则作为归巢分子使得细胞（如中性粒细胞）向肺部聚集，向肺部聚集的细胞所释放出的分子可对肺部造成更大的伤害。当炎症介质从含气空腔进入循环系统后，造成肺泡-毛细血管通透性增加，这种改变多见于 ARDS 中。

对呼吸机相关性肺损伤重要性的认同使得应用机械通气的观念较以往发生了很大的改变，机械通气以往的目标主要为降低呼吸功的同时维持充足的气体交换，现在的目标则为减轻呼吸机相关性肺损伤的同时提供维持生命所需的气体交换。目前在临床实践中所采用的小潮气量通气和允许性高碳酸血症等肺保护性通气策略的目标均为减轻患者的肺脏出现上述相关损伤。

（八）撤机

机械通气支持是严重呼吸衰竭患者的有效抢救手段，同时也为原发病的治疗争取到宝贵的时间。机械通气本身也可引起死亡的并发症，如呼吸机相关肺炎、呼吸机相关性肺损伤等，增加患者的住院病死率及医疗费用。成功撤机的前提是原发病或呼吸衰竭的诱发因素得到解决或改善，在呼吸衰竭

患者接受机械通气支持期间，须定期与及时评估患者是否已具备撤机的条件，客观的筛查标准主要根据患者的呼吸形式、氧合功能、血流动力学状态等方面。当患者病情满足撤机筛查标准时可进行撤机试验，即逐渐降低呼吸机支持水平直至拔除气管插管。过早撤机会因原发病或诱发因素尚未达到解决而增加重新插管率，有研究显示撤机失败并重新气管插管率可高达 4%～24%。而延迟撤机不仅占用了重症监护病房（ICU）医疗资源，也会导致患者的原发病及诱发因素出现逆转甚至进展。

（陈宇清）

数字课程学习

⬇ 教学PPT　　　📝 自测题

参考文献

［1］葛均波，徐永健，王辰.内科学［M］.9版.北京：人民卫生出版社，2018.

［2］王辰，王建安.内科学［M］.3版.北京：人民卫生出版社，2015.

［3］张启良.新编病理生理学教程［M］.上海：上海科学技术出版社，2000.

［4］李文忠，周裔春.生理学［M］.武汉：华中科技大学出版社，2020.

［5］John E. Hall.Textbook of medical physiology［M］.Beijing：Peking University Medical Press，2012.

［6］Hickin，Sarah.Crash Course Respiratory System［M］.4th ed. New York：Mosby，2015.

［7］McGeown J G. Physiology［M］.北京：北京大学医学出版社，2004.

［8］Lakhani S R，Finlayson C，Dilly S A，et al. Basic Pathology［M］.5th ed. London：Taylor and Francis，2015.

［9］王光恩.病理学［M］.北京：中国医药科技出版社，2019.

［10］Sorenson，Matthew.Pathophysiology:concepts of human disease［M］.London：Pearson，2019.

［11］姜志胜.病理生理学［M］.武汉：华中科技大学出版社，2021.

［12］王阳.人体病理生理学研究［M］.北京：中国纺织出版社，2018.

［13］王祥瑞，杭燕南.急性肺损伤［M］.北京：中国协和医科大学出版社，2005.

［14］Villar J，Zhang H，Slutsky A S. Lung Repair and Regeneration in ARDS: Role of PECAM1 and Wnt Signaling［J］.Chest，2019，155（3）：587–594.

［15］万学红，卢雪峰.诊断学［M］.9版.北京：人民卫生出版社，2018.

［16］万学红，陈红.临床诊断学［M］.3版.北京：人民卫生出版社，2015.

［17］陶蕾，张东洋，孙华.内科临床诊断学［M］.南昌：江西科学技术出版社，2018.

［18］俞森洋.现代呼吸治疗学［M］.北京：科学技术文献出版社，2003.

［19］侯键，许茂盛.医学影像学［M］.3版.北京：中国中医药出版社，2021.

［20］关大顺，关子安.现代胸部影像诊断学［M］.天津：天津科学技术出版社，1999.

［21］时惠平，杨本强，刘晶哲译；（美）梅丽莎·L.罗莎多－德－克里斯滕森，布雷特·W.卡特.胸部肿瘤影像学 典藏版［M］.北京：中国科学技术出版社，2020.

［22］中华医学会呼吸病学分会哮喘学组.支气管哮喘防治指南（2020年）.中华结核和呼吸杂志，2020，43（12）：1023–1048.

［23］Polverino E，Goeminnc PC，McDonnell MJ，et al. European Respiratory Society guidelines for the management of adult bronchiectasis. Eur Respir J，2017，50（3）：1700629.

中英文名词对照索引

郑重声明

高等教育出版社依法对本书享有专有出版权。任何未经许可的复制、销售行为均违反《中华人民共和国著作权法》，其行为人将承担相应的民事责任和行政责任；构成犯罪的，将被依法追究刑事责任。为了维护市场秩序，保护读者的合法权益，避免读者误用盗版书造成不良后果，我社将配合行政执法部门和司法机关对违法犯罪的单位和个人进行严厉打击。社会各界人士如发现上述侵权行为，希望及时举报，我社将奖励举报有功人员。

反盗版举报电话　（010）58581999　58582371
反盗版举报邮箱　dd@hep.com.cn
通信地址　北京市西城区德外大街4号　高等教育出版社法律事务部
邮政编码　100120

读者意见反馈

为收集对教材的意见建议，进一步完善教材编写并做好服务工作，读者可将对本教材的意见建议通过如下渠道反馈至我社。

咨询电话　400-810-0598
反馈邮箱　gjdzfwb@pub.hep.cn
通信地址　北京市朝阳区惠新东街4号富盛大厦1座　高等教育出版社总编辑办公室
邮政编码　100029

防伪查询说明

用户购书后刮开封底防伪涂层，使用手机微信等软件扫描二维码，会跳转至防伪查询网页，获得所购图书详细信息。

防伪客服电话　（010）58582300